# 어드밴시스 인 펑셔널 트레이닝

# 어드밴시스 인 펑셔널 트레이닝

# Advanced in Functional Training


마이클 보일 지음

차민기, 황현지, 이재현 옮김



대성의학사

# 역자 서문

마이클 보일의 『어드밴시스 인 펑셔널 트레이닝(Advances in Functional training)』은 그의 이전 저작인 『Functional Training for Sports』 이후 새롭게 정리된 그의 경험과 노력의 집합체이다. 마이클 보일은 스트렝스 & 컨디셔닝과 퍼포먼스 및 피트니스 분야에서 가장 성공적인 행보를 보이는 지도자 중 한 사람이면서도 끊임없이 노력하고 발전하는 모습으로 이 분야 종사자들에게 귀감을 보이고 있다. 그의 저서나 팟캐스트, 그 외 인터넷에 기고하는 글들을 보면 방대한 각종 생리학적 의학적 지식을 막대한 현장에서의 경험과 얼마나 잘 버무려져 있는지 느낄 수 있다. 한국에서도 이제 펑셔널 트레이닝 시장이 점차 널리 퍼지고 있으면서 마이클 보일과 같은 경험과 지식이 풍부한 지도자들의 조언이 필요한 시점이라 생각된다. 이번에 그의 저서를 번역하고 소개할 기회를 얻게 되어 영광으로 생각하며, 앞으로도 해외의 훌륭한 콘텐츠들이 지속적으로 들어오고, 나아가 한국에서도 이와 같은 내용들을 주도적으로 생산할 수 있는 밑거름이 되었으면 한다.

2015년 5월
차민기, 황현지
MovLAB

마이크 보일의 펑셔널 트레이닝 방법은 피지오 트레이닝(physio-training)으로 불리는 스포츠 물리치료학 기반의 접근과 동일하다. 재활에서부터 퍼포먼스까지 선수들의 신체 능력을 안전하고 효율적으로 올리는 이러한 방법은, 트레이닝의 혁명이라 해도 무방하다. 이 책에서 저자는 현재 가치를 인정받고 있는 펑셔널 트레이닝의 영역은 물리치료사들이 참여하기 이전과 이후로 역사가 나뉠 수 있다고 말한다. 그만큼 현대의 펑셔널 트레이닝은 치료적 운동을 전문으로 하는 스포츠 물리치료 영역과 체력 증진을 위한 근력 컨디셔닝의 분야가 융합하고 있는 추세인 것이다. 아직까지 한국에는 생소한 이 분야가 이번 책을 통해서 조금이나마 관심 있는 분들에게 알려지기를 바라는 바이다.

2015년 5월
이재현
디애니 TMS 연구소장

## 저자 서문

마이클이 나에게 책의 서문을 써달라고 부탁했을 때 무척 기뻤다. 우리가 처음 만났던 기억과 우리가 사랑하는 이 분야의 옛 모습을 떠올리게 되었다. 그리고 내가 당신이 지금부터 읽고자 하는 이 책의 서두를 쓰게 된 것을 매우 영광스럽게 생각한다.

1990년대 초, 나는 대학 스포츠 분야에서 있어 젊고 이상에 부풀었던 스트렝스 컨디셔닝 코치 선두주자 중 한 명이었다. 나는 내 선수들에 대한 강한 책임감과 함께, 윤리적 범위 안의 모든 수단과 방법을 동원하려고 노력했다. 그리고 인터내셔널 퍼포먼스 인스티튜트(International Performance Institute)라는 미국 최초의 독자적인 퍼포먼스 시설을 만들기 위해 NCAA를 떠났다.

이와 같은 결과만 들으면 그때가 내 경력의 멋진 출발이었을 것이라 생각하겠지만, 당시에 나는 혼자서, (지금은 IMG 선수 트레이닝센터의 전신인) 플로리다주의 브레던톤에 있는 볼리티에리 스포츠 아카데미(Bollettieri Sports Academy)에서 시작했었다. 그때 우리는 아무런 시설도, 직원도, 이렇다 할 자원도 없었고, 나아가야 할 길 역시 스스로 찾아야만 했다. 하지만 이러한 현실은 순진하지만 목표가 분명했던 한 코치를 확고한 투지로 다져지게 했다.

지나고 생각해보니, 이러한 제한적인 환경들이 나의 경력에 있어 최고의 축복이었을지도 모른다는 생각이 든다. 왜냐하면 이런 상황을 창의적이면서 체계적인 방법을 요구했고, 그 결과 젊고 열정 넘치는 팀을 만들게 되었기 때문이다. 4년의 시간이 지나는 동안 우리는 아무것도 없던 데에서 지금의 것을 이뤄냈고, 주니어에서 프로에 이르는 테니스, 미식축구, 축구, 야구, 농구 분야에서 활약하고 있는 최고의 선수들을 지원하는 영광을 누리고 있다.

지금 우리가 퍼스널 트레이닝이라고 부르는 것이 존재하기 이전의 과거에는 퍼포먼스산업 분야에는 인터넷도, 엄청난 양의 정보를 제공하는 이 분야의 인터넷 전문가도 없었다. 보통 유럽이나 호주, 아시아 또는 아메리카 지역에서 벌어지는 일들을 직접 귀로 듣거나 글로 읽어야만 알 수 있던 시절이었다.

처음 마이클 보일을 만났을 때를 이야기하고자 한다. 그는 <아웃사이드(Outside) 매거진> 또는 <스미스소니언(Smithsonian) 매거진>에서 우리 그룹에 대한 이야기를 읽고 휴가를 플로리다에서 보내자고 가족을 설득했다. 우리 센터를 직접 방문하여 살펴보기 위해서였다. 한 달 후, 우리가 선수들을 트레이닝하느라 바쁜 시간을 보내고 있을 때 마이클이 찾아와 구석에 조용히 앉았다. 그날 아침 우리는 30여 명의 프로선수들과 수백 명의 8~18세 어린이들을 트레이닝하고 있었고, 우리가 그 대혼란을 통제하는 것을 관찰하면서 마이클이 무슨 생각을 했는지 나로서는 전혀 짐작할 수 없었다.

마이클은 보스턴에서 훌륭한 교육자 부모님 밑에서 자랐는데, 그는 꾸준하고 끈질긴 노력 끝에 뉴잉글랜드 지역에서 보스턴대학교 하키팀인 NHL Bruins를 지도하게 되었고, 마이클 보일 스트렝스 & 컨디셔닝(Mike Boyle Strength and Conditioning)을 설립하였으며, 체계적인 방식으로 선수들을 양성, 배출하였을 뿐만 아니라(준비 단계에서부터 성공에 이끄는 것을 포괄하는) 종종 이와 같은 모든 것들을 동시에 이루어내고 있다.

당신은 마이클이 포기하게 만들기 어려운 집념어린 사람이란 것을 눈치챘을 것이다. 그러나 우리가 만난 그날 처음 나눈 대화에서 그는 자신이 어려운 처지에 처할 수 있는 부분에 대해 이야기해주었다. 무엇이 그의 발목을 잡을 수 있었을까? 아마도 당시 스트렝스와 컨디셔닝 산업에서 유행하던 테스토스호르몬의 남용, 쓸데없는 자존감과 불안감의 범람, 그리고 존중과 열린 자세가 부족함과 같은 사회적 분위기가 그의 노력을 힘들게 했을 것이다.

나는 그에게 한 가지 간단한 부탁을 했다. "마이클, 점심시간 동안 우리 팀에게 짧게 한마디 조언을 해줄 수 있겠습니까?"

돌이켜 생각해보면 그는 예상 밖의 요청에(당시는 이런 열린 자세와 존중을 보이는 것이 흔치 않던 시기였기에) 놀랐던 것 같다. 그를 데려와 열린 마음으로 환영하고 그로부터 무언가를 배우고 나누려 했던 것 말이다.

그리고 나는 그에게 우리의 훈련 세션에 대해 완전히 솔직한 평가를 내려달라고 요청했다. 이러한 과정들이 지금의 그와 나의 관계를 만들었다. 또한 이것은 지난 15년 동안 이 분야에 긍정적인 영향을 끼쳤기를 희망하는 가치들이다.

마이클 보일이 추구하고, 또 그가 펑서널 트레이닝에 관한 두 번째 책을 내면서 이야기하고자 하는 것들은 무엇일까? 그는 트레이닝에 관한 모든 범주를 다루고자 한다.

나는 지속적으로 퍼포먼스를 만들어내는 성공적인 시스템과 그 배경인 인물들, 그리고 이를 설명하는 과학을 탐구하기 위해 전 세계를 돌아다니는 데 내 인생을 바쳤다. 이 책은 당신이 고객에게 적용할 수 있는 훌륭한 정보를 효과적이면서 증명된 게임 플랜과 함께 엮어낸 탁월한 책이다.

성공하고 싶다면 이 책에서 다루는 가장 큰 지혜를 자세히 살펴야 할 것이다. 그 지혜란 바로 칭송받고 따라야 할 마이클의 태도이다. 매일매일 지식을 늘리고 그 정보를 지속가능한 체계 속에 녹여내려고 열정적으로 노력하는 마이클 보일의 헌신적인 태도야말로 성공을 위한 진정한 비밀이다.

종종 재미있으면서 상식을 깨는 모두가 옳다고 말하는 상식에 도전하는 그의 생각들, 또 그것을 나누려는 그의 용기가 이 분야를 오늘날처럼 빠르게 진화하도록 만들었다. 그는 이 분야에서 자신의 오류를 인정하는 보기 드문 사람일 것이다. 그리고 그는 단지 자신의 성공뿐만 아니라 실수도 함께 나누어 우리가 모든 것을 배울 수 있도록 한다.

첫 만남 이후 지속된 우리의 15년 동안의 교류는 퍼포먼스에 대한 열정을 창조하고, 스포츠 필드뿐만 아니라 삶이라는 게임에 영향을 미치는 전 세계적 파급력을 가진 독자적인 사업의 형태를 만들어내었다. 성장 자체가 항상 긍정적이라고만 할 수 없다. 진실한 성장이 긍정적인 것이다. 우리 사회는 좌식생활을 하는 청소년에서부터 성인까지, 그리고 지름길로 달리려고 하는 선수에 이르기까지 병들어 가고 있다. 그러나 이에 대한 의학적 모델은 완전히 잘못되었다. 진정한 해결책은 마음가짐, 영양, 움직임, 회복을 아우르는 예방책에 달려 있다.

사람들을 행복하고 건강하며 만족스러운 삶으로 이끄는, 과학적이고 개별맞춤이면서 효과적인 시스템을 제공하는 것이 바로 우리 퍼포먼스 산업의 몫이다. 효과적이면서도 믿을 수 있는 해결책을 만들어내기 위해 우리가 나아갈 길은 아직 멀다.

마이클 보일(Michael Bolye), 그레이 쿡(Gray Cook), 그레그 로즈(Greg Rose)와 같이 선도적인 리더들뿐만 아니라, Perform Better사의 크리스 푸아리에(Chris Poirier)의 높은 기준에 부합하는, 이 분야에 관련된 가치관을 지니고 교육내용을 제공하는 다른 많은 연구자들의 모임은 이제 일종의 문화를 이룩하였다.

나는 당신이 빠르게 격변하는 시대의 넘쳐나는 정보의 홍수 속에서 통찰력 가지고 체계적인 접근방식을 갖추기 위해 이 책을 선택했을 것이라 생각한다. 만약 내게 자신감이 있으나 사려 깊은 관점을 통해 이를 실현하고 있으며, 끊임없는 성공가도를 달리는 사람, 그 분야에서 절대적인 위치를 다지고 있는 사람이 누구냐고 묻는다면 내 대답은 바로 마이클 보일일 것이다.

나는 마이클 보일이 전문가로서 이와 같이 성공한 비결을 당신도 획득하길 바란다. 열정과 책임감을 키우며 전문적으로 성장할 수 있는 시스템에 대한 통찰력을 추구하라. 마이클은 위대한 알 버밀(Al Vermeil)과 같은 위대한 발자취를 남기고 있는 사람이다. 그리고 나는 당신 역시 우리 분야의 발전을 위해 그의 모습을 본받길 바란다.

마크 벌스티겐(Mark Verstegen)
Athletes' Performance 대표/창립자
Core Performance System의 창시자

# 머리말

요리의 세계에서는 미슐랭 스타를 많이 받은 셰프를 최고라고 여긴다. 연기 분야에서는 오스카상을 여러 번 받은 배우를 최고로 생각할 것이다.

스포츠 분야에서는 어떠한가? 바로 경기에서 여러 번 우승하거나 많은 금메달을 받은 선수일 것이다.

하지만 스트렝스와 컨디셔닝 분야에서는 이와 같은 기준이 없다. 이 분야의 최고를 구별해낼 어떠한 표시나 저울도 없다.

아마도 우리 분야가 스트렝스 코칭, 파워리프팅, 개인 트레이닝, 퍼스널 트레이닝, 평가 등으로 세분화되어 있기 때문일 것이다. 무엇이 옳고 그른가에 관해서 각자 나름의 생각이 있기 때문이기도 하다. 그러나 이러한 모든 분야를 통틀어 존경을 받아 마땅한 한 명이 있는데, 그는 바로 마이클 보일이다.

나는 1996년 또는 1997년 겨울 뉴저지(New Jersey)에서 열린 Perform Better사 세미나에서 마이클을 처음 만났다. 한 젊은 피트니스 코치 경력에 있어서 그 순간은, 발전을 위해서는 이 사람이 하는 것을 배워야겠다고 생각하게 만드는 그러한 순간이었다.

이제 10년의 세월이 흐른 후 나는 마이클과 나란히 세미나에서 발표를 하고 있다. 그의 '25 years, 25 mistakes' 세미나를 들으면서 비록 내가 십여 년의 경력을 가진 피트니스 코치가 되었을지라도 발전하기 위해서는 이 사람에게 배워야겠다는 사실을 다시 한 번 더 깨닫게 되었다.

그리고 내가 그날 무대에서 발표를 하고 있을 때 또 다른 깨달음의 순간이 벌어졌다. 마이클이 청중석에 앉아 필기를 하고 있었던 것이다. 펜을 손에 들고 있는 그를 본 순간 나는 깜짝 놀라 하던 이야기를 잊어버리고 말았다. 나 같은 사람이 그에게 트레이닝에 관해 어떠한 정보를 줄 수 있을지 의심스러웠으나 마이클은 그렇게 생각하지 않았다. 그는 끊임없이 발전하고 본인 스스로 수준을 높여가고 있다.

그러므로 그의 트레이닝법을 공부할 때, 당신은 그의 성공적인 25년 이상의 스포츠 트레이닝 경력의 결과물뿐만 아니라, 지난 25년 간 마이클이 책과 세미나 그리고 동료들과의 사적인 대화를 통해 공부한 성과 또한 얻게 될 것이다.

나보다 먼저 모든 것을 경험해본 사람을 통해 많은 것을 배워야 한다는 조언을 들어봤을 것이다. 하지만 나는 이는 잘못된 말이라고 생각한다. 이미 모든 것을 경험하고 덧붙여 여전히 그 일을 하고 있는 사람을 통해 배워야 한다는 말이 더 옳은 이야기일 것이다. 우리의 분야는 요즘 너무 빠르게 변화하고 있고, 여전히 선구자적인 위치에 있는 사람을 통해 계속해서 배울 필요가 있다.

마이클 보일이 추구하는 높은 수준의 수행능력은 선수들을 새로운 단계로 이끌었다. 진짜를 아는 사람들은 자신의 자녀들을 그에게 보낸다. 그가 최고의 지도자라는 사실을 알고 있기 때문이다.

그리고 나와 같은 코치들은 그에게 배움을 얻기 위해 그를 찾아가고 직원들을 그에게 보내기도 한다.

이 책에는 퍼스널 트레이닝에 대한 마이클 보일의 첫 책 『Functional Training for Sports』의 출판 이후에 그가 배우고 실습한 내용이 담겨 있다. 이 책을 통해 당신은 여기에 있는 지식뿐 아니라 지난 30여 년 간 그가 받아들인 모든 지식 또한 얻을 수 있을 것이다.

이 모든 것을 즐겨라.

알윈 코스그로브(Alwyn Cosgrove)
Results-Fitness.com

우리는 종종 '거인의 어깨 위에 서 있다'는 표현을 듣곤 한다. '거인의 어깨 위에 서 있는 난쟁이의 관점'이 더 정확한 표현일 것이다. 이 말의 뜻을 풀이하기 위한 많은 예시가 있겠지만 결국 모두 같은 뜻으로 집약된다. 난쟁이는 거인의 어깨 위에 서 있을 때 더 멀리 볼 수 있다. 그 기회를 제공하는 것은 거인이지만 그 전망을 즐기는 것은 난쟁이다. 난쟁이가 보는 광경은 거인이 볼 수 있는 것보다 더 많을 수도 있지만, 또한 기억해야 하는 것은 이것은 거인 덕분이라는 것이다.

나는 종종 영화 <바보 네이빈>에 나오는 배우 스티브 마틴이 된 것처럼 황홀감에 빠진 느낌이 드는 때가 있다. 왜냐하면 내가 전화번호부에서 내 이름을 확인할 수 있을 만큼 알려지게 되었기 때문이다. 나는 내가 영화 속 주인공인 마틴처럼 뛰어다니고 소리 지르는 모습을 마음에 그린다. "새 전화번호부 안에 내 이름이 있어!" 또한 이러한 내 심정은 마치 아카데미상을 수상한 샐리 필드가 "당신들 나를 좋아하는군요. 정말로요"라고 말했던 것과 다름없다.

이 책은 나에게 많은 것을 보게 해준 거인들에게 바치는 것이다. 나는 돈 츄(Don Chu)나 알 버밀(Al Vermeil)과 같은 사람을 친구라고 부를 수 있게 되어 영광스런 마음이다. 나는 성공하기 어려운 이 시장에서 젊은 코치였던 나에게 기회를 준 분들께도 감사의 인사를 드리고 싶다. 더불어 언급하기에 너무 많은, 또 다른 고마운 거인들이 있다. 너무 많이 빠뜨릴까봐 일일이 언급하지 않으려 한다. 다만 나는 난쟁이였으며, 누가 나의 거인이었는지를 분명히 기억하고 있다.

나는 내 꿈을 이룬 행운아다. 불과 몇 년 전까지만 해도 학회에 참석하면 앉아서 이런 생각을 했다. 만약 내가 알 버밀이나 돈 츄 또는 번 감베타(Vern Gambetta)처럼 청중의 관심을 받는다면 얼마나 기쁠까? 그러나 지금 나는 Perform Better사 세미나에서 이런 훌륭한 코치들과 나란히 발표를 하고 있다. 마침내 나의 꿈이 이루어진 것이다.

게다가 나는 가족과 친구와 내가 하고 싶었던 일들을 함께하고 있다. 나의 자녀들은 종종 나를 따라다니며 피트니스와 스트렝스 컨디셔닝 분야의 유명 인사들을 만나는데, 마크나 알윈을 가끔 우리집에서 자고 가는 친구 정도로 알고 있다. 아이들은 그들이 얼마나 대단한 사람인지 전혀 눈치 채고 있지 않다.

나는 평범한 사람도 이 분야에서 성공할 수 있다는 것을 보여주는 산 증인이다. 나는 훌륭한 운동선수가 아니었다. 서른 살이 되기 전까지 이 분야에서 정규직을 갖고 있지도 않았고 스포츠 강국에서 코치를 하고 있지도 않았다. 내가 발표한 대부분의 작업들은 마흔에서 쉰 살 사이에 이룬 것들이다. 나는 내 스스로가 대기만성형 인간이라고 생각한다. 내가 이룬 모든 것은 그동안 열심히, 꾸준히 일하고 여기에 넘치는 열정을 더하여 최고의 결과를 낸 것이다. 그것만큼은 확신할 수 있다.

많은 독자들과 내게 이메일을 통해 문의하는 사람들, 그리고 세미나에 참석하는 사람들을 보면 나는 매일 겸손한 마음을 가지게 된다. 책들은 계속해서 잘 판매되고 있고, 웹사이트는 번창하고 있으며, 모든 것이 내가 사랑하는 일이 옳다는 것을 증명하고 있다. 그러나 나는 내가 가르친 사람들이 이 분야에서 활발히 활동하고 있다는 것을 알 때 가장 겸손해진다.

젊은이들이 이 분야에 발을 들이는 데 내가 영감을 주었다는 사실을 알게 되는 것보다 보람된 일은 없을 것이다.

트레이닝은 단순한 것이다. 한 친구가 이렇게 말했다. 밀고 당기고 다리도 좀 움직이며, 여기에 복근운동을 좀 추가하면 전신운동이 된다. '무엇'을 해야 하는지는 '얼마나' 해야 하는지보다 크게 중요하지 않다. 얼마나 자주, 얼마나 많이 할 것인가? 많은 경우 단순하게 설명한다. 싱글 레그로 훈련할 것인가 양다리로 훈련할 것인가? 바벨로 할 것인가 덤벨로 할 것인가? 하지만 진실은 단순하고 강하게 끊임없이 하라는 것이다. 그럼 아마도 괜찮을 것이다.

내 삶은 110파운드 York set 운동에서 파워리프팅으로, 그리고 우리가 스트렝스 코칭이라고 부르는 과정을 향해 가는 여정이었다. 결국 나는 스트렝스 & 컨디셔닝 코치를 거쳐 퍼포먼스 향상 전문가가 되었다.

이 여정의 묘미는 나와 같은 길을 걸어가는 훌륭한 사람들을 만났다는 것이다.

이 길에서 나는 같은 길을 걸어가는 다른 사람들을 보았다. 몇몇은 길을 잃고, 몇몇은 중간에 멈춰 지친 강아지처럼 드러눕는다. 심지어 그들이 종착점을 찾은 것처럼 만족했을 때도 사실 단지 그 여정의 중간일 뿐이었다. 여정의 시작 단계에 있는 사람들은 그 끝에 가까워진 우리를 비웃는 것처럼 보인다. 당신이 젊고 확고한 신념을 가진 상태라면 자신감이 넘쳐날 것이다. 그러나 다른 사람들을 책임지고 훈련시켜야 하는 위치에 서게 되면, 그 같은 느낌을 쉽게 가질 수 없을 것이다.

"나는 모든 것을 다 알 만큼 어리지 않다." 나는 오스카 와일드가 한 이 말을 좋아한다(역자주: 젊은 사람들이 마치 모든 걸 아는 것처럼 행동하는 것에 대한 우회적 표현). 젊은 스트렝스 코치들이 내 책을 계속해서 읽고, 그 길을 한참 먼저 간 사람에게서 무언가를 얻길 바란다. 나는 드러눕기 위해 어느 한 지점에 너무 오랫동안 웅크리고 있지 않았고 또 그럴 생각도 없다. 나는 탐구하고 배우는 것을 사랑한다.

완벽한 프로그램이란 나에게 성배와 같다. 언젠간 누군가를 딱 보는 것만으로 한눈에 정확히 내가 무엇을 해야 하는지 그리고 그 이유는 무엇인지 아는 날이 올 수도 있을 것이다. 그러나 지금은 그렇다고 말할 수 없다. 다음 장에서는 지난 5년간의, 완벽한 프로그램을 향한 나의 여정을 보여줄 것이다.

만약 당신이 스포츠를 직업으로 하는 사람을 트레이닝한다면, 책임을 져야 한다. 당신은 그 선수가 돈을 벌 기회를 놓치지 않게 하면서 현재 그의 실력을 향상시켜야만 한다. 누군가의 자녀를 트레이닝할 때는 그보다 더 큰 책임을 져야 한다. 더 나은 선수, 더 나은 사람 만들기를 추구해야 한다. 두 가지 모두 심사숙고와 보살핌이 필요하다.

당신이 이것을 읽고 있다면 우리가 서로 비슷한 사람일 가능성이 높을 것이다. 서퍼가 완벽한 파도를 만나는 것이 힘든 것처럼, 완벽한 프로그램이라는 것은 달성하기 어렵다. 지난 10년 동안 나의 여정은 롤러코스터와 같았고 그 때문에 아마도 어떤 이들에겐 내가 혼란스럽게 보일 수도 있다.

정보는 너무 빠른 속도로 우리에게 다가오고 있고, 자명한 진실들도 더 이상 완벽해 보이지 않는다. 스트레칭을 많이 할 것인가, 적게 할 것인가? 스쿼트(squat)를 싱글 레그로 할 것인가 양다리로 할 것인가? 우리가 정말로 알고 있는 것은 무엇인가?

이 책을 곱씹으면서 스트렝스와 컨디셔닝에 대한 끊임없는 미스터리를 탐험하기 바란다. 이 책의 말미에 가서는 당신이 부상 없이 엄청난 결과를 내는 완벽한 프로그램으로 가는 길에 한 걸음 더 나아갔다고 느끼길 희망한다.

2010년 1월

마이클 보일(Michael Boyle)

# 차례

## 부상



## 코어(core)



## 고관절(hips)

## 심혈관계 트레이닝



## 경기력 향상시키기

## 프로그램 디자인

## 마무리

## 기능적 운동에 대한 재고

내가 펑셔널 트레이닝의 신봉자가 된 과정에 대한 짧은 설명으로부터 글을 시작하려 한다. 부상당한 고객들을 물리치료사에게 보낸 후 돌아오는 이야기는 매번 단순했다. 대부분의 부상은 안정근이 약해서 그 스트레스가 다른 근육까지 전달되기 때문에 발생했다. 보통 약한 근육들은 고관절, 척추 또는 견흉관절의 안정근이었다.

그 경향은 분명했다. 항상 같은 근육이 문제를 일으키는 것으로 보였다.

치료사들은 종종 심부 복부 근육들(복횡근, 내복사근), 고관절 안정근(중둔근, 내전근, 요방형근, 고관절 외회전근), 그리고 견갑골 후인근(하부승모근, 능형근)의 약화를 지적했다.

약한 근육들은 각각 다른 문제의 원인이 되었다.

- 허리통증이 있는 고객들은 대부분 심부 복부 근육이 약하다.
- 무릎에 문제가 있는 선수들은 보통 고관절 안정근이 약하다.
- 회전근개에 문제가 있는 고객들은 일반적으로 견갑골 후인근과 안정근에 문제가 있다.

계속해서 같은 약점을 발견하는데 왜 그것을 고치지 않는가? 우리 트레이너들과 치료사들은 일관되게, 약해서 문제가 된다고 말하는 근육들을 강화시키는 것에 초점을 잡았다. 심지어 그 근육들은 우리 선수들이 기본적인 다관절운동으로 항상 트레이닝해왔던 근육들이었다.

단지 펑셔널 트레이닝이 유행이었기 때문에 한 것이 아니다. 나는 오직 결과를 원했던 것이다. 나의 첫 번째 목표는 우리 선수들의 부상발생을 줄이는 것이다. 퍼포먼스를 향상시키는 것은 부상을 감소시키는 것 다음이다.

나의 첫 책『Functional Training for Sports』에 나와 있는 펑셔널 트레이닝에 대한 설명은 분명하다. 펑셔널 트레이닝이란 모든 움직임 면(plane)에서 선수들이 자신의 몸무게를 다루는 방법을 알려주는 운동의 연속체이다. 코치는 몸무게를 저항으로 사용하고 참여자에게 적절한 포지션을 적용시켜야 한다.

펑셔널 트레이닝의 개념은 매우 직관적인(객관적이지 못한) 것처럼 보인다. 많은 사람들이 이 개념에 대해 못마땅하게 생각했고, 나는 다른 사람들이 그렇게 생각하는 이유를 찾아내기 위해 고심했다. 마침내, 찰스 스테일리(Charles Staley)가 쓴 펑셔널 트레이닝에 대한 글을 읽고 왜 수많은 사람들이 그 개념에 대해 반대하는지 깨달았다. 스테일리는 그의 책『Muscle Logic』에서 펑셔널 트레이닝에 대해 '심부에 위치한 작은 안정근들이 더 많이 참여하게 할 목적으로 짐볼, 폼 롤러, 와블 보드와 같은 도전적인 상황을 만드는 다양한 장치들 위에서 행해지는 운동'이라고 설명했다.

그는 또한 '펑셔널 트레이닝은 안정근을 크게 참여시키는 것이 퍼포먼스와 전반적인 훈련 결과를 향상 시키는 비결이라는 주장을 뒷받침한다'고 말한다.

그의 이전 저작물을 보면 찰스와 같이 지적이고 박식한 사람이 내가 펑셔널 트레이닝을 바라보는 기본적인 개념과 다른 생각을 가지고 있는 것을 보니, 펑셔널 트레이닝에 대해 설명하려는 나의 첫 번째 시도는 실패한 모양이다.

나에게 기능(function)은 매우 중요한 목적이다. 그래서 펑셔널 트레이닝은 목적이 분명한 훈련이라고 설명할 수 있다.

펑셔널 트레이닝은 '불안정한 장치 위에서의 훈련'이라는 말과 동의어가 아니다. 불안정한 바닥에서의 훈련은 펑셔널 트레이닝을 구성하는 큰 사고 과정 중 하나의 관점에 불과하다. 불행하게도, 흔들리는 면에서의 균형운동이 펑셔널 트레이닝의 전부인 것처럼 돼버려, 많은 사람들이 이 둘을 같은 것이라고 생각한다.

펑셔널 트레이닝이란 재활물리치료사들이 사용하는 도구에 관한 것이 아니라 부상이 왜 발생하는지에 대한 기전과 관계된 것이다. 바로 이 점이 사람들이 헷갈려 하는 부분이다. 즉 이는 도구에 관한 문제가 아니라 정보에 관한 문제인 것이다.

펑셔널 트레이닝은 운동의 초점을 안정근을 동원하는 쪽으로 옮긴다. 이것이 물리치료사들이 이야기하는 부상의 근원이기 때문이다.

지식을 쌓아갈수록, 대학선수와 프로선수들이 파워리프팅이나 역도선수 또는 보디빌더 방식으로 훈련하는 것이 더 이상 이치에 맞지 않다고 생각된다. 물론 이러한 스포츠의 효과를 인정하지 않는다는 것이 아니다. 하지만 해부학과 부상기전에 대한 이해가 깊어질수록 그 보다 더 중요한 것이 있다는 것을 깨달았다.

진정한 펑셔널 트레이닝이란 기능해부학을 훈련에 적용하는 것이다. 펑셔널 트레이닝은 우리가 알고 있는 사실을 적용하고, 부상발생을 줄이며, 퍼포먼스를 향상시키는 운동을 선택할 때 기능해부학적 정보를 이용하는 것이다. 불안정성은 선택 가능한 요소이지만 기본적인 요인은 아니다.

## 효과가 있는 방법을 사용하라

이 책을 읽을 때는 스트렝스와 컨디셔닝의 과정에 대한 기존 관념을 버리는 것이 매우 중요하다. 오히려 상식을 활용하여 접근하기를 바란다. 종종 훌륭한 생각들은 너무나도 기본적이고 오로지 단순하다는 이유로 무시되곤 한다. 우리 코치들과 퍼스널 트레이너들은 최신의 시대흐름에 따랐다가 멈췄다를 계속해야 한다. 효과가 있는 것은 지속하고 현실성 없어 보이는 것들은 경계해야 한다.

스피드, 움직이는 능력, 스트렝스와 파워는 모두 향상될 수 있고 반드시 향상되어야 하는 운동 특성이다. 훌륭한 스트렝스 컨디셔닝 코치는 지속적으로 자신의 프로그램을 면밀히 살펴보아야 한다. 나는 프로그램에서 변화를 추구하려는 무언가를 매일 새롭게 배운다. 그것은 그저 반사적인 행동이 아니라, 한계를 뛰어넘어 더 좋은 기술을 발전시키고자 하는 많은 코치들과 치료사들이 있음을 마음 깊이 인정하는 것이다.

당신은 코치로서 어떤 특정 운동, 기술 또는 철학에만 빠져들어서는 안 된다. 당신이 해야 할 일은 결과를 얻는 것, 그리고 그러한 결과를 가져다주는 방법을 선택하는 것이다. 그것은 당신이 타당하다고 생각하는 모든 것을 실험하고, 이치에 맞지 않는 것 또는, 더 이상 타당하지 않는 것을 거부하고, 무엇이든 효과가 있는 것을 지속함을 의미한다.

때에 따라 당신은 현재 인기 있는 운동을 거부해야 할지 모른다. 때때로 당신이 한때 좋아했던 운동을 중단하고 다른 분야에서 무언가를 발견하여 당신의 프로그램에 재조합할지도 모른다. 만일 효과가 있다면 말이다. 그것이 가장 중요하다.

나는 성공한 다른 팀이나 선수들의 프로그램을 똑같이 따라하지 않는다. 대신 각각의 기술이나 개념을 평가하여 적용시키려 한다. 많은 코치들이 가장 성공한 팀의 프로그램을 그대로 복제해 사용한다. 하지만 염두해야 할 것은 큰 팀이 이루는 대부분의 성공은 인재채용, 코칭, 그리고 유전적인 것(프로그램에 의한 것이 아닌 다른 환경에 의한 것)에 기인한다는 점이다. 성공한 팀이나 개인을 따라하는 것 대신 그다지 이상적이지 못한 환경에서도 꾸준히 좋은 결과를 내는 사람들의 기술을 추구하라.

## 많이 하는 것이 더 좋은 것은 아니다

대부분의 젊은 선수들과 코치들은 두 세트를 운동하는 것이 효과 있으면 네 세트(더 많은 세트)를 하는 것이 더 좋을 것이라고 생각한다. 이는 오히려 몸을 혹사시키거나 회복과정을 방해할 수 있다. 스트렝스 프로그램을 생각할 때 트레이닝은 자극과 반응의 게임이라는 것을 상기하라. 실제로 운동은 자극이다. 반응은 운동 후 휴식 중 발생한다. 그 반응은 회복의 질에 영향을 받는다. 휴식과 영양은 운동 프로그램만큼이나 성공에 많은 기여를 한다.

성공적인 스트렝스 프로그램의 진정한 핵심은 부상

을 감소시키는 것이다. 예전에는 부상예방이라는 말을 사용했지만 현실에서는 신의 은혜가 있어야 부상을 예방할 수 있다. 부상감소가 더 올바른 표현이다. 의미적인 것은 그렇다 치고 통계는 거짓말을 하지 않는다. 만일 부상이 감소하고 더 많이 승리하면 성공한 것이다. 승리는 분명히 재능과 코칭의 영향을 받지만, 보통 부상경향은 이러한 요소에 영향을 받지 않는다. 당신이 추구할 첫 번째 목표는 부상의 감소이고 수행력 향상은 그 다음이다.

15년간의 대학 코칭생활 동안, 나는 흥미로운 흐름을 발견했다. 전통적인 파워리프팅과 역도 프로그램에서 기능을 중심으로 프로그램을 진화시켰는데, 스트렝스 수준은 지속적으로 유지하면서도 부상발생은 대폭 줄어든 것이다. 책을 읽으며 이점에 대해 생각해보라.

역도와 파워리프팅은 탄탄한 기술을 가르치고 다관절운동을 강조하는 훌륭한 체계이다. 그러나 현대 배관 기술의 발견과 인터넷의 발전만큼이나 스트렝스와 컨디셔닝은 꾸준히 발전하고 있다. 성공하기 위해 이것을 발전시켜야 한다.

## 펑셔널 트레이닝

마크 벌스티겐은 기존의 육상코치들이 선형적인 움직임을 가르치던 것과 같은 방식으로, 다방향의 움직임을 가르치기 시작하면서 기존 코치들이 갇혀 있던 틀을 깬 첫 번째 인물이었다. 이 과정은 나에게도 비약적인 발전을 가져왔고, 이는 곧 내 선수들의 비약적인 발전이 되었다. 이것이 내가 스트렝스 컨디셔닝 코치에서 퍼포먼스 향상 전문가로 발전한 첫 걸음이었다. 이 과정의 핵심은 마크와 그의 동료들이 이러한 필수적인 영역에서 나보다 훨씬 앞서 있다는 사실을 내 스스로가 받아들이는 것이었다.

펑셔널 트레이닝, 코어 트레이닝, 그리고 불안정한 표면을 적절히 활용하는 것은 좋은 프로그램에 수용되고 통합되어야 할 발전적인 트레이닝 모습 중 몇몇 예시에 불과하다. 이 업계에는 문제 있는 코칭에 스스로 만족하는 너무 많은 현실도피자들이 있다.

기술… 기술… 기술.

절대 타협하지 마라. 가능한 자신의 체중을 많이 활용하라. 푸시업, 발을 올리고 하는 푸시업, 싱글 레그 스쿼트, 친업, 그리고 딥스를 많이 하라. 맨몸운동은 매우 정직한 운동이다. 맨몸운동을 초기에 사용하고 초보자에게 적용하라. 선수들은 자신들의 체중(이용하는 법)을 존중하는 법을 배울 뿐 아니라 쉬운 운동의 가치 또한 발견하게 될 것이다.

## 기술

스쿼트를 훈련시키려거든 맨몸 스쿼트를 먼저 가르쳐라. 만일 선수가 완벽한 자세로 맨몸 스쿼트를 하지 못한다면 그는 무게를 이용한 스쿼트를 할 수 없다. 반드시 가동범위를 만들어야 한다. 지면과 평행되는 지점까지 스쿼트를 할 수 있는 것이 정상이다. 그렇게 하지 못하는 선수들은 고관절 가동성(mobility), 발목 가동성 또는 외측 햄스트링 스트레칭이 필요할지 모른다.

당신의 선수에게 스쿼트를 훈련시키기로 했다면 실패 없이 평행 스쿼트를 할 수 있도록 만들어야 한다. 우리 선수들은 허벅지가 지면에서 평행이 되는 지점까지 스쿼트를 하는 것 이외에 다른 것은 하지 않는다. 우리는 심지어 선수들이 하는 스쿼트의 깊이를 확인하기 위해 12인치 박스를 사용한다. 우리는 선수들에게 바닥에서 허벅지가 평행이 되는 지점에 놓인 박스에 닿도록 스쿼트를 하라고 요구한다. 물론 각각의 선수들을 위해 각기 다른 사이즈의 박스가 필요할지 모른다. 각자 허벅지가 바닥과 평행이 되는 위치가 다르기 때문이다. 그러나 이것은 웨스트사이드 바벨(Westside Barbell) 스타일의 박스 스쿼트가 아니다. 그저 깊이를 확인하기 위해 박스를 살짝 터치하는 정도이다.

벤치 프레스를 훈련시키려거든 반동을 이용하지 말고 허리를 들게 하지 마라. 절대 타협하지 마라. 선수 한 명이 치팅하거나 프로그램을 따르지 않는 것을 허용하는 순간 다른 선수들도 그것을 따라할 것이다. 왜 선수들이 치팅을 하는지 기억하라. 그들은 더 많은 무게를 들기 위해 치팅을 사용한다. 무게를 더 많이 드는 것은 선수의 자기만족감을 충족시켜주기 때문에, 한 번 치팅을 허락하면 그만두게 하기는 매우 어렵다.

이를 확실히 하기 위해 동작 중 잠깐 멈추게 하는 벤치 프레스나 프론트 스쿼트를 이용하라. 이런 운동은 매우 정직하다. 캐나다의 스트렝스 코치 찰스 폴리퀸(Charles Poliquin)은 '기술적 실패'라 부르는 원칙을 적용한다. 기술적 실패란 기술이 무너진 이후부터는 횟수를 세지 않는 것이다. 이러한 원칙은 당신의 선수가 올바른 방법으로 무게를 다루도록 만들 것이다. 나는 내 선수들에게 일관되게 말한다. 얼마나 많은 횟수를 채우는가가 중요한 게 아니라 얼마나 많은 '좋은' 반복을 하는가가 중요하다고 말이다.

스트렝스와 컨디셔닝 코칭의 원칙은 쉬울지 모르나 그 실천은 어렵다. 성공적인 프로그램의 핵심은 모든 세트를 관찰하고 모든 선수들을 일일이 코칭하는 것이다. 이것은 매우 어렵고 시간이 많이 들며 반복적인 일이다. 이 모든 것을 완벽하게 하기란 사실상 불가능한 일이다.

체력단련장에서 보람찬 하루를 마칠 즈음엔 목은 쉬고 지쳐 있을 것이며, 훌륭한 스트렝스 컨디셔닝 코치라면 선수들의 스쿼트 깊이를 보기 위해 쪼그려 앉아 하루를 보내느라 다리와 무릎이 쑤시고 아플 것이다.

## 기능적 운동 선택

우리는 모든 코치들이 부상발생을 줄이고 퍼포먼스를 향상시키기 위해 항상 최고의 프로그램과 운동을 추구할 것이라고 생각한다. 그러나 많은 엘리트 선수들에게 주어지는 프로그램을 살펴보면 혼란스럽고 실망스럽다.

그러한 처방을 뒷받침할 근거가 없음에도 불구하고 코치들은 레그 익스텐션, 레그 컬, 레그 프레스와 같은 운동을 계속해서 처방한다. 기능해부학은 가설이 아니다. 기능에 대해 우리가 알고 있는 것들은 과학과 연구가 뒷받침된 사실이다.

부상예방을 위해 한 근육을 고립시키거나 특정한 단일 관절운동이 필요하다는 견해는 증명되지 않았다. 코치들은 프로그램을 구성하는 능력을 발전시킬 필요가 있다. 타당한 운동을 훈련시키기 시작한다면 실제로 부상 가능성을 줄일 수 있을 것이다.

나는 『Functional Training for Sports』에서 기능성 운동 연속체(continuum)란 개념에 대해 가장 덜 기능적 운동에서부터 기능적 운동 연속체로 진행하는 것이라고 처음 소개했다. 운동은 하체운동, 상체운동, 몸통 또는 코어운동으로 분류될 수 있다. 그러한 분류는 무릎 중심, 고관절 중심, 상체 밀기, 상체 당기기 운동으로 다시 세분화될 수 있다. 운동 연속과정에서 운동은 머신 기반의 운동에서부터 서 있는 자세에서 행해지는 운동으로 진행된다. 또한 안정화근(stabilizers)이나 중립화근(neutralizers)에 부하를 가하지 않는 안정적인 체계에서부터 이 근육들을 자극하기 위해 고안된 운동으로 진행된다. 중립화근은 원하지 않는 움직임을 막는 반면, 안정근은 안정성(stability)을 제공하는 근육들이다.

첫 번째 운동 순서는 무릎 중심의 하체운동이다. 이는 누워서 하는 레그 프레스 동작부터 시작하는데, 이 운동은 내가 생각할 수 있는 가장 기능적이지 못한 다관절 하체운동이다. 보통의 머신운동과 마찬가지로 레그 프레스에서 선수들은 단순히 신체적 엔진 또는 힘 생성 기능만 사용한다. 신체가 필요한 모든 안정성은 머신이 제공한다.

운동 연속체의 두 번째 운동은 서서 하는 머신 스쿼트라고 할 수 있는데 서 있는 자세로 기능을 진전시킨다. 서 있는 자세는 누워서 하는 것보다 더 스포츠 동작에 가까우며 레그 프레스 동작에서 자극되지 않는 추가적인 근육들을 참여시킬 수 있다.

기능적 연속체의 세 번째 단계는 서서 하는 스쿼트 자세로 넘어간다. 선수는 서서 하는 머신 스쿼트를 할 때처럼 서 있지만 이번에는 스스로 자세를 안정시킨다. 이것은 분명히 코어를 보다 많이 자극한다. 스쿼트 동작에는 편측, 그리고 회전성에 대한 자극이 포함되지 않음에도 많은 코치들은 스쿼트를 좋은 코어운동이라 생각한다. 사실 몇몇 코치들은 스쿼트로 충분히 코어운동이 된다고 생각한다. 심지어 뛰어난 스트렝스 코치들 조차도 서서 하는 더블 레그 스쿼트에서 그 진행을 멈추곤 한다.

많은 코치들은 지면을 직접 이용하는 운동을 활용하지만 한 단계 또는 두 단계 더 나아가야 할 것을 잊어버린다. 바로 그 다음 단계는 싱글 레그로 운동하는 것이다.

기능해부학적인 관점에서, 싱글 레그로 서는 것은 매우 중요하다. 달릴 때 동시에 몇 개의 다리를 사용하는가? 단 하나의 다리이다. 양쪽 햄스트링을 동시에 사용하는 선수를 본 적이 있는가? 실제 경기상황에선 절대 그럴 수가 없다. 요방형근, 중둔근, 내전근과 같은 근육들은 싱글 레그로 몸을 지탱할 때(두 다리로 운동하는 상황보다) 훨씬 더 많은 활성도가 요구된다.

운동 연속체의 마지막 단계는 흔들리는 표면에서의 싱글 레그 스쿼트이다. 이제 선수는 불안정성으로부터 비롯되는 추가적인 고유수용성 자극을 이겨내며 주동근과 안정근, 중립화근을 동원시켜야 한다.

우리는 뒤에서 다시 연속체의 진전 단계들을 다룰 것이다.

## 기능적 운동의 활용

기능적 운동에 대한 또 다른 한 가지 흥미로운 사실은 이것이 전통적인 방법을 고수하는 코치들을 긴장시킨다는 것이다. 펑셔널 트레이닝이란 개념에 반대하는 사람들은 이것이 그저 유행에 불과하다고 말하는 부실한 연구를 증거로 들이민다. 나 역시 최근 "기능적 운동이 재활이나 고유수용감각을 회복시키는 데는 좋지만 건강한 선수들에게는 효과가 없다"라고 말하는 것을 들었다. 그러나 나의 경험에 의하면 이러한 말은 근거가 없는 이야기이다. 우리가 지도하고 있는 프로경기와 올림픽 축구선수들은 6년의 선수생활 동안 전방십자인대 파열 부상을 겪지 않았다.

기능적 운동 연속체에서 설명한 개념은 신체 어떠한 부위에도 적용될 수 있다. 진부한 표현을 빌리자면, 우물 안 개구리가 되지 말라는 것이다. 항상 하던 것을 하지 말고 누구나 하는 것을 하지 말아라. 파워리프터들이나 역도선수들을 따라하지 말아라. 그들은 당신이 하는 스포츠가 아니라 그들이 하는 스포츠를 위해 훈련한다. 물론 파워리프팅이나 역도에 나오는 많은 개념들은 스트렝스 프로그램에 훌륭하게 적용될 수 있다. 그러나 우리가 접하는 다른 경기들은 지면에 두 다리를 붙인 채 수행하는 일이 거의 드물다는 차이점을 기억해야 한다. 스쿼트나 데드리프트와 같은 운동을 프로그램에서 없애야 한다는 것이 아니라 기능적 운동 연속체의 높은 단계에 있는 보조운동들로 보완하라는 이야기다.

이 책은 운동 종류와 프로그램 예시를 제시할 것이다. 그러나 다음과 같은 기본적인 개념 또한 숙지해야 한다.

- '레그 익스텐션' 대신에 스플릿 스쿼트 또는 다른 싱글 레그 스쿼트 변형동작을 이용하라. 스플릿 스쿼트는 균형성과 유연성, 그리고 싱글 레그 스트렝스를 우리에게 제공할 것이다.
- '레그 컬' 대신에 싱글 레그로 하는 스트레이트 레그 데드리프트를 활용하라. 햄스트링은 무릎 굴곡근이라기보다 고관절 신전근에 가깝다. 사실 햄스트링은 실제로는 스프린트에서 무릎 신전을 저항하는 작용을 한다. 레그 컬 운동은 실제적인 스트렝스에 있어서 도움이 되지 못한다.
- '덤벨 벤치 프레스' 대신에 얼터네이팅 덤벨 벤치 프레스를 시도해보라. 이 운동은 코어 스트렝스와 어깨 안정성, 한 팔의 스트렝스를 향상시킬 것이다.

운동을 선택할 때는 각각의 운동이 왜 프로그램에 필요한지 스스로에게 물어보라. 만일 그 이유가 단지 모든 사람이 그렇게 하고 있기 때문이거나 그저 당신이 항상 하던 방법이기 때문이라면 다시 생각해보라.

스포츠 능력의 향상을 위해서 운동의 기능성이 운동 종류를 선택하는 주요 요소가 되어야 할 것이다. 정의에 따르면 기능성 운동이란 스포츠, 또는 움직임에 특화된 것이어야 한다. 두 다리에서 싱글 레그 운동으로의 훈련을 발전시키는 것은 대부분의 지면 기반 스포츠에 있어 중요한 고려사항이다.

## 당기고 미는 상체운동

대부분의 스트렝스 훈련 프로그램에서 턱걸이나 로와 같이 당기는 동작은 여전히 강조하고 있지 않고 있다. 대신 많은 코치와 트레이너들은 랫-풀다운이 상부 당기기 동작에서 필요한 운동의 전부라는 잘못된 생각으로 상부 등 근육운동을 시킨다. 게다가 많은 프로그램에서 로잉 동작은 완전히 무시되고 있다. 이러한 유형의 프로그램 구성은 미는 역할을 하는 근육을 과도하게 발달시켜 자세 문제를 일으키고 결국에는 어깨 부상을 초래한다.

잘 구성된 상체운동 프로그램에는 수평으로 당기는 운동, 머리 위에서 수직으로 당기는 운동, 등을 대고 누운 상태에서 미는 운동(머리 위로 미는 운동)이 적절한 비율의 세트로 포함되어 있어야 한다. 미는 운동 한 세트 당 적어도 당기는 운동을 한 세트는 해야 한다.

당기기와 밀기 운동간 비율이 부적절하면 흉근의 과도한 발달과 함께 견갑골 후인근의 발달은 적어져, 선수들을 회전근개 건증과 같은 과사용으로 인한 부상에 취약하게 만든다.

과다한 벤치 프레스와 벤치 프레스 변형동작을 수행하는 선수들에게 회전근개 건증 발생률은 매우 높다. 많은 파워리프터들은 수영선수나 테니스선수와 마찬가지로 어깨통증을 스포츠의 한 부분으로 받아들인다. 하지만 현실에서 균형잡힌 프로그램을 수행한다면 전방 어깨통증을 경험하는 선수들은 거의 없을 것이다. 전방 어깨통증은 벤치 프레스 때문이 아니라 적당한 비율의 당기는 움직임이 부족하기 때문일 가능성이 높다.

핵심은 선수들이 당기는 스트렝스와 미는 스트렝스 사이에 적절한 비율을 가지게 하는 것이다. 이 비율을 평가하는 가장 좋은 방법은 선수의 최대 풀업 개수와 최대 벤치 프레스 무게를 비교하는 것이다. 당연히 체중을 고려해야 하지만, 몸의 크기에 상관없이 자신의 몸무게 이상의 벤치 프레스가 가능한 선수는 자신의 몸무게로 풀업을 할 수 있어야 한다.

예를 들어, 몸무게는 200파운드(약 90.7kg)이고 300파운드(약 136kg)로 벤치 프레스를 할 수 있는 남자선수는 15개 이상의 친업을 할 수 있어야 하며 400파운드(약 181.4kg) 벤치 프레스를 하는 몸무게 300파운드(약 136kg)의 남자선수는 5개에서 8개의 친업이 가능해야한다.

여자들은 친업과 벤치 프레스 비율에 있어서 남자들보다 나을 것이다. 밀고 당기는 능력의 비율을 적절하게 갖춘, 자기 체중만큼의 무게로 벤치 프레스가 가능한 여자선수들은 보통 5개에서 10개의 친업을 할 수 있다.

## 수직으로 당기는 움직임

잘 짜인 스트렝스 프로그램에는 주당 최소 두 종류의 로잉(rowing) 운동 3세트와, 두 종류의 친업 변형운동 3세트가 포함되어 있어야 한다. 3주마다 수직과 수평으로 당기는 운동의 유형이나 반복 횟수를 바꾸거나 때때로 두 가지 모두 다 바꿔야 한다.

가장 중요한 점은 친업을 단지 프로그램에 추가하는 것에 그치는 것이 아니라 수직으로 당기는 스트렝스를 기를 목적으로 훈련해야 한다는 것이다. 벤치 프레스와 마찬가지로 수직으로 당기는 움직임은 수평으로 당기는 움직임과 함께 주기적으로 실시되어야 한다.

만약 벤치 프레스를 3세트한다면, 수직으로 당기는 운동 역시 3세트해야 한다. 만일 당신이 벤치 프레스를 피라미드 세트로 한다면 수직으로 당기는 운동 역시 똑같이 적용하라.

우리가 지도하는 남자선수들은 이러한 유형의 프로그램으로 빠르게 위쪽 등 스트렝스를 발달시킨다. 남자가 45파운드(약 20.4kg)의 원판을 메달고 다섯 개의 친업을

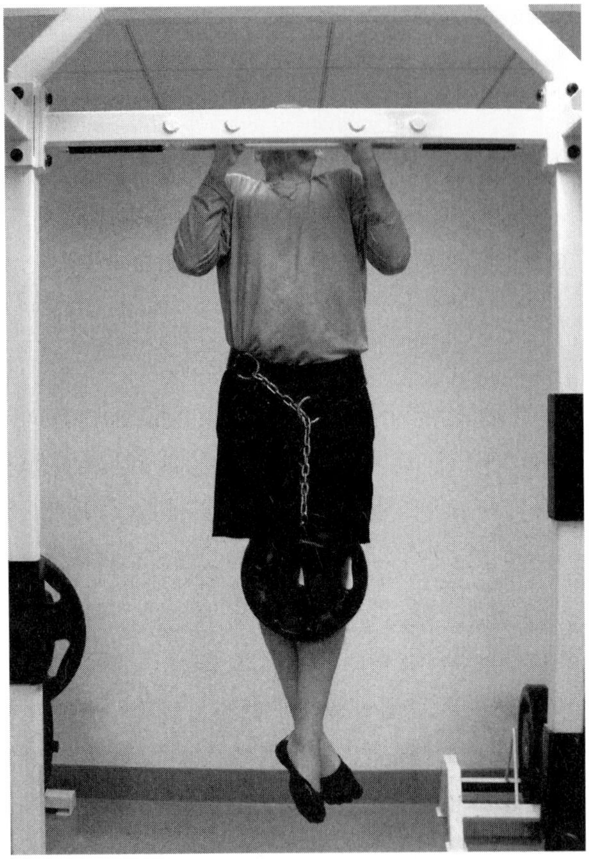

하는 것과 여자선수가 5파운드(약 2.27kg)에서 25파운드(약 11.3kg) 사이의 어떠한 무게를 달고 친업 3번을 하는 것은 어려운 일이 아니다.

수직으로 당기기 운동의 스트렝스를 키워야 한다. 그러면 (몸 전체적인) 스트렝스의 향상을 가져올 뿐만 아니라, 어깨통증 또한 감소될 것이다.

## 수평으로 당기는 움직임

수평으로 당기는 움직임(로잉 동작)의 중요성으로는 다음과 같은 2가지 이유를 꼽을 수 있다.

- 로잉 움직임을 프로그램에 추가한다면 부상예방에 도움이 될 것이다.
- 로잉 운동은 벤치 프레스에 대한 진정한 의미의 길항적 움직임이다. 친업과 그 변형동작도 중요하지만 로잉 움직임은 벤치 프레스와 정확하게 반대되는 근육과 움직임 패턴을 목표로 한다.

로(Row) 운동은 그 중요성에도 불구하고, 심지어 스트렝스 프로그램에서 쉽게 간과되고 있다. 로잉 동작은 펑셔널 트레이닝 분야에서 그 의미가 크게 바뀌고 있다. 최근 선수 트레이닝과 물리치료 분야의 발견에 따르면 신체는 전면과 후면이 대각선 패턴으로 연결되어 있다. 힘은 지면으로부터 다리를 통해 대퇴이두근과 대둔근을 따라 고관절로 전달된다. 그 힘은 천장관절을 가로질러 반대편 광배근으로 전이된다.

이러한 교차결합 시스템은 단지 고관절을 안정화시키는 것뿐만이 아니라, 올바른 운동패턴에서 사용해야 할 근육을 개입시키는 중요한 작용을 한다.

이러한 이유로 인버티드 로(inverted row)와 로테이셔널 로(rotational row)를 제외한 모든 로잉 동작은 지면에 한 발만을 접촉하고 수행한다. 한 발로 지면에 서서 그 반대 손으로 무게를 들고 운동해야 비로소 대퇴이두근과 둔근을 참여시켜 지면으로부터의 힘을 골반 안정근과 고관절 회전근을 통해 전달할 수 있다.

고관절 회전근들과 골반 안정근들은 특히 중요하다. 모든 힘은 지면으로부터 전달되는데, 안정적인 고관절을 통해 이동해야지만 상체로 제대로 전달될 수 있기 때문이다.

아주 최근까지만 해도 고관절 회전근군은 사실상 무시되어 왔다. 고관절 회전근은 하체의 '회전근개'라고 할 수 있지만 어깨 회전근개만큼 주목을 받지 못했다. 모든 힘은 지면으로부터 발생되며 (골프 스윙이건 홈런을 치는 동작이건 간에) 반드시 강하고 유연하며 안정적인 고관절 회전근들을 통해 전달되어야 한다. 프로그램을 구성할 때 고관절 회전근에 특별한 관심을 두어야 한다.

구체적인 것은 나중에 다룰 것이다. 그 전에 최근 트레이닝 철학에 있어서 가장 크게 변화된 점이라고 생각되는 관절 안정성과 관절 가동성에 대해 이야기할 필요가 있다.

# 가동성과 유연성

조인트 바이 조인트 접근

움직임 평가

펑셔널 무브먼트 스크린

스트렝스, 유연성, 가동성 평가하기

맨몸스쿼트

모빌리티 드릴

폼 롤링

롤링 vs 마사지

정적 스트레칭

짧아진 근육들

능동적 고립 스트레칭

## 조인트 바이 조인트 접근

조인트 바이 조인트(Joint-by-joint) 이론에 대해 들어본 적이 없다면, 당신은 이제 사고과정의 비약적인 발전을 맞이할 준비를 해야 할 것이다. 나의 친구인 물리치료사 그레이 쿡은 복잡한 주제들을 단순화하는 재능을 가지고 있다. 트레이닝이 신체에 끼치는 영향에 대해 이야기를 나누던 중 그레이 쿡은 내가 들어본 것 중 가장 명쾌한 아이디어를 도출했다.

우리는 신체 각 관절에 필요한 것이 무엇인지, 그리고 그 관절들의 기능이 어떻게 트레이닝과 연관되는지 등에 관련된 FMS(Functional Movement Screen) 연구결과에 대해 토론하던 중이었다. FMS의 장점 중 하나는 관절의 안정성 문제와 가동성 문제를 구별할 수 있도록 해주는 것이다. 그레이 쿡의 개념은 나로 하여금 트레이닝의 미래는 움직임 기반의 접근보다는 관절 대 관절의 접근일 수도 있다는 사실을 깨닫게 해주었다.

몸에 대한 그의 분석은 간단하다. 그는 몸이 단순히 관절을 쌓아놓은 것이라고 생각했다. 관절은 각각 특정한 기능을 가지고 있으며 예측 가능한 수준의 기능장애가 오기 쉽다. 결과적으로 각 관절은 특정한 트레이닝을 요구한다.

조인트 바이 조인트라는 발상이 이제는 정말 널리 알려진 생각이 되었다. 이는 상상도 못했던 일이다. 모든 사람이 이 개념에 친숙해졌고 너무나 상식적인 것이 되어서 사람들은 이 발상의 고안자인 나나 그레이 쿡을 언급하지도 않는다.

다음 표는 인체를 아래에서부터 관절 대 관절 기반의 관점으로 보고 있다.

첫째로 발견할 수 있는 사실은 관절의 가동성과 안정성이 교차되고 있다는 것이다. 발목은 가동성을 늘리는 것이 필요하고 무릎은 안정성을 증가시킬 필요가 있다. 위쪽으로 올라가보면 고관절에서는 가동성이 필요하다는 것이 분명해진다. 그리고 그 과정은 연결고리를 따라 연속된 관절을 교차해서 올라간다.

| 관절 | 우선적으로 필요한 것 |
|---|---|
| 발목 | 가동성(시상면) |
| 무릎 | 안정성 |
| 고관절 | 가동성(다면) |
| 요추 | 안정성 |
| 흉추 | 가동성 |
| 견갑골 | 안정성 |
| 어깨 | 가동성 |

지난 20년 동안 우리는 신체를 부분으로 나눠 트레이닝하는 방법에서 움직임 패턴에 따라 트레이닝하는, 보다 현명한 방식으로 진화했다. 이제 '근육이 아니라 움직임을 트레이닝하라'는 구호는 매우 흔하게 사용되며, 사실 그것 자체가 큰 진전이다. 대부분의 훌륭한 코치와 트레이너들은 구시대적인 가슴-어깨-삼두 훈련법을 버리고 당기기-밀기, 고관절 신전, 무릎 신전 프로그램으로 옮겨갔다.

그럼에도 '근육이 아니라 움직임'이라는 철학은 한 걸음 더 나아가야 한다. 부상은 적절한 관절의 기능, 보다 정확하게는 관절의 '기능부전'과 긴밀한 관계가 있기 때문이다. 한 관절의 문제는 보통 그 위나 아래에 위치한 관절의 통증으로 나타나기 때문이다.

흔히 꼽을 수 있는 예는 허리다. 코어의 안정성이 필요하다는 것은 분명한 사실이며, 많은 사람들이 허리통증을 겪고 있다는 것 또한 분명하다. 아주 흥미로운 부분은 허리통증에 관한 이론이다. 허리통증의 원인에 대한 새로운 이론은 바로 고관절 가동성의 감소이다.

아래에 위치한 관절기능의 감소는 (요추의 경우에는 고관절을 말한다) 그 관절 자체 또는 그 위에 있는 관절에 영향을 미친다. 달리 말해, 만일 고관절이 움직이지 않는다면 요추가 대신 움직일 것이다. 문제는 고관절은 가동성을, 요추는 안정성을 필요로 하는 형태를 가지고 있다는 것이다. 가동성이 필요한 관절이 가동적이지 않을 때 안정적이어야 할 관절이 보상에 의해 억지로 움직이고 안정성이 떨어지게 되며 필연적으로 통증이 나타나게 된다.

## 과정은 단순하다

- 발목 가동성의 감소는 무릎통증을 일으킨다.
- 고관절 가동성의 감소는 허리통증을 일으킨다.
- 흉추 가동성의 감소는 목과 어깨 통증 또는 허리 통증을 일으킨다.

발목관절부터 시작되는 조인트 바이 조인트 이론에 따라 인체를 관찰한다면 이 내용을 이해할 수 있을 것이다.

가동성이 필요한 관절인 발목의 가동성이 나빠진다면 안정적이어야 하는 관절인 무릎관절이 안정성을 잃을 것이다. 잘 움직여야 하는 고관절의 가동성이 나빠진다면 위와 마찬가지 일이 벌어질 것이다. 만약 안정성이 필요한 요추가 가동적이게 된다 해도 이러한 방식으로 연결고리를 따라 계속된다.

자, 이제 한 걸음 더 나아가보자. 무엇이 주된 손실인가. 부상? 아니면 사용부족? 발목은 가동성을 잃고 무릎은 안정성을 잃고 고관절은 가동성을 잃는다. 이러한 관절들은 확실한 가동성 또는 안정성이 필요하며, 관절들이 잘 사용되지 않거나 제대로 사용되지 않는다면 그 부동성은 신체 어디서든 문제의 원인이 될 가능성이 높다는 사실을 고객들에게 가르쳐야 한다.

만일 고관절 가동성에 문제가 있는 사람이 당신을 찾아온다면, (즉 그 사람이 고관절 가동성이 부족하다면) 대개 허리통증을 호소할 것이다. 그 사람은 고관절 문제 때문에 당신을 찾아온 게 아닐 것이다. 이것이 우리가 문제가 되는 관절의 아래나 위를 살펴볼 것을 권하는 이유이다. 그리고 그 해결책은 보통 인접한 관절의 가동성을 늘리는 것이다.

이것이 관절기능부전의 결과이다. 부족한 발목 가동성은 무릎통증을 만들 것이다. 부족한 고관절 가동성은 허리통증을 일으키며, 부족한 흉추 가동성은 경추의 통증을 야기한다.

발목 가동성이 부족하면 착지할 때의 충격이 그 위쪽 관절인 무릎으로 전달된다. 사실, 빳빳한 농구화와 엄청난 양의 테이핑, 압박붕대로 인해 농구선수들은 슬개대퇴증후군이 발생할 위험도가 높아질 것이다. 불안정한 발목을 보호하려는 노력은 큰 대가를 치룬 것이다. 우리는 무릎통증이 있는 많은 선수들이 발목 가동성의 문제를 가지고 있음을 발견했다. 이러한 문제는 대부분 발목 염좌를 유발하고 테이핑과 고정 장치를 필요로 하게 된다.

그런데, 고관절에서는 예외의 법칙이 적용된다. 고관절은 가동성이 부족함과 동시에 안정적이지 않을 수 있는데, 안정성이 떨어지기 때문에 무릎통증이 발생하거나 (고관절이 약하면 대퇴골이 내전, 내회전된다) 부족한 가동성이 허리통증을 일으킨다.

한편, 이에 관해 어떻게 관절의 가동성이 떨어지면서도 불안정할 수 있는가라는 흥미로운 질문이 발생한다.

고관절의 굴곡 또는 신전 작용의 약화는 요추에서 보상작용을 일으킨다. 반면 외전, 또는 보다 정확하게 말하자면 내전 방지작용의 약화는 무릎에 가해지는 스트레스의 원인이 된다.

장요근의 스트렝스가 부족하거나 활성화가 이루어지지 않으면 고관절 굴곡을 대신하여 요추가 굴곡 패턴을 만든다.

둔근의 스트렝스가 부족하거나 비활성화되면 고관절 신전동작을 위해 요추가 신전하여 이를 보상한다.

이것은 악순환에 기름을 붓는 격이다. 척추가 고관절의 스트렝스와 가동성 부족을 보상하기 위해 대신 움직일수록 고관절은 가동성을 더 잃게 된다. 고관절의 스트렝스 부족은 고관절의 가동성 부족을 야기하고 이는 결국 척추의 보상작용을 일으킨다. 어려운 일이지만 결국 관절은 다중면에서의 스트렝스와 가동성, 두 가지 모두가 필요하다.

당신의 선수나 고객들은 요추가 아니라 고관절에서부터 움직임을 만들어야 한다. 허리통증이나 햄스트링 염좌가 있는 선수들은 대개 약한 고관절, 또는 좋지 못한 요추골반 리듬을 갖고 있고 그 결과 요추를 굴곡하거나 신전하여 고관절로 불가능한 움직임을 보상한다.

요추는 심지어 더 흥미로운 부분이 있다. 코어 안정

성에 관한 모든 연구조사에 따르면 요추는 안정성이 필요한 관절 연속체이다. 지난 십여 년간 우리가 트레이닝에 있어서 저지른 가장 큰 실수는 안정성이 요구되는 부분에 정적이고 능동적인 가동범위를 늘리려고 시도했던 것이다.

요추에 가해지는 대부분 또는 모든 종류의 회전운동은 부적절하다. 물리치료사 셜리 설먼(Shirley Sahrmann)의 『운동손상증후근의 평가와 치료』, 제임스 포터필드(James Porterfield)와 칼 데로사(Carl DeRosa)의 『역학적 허리통증: 기능해부학적 관점에서(Mechanical Low Back Pain: Perspectives in Functional Anatomy)』 등의 저서들에서도 요추의 가동범위를 늘리는 것을 추천하지 않으며 이것은 잠재적인 위험성을 가지고 있다고 말한다. 이전의 대부분 사람들은 흉추 가동성에 대한 이해가 부족했기 때문에 요추의 회전 가동성을 늘리려고 노력했고, 그것이 커다란 실수였다.

흉추는 우리에게 거의 알려지지 않는 분야다. 많은 물리치료사들이 흉추의 가동성을 늘릴 것을 추천하지만 대부분 흉추 가동성을 늘리기 위해 고안된 운동에 대해서는 모른다. 마치 '흉추 가동성이 필요한 것은 알지만 어떻게 하는지 모른다'라고 하는 듯 보인다. 향후 몇 년 동안 흉추 가동성 증가를 위해 고안된 운동이 많이 늘어날 것이다. 이 분야의 선구자인 설먼은 일찌감치 흉추 가동성을 증가시키고 요추의 가동성을 제한할 것을 주장했다.

관절와상완관절은 고관절과 비슷하다. 관절와상완관절은 가동성을 만들기 적합하게 만들어졌기 때문에 안정성 훈련이 필요하다. 관절와상완관절에 있어 필요한 안정성 운동으로는 짐볼 또는 BOSU 푸시업, 그리고 편측의 덤벨 훈련과 같은 운동을 제시할 수 있다.

마크 하이만(Mark Hyman)과 마크 리포니스(Mark Liponis)는 영양에 관한 저서인 『울트라 프리벤션(Ultra-Prevention)』에서 현재 우리가 부상에 대처하는 방식에 대해 정확히 묘사하고 있다. 부상에 대한 우리의 대처는 화재경보기 알람소리가 울리면 달려가 화재경보기의 배터리를 빼는 격이다. 통증은 화재경보기 소리처럼 문제발생에 대한 경고이다. 발목이나 고관절에 대해 살펴보지 않고 아픈 무릎에 얼음찜질만 하는 것은 화재경보기 배터리를 빼는 것과 다름없다. 통증 완화에만 집중하는 방법은 효과가 오래 가지 못한다.

나는 매일 몸에 대해 더 많이 배운다. 그러한 배움은 나로 하여금 더 좋은 코치이자 더 좋은 교육자가 되도록 만든다. 종종 그러한 지식이 이전에 내가 믿던 것과 반대되기도 한다. 당신도 이 책에서 이전의 통념과 다른 몇 가지 전환점을 발견하게 될지 모른다.

## 움직임 스크린

나는 모든 코치와 퍼스널 트레이너들에게 그레이 쿡과 리 버튼(Lee Burton)의 FMS를 공부한 뒤 한 그룹의 선수들을 검사해볼 것을 추천한다. 움직임을 관찰하면서 놓쳤던 것들을 발견하게 될 것이라 장담한다. 이 평가를 하는 이유는 우리가 모든 펑셔널 트레이닝을 주의 깊게 실시해야 하는 이유와 같다. 경험에 따르면 높은 기량을 가진 선수일수록 더 많은 보상작용을 한다. 엘리트 선수들은 항상 기술을 구사하는 방법을 찾아내고 그것을 쉽게 하는 것처럼 보이도록 한다. 그러나 위험 신호는 없어지지 않고 그저 숨어 있을 뿐이다.

엘리트 선수의 동작을 분석하는 유일한 방법은 천천히 움직이게 하면서 정적인 자세와 능동적 가동범위, 안정성을 관찰하는 것이다. 위험신호는 완전한 부상을 일으킬 때까지 숨어 있다. 그러면 우리는 이미 망가져 있는 것을 고치고 보완해야 할 수밖에 없다. 많은 스트렝스와 컨디셔닝 전문가들이 선수가 다치기 전에는 고치지 않는다. 다른 말로 하면, 다칠 때까지 기다렸다가 물리치료사에게 치료를 부탁한다. FMS와 같은 장치가 있다면 소를 잃기 전에 외양간을 고칠 수 있다.

다양한 선수와 고객들을 담당하는 코치나 퍼스널 트레이너는, FMS를 배운 대부분이 그러하듯이 이 간단한 검사체계를 활용할 수 있다. 이 검사의 활용과 이해의 핵심은 이 이름에 명확하게 나타나 있다. 이것은 검사다. 또한 움직임 패턴과 좌우 불균형을 살펴볼 수 있는 기본적인 장치다. 하지만 이것이 프로그램 설계 체계를 의미하는 것은 아니다.

FMS는 훈련 프로그램을 시작하기에 좋은 방법이다. FMS와 그 결과는 고객과 트레이너 또는 선수와 코치 사이에 즉각적인 유대를 만들어낸다. 심지어 프로그램이 개별화되지 않았다 하더라도 선수 또는 고객들은 그들 고유의 문제가 이제야 다루어지고 있다는 느낌을 받을 것이다.

## FMS의 활용

FMS는 그레이 쿡과 리 버튼이 선수 또는 비선수들의 잠재적인 부상을 검사하기 위해 개발한 간단한 체계이다.

내가 FMS와 관련하여 가장 많이 받는 질문은 우리 선수들에게 FMS를 사용하고 있느냐는 것이다. 나의 대답은 "그렇다"이다. 그러나 어쩌면 당신이 생각하는 방식은 아닐지도 모른다.

우리가 왜 이 검사를 사용하는지에 대해 이해하려면 내가 그레이 쿡을 좋아하는 이유에 대해 먼저 알아야 한다. 그는 내가 원하는 목표를 달성하도록 도와준다. 나의 목표는 우리 선수들이 더 좋아지는 것이다. 그레이 쿡의 아이디어는 내가 목표를 이루도록 도와준다.

나는 FMS나 그레이 쿡의 사업에 관해 아무런 이해관계도 가지고 있지 않다. 그렇지만 나는 그의 가장 큰 서포터이자 세일즈맨일 것이다.

이것은 결과와 효과적인 수단에 관한 것이다. 선수들에게 어떻게 최선의 결과를 가져다줄 것인가? 만약 우리 선수가 성공하고, 우리 팀이 우승하고, 내 고객의 통증이 사라진다면 나의 트레이닝에 대한 모든 것은 옳은 것이다.

그레이 쿡이 우리에게 하는 조언은 명확하다. 최악의 패턴을 수정하라. 그 과정은 단순하다. 검사를 진행하고 결과를 보고 문제가 되는 패턴을 고쳐라.

팀을 준비시킬 때도 똑같다. 나와 우리 스텝들은 다양한 스포츠의 경향을 관찰하기에 충분한 수의 선수들에게 FMS를 사용한다. 하키에서는 허들 스텝에서 검사하는 고관절 굴곡 패턴이 가장 심각한 문제인 경향이 있다. 그 결과에 따라 우리는 준비운동과 부상예방 운동에 고관절 굴곡 패턴 동작을 넣어 프로그램을 구상한다.

하키선수들에게서 발견되는 또 다른 약한 패턴은 회전 안정성이다. 이것은 우리가 코어운동을 더 보완할 필요가 있다는 것을 의미한다.

또한 우리는 부상이 있는 모든 선수와 개인 트레이닝 고객에게도 FMS를 검사한다.

## 프로그램 통제력 상실

많은 스트렝스와 컨디셔닝 코치들이 걱정하는 부분은 자신의 프로그램에서 통제력을 잃는 것이다. 그러나 절대 그런 일은 일어나지 않는다. 그것은 당신의 프로그램이다. 나는 그레이 쿡의 운동 프로그램을 사용하지 않으며 당신 또한 그럴 필요가 없다. 난 그레이 쿡의 모든 것에 동의하지는 않는다. 사실 우리는 그레이 쿡의 교정전략을 거의 사용하지 않는데, 그것이 그룹에게 적용하기는 적절치 않기 때문이다. 하지만 그렇다 해서 내가 FMS나 이를 통해 얻은 정보를 더 나은 프로그램을 위해 사용할 수 없다는 것은 아니다. 사실 이해가 깊어질수록 더 많은 것을 통합하게 된다.

진짜 문제는 그레이 쿡과 FMS가 우리가 선수들을 발전시키고 더 좋은 결과를 내는 데 도움을 줄 수 있는가 하는 것이다. 나에게 있어서는 절대적으로 그러하다. 내가 그레이 쿡을 통해서 배운 것은 코치로서 발전함에 있어서 매우 귀중한 것이다.

존 토리네(John Torine), 제프 피시(Jeff Fish)와 같은

NFL의 스트렝스 컨디셔닝 코치들은 그들이 선호하는 그룹 교정운동 전략을 개발했다. 나도 그렇긴 하지만 나는 여전히 내가 좋아하는 교정운동들을 일반적인 팀 준비운동으로 사용한다. 그들에게 꼭 맞게 적용되지 않는다 할지라도 추가적인 교정운동을 수행하는 것은 선수들에게 해가 되지 않는다.

그레이 쿡이 주장하는 해결책은 터키시 겟업(Turkich Get Up)이나 부분 터키시 겟업을 그룹 교정전략으로 사용하는 것이다. 겟업을 분석해보면 견갑골 안정성, 코어 안정성와 고관절 가동성 및 싱글 레그 패턴을 발견할 수 있다.

그레이 쿡은 FMS를 사용하고 싶어 하는 선수 팀이나 군부대 그리고 다른 그룹들에게 몇몇 교정운동을 처방하기에 어느 정도 한계가 있다는 사실을 깨달았다. 그의 해결책은 칼로 스테노스(The Kalos Sthenos, 그리스어로 아름다운 힘이라는 뜻)라 불리는 '케틀벨 프롬 더 그라운드 업' 프로젝트였다. 그 프로젝트는 케틀벨 겟업 또는 터키시 겟업의 움직임에 대해 분석한 두 장의 DVD와 메뉴얼로 구성되어 있다.

한 번의 겟업은 처음부터 끝까지 14개의 동작으로 이루어져 있다. 겟업은 높은 신경학적 요구와 함께 가동성과 안정성을 필요로 한다. 메뉴얼을 보면 각 단계가 교정 방법을 제시한다. 겟업은 왼쪽과 오른쪽으로 수행하는데 이는 FMS의 기본적인 요소인 비대칭의 발견을 유도한다. 또한 겟업의 각 파트는 하나나 두 개 이상의 FMS 패턴을 사용한다.

FMS에 익숙한 스트렝스 코치는 다양한 준비운동과 교정운동을 프로그램에 포함시킬 수 있을 것이다. 한쪽당 3번에서 5번의 겟업을 수행하는 것은 준비운동과 교정운동을 훌륭하게 조합한 운동이다. 만일 선수가 겟업을 끝까지 수행할 수 없다면 겟업에서 발견된 문제가 되는 부분을 세 번의 교정운동 서킷으로 시킨다. 그레이 쿡은 "만일 당신이 FMS에서 제시하는 어떤 것도 하지 않았다면 겟업으로 문제를 발견하고 겟업의 각 파트를 연습하라. FMS에 있어서 엄청난 발전을 볼 수 있을 것이다"라고 말했다.

## 검사 또는 설득

FMS를 단지 하나의 평가방법으로만 여기지 말고, 당신의 선수에게 프로그램을 이해시키는 최상의 도구로 생각해보라. FMS는 당신이 해야 할 일을 변화시키는 것이 아니라, 선수가 당신의 트레이닝 방법을 인지하는 방식을 변화시킬 것이다. FMS는 좋은 프로그램인지, 그렇지 못한 프로그램인지를 판명해준다. 잘 구성된 프로그램은 FMS 점수를 좋게 만들기 때문이다.

MBSC(Mike Boyle Strength and Conditioning)는 2002년 그레이 쿡이 보스턴에서 FMS를 강좌를 연 이후 이 검사를 최초로 사용한 단체 중 하나다. 그때 우리는 중요한 사실을 알아차렸는데 우리 코치들이 모두 높은 점수를 받았다는 것이다. 당시 우리 코치진들은 몇 년 동안 우리 프로그램을 수행한 기존 MBSC 선수들이기도 했는데 이를 통해 분명한 결과를 보여줬다. 즉, 우리가 지금까지 한 것들이 효과가 있었다는 것 말이다. 많은 싱글 레그 운동과 강한 코어운동으로 이루어진 펑셔널 트레이닝 프로그램은 좋은 FMS점수를 기록하도록 했다.

그래서 이번엔 기존에 수행되고 있는 더블 레그 훈련과 머신훈련을 받은 일반적인 선수들을 검사해보았다. 그 결과는 정반대였다. 모든 부분에 기능부전이 발견되었다. 그렇다면 최종 결론은 무엇일까? 우리 코치들이 기록한 점수는 우리가 옳다고 생각하는 프로그램이 테스트에서 훌륭한 결과를 만들어냈다는 확신을 갖게 해주었다. 또한 다른 사람들에게 나타나는 낮은 점수와 기능부전은 다른 트레이닝에서는 무엇이 부족한 것인지를 생각하게 만들었다.

FMS의 회전 안정성 검사(Rotary Stability test)에서 무너진 선수에게 코어훈련이 필요하다고 설득하는 것은 쉬운 일이다. 한 번은 어떤 프로선수가 회전 안정성 검사 동작이 불가능한 것이라고 말한 적이 있다. 그것이 가능하다는 것을 보여주기 위해 나는 세 번이나 그 동작을 해야 했다. 이 선수는 심지어 훨씬 쉬운 자세인 투 포인트 자세에서 균형을 잡지 못하는데도 NFL에서 리시버로 활약하고 있었다. 교정전략을 적용한 후 그는 빠르게 발전했고 부상위험도 상당히 감소되었다.

## FMS의 영향

FMS는 우리의 신념을 굳건하게 만들었다. 또한 우리의 트레이닝 방식에 대한 사고과정의 전체적인 수준을 높였다. 그레이 쿡과 FMS로부터 얻은 지식은 우리를 새로운 수준으로 이끌었다.

내가 처음 그를 만났을 때 그는 가동성을 만들기 전에 안정성을 확보해야 한다는 개념을 주장했다. 프로그램을 진행시키는 관점에서 이 주장은 내가 들어본 어떤 것보다 현명한 생각 중 하나였다. 우리는 모든 스트렝스 운동을 진행함에 있어 가동성 이전에 안정성을 발달시키도록 구성했다. (역자 주: 이 내용은 자칫 오해의 여지가 있는 부분이다. 여기선 안정성이 필요한 부분엔 안정성을 만들어야 한다는 말이다.)

우리는 또한 준비운동을 가동성을 발달시키는 데 활용할 수 있게 계획했지만, 오직 가동성을 요구하는 관절에만 이것이 이루어지도록 적용했다. 무릎과 요추와 같은 부분에는 안정성을 추구하며, 동시에 발목과 흉추 같은 부분에는 가동성을 추구하기 위해 조인트 바이 조인트 법칙을 사용하였다. 어떤 의미에서 펑셔널 트레이닝에 대한 우리의 접근법은 반기능적(anti-functional)인 방식이 되었다.

동시에 그레이 쿡은 가동성과 안정성 문제를 구별하는 방법을 계속해서 발전시켰다. 간단히 말하면 지속적으로 문제를 일으키는 것은 가동성이다.

이 이론에 대한 가장 좋은 예시로 스쿼트를 들 수 있다. 만일 오버헤드 스쿼트 또는 어떠한 스쿼트도 수행할 수 없는 선수가 등을 대고 누운 자세에서 허리를 평평하게 유지한 채 고관절을 90도 이상 구부릴 수 있다면 그 선수의 문제는 안정성으로 생각할 수 있다. 중력이 가해지는 상황에선 가동성을 잃으면서, 저항(중력)이 실리지 않는 동작에서는 가동성이 존재한다면 이것은 안정성의 문제임이 분명하다.

만약 그 반대의 경우가 보인다면 이것은 완전히 가동성의 문제라 생각할 수 있다. 즉 서 있는 자세와 등을 대고 누운 자세 모두에서 오버헤드 스쿼트 동작을 수행할 수 없는 선수가 이 경우의 가장 좋은 예시이다.

첫 번째 예는 가동범위는 좋지만 그것을 조절하지 못하는 선수고, 두 번째 상황은 진짜로 가동성 문제를 가진 선수이다. 이 선수는 그 움직임을 수행하는 데 필요한 가동성을 가지고 있지 않은 것이다. 조절능력이 부족하면 실질적으로 가동성을 잃게 된다.

이것이 안정성이 가동성에 미치는 영향의 본질이다. 몸은 조절 불가능한 움직임을 허락하지 않는다. 이때 가동범위를 감소시킴으로 그 조절능력을 얻는다.

일관되지 않은 문제(적절한 수동적 가동범위, 부적절한 능동적 가동범위를 보이는 경우)는 안정성의 문제이다. 일관된 가동범위의 부족은 순수한 가동성의 문제이다. 핵심은 안정성 문제는 가동성 운동으로 해결되지 않는다는 것이다. 반대로 가동성 운동은 안정성을 강화시킬 수 있다.

### 운동 진행 단계의 전개

FMS를 사용할 때 우리는 정보를 얻어내고 그것을 운동 진행 단계를 전개시키는 데 이용해야 한다. 그러기 위해서 우리는 움직임 패턴과 함께, 잘 움직이기 위해선 안정적이어야 한다는 개념을 사용할 필요가 있다.

### 움직임 진행 혹은 운동 진행

가동성과 안정성 개념을 이해하는 것과 어떻게 이 개념을 움직임 발달을 진행할 때, 또는 운동 프로그램을 진행할 때 구별하여 적용하는가는 큰 차이가 있다. 움직임을 위해서는 추가적인 저항 없는 능동적 가동범위 운동을 생각해야 한다. 움직임에서는 반드시 적절한 가동성이 안정성의 발달보다 선행되어야 한다.

스트렝스 운동에 있어서는 체중 이상의 부하를 주려는 움직임을 생각해야 한다. 스트렝스 트레이닝 운동 진행 단계에 있어 다중면에서의 움직임을 추가하기에 앞서 선수의 안정성이 확보되어야 한다.

그레이 쿡은 계속된 연구 끝에 자신의 철학을 진화시켰다. 그는 다음과 같은 운동 연속체를 사용한다.

- 움직임 이전에 안정성, 그 이전에 가동성이 있어야 한다.
- 선수들은 적절한 가동성을 가져야 한다. 가동성이 확보되어야만 안정성을 발달시키기 위해 움직일 수 있다. 그 뒤에야 가동성과 안정성이 움직임에 더해질 수 있다.

실제로 적용되는 연속체는 다음과 같다.

- 가동성: 가동적인 부분에서의 움직임의 자유로움. 이 용어는 관절 및 근육과 조직의 유연성을 폭넓게 포함한다.
- 안정성: 힘, 긴장, 부하, 움직임이 존재하는 특정한 부분에서 동작을 조절할 수 있는 능력

안정성은 두 개의 조절 단계로 이루어져 있다.

- 정적(Static): 부하나 긴장이 있는 상태에서 다방향의 등척성 조절을 하는 것. 데드리프트 동작에서 어깨, 또는 톨 닐링 춉(Tall kneeling chop) 그리고 리프트(lift) 동작 중 고관절에서 나타나는 것과 같은 상황.
- 동적(Dynamic): 움직임 또는 힘이 다른 방향이나 면(plane)에서 발생되는 동안, 특정한 방향 또는 움직임 면에서의 관절의 정렬과 통합을 조절하는 것. 예를 들면 데드리프트나 스쿼트 동작에서 정렬을 잃지 않고 신전의 힘을 만들어내는 고관절, 춉 & 리프트(chop & lift)에서 견갑대에서 일어나는 상황. 또는 상완골이 세 개의 면을 지나며 움직이는데도 견갑골이 그 움직임의 2/3 지점에서 유지되는 것

## 움직임

움직임은 자세와 조절능력(수기 동작, 물건 움직임, 그리고 이동 — 스스로 움직이는 것에 대한 조절능력)의 복합적인 작용이다. 통제된 가동성과 동적인 안정성이 파워, 스트렝스, 스피드, 지구력과 같은 다른 피트니스 요소들과 통합되는 것이 핵심이다. 움직임은 바로 기능이다.

그레이 쿡은 이렇게 말한다. "이 연속체에서, 움직임에 자유로움이 없다면 조절능력, 즉 안정성을 가지고 있지 않기 때문에 가동성이 우선이다. 동작이 자유롭지 못하다면 뻣뻣함이 안정성과 혼동될 수 있다. 정적인 안정성이 동적인 안정성보다 선행되어야 하며 동적인 안정성은 움직임보다 선행되어야 한다."

패턴을 따르는 법을 배우는 것이 핵심이다. 만일 운동에서 불필요한 동작을 조절하려 한다면 우선적으로 그 불필요한 동작이 일어나게 되는 잠재적인 원인을 제거해야 한다. 그레이 쿡의 생각은 한 자세와 다른 자세를 잇는 과도기적인 자세(transitional postures)를 사용하는 것이다. 다르게 표현 하자면, 스트렝스를 키우기 위한 많은 운동 진행 단계는 무릎 꿇은 자세(kneeling), 하프 닐링(half kneeling) 자세, 또는 런지 자세에서 시작된다는 것이다.

만일 당신의 선수나 고객이 요추와 같은 특정 관절에서 조절능력 또는 안정성을 발달시키기를 원한다면, 무릎이나 발목 관절을 제외시키고 무릎 꿇은 자세부터 시작하라.

각 자세는 이점을 가지고 있다. 고관절 신전 상태로 두 무릎을 꿇고 선 자세(tall kneeling)에서는 무릎을 조절할 필요 없이 오직 고관절만 조절하기 때문에 둔근에 더 집중할 수 있도록 한다. 하프 닐링 자세는 한쪽

고관절을 굴곡하기 때문에 요추의 움직임을 제한할 수 있다.

운동 진행 단계에서 우리는 시작점으로 두 무릎을 꿇고 선 자세를 선호한다. 이와 반대로, 서 있는 자세는 최다 관절을 조절해야 하기 때문에 더 많은 문제를 일으킨다. 우리는 항상 최종 목적지인 서 있는 자세로 진전해야 한다. 그러나 보통 무릎 꿇고 선 자세, 반 무릎 자세, 또는 스플릿 자세로 시작한다.

## 대각선 패턴

이번엔 대각선으로 들어올리는 패턴에 대해서 살펴보자. 운동 진행은 처음은 안정성을, 그 다음으로 가동성을 늘리는 것으로 나아간다.

### 하프 닐링 스테이블 리프트

하프 닐링 스테이블 리프트(half-kneeling stable lift) 운동은 그레이 쿡 바(Gray Cook Bar) 또는 코어 바(Core Bar)와 같이 긴 막대기를 당기고 미는 패턴의 운동이다. 코어를 안정적으로 유지하는 동안 움직임은 주로 어깨와 팔꿈치에서 일어난다.

### 하프 닐링 시퀀셜

하프 닐링 시퀀셜 리프트(half-kneeling sequential lift)에서는 어깨를 돌리는 동작이 추가되고 긴 바 대신 트라이셉스 로프가 사용된다. 하지만 어깨를 돌리는 것이 추가되었을 뿐 패턴은 여전히 밀고 당기는 것으로 동일하다. 이런 방식으로 어깨를 돌리는 동작은 물리치료사이자 교육자인 셜리 설먼이 주장한 것으로, 요추보다 흉추에서 동작이 나오도록 한다.

우리는 이것을 시퀀셜 리프트(sequential lift)라고 부르는데 그 이유는 최초에 세 가지 부분 동작을 배웠기 때문이다. 첫 단계는 대각선 업라이트 로와 비슷한, 당기는 동작이다. 두 번째 단계에서 어깨를 약간만 돌린다. 세 번째 단계는 대각선 프레스이다. 이것은 당기고 돌리고 미는 동작을 연속적으로 자연스럽게 가르친다. 어깨를 돌리는 동작을 통하여 약간의 가동성이 흉추 움직임에 더해진 것에 주목하라.

### 스탠딩(standing) 리프트

세 번째 단계는 서서 들어올리는 동작이다. 서서 들어올리기는 다이아고날 스쿼트 투 프레스(diagonal squat-to-press) 동작의 모습을 띠고 있다. 이 운동은 시퀀셜 리프트의 다소 기계적인 동작에서 역도와 같은 아주 부드러운 움직임으로 진행한다. 풀푸시 패턴(pull-push pattern)이 적절하게 몸에 습득되고 코어 조절 능력이 형성되는 것을 가정한다. 마찬가지로 핵심은 고관절과 무릎의 움직임으로 가동성을 추가하는 것이다.

### 스텝업(step-up) 리프트

운동 진행의 마지막 단계에는 싱글 레그 관점이 더해진다. 싱글 레그 동작은 추가적인 골반 안정성 요소를 더한다.

운동 진행은 코어 안정성 운동으로부터 동적인 싱글 레그 전신파워운동(dynamic single-leg total-body exercise)으로 옮겨간다. 이는 운동 단계의 진전을 위해 그레이 쿡과 FMS이 알려준 개념을 적용하는 묘미를 보여준다. 이 개념은 더 이상 검사에서 알아낸 개별적인 문제를 수정하는 것에만 국한되지 않는다. 회전 안정성을 만들기 위해서 통합적인 운동 단계를 계획하고, 이를 위해 폭넓은 운동을 제시하는 것이다.

그레이 쿡은 촙 & 리프트가 비대칭을 교정하고 안정성을 강화하는 훌륭한 운동이라고 말했다. 코치로서 우리가 할일은 이러한 개념으로부터 실제로 운동을 진행시키는 것이다.

## 기능장애에 스트렝스를 더하는 것

그레이 쿡의 아이디어는 운동을 선택할 때의 통찰력도 갖추게 한다. 그레이 쿡은 종종 "기능장애가 있는 곳에 스트렝스를 추가하지 말라"고 말한다. 그가 말하는 것은 "만약 스쿼트를 할 수 없다면 하지 말라"는 말과 같이 매우 상식적인 이야기이다. FMS 오버헤드 스쿼트가 2점 이상이 나오지 않는 선수는 스쿼트를 해서는 안 된다. 만일 그 선수에게 스쿼트를 시킨다면 단순히 기능장애에 스트렝스를 더하는 것이 된다.

고객은 여전히 나쁜 움직임 패턴을 가지고 있고, 나쁜 패턴은 이제 추가적인 부하와 함께 실시된다. 이것은 일반적인 고등학교 그리고 대학 축구훈련장에서 많이 실수하는 모습이며, 많은 선수들이 허리통증을 겪는 원인이 되기도 한다. 코치는 좋은 의도라 할지라도 스쿼트 패턴이 나쁜 선수에게 더 강해질 것을 권장하는 대신에 먼저 가동성을 늘리거나 완벽한 스쿼트 패턴을 만들 것을 강조해야 한다. 그러나 코치들은 대개 그렇게 하지 않고 기능장애가 있는 곳에 스트렝스를 더한다.

현재 우리가 하는 방법은 먼저 가동성 훈련을 하고 스쿼트 패턴을 좋게 만드는 것이다. 여기서 유일하게 변화를 줄 수 있는 것은 선수의 자세를 향상시키기 위해서 발뒤꿈치를 높이는 것 정도이다. 깊게 스쿼트를 할 수 없다면 무겁게 스쿼트하지 말아라. 대신 우리는 가동성을 늘리는 동시에 싱글 레그 스트렝스를 향상시켜야 한다.

이것은 위험 vs 이득 사이의 비율 문제이다. 기능적으로 문제가 있는 패턴에 부하를 주게 되면 손상되기 쉽고, 결점이 있는 체계에 추가적으로 주어진 자극을 조절하려고 무리하게 되어 부상을 유발할 수 있다.

그레이 쿡은 이것을 '난이도 vs 효과' 개념으로 설명한다. 운동은 어려우면서 별 효과가 없을 수도 있다. 게다가 어려운 운동은 종종 안전하지 않다.

## 인라인 런지(in-line lunge)

내가 그레이 쿡의 의견에 동의하지 않는 작은 부분이 있다. 우리의 FMS에는 싱글 레그 스쿼트가 포함된다. 그레이 쿡은 이 사항에 대해 경고했지만 우리는 싱글 레그 스쿼트를 추가한다. 나는 지지성 싱글 레그 동작 패턴(스플릿 스쿼트 또는 그레이 쿡의 인라인 런지와 같은 동작)은 싱글 레그 스쿼트와 확연히 구별된다고 생각하기 때문이다. 우리는 싱글 레그 스쿼트를 정적인 비지지성(unsupported) 운동으로 분류한다. 골반의 개입이 스플릿 스쿼트와 싱글 레그 스쿼트에서 꽤 다른 모습을 보이기 때문에 우리는 두 동작 모두를 검사한다.

나는 인라인 런지는 '스플릿 스탠스 스쿼트'로 바꿔서 불러야 한다고 생각한다. 인라인 런지는 런지와 전혀 다른 동작이며 이는 분명히 스플릿 스쿼트다. 스플릿 스쿼트는 정적인 운동이다. 발이 움직이지 않는다. 런지는 움직임이 있기 때문에 동적인 운동으로 분류된다. 런지는 움직이는 요소를 가지고 있다.

나는 그레이 쿡이 관찰하려고 의도한 것이 싱글 레그 동작 패턴이라고 생각하며 인라인 런지(우리가 스플릿 스쿼트라고 말하는)가 그 의도를 충족시킨다고 본다.

## 팀 세팅에서 FMS를 활용한 예

아래의 몇 가지 예시는 우리가 FMS검사 중에 알아낸 팀 코칭에서의 문제들과 그것을 해결한 방법이다.

### 하키팀 예시

문제: FMS검사를 받은 20명 중 18명의 선수가 허들스텝에서 2점을 받았다. 이것은 분명히 고관절 굴곡 패턴에서 어느 정도 기능장애를 나타내는 것이기 때문에 우리는 장요근의 기능을 살펴보았다. 우리 선수들은 지

속적으로 고관절 굴곡 동작을 하지만, 서 있는 자세에서 그 동작이 억제되어 있고 비효율적이었다.

해결책: 고관절 굴곡 동작의 처음과 마무리 자세를 만들어주거나, 그레이 쿡이 말한 것처럼 패턴을 깔끔하게 수행할 수 있게 하라. 우리는 이 경우에 준비운동에는 고관절 굴곡 활성화를, 운동 마무리에는 고관절 스트렝스 운동을 추가했다.

### 축구팀 예시

문제: 선수들은 오버헤드 스쿼트의 경우는 3점이 가능은 했지만 2점이 나오는 경우가 많았다. 발목 가동성을 중심으로 문제가 되풀이되는 듯 보였다.

해결책: 준비운동에 발목 가동성과 고관절 가동성 운동을 포함시켰다.

위의 두 가지 예시는 단순한 문제들에 대해 쉽게 해결책을 제시한 것이다. FMS 체계의 장점은 과하게 분석하지 않고 그저 문제가 되는 패턴을 공략하는 것이라고 할 수 있다.

## 케이스 스터디

다음은 FMS의 결과가 어떻게 프로선수들의 생활을 바꾸는 해결책이 되었는가에 대한 두 가지 예이다. 아래 사례의 선수들은 다른 스포츠의학 전문가들이 원인을 알아내지 못한 부상을 겪고 있었다.

### NBA 올스타 가드의 복사근 염좌

FMS 결과: 인라인 런지에서 오른다리 0점

선수가 통증과 함께 동작을 수행할 수 없을 때 FMS에서는 0점을 주는데, 이는 분명한 위험신호다. 이 선수의 경우에는 오른다리 인라인 런지 동작을 제대로 할 만큼 뒤쪽 왼다리를 굴곡할 수 없었다. 그 문제에 대해 질문했을 때 선수는 심각한 터프 토(turf toe: 제1중족지관절 염좌 부상)를 당한 적이 있다고 말했다. 그는 이 부상이 복근 문제와는 관계가 없다고 생각하여 전에는 이 점에 대해 언급하지 않았다.

통증이 있는 발가락으로 인해 걸음걸이가 바뀌었을 수도 있었기 때문에 선수의 터프 토 병력은 매우 중요했다. 그는 고관절을 외회전시키면서 발의 바깥쪽으로 향하게 하여 걷고 있었다.

결과적으로 그는 상당한 고관절 가동성을 잃게 되었다. 고관절 가동성 부족은 코어 근육계에 많은 스트레스를 주었고 그것이 복사근 염좌를 유발했다. 고관절 외회전은 회전 움직임을 만들기 위한 고관절 가동성을 빼앗았다. 고관절에서 일어나야 하는 회전 움직임은 과도한 코어의 수축으로 대체되었고 이는 복사근 염좌를 일으켰다. 검사를 하지 않았다면 터프 토 부상 또는 그로 인한 걸음걸이의 변화를 절대 알아낼 수 없었을 것이다. FMS검사 덕분에 우리는 바로 문제를 파악할 수 있었던 경우이다.

### NFL 와이드 리시버의 만성적인 햄스트링 염좌

FMS 결과: 회전 안정성에서 1점, 회전 가동성에서 3점

이 선수는 이전 두 시즌에서 지속적인 햄스트링 염좌로 오랫동안 경기를 뛰지 못했기 때문에 선수생활을 마감해야 할 수도 있던 상황이었다.

새로운 FMS에서는 예전에 했던 회전 가동성 검사를 하지 않지만, 나는 가끔 허리통증이 있는 사람에게 이 검사를 하곤 한다. 부족한 회전 안정성과 과도한 회전 가동성은 허리통증에 있어서 최악의 결과를 가져오는 조합이다. 적절한 가동성을 조절할 수 없는 선수들이 가장 위험하다.

이 선수와 대화를 하면 할수록 문제는 심각해졌다. 이 선수는 대학생활 계속했던 일반적인 스트렝스 프로그램으로 인해 수많은 허리염좌를 겪었고, 이 때문에

NFL에 와선 대부분의 스트렝스 트레이닝을 중단했다. 이와 같은 선수는 척추에 부하가 걸리는 운동을 하지 말았어야 했다. 그러나 스트렝스 운동을 중단하는 것이 답은 아니었으며, 그로 인해 선수의 상황은 더 어려워졌다.

우리의 해결책은 척추의 부하를 최소화하기 위한 둔근 강화 목적으로 더블 레그 스트렝스 운동 프로그램을 실시하는 것이었다. 이전의 재활은 그의 햄스트링에 초점이 맞춰져 있었다. 그러나 햄스트링 문제는 염좌의 원인이 아니라 약해진 둔근으로 인한 증상이었다.

둔근의 스트렝스가 없다면 햄스트링이 얼마나 강한지와는 상관없이 매번 부상위험에 노출될 것이다. 슬굴곡근은 신전 보조근이다. 이는 "근육에 부상이 발생했을 때 약한 협조근을 찾아라"는 셜리 셜먼의 말이 전형적으로 들어맞는 경우이다. 우리는 여기에 근거해 싱글 레그 스쿼트, 브릿지, 슬라이드보드 레그 컬(slideboard leg curl) 등을 중심으로 한 프로그램을 만들어주었고 이 선수가 계속해서 NFL 최고의 리시버로 활동하도록 도왔다.

## FMS와 스트렝스 코치

FMS를 이용하여 팀을 세팅하는 것은 단지 FMS검사를 하고 그 경향(문제가 되는)을 살펴보는 단순한 과정이다. 경향을 찾아내고 그 문제를 교정하는 팀 프로그램을 짜라.

필요한 것은 당신이 가장 즐겨하는 방법을 FMS 결과와 조합하는 것이다. 문제가 되는 패턴을 알아내고, 그 패턴을 교정하는 운동을 준비운동 또는 본 운동, 그리고 더 이상적으로는 두 곳 모두에 포함시켜라. FMS 결과는 팀 세팅에 있어 개개인에게 도움이 되지 않을지 몰라도 팀에는 분명히 도움이 될 것이다.

그레이 쿡은 이렇게 말한다. "몇몇 코치들은 FMS를 도입하면 자주성을 잃고 FMS의 제안과 교정운동에 반드시 따라야 한다고 생각하기 때문에 FMS를 기피한다. 그들은 FMS가 자신들의 프로그램이 가진 결점을 찾아내고 더 나은 구성을 이루게 할 것이라는 사실을 알지 못한다. 우리 모두는 자신감을 시험하는 것을 싫어하지만, 자신감이란 것과 효율성은 거의 관련이 없는 문제이다. 자카리 쇼어(Zachary Shore)의 『생각의 함정』이라는 책에서는 우리가 어떻게 의식적 또는 무의식적으로 객관적인 피드백에 노출되는 것을 피하는지를 보여준다. 당신이 프로그램을 구성하는 것, 가르치는 것, 데이터를 분석하는 일을 하고 있다면 반드시 이 책을 읽어 보아야 한다. 자아로부터 당신의 뇌(현명한 판단)를 보호하라!"

"스트렝스 코치의 역할은 위험을 관리하고 기능적 움직임을 개선하고 퍼포먼스를 향상시키는 것이다. FMS는 앞의 두 가지 사항을 도울 것이고, 세 번째 사항에는 간접적인 영향을 줄 것이다. 움직임 패턴 결함은 부상위험과 관련이 있고, FMS는 객관적이면서 재현가능한 기준치에 대한 움직임 관점을 제공할 것이다. 스트렝스 코치가 FMS와 같은 장치를 피하는 것은 스피드 코치가 스톱워치를 피하는 것과 같다. 스피드 코치가 스톱워치를 멀리하지 않는 것과 같이, 좋은 스트렝스 코치는 FMS를 두려워해서는 안 된다."

"마이클 보일이 바로 훌륭한 스트렝스 코치의 예다. 그의 프로그램에서 FMS는 그다지 변화되지 않고도 그의 좋은 생각들을 보강해준다. 마이클 보일은 훌륭한 움직임 패턴으로 좋은 컨디셔닝을 제공한다. 이것이야말로 마이클이 훌륭한 코치라 불리고, 좋은 프로그램을 만드는 사람이라 불리는 영광과 함께 매해 낮은 부상률을 기록하는 비결이라고 할 수 있을 것이다."

"우리가 조절해야 할 책임이 있는 변수들을 측정하는 객관적인 장치를 두려워해서는 안 된다! 당신은 둘 중 하나를 배우게 될 것이다. FMS는 당신의 프로그램을 보강하거나, 당신이 이룰 수 있는 최고의 향상을 제공할 것이다."

그레이 쿡은 친절하게도 다음과 같은 권고사항을 제공한다.

- 가동성, 안정성과 타협하면서 움직임을 밀어붙이지 마라.
- 정확한 움직임 패턴을 구사할 수 없다면 프로그램을 중단하라.
- 부상의 가능성을 무시하지 마라. 검사는 10분 안에 가능하다.
- 당신의 일에 대한 객관적인 평가를 두려워하지 마라.
- 다른 사람이 당신의 실수를 발견하도록 하지 말고, 항상 자신을 스스로 먼저 확인하라.
- 움직임 테스트와 퍼포먼스 테스트를 함께 실시하지 말라. 약한 연결고리(약점)를 놓치게 될 것이다.

요점: FMS를 사용하지 않는다는 것은 큰 실수이다. 워크숍에 참여하여 FMS를 배우라. 워크숍 후에 코치나 퍼스널 트레이너로서 당신은 다른 사람이 되어 있을 것이며, 물론 그것은 좋은 방향일 것임을 장담한다.

## 스트렝스, 유연성, 가동성 평가

유연성(flexibility)은 관절 주변의 가동범위이다. 가동성(mobility)은 그 관절이 얼마나 잘 움직이는가이다. 유연성이나 가동성이 부족하다면 가동범위가 제한될 수 있다.

이 점은 특히 발목에 있어서 문제가 된다. 발목의 가동성 대 유연성을 평가하는 가장 좋은 방법은 능동적인 배측 굴곡과 수동적인 배측 굴곡의 범위를 살펴보는 것이다.

이 원리에 대해 완벽하게 이해하기 위해선 평가라는 세계에 발을 들여놓을 필요가 있다. 만일 당신이 최소한 평가방법으로 FMS를 쓰지 않는다 하더라도 선수는 제대로 된 오버헤드 스쿼트를 할 수 있어야 한다. 선수가 발가락이 앞을 향한 상태에서 지면과 수평을 이루는 지점까지 오버헤드 스쿼트를 수행할 수 있다면 안전하게 어떠한 스쿼트 변형동작이든 진행할 수 있을 것이다. 허벅지가 바닥과 평행이 되는 지점까지 오버헤드 스쿼트를 할 수 없는 선수들은 발목, 고관절 또는 햄스트링 유연성이 부족하다고 할 수 있다.

대부분의 선수들은 판자나 받침대에 뒤꿈치를 올려놓은 상태에서 적절한 깊이까지 오버헤드 스쿼트를 수행할 수 있다. 만약 발뒤꿈치를 올리는 것으로 문제가 해결된다면 그 문제가 한쪽 또는 양쪽 발목의 문제라고 추측할 수 있다.

발뒤꿈치를 올려놓는 것은 무릎에 해를 끼치지 않는다. 발뒤꿈치를 올려놓는 것이 무릎에 스트레스를 가중시킨다는 생각은 어떠한 과학적 조사로도 증명되지 않았다.

파워리프팅이나 역도선수들은 수십 년 동안 뒤꿈치가 높은 신발을 신었다. 역도화는 특별히 뒤꿈치가 살짝 높게 제작되었다.

여기에서 볼 수 있는 발목 가동성 또는 발목 유연성 문제에 대한 두 가지 가능성이 있다. 이 두 가지를 모두 언급했지만 우리는 갈수록 유연성 문제가 아닌 가동성 문제를 가진 선수들을 많이 보고 있다.

차이점을 구별하는 것은 쉽다. 선수를 테이블에 롱 시팅(Long sitting) 자세로 앉혀 놓고 수동적으로 발목을 배측 굴곡시켜본다. 만약 발목 가동성이 제한되는데 선수가 비복근이 당긴다고 하지 않는다면 문제는 유연성이 아니라 가동성이다. 이 선수는 스트레칭보다 발목 가동성 훈련을 함으로써 좋아질 수 있다.

## 자가 발목 모빌리제이션

선수가 벽에서 발가락이 몇 인치 정도 떨어진 위치에 서도록 하고, 바닥에서 발뒤꿈치가 떨어지지 않고 무릎이 벽에 닿도록 배측 굴곡 자세를 만들어라.

이것을 각각 10회 반복하고 점차적으로 발가락이 벽에서 멀어지도록 하라. 양쪽 발에서 각도가 대칭으로 나오는 것에 주의를 기울여라. 만약 같은 위치에서 한 쪽은 잘 되는데 다른 쪽이 잘 되지 않는다면 양쪽이 같아질 때까지 안 되는 쪽을 훈련하라. 선수가 잘 되는 쪽 발목을 계속 훈련해서 안 되는 쪽과 차이가 더 많이 나게 하지 말라.

이 테크닉은 로스앤젤러스 Athletes' Performance의 책임 물리치료사 오미 이와사키(Omi Iwasaki)가 알려준 것이다. 우리는 우리가 매일 수행하는 가동성 드릴 중 하나이며, 우리 책의 40페이지에 나와 있다.

발목 위치와 무릎 굴곡의 관계

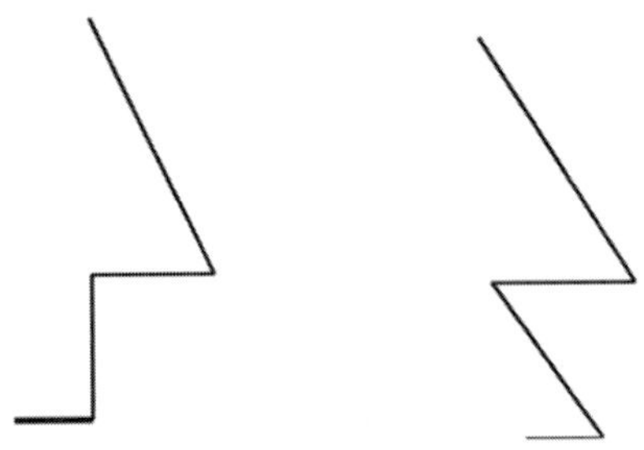

발목의 가동성이 제한되면 무릎 굴곡 정도가 제한된다.

발목 가동범위가 지나치면 무릎 굴곡 정도가 증가한다.

## 맨몸 스쿼트

코치는 선수가 하체 스트렝스 운동을 시작할 때, 먼저 맨몸 스쿼트를 하는 법을 알려줘야 한다. 선수가 어떠한 유형의 추가적인 저항을 사용하기에 전에 반드시 맨몸 스쿼트를 할 수 있어야 한다. 이것은 스트렝스와 컨디셔닝에 있어서 우리가 뛰기 전에 걸어야 하는 것과 같다. 선수가 어떻게 맨몸 스쿼트를 하는가를 관찰하면 그 선수의 스트렝스, 유연성, 부상 가능성에 대한 중요한 정보를 얻어낼 수 있다.

무릎이 발가락을 넘어가지 못하도록 하는 것이 어려운 선수들은 유연성 또는 스트렝스에 문제가 있는 것이다. 무릎 중심의 스쿼트 대 발목 중심의 스쿼트의 중요성을 이해하는 것은 필수적이다.

대부분의 선수들이 스쿼트를 하라고 하면 자신들이 고관절을 낮추기에 가능한 가장 쉬운 방법으로 하려 한다. 약한 선수들에게 가장 쉬운 방법은 대개 약한 근육에 스트레스를 주지 않는 것인데 이것은 보통 대퇴사두근이다. 근력이 약한 선수들이나 부상 후 복귀한 선수들은 보통 발목의 가동범위 제한지점까지 무릎을 발가락 너머로 내미는 것을 시작으로 무게중심을 낮추려고 한다. 그때 움직임은 무릎관절에 집중되기 시작한다.

이러한 유형의 발목 중심 스쿼트는 허벅지가 바닥과 평행을 이루는 지점까지 도달하기 위해 과도한 무릎의 굴곡을 유도한다.

재활환자들은 종종 무릎이 90도가 될 때까지 스쿼트를 하도록 지시받는다. 무릎을 90도만큼 구부리는 것으로는 허벅지가 수평에 가깝게 갈 수 없다. 스트렝스 코치는 스쿼트의 깊이에 대한 정의를 무릎 각도보다는 대퇴골이 바닥과 수평이 되는 지점으로 생각해야 하는데, 이때 만일 그 선수가 발목 중심 스쿼트를 한다면 무릎 각도가 135도보다 더 커지게 된다.

이런 유형의 발목 중심 스쿼트는 무릎통증이 있는 선수들에게서 자주 발견된다.

선수에게 발목의 가동범위를 최소화하면서 무릎의 가동범위를 최대화하는 방법으로 맨몸 스쿼트를 가르쳐라. 일단 그 선수가 맨몸 스쿼트를 하는 방법을 통달하면 핸즈프리(hands-free) 프론트 스쿼트로 진행할 수 있을 것이다.

## 풀 스쿼트

우리 프로그램에는 풀 프론트 스쿼트가 항상 포함되어 있다. 풀 스쿼트(full squat)는 허벅지의 가장 높은 부분이 바닥과 평행이 되는 스쿼트라고 정의할 수 있다. 하프 스쿼트나 쿼터 스쿼트는 사용하지 않는다. 그

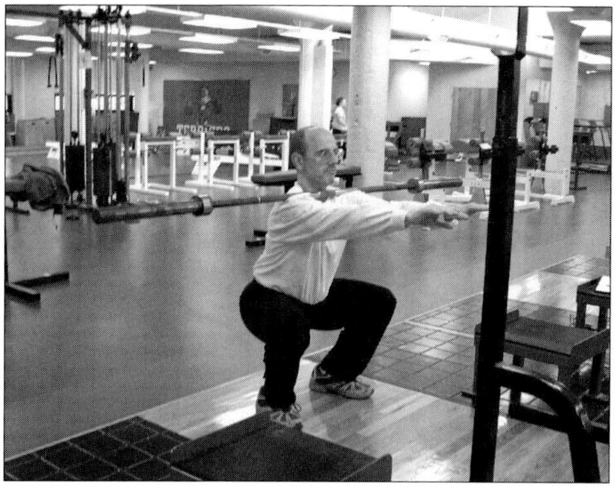

누구도 팔꿈치를 보호하기 위해서 하프 덤벨 컬 또는 쿼터 덤벨 컬을 하지는 않는다. 무릎도 다를 바 없다. 부분 스쿼트로는 둔근, 슬굴곡근, 그리고 허리를 완전하게 발달시킬 수 없다. 게다가 부분적인 움직임에서 무거운 무게를 사용할 경우 허리부상을 유발할 수 있기 때문에 하프 스쿼트나 쿼터 스쿼트는 부상에 더 취약하다.

보통 수준의 유연성을 가지고 있는 선수는 뒤꿈치를 올리지 않고 허벅지가 바닥에 평행이 되는 지점까지 스쿼트를 할 수 있다. 유연성이나 가동성이 부족한 선수들은 앞서 말했듯이 발뒤꿈치를 올리고 하도록 한다.

스쿼트 훈련을 통해 증가한 스트렝스는 스피드를 향상시키고 수직 점프를 늘리기 위한 첫 단계이다. 그러기 위해서 우리 선수들은 맨몸 스쿼트에서 완전한 가동범위를 만들어야 한다.

## 주요 모빌리티 드릴들

다음은 당신의 준비운동에 포함시킬 수 있는 8가지 주요 모빌리티 드릴(mobility drill)들이다. 이 운동들의 장점은 누구나 따라할 수 있다는 것이다. 모든 사람들이 완벽하게 수행할 수 있는 것은 아니지만 누구든지 따라할 수는 있다. 특히 이 동작을 잘 할 수 없는 사람들은 무엇보다도 이 모빌리티 드릴을 우선하여 연습할 필요가 있다.

### 첫 번째: 흉추 가동성

흉추는 가장 잘 알려지지 않은 분야이고, 예전에는 물리치료사들의 영역이었다. Athlete's Performance의 퍼포먼스 테라피 책임자 수 팔숀(Sue Falsone)은 간단한 방법으로 흉추 가동성을 증가시키는 방법을 보여주면서 선수 트레이닝 분야에 흉추 가동성의 필요성을 소개한 장본인이라고 할 수 있을 것이다.

가장 중요한 것은 거의 대부분의 사람들이 흉추 가동성을 충분히 가지고 있지 않으며, 충분히 얻기도 어렵다는 것이다. 우리는 선수들에게 흉추 가동성 훈련을 매일 하도록 권하고 있다.

우리가 하는 주로 하는 흉추 모빌리티 드릴을 하기 위해서는 두 개의 테니스 공과 약간의 테이프만 있으면 된다. 테이프로 두 개의 공을 연결시켜 붙여서 등에 대고, 흉-요추 연결부위에서부터 시작해서 올라오며 크런치를 하는 것이다.

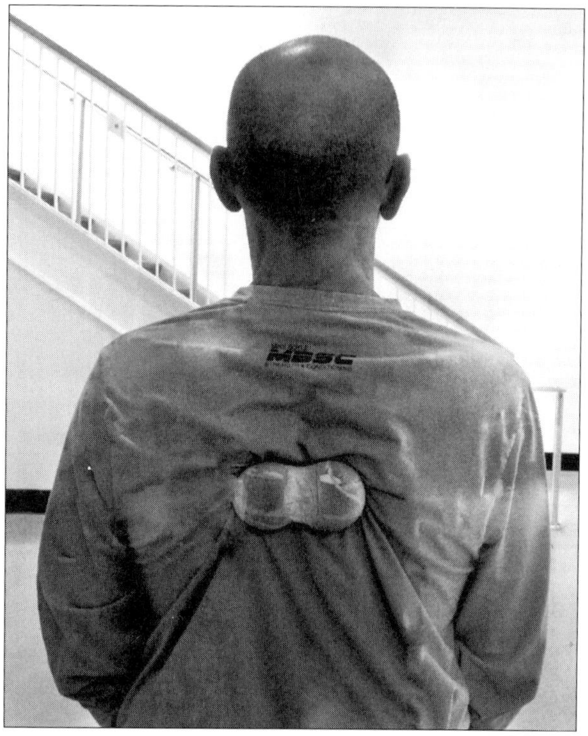

매번 크런치를 할 때마다 머리가 바닥에 닿아야 하며 손은 45도 각도 앞으로 내밀어야 한다. 각 높이에서 5회씩 반복하고 나서 공을 반 정도 굴려가며 흉-요추 연결부위에서부터 경추 시작 부위까지 올라간다. 경추와 요추는 가동성 운동이 필요한 부위가 아니므로 하지 않는다.

이 드릴을 하고 난 뒤 바로 45페이지에서 소개될 폼롤러를 한다. 그 이유는 선수가 이미 바닥에 누워 있기 때문이다. 나머지 모빌리티 드릴은 서 있는 자세에서 실시된다.

## 두 번째: 발목 가동성

흉추 가동성과 마찬가지로 발목 가동성 운동은 어느 누구에게나 필수적이다. 발목 염좌 부상이 있었던 선수건, 매일 하이힐을 신는 여성이건 간에 발목 가동성 운동은 우리의 준비운동에서 두 번째 단계로 실시된다. 발목 가동성 운동에서 첫 번째 핵심은 유연성이나 스트레칭 드릴이 아닌 가동성 드릴이라는 점이다.

두 번째 드릴은 앞서 소개한 오미 이와사키의 발목 셀프 모빌리제이션 드릴을 이용하여 스트레칭 된 상태를 유지하는 것에서 나아가 앞뒤로 왔다갔다 움직이게 한다.

두 번째 드릴의 핵심은 발뒤꿈치를 관찰하는 것이다. 뒤꿈치가 바닥에서 떨어지지 않도록 하는 것은 매우 중요하다. 발목 가동성에 제한이 있는 대부분의 사람들은 즉시 발뒤꿈치를 들어올린다.

나는 종종 초보자의 발뒤꿈치를 바닥에 고정되게 잡고서 그들이 내가 이 움직임에서 원하는 것이 무엇인지 느끼도록 한다. 그리고 여러 움직임 면에서 발목을 움직이도록 한다. 나는 새끼발가락을 향하여 바깥쪽으로 다섯 번, 일자로 유지한 채로 다섯 번, 무릎이 엄지발가락을 지나가도록 다섯 번 이렇게 각 방향으로 총 열다섯 번을 반복하는 것을 좋아한다.

발목을 셀프 모빌라이징(self-mobilizing)하는 것은 부드럽게 흔드는 움직임을 말한다. 고객들에게 관절을 흔드는 움직임을 어떻게 만드는지 가르친다. 그것이 관절로 움직임에 대한 정보를 주는 가장 간단한 방법이다.

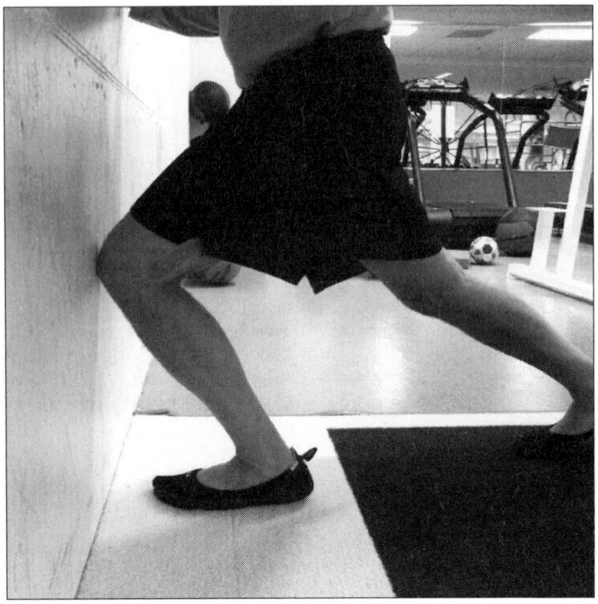

우리가 준비운동에 포함시키는 가동성 운동은 발목에서 시작하여 위로 올라간다. 시상면에서 발목을 움직이는 드릴을 한 후 전두면에서의 발목 가동성을 얻기 위한 레그 스윙 동작으로 넘어간다.

## 세 번째: 레그 스윙

레그 스윙(leg swings)은 흥미로운 운동이다. 나는 레그 스윙이 고관절운동, 그리고 동적인 내전근 스트레칭이라고 생각한다. 이 운동 역시 또 다른 내 물리치료사 친구 덕에 알게 되었는데, 물리치료사 게리 그레이(Gary Gray)는 레그 스윙을 횡단면에서의 발목 가동성을 개선하는 좋은 운동이라고 설명했다. 발목 가동성이 좋지 못한 선수들이 레그 스윙을 하는 것을 관찰해보면 매번 스윙할 때마다 발이 외회전하며 움직이는 것을 발견할 것이다.

레그 스윙 동작의 핵심은 한 발을 바닥에 붙인 상태에서 발과 발목에 회전 움직임을 주는 것이다. 레그 스윙 동작은 횡단면에서의 발목 가동성을 만들어줄 것이다.

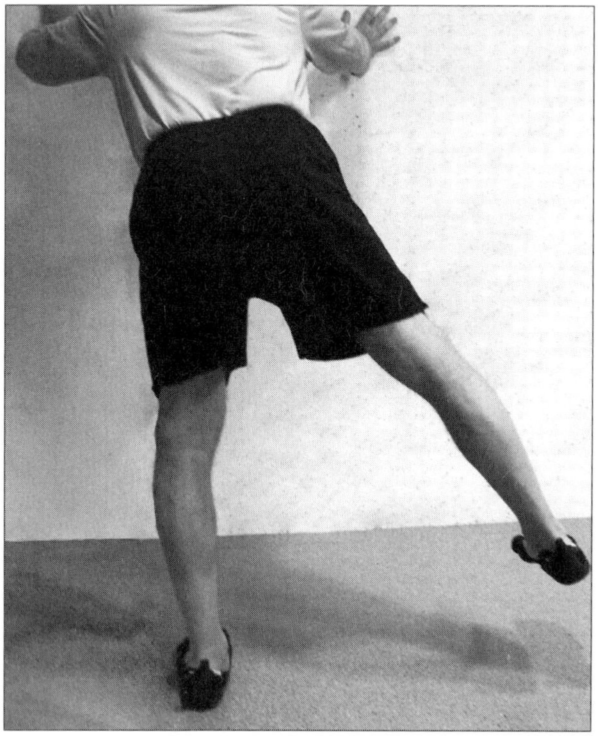

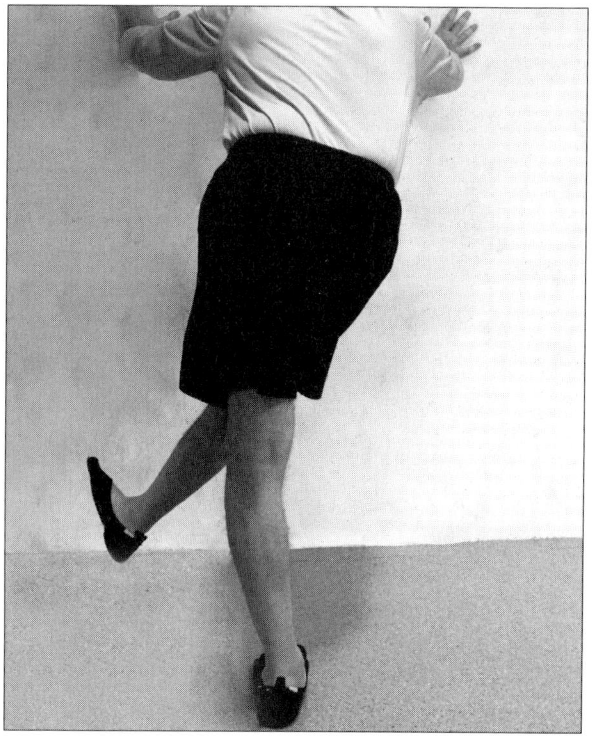

### 네 번째, 다섯 번째, 여섯 번째:
### 스플릿 스쿼트, 래터럴 스쿼트, 로테이셔널 스쿼트

이 운동들은 런지 매트릭스가 준비 단계 운동이라 할 수 있다. 런지 매트릭스는 게리 그레이의 또 다른 콘셉트인데, 여기엔 작은 단점이 하나 있다. 선수들은 런지 매트릭스를 수행하기 위해 반드시 적절한 가동성을 가지고 있어야 하며, 과도한 근육통을 피하기 위해 점진적으로 이 동작에 익숙해져야 한다는 점이다.

근육통을 피하면서 가동성을 향상시키기 위해 우리는 런지 매트릭스로 넘어가기 전 3주 동안 제자리에서 하는 운동을 지도한다. 스트렝스 코치 댄 존(Dan John)은 "중요한 것이라면 매일 반복하라"라는 말로 제자리 런지 매트릭스 운동의 중요성을 제시했다. 싱글 레그 운동은 가동성을 향상시키고, 스트렝스를 키울 수 있으며 매일해도 괜찮은 운동이다. 이는 제자리 런지도 마찬가지다.

스플릿 스쿼트는 런지를 수행하기 전 단계에서 하는 운동으로, 제자리에서 하는 동작인데 시상면에서의 가동성을 향상시킨다.

래터럴 스쿼트는 래터럴 런지의 전단계이며 전두면에서의 가동성을 향상시킨다. 많은 사람들이 이 운동을 어려워한다. 여기서 중요한 것은 발을 잘 관찰하는 것이다. 래터럴 스쿼트에서 발은 반드시 정면을 향한 채로 유지해야 한다. 외회전은 보상작용이 일어난 것이다.

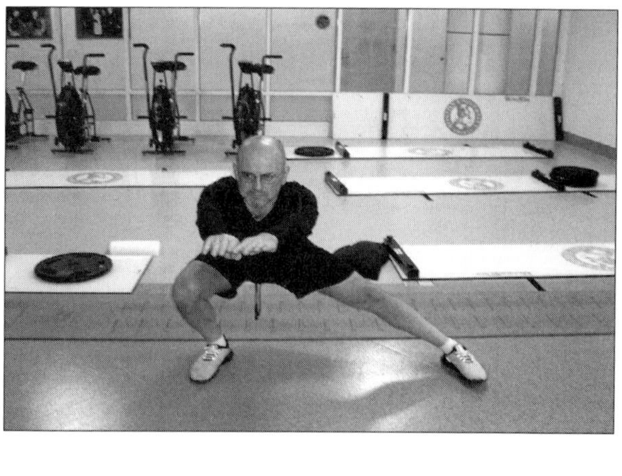

래터럴 스쿼트 자세는 언뜻 납득이 가지 않을 수 있다. 래터럴 스쿼트를 할 때 보폭을 넓게 하는 것이 난이도를 어렵게 만드는 것이 아니라 쉽게 만드는데, 많은 사람들이 본능적으로 보폭을 좁게 만들어 운동하려고 할 것이다. 고객들이 양발의 사이를 3.5~4피트(약 1~1.2미터) 정도로 넓게 하도록 한다. 나는 보폭 기준을 위해 바닥재 선을 이용하는데 보통 4 foot 롤러나 마룻바닥의 나무판 넓이를 기준으로 삼는다.

로테이셔널 스쿼트는 실제로 회전하지 않기 때문에 이름이 잘못 붙여졌다고 할 수도 있지만, 어찌됐건 이 운동은 로테이셔널 런지의 전 단계 동작으로 적절하다. 다시 한 번 말하지만 발의 위치를 확인하라. 래터럴 런지에서 평행하게 놓는 것과는 반대로 양발 사이에 적절한 각도를 만들어야 한다.

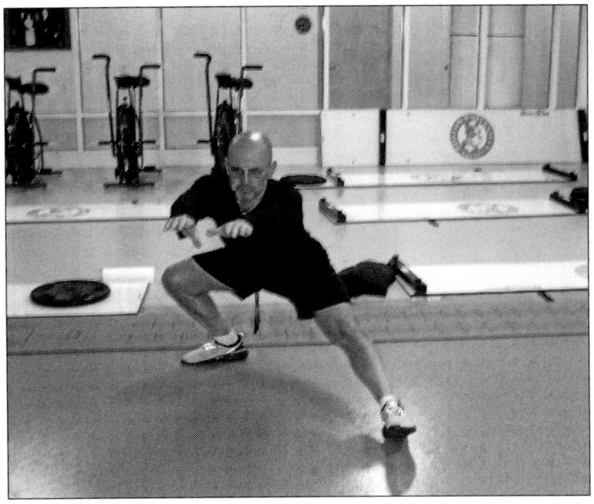

종종 우리는 그저 다른 방향으로 할 뿐, 일반적인 포워드 런지와 다를 바 없는 런지 매트릭스를 보게 된다. 이러한 운동들이 다양한 움직임 면에서 런지를 하고 있다고 생각하지만 실제로는 똑같은 형태의 런지를 움직임 면상이 아닌 그저 방향만 바꿔서 할 뿐이다(발의 위치가 똑같다면).

로테이셔널 스쿼트는 로테이셔널 런지의 준비동작으로 고관절에서 전두면과 횡단면 움직임을 만든다. 많은 사람들이 래터럴 런지와 로테이셔널 런지를 서혜부 스트레칭 동작이라고 생각한다. 사실 이것은 대중적인 서혜부 스트레칭 동작의 동적인 버전이라고 말해도 그다지 틀린 말은 아니다.

고관절 가동성에 있어서 큰 제한 요소는 종종 근육의 유연성과 관절의 움직임 간의 문제일 것이다. 고관절 관절낭 가동성은 잘 훈련된 치료사에게 맡기는 것이 최선이다.

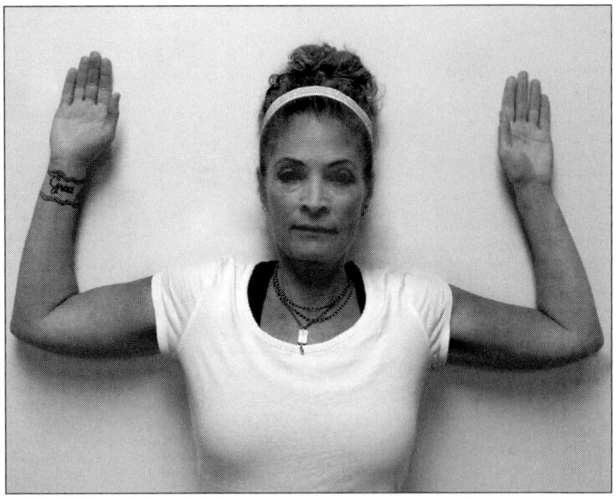

### 일곱 번째: 월 슬라이드

나는 월 슬라이드 동작을 매우 좋아한다. 이 동작에 시간을 투자할 충분한 가치가 있다. 이 동작은 다음과 같은 장점이 있다.

- 하부승모근, 능형근, 외회전근을 활성화시킨다.
- 흉근과 내회전근을 스트레칭한다.
- 상부 승모근의 참여를 감소시킨다.

관절와상완관절은 가동성이 필요하고 견흉관절은 안정성을 필요로 한다. 이 두 가지를 충족시키기 위해 우리는 설먼이 제시한 또다른 운동인 월슬라이드를 사용한다. 월슬라이드에서는 거상 동작 없이 어깨를 끌어내리고 견갑골을 안정화시킨 후 관절와상완관절을 움직이는 것이 필요하다. 이것은 건강한 어깨를 위해 절대적으로 중요하다.

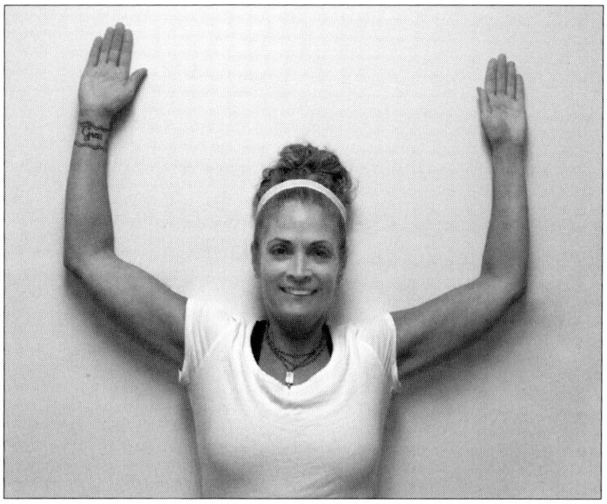

월슬라이드 동작을 사용해보면 아마 당신은 깜짝 놀라게 될 것이다. 많은 고객들이 심지어 제대로 된 자세도 잡지 못할 것이다. 이것은 매우 흔히 벌어지는 일이다. 또한 당신은 이 동작을 하는 많은 사람들에서 어깨 비대칭이 일어나는 것을 볼 수 있을 것이다. 세 번째로 당신을 놀라게 할 일은 고객들이 머리 위로 슬라이드를 할 때 벌어지는데, 많은 사람들이 동작을 시작하자마자 즉시 어깨 거상 움직임을 보이는데 이는 상부승모근의 작용이 지배적임을 나타낸다.

월슬라이드에서 중요한 점은 다음과 같다.

- 견갑골은 후인되고 하강되어야 한다.
- 손과 손목은 벽에 평평하게 놓아야 한다. 즉 양쪽 손등은 반드시 벽에 닿아 있어야 한다.
- 슬라이드 동작을 하는 동안 고객이 전완을 벽을 향해 가볍게 누르도록 지시한다.

당신의 고객이 불편함을 호소하는 지점에서 멈춰라. 시간이 지나면서 전면 어깨가 이완되며 가동범위가 증가할 것이다.

- **쉬운 동작:** 포워드 월슬라이드. 완전한 외회전 가동범위를 가지지 못한 고객들은 같은 운동을 벽을 보고 서서 실시한다.
- **좀 더 어려운 동작:** 등을 대고 하는 동작에 숙달된 고객에게 벽에 등을 대고 가부좌 자세로 앉아서 월슬라이드를 실시하라.

나이가 많거나 상태가 나쁜 고객들은 포워드 월슬라이드부터 실시하며, 후인 동작으로 운동을 마무리한다. 어깨를 벽을 따라 45도까지 슬라이드 하고 등을 수축하면서 견갑대를 벽으로부터 멀어지도록 조여서 후인한다.

일반적인 월슬라이드에서는 어깨가 약 90도에서 움직이도록 한다. 포워드 월슬라이드의 경우 이 각도는 30도에서 45도로 줄어든다. 고객의 움직임이 좋아짐에 따라, 코를 벽에 닿게 한 상태에서 전완을 그대로 벽을 따라 들어올리며 월슬라이드를 할 수 있게 될 것이다. 움직임이 별로 좋지 못한 사람은 벽에서 코가 약 6~8인치 떨어진 상태에서 팔을 45도 각도로 시작하는 것이 적당할 것이다.

고객이 월슬라이드를 하면서 견갑골을 완전하게 안정화시키지 못한다면, 벨크로 벨트를 가슴에 두르고 할 수 있다.

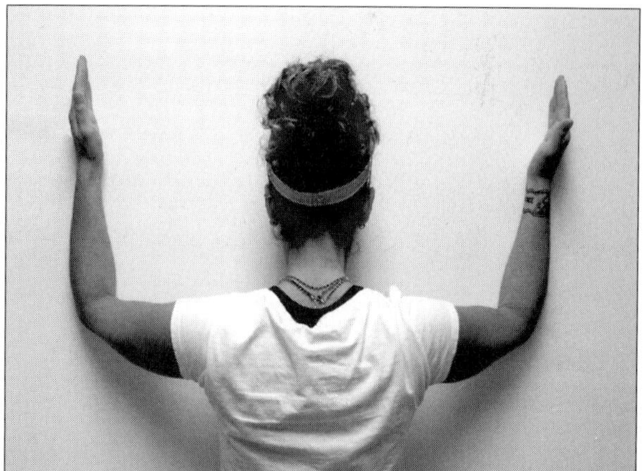

## 여덟 번째: 빅 X 밴드

빅 X 밴드(big X band)는 기존의 미니 밴드 워크(mini band walk)에서 발전된 것인데 이 동작에는 상체 움직임이 추가된다. 한 가지 문제는 많은 사람들이 견갑골을 후인시키지 않고 잘못된 근육을 활성화시키면서 어깨를 거상시키고 운동을 한다는 것이다. 스포츠 탈장 재활전문가인 물리치료사 알렉스 멕케크니(Alex Mckechnie)는 신체의 근막 슬링 효과를 만들기 위해 테라밴드를 사용한다. 나는 이것을 응용하여 3과 4/1인치 수퍼밴드를 잘라 큰 X를 만든다.

고객이 밴드를 밟고 서게 한 후 손으로 밴드를 잡고 X자 모양을 만들 수 있도록 교차한다. 그리고 미니 밴드 워크와 같은 방식으로 옆으로 걷는다.

빅 X 밴드 운동은 중둔근뿐 아니라 후방 사슬 전체를 활성화시킨다. 그것은 반대쪽 고관절에서 어깨까지의 대각선 관계를 이용함으로써 해부학적으로 적절한 방법을 이용한 것이다.

당신의 프로그램 준비운동으로 위의 드릴들을 시도해보라. 선수들이 이것을 하는 데 5분에서 10분밖에 걸리지 않으며 짧은 시간에 몸이 가벼워지는 것을 느낄 것이다. 몸이 가벼워지면 수행 능력 또한 나아지기 마련이다.

## 연부조직 치료

연부조직 치료는 여러 이름으로 불린다. 물리치료사들은 연부조직 모빌리제이션(mobilization)이라는 용어를 사용한다. 카이로프랙터들은 보통 능동적 이완 테크닉(Active Release Technique)의 약자인 ART라는 용어를 사용한다. 마사지 치료사들은 그냥 심부조직치료라고 부른다. 그 마법은 손에 있다. 이것은 조직을 변형시켜 화학적인 반응을 일으키기 위해 가해지는 모든 압력을 말한다.

연부조직 치료의 원칙은 만성적인 근육염좌이건 건의 문제이건 간에 웨이트 트레이닝과 같다. 치료는 실제로 자극이다. 사실상 치료사들이 하는 것은 화학적 반응을 만들어내기 위해 조직을 자극하는 것이다. 생성된 화학물질로부터 치유과정이 시작된다. 이것이 연부조직 치료가 고통스럽거나 그 치료를 받은 다음날 쑤시는 이유이며, 이것은 DOMS(delayed oneset of muscle soreness: 지연성 근통증)와 유사하다.

물리치료사 도니 스트랙 박사(Dr. Donnie Strack)에 따르면 연부조직 모빌라이제이션은 섬유아세포의 형성을 자극하는데, 이는 건증에서 볼 수 있는 임의로 배열된 미성숙한 제3형 콜라겐을 없애고 보다 강하며 평행하고 성숙한 제1형 콜라겐으로 다시 바꾸는 것을 돕는다.

다시 말해 마사지는 근섬유의 질을 바꾼다.

부상당한 선수에게 매우 효과가 좋은 마사지, MAT(Muscle Activation Technique), ART와 같은 수기치료에 대한 인식을 토대로, 부상의 예방과 치료에 대한 태도에 있어서 큰 변화가 일어났다.

우리는 등속성 운동이나 전기자극 같은 부상치료법에서 수기 연부조직 치료에 중점을 두는 유럽식 방법으로 옮겨가고 있는 듯하다.

마사지는 물리치료 붐이 일었던 1980년에 인기가 없어졌는데, 효과가 없어서라기보다는 비용 효율 때문이었다. 초음파나 전기자극과 같은 도구의 사용이 증가하면서 선수 트레이너와 치료사들은 더 많은 선수들을 더 빠르게 치료할 수 있었다.

수영, 높은 수준의 육상, 야외 경기 같은 엘리트 선수 환경에서나 유럽에서는 도구 사용 기반의 방법을 무시하면서 유럽식 마사지에 대한 선호가 굳건히 유지되었다. 결국 퍼포먼스 분야의 사람들은 연부조직 수기요법이 선수를 건강하게 유지시키거나 또는 건강을 빠르게 회복할 수 있도록 해준다는 것을 깨닫게 되었다.

지금은 연부조직 모빌라이제이션과 MAT요법, 그리고 ART를 사용하는 많은 카이로프랙터들의 성공으로 인해 다시 근육으로 그 초점이 옮겨졌다. MAT는 그렉 로스프콥(Greg Rospkof)이 발전시킨 연부조직 테크닉으로, 도수 근육 검사와 등척성 수축, 그리고 주로 근육의 기시부와 정지부에 행하는 조직 치료를 사용한다. 이것은 이론적으로 고유수용체가 가장 많은 부위를 자극함으로서 근육을 깨우려는 것이다. 나도 이 방법을 사용해본 적이 있었는데 효과가 있었다.

내가 엘리트 수준의 선수들에게 하고 싶은 말은 더 좋은 컨디션을 유지하고 더 건강해지고 싶다면 좋은 도수치료사를 옆에 두라는 것이다.

지금과 이전에 『Functional Training for Sports』가 나왔을 때의 가장 근본적인 차이는 그때는 조직의 질, 조직 이완, 폼 롤링, 스트레칭에 대한 강조가 없었다는 것이다. 나는 불과 몇 년 전까지만 해도 정적인 유연성과 폼 롤링에 대한 참고자료가 없었다는 사실을 믿을 수가 없다. 우리는 조직의 경직도를 바꾸는 것에 대한 개념을 가지고 있지 않았다.

## 폼 롤링

폼 롤러는 경제적 여유가 없는 사람들의 마사지 치료사이며 대중적인 연부조직이완법이다. 엘리트 수준의 선수들과 함께 일하는 스트렝스 & 컨디셔닝 코치들과 퍼스널 트레이너들은 자신들의 성공을 여러 가지 연부조직 테크닉들 덕이라고 이야기하는데, 여기서 명백한 궁금증이 생긴다. 어떻게 합리적인 가격으로 많은 수의 선수 그룹을 위한 연부조직이완술을 만들어낼 수 있을까?

10년 전이라면 스트렝스 컨디셔닝 코치, 선수 트레이너, 물리치료사들은 이 36인치 길이의 둥근 스티로폼을 의아하게 쳐다봤을 것이다. 요즘 거의 모든 선수 트레이닝 룸과 스트렝스 컨디셔닝 시설에서는 여러 가지 길이와 강도를 가진 폼 롤러를 여러 개 구비하고 있을 것이다.

물리치료사 마이크 클락(Mike Clark)은 선수 트레이닝과 물리치료사 집단에 최초로 폼 롤러(그는 자기 근막이완이라고 하는데 이는 자가 마사지와 같은 말이다)를 소개한 사람으로 알려져 있다. 클락의 책 『Intergrated Training for the New Millenium』의 효시라고 할 수 있는 초창기 그의 메뉴얼 중 한 권에서는 폼 롤러를 사용한 자가 근막 이완 기술에 관해 몇 장의 사진으로 소개했다.

그 기술은 특별히 따로 설명이 필요가 없다. 폼 롤러를 가지고 체중을 이용하여 아픈 부위에 압력을 가하면 된다. 일종의 자가 지압이라고 할 수 있다. 이 사진들이 지금은 수만 달러 규모의 사업이 된 폼 롤러의 제조와 판매 유행의 시작이었다.

폼 롤러는 원통 모양의 단단하게 압출 성형된 스티로폼이다. 보다 단단하고 지름이 큰 풀 누들(pool noodle)을 생각해보라. 폼 롤러에는 비교적 말랑한 것에서부터 풀 누들보다 약간 단단한 것, 더 단단한 느낌의 신형 고강도 폼 롤러에 이르기까지 다양한 강도가 있다. 폼 롤러의 단단함 정도와 자가 마사지의 강도는 고객의 연령과 몸 상태에 따라 적합하게 조절되어야 한다.

클락이 처음에 추천한 것은 자가 마사지라기보단 지압의 개념에 가까웠다. 선수들과 환자들은 근육의 민감한 부분에 압력을 가하기 위해 사용하라고 배운다. 치료사의 성향에 따라 이러한 부분은 트리거 포인트, 근섬유 꼬임(knot), 근육 경직이 증가한 부분 등으로 묘사된다. 어떤 것으로 불리든 관계없이 선수 트레이닝과 재활 분야의 사람들은 쑤시는 근육과 마사지의 필요성에 대해 친숙하다.

폼 롤러의 사용법은 지압형 방법에서부터 자가 근막이완법까지 다양하게 발전해왔다. 이제 폼 롤러를 사용할 때 종아리, 내전근, 대퇴사두근과 같은 긴 근육근에는 쓸어내리듯이 문지르는 방법을, 대퇴근막장근, 고관절 회전근, 중둔근과 같은 근육에는 작고 직접적인 힘을 가하는 방법을 사용한다.

근육을 매듭이 묶여 있는 띠라고 상상한다면 폼 롤러는 그 매듭을 풀어주는 것이다. 이것이 조직의 길이를 늘려주고 스트레칭하도록 해준다.

폼 롤러를 사용할 때는 근육의 긴장과 과활성을 감소시킬 수 있도록 딱딱한 부분 또는 트리거 포인트를 찾아서 그 부분을 문지르도록 해야 한다. 폼 롤링에 정해진 방법은 없지만 대략적으로 각 자세에서 열 번 정도 천천히 굴리도록 한다. 선수들이나 고객들에게 단순히 통증이 사라질 때까지 문지르라고 말한다.

## 둔근과 고관절 회전근

폼 롤러는 고관절과 같이 민감한 부위에 효과가 좋은데 여기에 우리가 사용하는 방법을 제시한다.

고객이 폼 롤러 위에 몸을 살짝 기울여 앉도록 한 후 장골능에서부터 고관절, 대둔근까지 움직인다. 고관절 회전근을 자극하기 위해 문지르는 쪽 다리를 교차하여 고관절 회전근군이 스트레치되도록 한다.

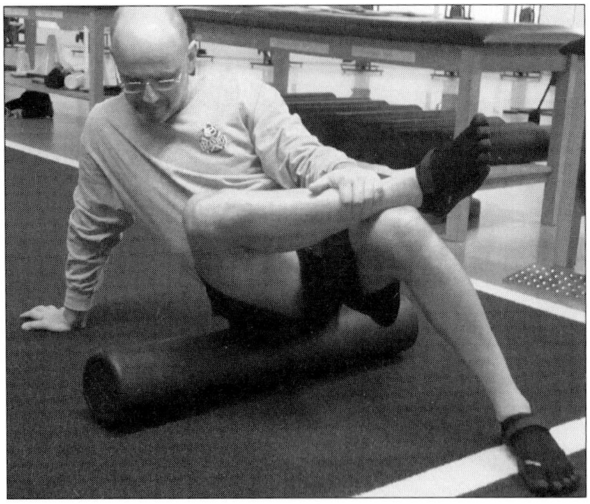

## 대퇴근막장근과 중둔근

대퇴근막장근과 중둔근은 작은 근육이긴 하지만 전방 무릎통증의 매우 중요한 요인이다. 대퇴근막장근을 자극하려면 엎드린 자세에서 장골능 바로 아래 대퇴근막장근 밑에 폼 롤러의 가장자리를 위치시킨다.

대퇴근막장근을 문지른 후 선수는 옆으로 누운 자세로 돌려서 중둔근을 이완하기 위해 고관절에서 장골능까지 움직인다.

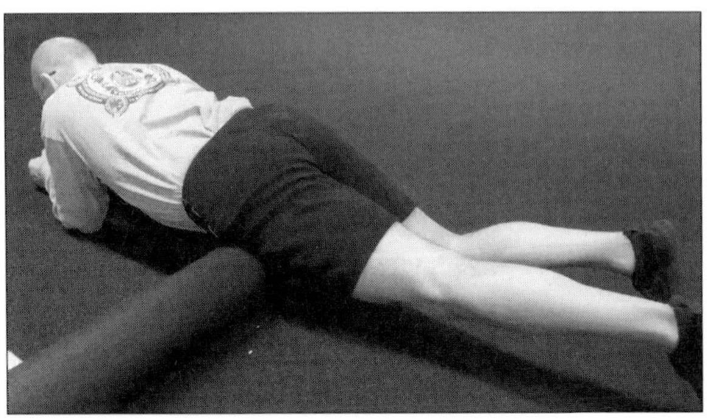

## 내전근

연부조직의 긴장 측면에서 둔근과 내전근은 가장 크게 변화를 겪어야 할 부분이라고 할 수 있다. 내전근은 다소 간과하는 부분이다. 사람들이 전방 사슬, 후방 사슬, 무릎 지배적 작용, 고관절 지배적 작용에 대해서 생각할 때 내전근의 역할에 대해 별로 생각을 하지 않는다. 많은 시간과 에너지가 대퇴사두근과 햄스트링에 잘못 집중되어 있고 내전근에는 거의 관심을 기울이지 않는다. 폼 롤러를 사용하면 내전근군의 긴장을 상당히 많이 줄일 수 있다.

내전근군을 이완하는 데는 두 가지 방법이 있다. 첫 번째는 초보자에게 적합한 방법으로 바닥에서 하는 방법이다. 바닥에서 할 때에는 폼 롤러 너머로 다리를 벌리고 폼 롤러를 다리와 대략 60도의 각도에 위치시킨다.

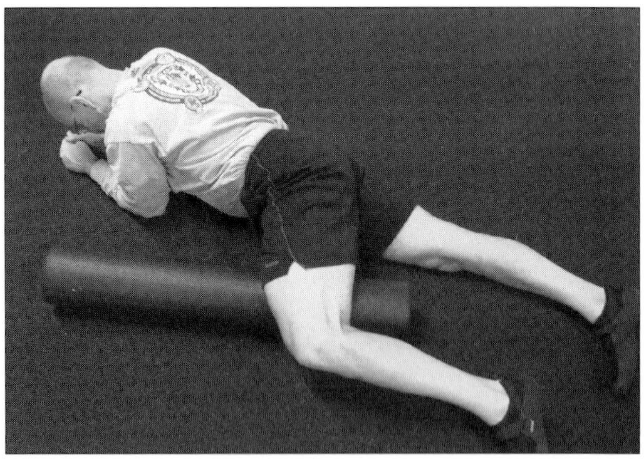

롤링 동작은 세 군데서 실시되어야 하는데 무릎 바로 위쪽의 내측광근과 거위발 부분부터 시작한다. 대퇴부의 대략 1/3 길이를 짧게 열 번 정도 굴려준다. 다음은 내전근군의 중간 지점으로 옮겨가서 근육의 2/3 지점을 문질러준다. 마지막으로 치골 결합 근처의 서혜부 부근까지 올라가서 열 번 정도 굴려준다.

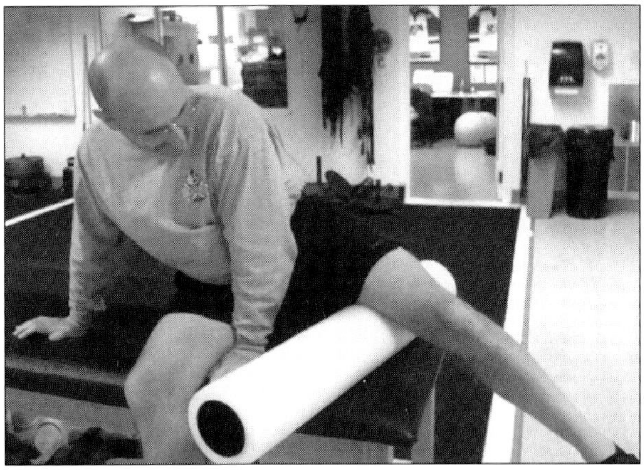

내전근군 이완의 두 번째 방법은 첫 번째 방법에 익숙해진 후에 실시한다. 이 방법은 테이블이나 플라이오메트릭 박스 위를 이용해야 한다. 폼 롤러 위에 다리를 걸터놓고 앉아서 체중을 폼 롤러 쪽으로 더 많이 실어 큰 내전근군을 더 깊게 자극한다.

### 발에 롤링하는 법

매일 공으로 1~2분 정도 족저근막을 마사지한다면 발통증을 가지고 있는 고객의 통증 완화에 많은 도움을 줄 것이다.

테니스 공이나 핸드볼 같이 부드러운 공부터 시작하여 골프 공과 같은 크기와 강도로 옮겨가며 꾸준히 마사지한다면 발에서부터 시작되는 후방근막경선을 좋은 상태로 유지하는 데 도움을 줄 것이다.

근막경선에 대하여 후에 짧게 다룰 예정인데, 나는 근막경선이 향후 트레이닝 분야에서 주목받을 것으로 예상한다.

### 언제 폼 롤러를 사용할 것인가

언제 폼 롤러를 할 것인가, 얼마나 자주 오랫동안 할 것인가에 대해 코치들과 치료사들 간에 보편적인 동의가 이루어지지 않았기 때문에 오직 일반적인 가이드라인만을 제시할 수 있다.

폼 롤링은 운동 전과 후, 둘 다에 혜택을 줄 수 있다. 운동 전에 폼 롤러를 하는 것은 근육의 경직을 감소시키는 데 도움을 주며 더 나은 준비운동을 할 수 있게 해준다. 운동 후 폼 롤러는 힘든 운동으로부터 회복하는 데 도움을 준다.

폼 롤링은 매일 실시해도 된다. 『The Trigger Point Therapy Workbook』의 작가 클레어(Clair)와 앰버 데이비스(Amber Davies)는 실제로 급성 통증시, 트리거 포인트 이완을 하루에 열두 번 실시하라고 추천한다.

선수나 고객이 얼마나 오래 폼 롤링을 해야 하는지 또한 개개인마다 다르다. 우리는 개인 트레이닝의 경우 준비운동에 앞서 세션을 시작할 때 5~10분 정도 연부조직이완을 하도록 하고 선수 그룹에도 똑같이 적용한다.

## 폼 롤링 vs 마사지

마사지 치료는 가장 좋은 선택사항이다. 수기 치료가 폼 롤러보다 뛰어나기 때문이다. 손은 뇌와 직접적으로 연결되어 있기 때문에 조직 경직의 변화를 느낄 수 있다. 만약 비용이 문제되지 않는다면 선수들을 위해 항상 대기중인 마사지 치료사 팀을 고용하는 것이 좋다.

그러나 이것은 현실적이지 못하다. 대부분 선수들은 양질의 코칭 비용과 시설 이용비를 부담하는 것조차 힘들어 하기 때문이다. 일반적으로 건강한 선수들은 부상 예방에 관한 비용을 제공받지 못하며 그 경우 마사지 치료비용은 트레이닝 비용과 근접하거나 그보다 더 비쌀 것이다. 폼 롤러는 20달러 미만의 비용으로 무제한 받을 수 있는 자가 마사지를 제공한다.

좋은 마사지 치료나 자가 마사지 치료는 스트레칭 할 때와 같이 불편한 느낌을 줄 수 있다. 선수나 고객에게 트리거 포인트 자극에 따른 적정한 수준의 불편함과 손상을 줄 가능성이 있는 상황의 차이를 구별하도록 가르치는 것은 매우 중요하다.

폼 롤링은 특별히 약하거나 체중이 많이 나가는 고

객에게는 힘든 운동이 될 수 있다. 왜냐하면 거의 대부분 팔로 몸을 움직여야 하기 때문이다. 게다가 이것은 통증에 가까우며 근육이 무른 고객에게는 신중하게 사용해야 한다. 폼 롤링으로 절대 멍이 들어선 안 된다. 선수와 고객은 짧은 폼 롤러 세션 후 몸이 가벼워져야 한다.

지난 10년 동안 폼 롤러나 다른 롤링 기구의 사용이 폭발적으로 증가했으며 앞으로도 증가할 것이다. 폼 롤러는 연부조직, 비접촉성 부상를 의미 있게 감소시켜줄 것이며, 가벼운 신체통증을 눈에 띄게 완화시켜주기 위한 작은 투자가 될 것이다.

## 정적 스트레칭

스트렝스와 컨디셔닝 분야의 동향은 항상 왔다갔다 한다. 전형적인 예로는 정적 스트레칭에 대한 논란을 꼽을 수 있는데, 한때 정적 스트레칭은 웜업을 하는 가장 좋은 방법이었으나, 현재는 그 누구도 웜업으로 사용하지 않는 것이 되었다.

1980년대의 연구조사에서 운동 전에 실시되는 정적 스트레칭은 파워 출력을 감소시킨다고 발표하였다. 이것은 대단한 과민반응을 일으켰고, 정적 스트레칭을 배제함과 동적 준비운동의 탄생을 불러일으켰다. 여기에는 장점과 단점이 있었다. 동적 유연성 운동은 준비운동 방법으로써 퍼포먼스 세계에 아주 많은 영향을 끼쳤다.

실제로 정적 스트레칭은 준비운동에는 적합하지 않은 방법이었고, 역동적인 유연성과 준비운동이 준비운동에 더 나은 방법이었다. 그러나 결과적으로는 어느 때건 어떠한 목적으로든 정적인 스트레칭을 완전하게 무시하게 되었다. 진실은 그 중간 어디쯤에 있다.

고강도 운동에 앞서 동적인 준비운동을 하는 것은 급성 부상을 예방하기 위한 최고의 방법이다. 다시 말해 햄스트링이나 서혜부 부상을 감소시키고 싶다면 연습, 경기 혹은 스트렝스 운동 이전에 동적 유연성 운동을 할 필요가 있다.

그러나 동전의 반대면에도 진실은 존재한다. 유연성의 부족은 요즘 선수들이나 노인들을 괴롭히고 있는, 점차적으로 발생이 늘어나는 부상들의 요인이 된다. 슬개대퇴동통증후군, 허리 또는 어깨 통증과 같은 과사용 문제는 장기간의 조직 변화와 매우 연관이 높은데 이는 동적 스트레칭으로는 효과를 볼 수 없다.

선수들에게는 동적인 준비운동과 정적 스트레칭의 조합이 필요하다. 많은 코치들은 해결책으로 운동 전 능동적인 준비운동, 운동 후 정적인 스트레칭을 실시하는 것을 생각할 것이다.

언뜻 이 방법이 합리적으로 보이지만, 여기에는 결함이 있다. 운동 후 스트레칭으로는 유연성의 증가를 얻을 수 없다. 해결책은 정적 스트레칭을 운동의 시작 부분인, 동적 준비운동 전에 실시하는 것이다. 유연성 증가를 위해서 정적 스트레칭은 길이를 늘리기 가장 쉬운 때에 실시하고, 근육을 훈련에 대비시키기 위해서는 동적인 준비운동이 뒤따라야 한다.

코치는 장기적인 부상예방을 위한 스트레칭과 단기적인 부상예방을 위한 동적인 준비운동을 생각해보아야 한다. 둘 다 아주 중요하다.

조직은 두 가지 면에서 변화할 수 있는데 길이, 그리고 경직도다. 우리는 경직도를 낮추기 위해 폼 롤러를 사용하고 길이를 변화시키기 위해 스트레칭을 한다.

나는 세계 최고의 물리치료사와 상담해본 적이 있는데, 그는 조직의 길이를 변화시키기 위해서는 반드시 근육의 온도가 낮을 때 스트레칭을 해야 한다고 굳게 믿고 있었다. 따뜻한 근육은 길게 늘어난 후 다시 보통의 길이로 돌아온다는 이론이다. 차가운 근육에는 실제로 약간의 소성 변형이 일어나고 길이가 늘어나게 된다.

### 우리가 시행하고 있는 운동 프로그램

우리는 근육의 경직을 감소시키기 위해 5분 동안 폼 롤러를 한다. 근육은 경직도가 높아짐에 따라 부상을 당하거나 과사용 상태가 된다. 폼 롤링은 근육을 다림질하는 것과 같으며 스트레칭에 필요한 전 단계이다.

그후 우리는 정적 스트레칭을 한다. 맞다. 정적 스트레칭을 운동 전에 실시한다. 일단 조직의 경직도를 다뤘으므로 길이를 변화시킨다. 여러 최고의 연부조직 전문가들은 준비운동의 도움 없이 근육이 차가울 때 스트레칭할 것을 추천한다. 폼 롤러를 하고 그 다음 스트레칭을 하라.

다음에 우리는 동적인 준비운동을 한다. 이것은 폼 롤링과 스트레칭 후에 실시한다. 정적 스트레칭 후에 동적 준비운동을 했으므로 어떠한 파워 감소의 가능성도 없다.

우리 선수들이 하는 과정은 매일 똑같다.

- 트리거 포인트와 근섬유 꼬임을 감소시키기 위해 폼 롤러를 한다.
- 유연성을 증가시키기 위해 정적 스트레칭을 한다.
- 동적 준비운동을 한다.

배치가 매우 중요하다. 누구를 어떻게 스트레칭시키기 원하는가에 대해 구체적이어야 한다. 대부분 사람들은 스트레칭을 잘 하지 않는다. 그들은 단지 자신이 스트레칭하는 것처럼 보이길 원한다.

좋은 스트레칭은 불편하지만 고통스럽진 않다. 그 차이를 알아야 한다. 약간의 불편함은 당신의 선수가 잘하고 있다는 것을 의미한다.

- 길항근을 활성화시켜라.
- 정적 스트레칭을 오랫동안 하라.
- 동적 스트레칭을 이용하라.

스트레칭을 위해 선수의 체중을 이용하라. 선수는 편안함과 동시에 불편함을 느껴야 한다. 모든 부분을 스트레칭해야 한다.

캐롤라이나 허리케인스(Carolina Hurricanes)의 트레이너이자 스트렝스 코치 피터 프라이센(Peter Freisen)은 다음과 같은 이론을 제시했다. 한 근육군이 과도하게 유연한 것이 모든 근육이 긴장되어 있는 것보다 더 위험하다는 것이다. 당신의 고객이 잘하는 스트레칭을 하지 말게 하거나 짧게 하도록 하고, 싫어하는 스트레칭을 더 많이 시키도록 해야 한다.

### 폼 롤러 먼저, 그 다음 스트레칭

폼 롤러를 먼저 하기 전에 스트레칭하는 것에 대해 생각해보자. 중간에 매듭이 묶여 있는 줄을 상상해보라. 그것을 늘리려고 한다면 그 줄의 양쪽 끝을 잡아당길 것이고, 그러면 그 매듭은 점점 더 단단하게 묶일 것이다.

우리가 부상 입은 선수를 받게 될 때면 예외 없이, 매번, 반드시 물리치료사로부터 근육 길이에 문제가 있다는 말을 듣게 된다. 거의 모든 근육 길이의 문제는 경직 요소도 포함된다.

당신이 이 책으로부터 단 한 가지 배울 것이 있다면 이것이 될 것이다. 먼저 폼 롤링을 하라. 그 다음 스트레칭을 하라. 당신의 선수가 폼 롤링이나 스트레칭을 하지 않는다면 당신은 다섯 걸음 정도 뒤쳐져 있는 것이다.

## 단축된 근육들

만일 당신이 토마스 마이어스의 책 『근막경선 해부학(Anatomy Train)』을 가지고 있지 않다면, 구해서 읽을 것을 권한다. 마이어스는 아이다 롤프의 제자이자 롤핑 요법 전문가이다. 그의 책에서 그는 몸을 지배하는 물리적 법칙들에 대해 이야기하며 늘어난 근육은 늘어난 채로 유지되고, 짧아진 근육은 짧아진 상태가 지속된다는 개념에 대해 설명한다. 어떠한 의미에서 이 개념은 단순히 짧은 쪽 근육을 스트레칭하고 약하거나 긴 쪽의 근육을 강화하는 얀다의 이론을 기반으로 하는

NASM(National Academy of Sports Medicine)의 생각에 이의를 제기하는 것이다.

또한 왜 단순히 짧은 것은 늘리고 늘어난 것을 강화하는 법이 노인 고객들에게 별로 효과가 없는지에 대해 설명해준다. 노인 고객들은 뼈와 근육 모두에 구조적인 변화가 일어났고 이는 폼 롤러, 약간의 스트레칭, 그리고 몇 개의 스트렝스 운동으로 변화되지 않는다. 만성적으로 늘어난 자세의 근육들은 (견갑골 후인근을 떠올려 보라) 늘어난 상태로 굳어 있다. 실제로 그런 근육은 지속적인 긴장 상태에 대한 반응으로 많은 콜라겐과 적은 탄성섬유를 가지고 있다.

반대로 앞쪽에 위치한 흉근은 짧은 채로 고정되어 있다. 당신이 퍼스널 트레이너라면 이 사실은 매우 중요하다. 수년에 걸친 연부조직의 변화를 스트레칭으로 되돌릴 수 있다는 생각은 어리석은 것이다. 또한 8~10 시간을 앉아서 지내는 생활을 한 시간 서있는 것으로 변화시키는 것은 매우 어렵다. 시도하는 것을 멈추라는 것이 아니다. 그저 수년에 걸쳐 굳어진 것을 되돌리는 데 몇 년이 걸릴지 생각해보라는 것이다.

중요한 것은 스트레칭이 매우 과소평가되어 있다는 사실이다. 선수들을 오랫동안 건강하게 하고 싶다면, 운동에 스트레칭을 추가해야 한다.

## 능동적인 고립 스트레칭

우리는 세트 사이 휴식 시간 동안에 능동적 고립 스트레칭을 한다. 사실 정적 스트레칭을 제외한, 운동 중 실시하는 모든 스트레칭은 능동적 고립 스트레칭이라고 할 수 있다. 능동적인 고립 스트레칭의 유지 시간은 1초에서 2초이며 의식적으로 길항근을 수축하려고 노력해야 한다.

이러한 유형의 스트레칭은 운동 중 신경학적 원리에 의한 효과를 볼 수 있다. 아론 매터스(Aaron Mattes)는 능동적 고립 스트레칭의 선구자이다. 더 많은 정보는 strentchingusa.com에서 읽을 수 있다.

능동적 고립 스트레칭의 사용은 두 가지 큰 이점이 있다.

- 휴식 시간은 대화보다 다른 것에 사용되어야 한다. 스트렝스와 파워 세션 중에 유연성이 다루어지므로 이를 통해 전체 트레이닝 세션의 효과를 증진시킬 것이다. 또한 휴식 시간 동안에 산만해지는 것이 적어져 트레이닝의 집중도를 유지하는 데 도움을 준다.
- 사용하는 근육을 스트레칭하는 것은 운동 후 근육통을 감소시키는 것과 연관이 있다. 이것은 연구조사 결과에 따른 것은 아니지만 경험적으로 우리 선수들은 스스로 이와 같은 결론을 내렸다.

# 부상

## 부상

훌륭한 스트렝스 컨디셔닝 코치는 부상을 매우 조심해야 한다.

부상예방과 재활의 비결은 기능해부학을 깊이 이해하는 데 있다. 우리는 과거의 잘못을 되풀이하는 것을 멈출 필요가 있다. 그리고 해부학과 생체역학적인 관점으로부터 여전히 배울 것이 많다는 것을 깨달아야 한다. 셜리 셜먼의 말을 기억하라. "어떤 근육에 염좌가 발생했을 때 가장 먼저 해야 할 일은 약하거나 비활성화된 협조근을 찾는 것이다."

부상은 물리학의 법칙에 의해 통제되고 기능해부학적인 이유 때문에 발생한다는 것을 알아야 한다.

부상에 관해 단 한 가지 이해할 것이 있다면, 부상은 부상을 입은 그 근육 자체의 문제로 인해 발생하지 않는다는 것이다. 그것은 아주아주 드문 일이다. 햄스트링이건 대퇴사두근이건 근육을 다친다면 항상 그 이유를 생각해야 한다. 그러기 위해서는 협조근들을 살펴봐야 할 것이고, 왜 부상당한 근육이 과사용되어야만 했는지 질문하게 될 것이다. 어떤 근육이 제 역할을 하지 않아서 다른 근육을 과사용하게 만드는 것일까?

나는 부상의 원인을 찾을 때 벽이 아닌 지붕에서 구멍을 찾아내는 방법을 사용한다. 벽을 따라 물이 흐르는 것을 발견한다면 당신은 자동적으로 지붕이 새고 있다고 추측할 것이다. 그렇다면 밖으로 나가서 지붕을 살펴보아야 한다.

그러나 현재 우리는 몸에는 그런 방법을 쓰지 않는다. 우리의 현재 치료법은 벽에서 물이 흐른 자국을 발견하면 그 얼룩 위에 페인트를 덧칠하는 식이다. 현재 스포츠 트레이닝 의학 체계를 한마디로 요약하면, "그저 문제를 덮어둬라"이다.

우리는 통증이 일어난 부분만을 볼 것이 아니라 문제의 원인을 더 깊이 살펴보아야 한다.

## 부상감소

선수들이 때때로 부상을 입는 것은 현실이다. 중요한 것은 잠재적인 부상 상황 및 부상을 일으킬 수 있는 운동에 노출되는 것을 최소화하는 것이다. 스트렝스는 스포츠 부상예방을 위한 최고의 방법이다. 하지만 부상예방을 위한 훈련 도중 부상을 입는다는 것은 말 그대로 매우 어리석은 것이다.

누군가는 내가 말장난을 한다고 할지 모르지만 우리는 예방이라는 말 대신 '감소'라는 말을 쓴다. 우리가 선수 트레이너, 스포츠 코치 또는 스트렝스 컨디셔닝 코치로서 무엇을 하건 간에 부상을 예방할 수는 없다. 오로지 부상발생을 감소시킬 수 있을 뿐이다. 예방이라는 단어를 사용한다는 것은 우리 스스로를 과하게 믿는 것이다.

스포츠 전문가는 부상을 피하는 것을 스트렝스와 컨디셔닝의 성공 척도로 생각해야 한다. 프로팀들은 스쿼트나 데드리프트를 평가하지 않는다. 나는 1RM 스트렝스를 테스트하는 프로스포츠 팀을 본 적이 없다.

조니 파커(Johnny Parker)는 내가 초창기에 영향을 받은 사람 중 한 명으로 전 NY Giants, NE Patriots, San Francisco 49ers의 스트렝스 컨디셔닝 코치였다. 조니가 한 번은 이렇게 말한 적이 있다. "테스트가 왜 필요한가? 우리에게는 한 해에 16번의 테스트가 있는데." NFL은 Starters' Games Missed라 불리는 통계치를 사용한다. NHL에서도 역시 부상으로 인한 경기 손실률이라는 통계치를 사용한다. 스트렝스와 컨디셔닝 코치로서 직업적 성공은 최고의 선수가 계속해서 경기를 뛰게 하는 것으로 평가된다.

사람들이 모르는 것은 모든 훈련은 위험을 추측하는 것이라는 사실이다. 이 특정한 선수나 고객이 얼마나 위험에 노출될 가능성이 있는가? 내가 대학 팀을 트레이닝하는 방법은 어린 NHL 선수들을 트레이닝하는 방법과 약간 다르다. 그리고 이것은 내가 베테랑 선수들을 트레이닝 법과는 상당히 차이가 있다. 나이가 많은 선수들은 대부분 더 이상 스쿼트나 역도를 하지 않는다. 그들의 몸은 더 이상 그것을 견딜 수가 없다. 우리는 이러한 선수들에게 점프 스쿼트, 케틀벨 스윙, 그리고 여러 가지 싱글 레그 운동을 시킨다. 우리의 목적은 이 선수들을 계속해서 뛰게 하는 것이기 때문이다.

대학 선수들은 행 클린, 행 스내치, 프론트 스쿼트, 벤치 프레스와 같은 고전적인 운동을 더 많이 한다. 즉, 핵심은 훈련 대상에게 적합한 방법을 찾아내는 것이다.

우리는 매일 선수나 고객들의 단기적, 장기적 건강에 영향을 미치는 것에 대한 판단을 내리고 있다. 이 일을 진지하게 받아들이고 많은 책을 읽고 폭넓게 공부해야 한다.

솔직히 말하지만 이 책을 읽는 사람들 중에 내가 하던 방법과 똑같은 방법으로 다친 사람들이 많을 것이다. 나 또한 예전엔 데드리프트를 하고 난 후 일주일은 허리에 근육통이 있어야 하며, 매번 프레스 운동을 하고 나서는 어깨에 냉찜질을 하고 진통제를 먹어야 하는 줄 알았던 시절이 있었다. 하지만 지금은 이것이 잘못됐다는 것을 알고 있다. 나는 내 선수들이 과학과 경험을 통해 얻을 수 있는 모든 혜택을 누릴 수 있기를 바란다.

### 기술적 실패

찰스 폴리퀸은 한 세트를 끝내는 지점을 정의하기 위해 기술적 실패라는 용어를 사용했는데, 이것은 선수가 더 이상 정확한 반복을 할 수 없는 지점을 말한다. 나는 이 기술적 실패라는 개념을 옹호한다. 세트는 치팅을 이용하여 한 개를 더 반복할 수 없는 시점이 아닌 기술적 실패 지점에서 끝나야 한다. 나는 과훈련보다 부족하게 훈련하는 것이 낫다고 생각한다. 오늘만 날이 아니다. 건강한 선수는 내일 다시 훈련하러 오겠지만 다친 선수는 물리치료사에게 간다.

나는 우리 선수들이 모든 세트를 완벽한 기술로 훈련하고, 기술이 실패할 때 멈추길 바란다. 나는 또한 그들이 컨디셔닝 훈련 동안 최선을 다하기를 원한다. 많은 사람들이 웨이트 트레이닝을 즐기지만 매우 건강하지 못하다. 나는 스트렝스와 컨디셔닝 코치로서 스트렝스뿐만 아니라 컨디셔닝에도 중점을 둔다.

## 통증이 있는 운동

내가 하는 일에 대해 알고 있는 사람들은 종종 트레이닝에 대해 조언을 구하곤 한다. 하지만 그들은 그 조언이 자신들이 원하는 대답이 아니기 때문에 대개 무시하곤 한다. 그들이 "뛸 때만 아파요"라고 말하면 나는 "그럼 뛰지 마세요"라고 말하기 때문이다.

만일 당신이 부상당한 선수를 트레이닝하는데 어떤 특정한 운동이 적절한지 의심스러울 때는 기본적인 질문을 던져라. "통증이 있습니까?"라고. 중요한 것은 이 질문에는 "예" 혹은 "아니오"로만 대답해야 한다는 것이다. 만일 그 대답이 '예'라면 당신이 얼마나 그 운동을 시키고 싶은지와는 관계없이 그 고객은 그 운동을 할 준비가 되지 않은 것이다.

얼버무리기 식의 '예'라는 대답 역시 여전히 '예'라는 것을 의미한다. 준비운동 후에는 통증이 없어진다는 대답 또한 '예'의 범주에 속한다.

만일 선수가 부상당했다면 상식적으로 생각하라. 운동은 통증을 유발해서는 안 된다. 이것은 기본이지만 선수들은 항상 통증을 무시하고 합리화시킨다. 불편함은 스트렝스 운동 세트를 마치고 난 후 또는 강한 심폐 훈련을 한 후 흔하게 발생한다. 종종 강한 훈련 후 그 다음 날 지연성 근통증(DOMS)으로 인한 불편함이 뒤따른다. 이것은 정상이다. 이 불편함은 약 이틀 정도만 지속되어야 하며 관절이나 건이 아니라, 근육에만 국한된다.

운동을 시작할 때 일어나는 통증은 정상도 건강한 것도 아니며, 문제가 있다는 것을 보여준다. 어떠한 스트렝스 운동이든지 관절통증이 아닌 단순 근육통만을 일으키는, 완전하고 통증 없는 가동범위를 바탕으로 진행되어야 한다. 만일 가동범위의 변화나 축소가 필요하다면 주목해야 할 문제가 있는 것이다.

심폐운동 또한 통증이 없어야 하며 10퍼센트 법칙을 따라 진행되어야 한다. 한 세션에 시간이나 거리를 10퍼센트 이상 올리지 말라. 나는 이 법칙을 모든 스트렝스 컨디셔닝 프로그램에 사용해왔으며 말 그대로 수 천 명의 선수들을 건강하게 훈련시키고 있다.

## 건염과 건증

건염(tendinitis)에 걸렸다고 생각하는 사람 대부분은 사실 건증(tendinosis)을 가지고 있다. 둘 사이의 차이점은 단지 단어의 뜻만이 아니라 이 문제에 대한 이해에 있다. 만성적인 건염이란 있을 수 없다. 그것이 만성이라면 아마도 건증일 것이다.

건증은 만성적으로 가해지는 스트레스에 대한 반응으로 건에 구조적인 변화가 일어난 것이며, 초기에 부상치료를 잘못했기 때문일 가능성이 있다.

두 증상의 상태가 다르므로 치료도 다르다. 건증은 더 이상 염증 상태가 아니기 때문에 냉찜질과 소염제는 별로 효과가 없다. 내 친구 도니 스트랙 박사는 다음과 같이 강조한다. "소염제의 지속적인 사용은 실제 건을 약화시키고 치유를 지연시킨다."

선수가 건증 상태에서 회복될 때는 적절한 재형성 효과를 위해 약간의 건 통증을 견디는 과정이 필요할지도 모른다. 스트랙 박사는 반드시 그렇진 않을 수도 있다고 주장하지만 여러 연구결과에 따르면 그것은 필수적이다.

연구결과에 의하면 건 재활 프로그램에 근육통이 발생하지 않는다면 반복 횟수 또는 무게를 올려야 한다고 한다. 이것은 통증이 없어야 한다는 법칙이 가진 단 하나의 예외이다. 건에 통증 자극을 주는 것은 치유 반응을 개시하기 위한 연부조직 치료와 매우 비슷하다.

허용 가능한 통증은 목표로 하는 조직에만 국한되며 그 조직은 만지면 통증이 있다. 부어오른다거나 움직임에 제한이 생겨서는 안 된다. 통증은 DOMS와 같이 이삼일 후에 없어지는 패턴을 따라야 한다.

## 부상예방을 위한 제안

우리가 흔히 보는 부상에는 두 가지 종류가 있다. 하체 훈련은 허리부상을 일으키는 경향이 있다. 대부분의 허리부상은 급성이며 기술적 결함으로 인한 것이다. 상체 부상은 일반적으로 과사용, 그리고 선수가 하고 있지 않는 것과 더 관련이 있다.

다음은 훈련을 안전하고 효과적으로 만들기 위한 기본적인 추천사항이다.

### 프론트 스쿼트로 바꿔라

허리통증에는 리프팅 훈련과 관련된 세 가지 근본적인 원인이 있다. 토크(앞으로 기울이기), 압박(척추에 높은 부하를 가하는 것), 굴곡, 이 세 가지가 대부분의 허리부상을 일으킨다. 프론트 스쿼트(front squats)는 토크, 압박, 굴곡이 적기 때문에 본질적으로 백 스쿼트보다 안전하다.

당신의 고객은 프론트 스쿼트를 잘 하지 못할 것이다. 하지만 백 스쿼트는 더 못할 것이다. 일반적으로 고객이 프론트 스쿼트를 잘 못한다면 바를 내려놓음으로써 허리부상을 피할 것이다.

그러나 사람들이 프론트 스쿼트 대신에 백 스쿼트를 하는 세 가지 주요한 이유가 있다.

- 사람들은 변화를 정말로 싫어한다.
- 무게를 더 들 수 있다. 자기만족감은 항상 큰 문제가 된다.
- 손목 유연성의 부족 때문에 프론트 스쿼트를 어렵다고 여긴다.

프론트 스쿼트는 척추에 부하를 감소시키고 허리 위치를 개선시킨다는 두 가지 장점이 있다. 우리 선수들과 고객들은 지난 몇 년간 백 스쿼트를 하지 않았고 대부분 허리통증을 가지고 있지 않다. 우리는 여전히 비교적 무겁게 프론트 스쿼트를 한다. 우리 대학 선수들은 180~200파운드(약 81.6~90.1kg)의 몸무게로 랩(wrap) 없이 300~350파운드(약 136~158kg)의 무게를 들고 파워리프팅 깊이까지 프론트 스쿼트를 한다.

## 레그 프레스는 잊어라

만일 당신의 고객이 스쿼트를 하지 못한다 할지라도, 그 대안으로 제발 대신 레그 프레스를 시키지 마라. 나는 우리 선수와 고객들 모두가 프론트 스쿼트를 하길 바라지만 일단 선수가 허리통증이 생기면 대체 방안을 사용한다.

하지만 우리가 선택하지 않는 한 가지는 바로 레그 프레스이다. 우리는 레그 프레스를 하지 않는다. 나는 10년 넘게 우리 센터에 레그 프레스 머신을 둔 적이 없다. 레그 프레스의 좋은 점은 단 한 가지이다. 자기만족감을 부채질하는 것이다. 고객이 스쿼트를 할 수 없다면 하체를 단련시키기 위한 훨씬 더 좋은 방법들이 있다. 단지 고객이 그런 방법들로는 무거운 무게를 사용할 수 없을 뿐이다.

## 무릎 붕대를 피하라

무릎 붕대(knee wraps)는 부상예방을 위한 장비가 아니다. 그것은 더 무거운 무게를 들게 해주는 탄성 발사대이다. 무릎 붕대는 무릎을 보호하지 않는다. 만약 무릎에 문제 있고 무릎에 무언가 지지되는 느낌을 원한다면 네오프렌 슬리브(Neoprene Sleeves)를 사용하라.

나는 벨트도 랩도 사용하지 않는다. 하지만 파워리프팅 선수라면 이야기가 달라진다. 마지막 몇 주의 준비기간에는 이러한 보호장비를 사용하지만 평소에는 보호장비를 끼고 훈련하지 않는다.

## 벨트 스쿼트를 해보라

이것은 웨스트사이드에서 선호하는 방법이며, 부상이 있을 때 하체를 단련시키는 훌륭한 방법이다. 나는 선수가 스쿼트를 할 수 없을 때 싱글 레그 운동으로 하체를 훈련시키는 것을 좋아한다. 하지만 예전에 허리가 아픈 선수들에게 전체 세션 동안 벨트 스쿼트(belt squats)만 하게 했는데 후에 그 선수들은 스쿼트 PR을 기록했다.

벨트 스쿼트는 특히나 로 바(low-bar), 포워드 린 스쿼트(forward-lean squat)를 하는 선수들에게 좋다.

## 싱글 레그 스쿼트를 사용하라

싱글 레그 스쿼트(single-leg squats)에는 많은 변형동작이 있다. 이에 대한 내용은 책의 뒷부분에서 자세히 다룰 것이다. 대부분의 리프터들은 하기 힘들고 높은 협응력을 요구하는 싱글 레그 스쿼트를 좋아하지 않는다. 그러나 허리의 스트레스를 최소화하고 다리 훈련 효과를 최대화시키고 싶다면 고객들이 이 동작에 익숙해지도록 만들어라.

싱글 레그 운동을 위해 무거운 무게가 필요하진 않다. 체중이 즉각적으로 이용해야 할 무게의 일부분이 되기 때문이다. 우리 선수들은 12 또는 14인치 박스에 엉덩이를 살짝 닿게 하는 싱글 레그 스쿼트를 100파운드의 무게로 (양손에 25파운드 덤벨을 든 채로 50파운드 중량조끼를 입고) 할 수 있다.

싱글 레그 스쿼트의 또 다른 장점은 복근과 내전근을 안정시킨다는 점이다.

## 컨벤셔널 데드리프트를 하지 마라

이 말을 하면 파워리프터들이 화를 낼 것이라고 생각한다. 나 또한 예전에 파워리프팅을 했지만 나는 데드리프트를 좋아하지 않는다. 파워리프팅 경기에 가서 전체 경기를 관람해보라. 훌륭한 스쿼트 기술을 볼 수 있지만 등을 평평하게 한 상태로 하는 데드리프트를 보기는 힘들 것이다. 데드리프트를 잘하는 것은 쉽지 않다. 데드리프트를 잘하는 것보다 데드리프트를 무겁게 하는 것이 훨씬 쉽다. 또한 무게를 든 채로 굴곡하는 것만큼 허리에 더 나쁜 것은 없다.

그러나 나는 싱글 레그로 하는 스트레이트 레그 데드리프트 변형동작들은 사랑한다. 싱글 레그 데드리프트를 하면 햄스트링에 모든 부하가 가는 반면에 허리에는 절반의 부하밖에 가지 않는다.

이것이 데드리프트에 대한 나의 일반적인 견해이다. 특히나 모든 반복 횟수를 지켜보며 매번 수정해줄 수 없는 상황에 적용할 수 있다. 데드리프트에 관한 자세한 내용은 개별 운동에 관한 섹션에서 다룰 것이다.

### 행 포지션에서 클린하라

행 클린(hang clean)은 바닥에서 들어올리는 클린보다 안전하다. 바닥에서 시작하는 클린은 키가 작은 사람에게 편한 동작이다. 행 클린은 모든 사람이 같은 위치에서 시작하기 때문에 실제로 적용하기 더 용이하다. 키가 큰 선수들은 바닥에서 들어올리는 클린을 하기 적합한 자세를 취하는 데 종종 어려움을 느낀다. 또한 선수들이 바닥 클린을 하려고 자세를 잡을 때 허리부상 위험이 높아진다.

### 덤벨 스내치나 닫힌 그립 스내치를 가르쳐라

스내치는 사실 클린보다 더 안전한 운동이다. 클린 동작은 유연성이 부족하면 수행하기 힘들고 캐치 동작을 익히기가 매우 어렵다.

코치들이 스내치를 싫어하는 이유는 그들이 한 번도 이 운동을 시도해보지 않았기 때문일 것이다.

- 스내치 그립으로 하는 스내치를 가르치지 말라

나는 스내치가 우리 선수들에게 아주 좋은 효과를 가져다줄 것이라 생각하고 이 운동을 우리 프로그램에 적용하기 시작했는데, 일주일 만에 선수들이 어깨통증을 호소했다. 2주일이 지나자 너무 많은 선수들이 어깨통증을 호소했기 때문에 나는 프로그램에서 스내치를 뺄 수밖에 없었다.

스내치를 클린 그립으로 하고 나서야 스내치의 장점을 제대로 활용할 수 있었다. 역도선수들이 스내치 그립을 사용하는 단 한 가지 이유는 바가 움직이는 거리를 줄여서 더 많은 무게를 들기 위한 것이다. 좁은 그립 스내치는 외회전 요소를 눈에 띄게 감소시키고 또한 바가 움직이는 거리를 증가시킨다. 선수들은 적은 무게를 사용하는 것으로도 더 나은 운동을 할 수 있었다.

스내치를 배우는 가장 좋은 방법은 먼저 덤벨로 해보는 것이다. 덤벨 스내치는 우리가 제일 먼저 가르치는 폭발적인 움직임으로, 만약 단 하나의 역도식 운동을 사용해야 한다면 우리는 덤벨 스내치를 선택할 것이다. 덤벨 스내치는 코어 스트렝스와 편측 어깨 스트렝스뿐만 아니라 고관절과 다리 파워를 키우는 데도 효과가 있다.

## 상체 부상

상체 부상은 우리가 하고 있는 운동보다 하지 않고 있는 운동과 더 관련이 깊다. 아마도 많은 리프터들이 가지고 있는 회전근개 문제는 당기는 스트렝스의 부족 때문일 것이다. 대부분의 사람들은 이 때문에 균형이 깨지고 회전근개에 문제가 생기게 된다.

이는 두 종류의 문제로 압축된다. 로 운동(수평으로 당기는 운동)의 부족, 그리고 친업 동작과 같은 수직으로 당기는 운동의 부족이다.

우리 선수들에게는 회전근개 건증이 발생하는 경우가 없으며, 선수 대부분은 벤치 프레스 1RM 이상의 무게로 친업이 가능하다.

당기고 미는 비율은 최소한 1:1이 되어야 한다. 다

시 말하면, 몸무게 180파운드의 선수가 벤치 프레스 280파운드를 할 수 있다면 100파운드의 무게를 매달고 회외 그립(supinated Grip) 친업 한 번을 할 수 있어야 한다.

친업 무게는 딥 벨트에 추가한 무게와 몸무게를 더해서 계산한다. 어깨를 보호하기 위해 회외 그립으로 하도록 지도하고 바닥에서부터 동작을 시작하도록 한다. 이렇게 할 수 있는 사람들은 거의 어깨에 문제를 가지고 있지 않다.

수직으로 당기는 운동을 벤치 프레스와 똑같이 취급하라. 둘을 번갈아가면서 하고 무겁게 세 번 반복하라. 당신이 어떤 식의 수평으로 미는 운동을 하건 수직으로 당기는 운동도 똑같이 대우하라.

나는 로 운동에 대한 비율은 갖고 있지 않지만, 당기는 스트렝스를 적절하게 갖춘 선수들은 자신의 덤벨 벤치 프레스 무게의 80퍼센트의 무게로 덤벨 로가 가능하다. 100파운드 덤벨로 벤치 프레스를 5번하는 선수는 80파운드의 덤벨로 로를 5번을 할 수 있어야 한다는 말이다.

종국에 가서 모든 선수들은 바를 벤치 프레스 높이에 두고 발을 18인치 올린 상태에서 10~15회 인버티드 로를 할 수 있어야 한다. 인버티드 로를 할 때 선수들은 치팅 없이 가슴이 바에 닿도록 해야 한다.

나는 NFL 라인맨이 친업을 한 회도 못 하는 것을 본 적이 없지만 제대로 된 인버티드 로를 한 회도 수행하지 못하는 경우는 많이 보았다. 벤치 프레스에 강한 사람들 대부분은 처음에 인버티드 로를 한 개도 못 할 수 있다. 그리고는 즉시 "나는 유연성이 부족해"라며 핑계를 댈 것이다.

만일 바를 가슴까지 내릴 수 있다면 바를 가슴까지 당기는 것도 가능해야 한다는 사실을 선수에게 알려줄 필요가 있다. 400파운드 벤치 프레스가 가능한 사람이 인버티드 로를 5회도 제대로 하지 못하는 경우를 많이 보았다. 이러한 선수에게는 견갑골을 뒤로 당기는 스트렝스가 매우 부족한 것이며 당신은 이 선수들이 수평적 당기는 스트렝스를 되찾을 수 있도록 도와야 한다.

## 회전근개 지지

현재 우리 센터에서 일하고 있는 물리치료사 존 팔로프(John Pallof)는 Kaiser functional trainer를 이용해 후방 회전근개의 스트렝스와 견갑골 안정성을 발달시키는 아주 훌륭한 회전근개 운동을 가르쳐 주었다. 이러한 종류의 운동은 튜빙이나 덤벨로도 수행할 수 있다. 하지만 이러한 운동은 저항을 조금씩 올릴 수 있는 기구를 이용해 하는 것이 제일 좋다. 회전근개는 작고 약한 근육들로 이루어졌기 때문에 무게를 더 조금씩 올리는 것이 필요하다는 사실을 기억해야 한다.

나는 길이와 장력 때문에 튜빙보다 Keiser를 선호한다. 튜빙의 저항은 튜빙이 늘어남에 따라 증가한다. 다시 말해 튜빙의 길이가 길어짐에 따라 저항이 증가한다. 이것은 마지막 범위에서 최대 저항이 발생한다는 것을 의미한다. 이는 우리가 무엇을 트레이닝하느냐에 따라서 이득이 될 수도 있지만 단점이 될 수도 있다.

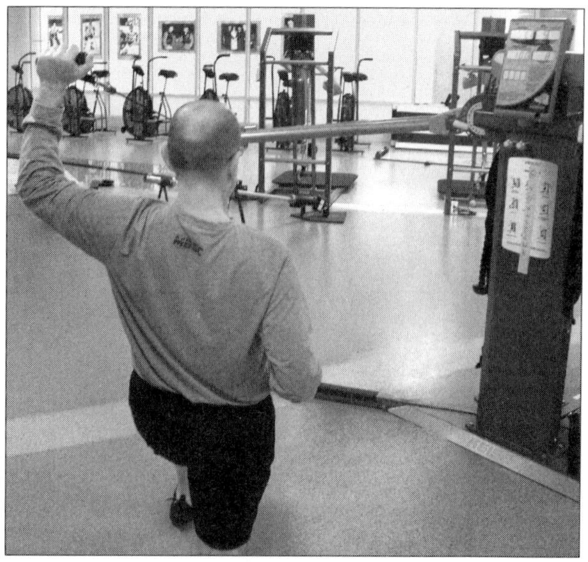

덤벨은 종종 그 반대의 문제를 가지고 있다. 고객이 덤벨로 가동범위를 통해 움직일 때 무게는 똑같이 유지된다. 하지만 지렛대 이점이 증가함에 따라 무게를 더 쉽게 들 수 있다. Keiser는 가동범위 내에서 1파운드씩 무게를 증가시킬 수 있으며 균일하고도 부드러운 저항을 줄 수 있다. 이는 회전근개 트레이닝에 있어서 매우 중요하다.

동적인 인대(dynamic ligament)라는 표현은 회전근개를 설명하기에 좋은 표현이다. 선천적으로 얇게 만들어진 전방 관절낭 때문에 회전근개는 어깨에서 가장 강한 지지 구조이며 실질적으로 일련의 과정을 통해 움직이는 인대이다. 다른 모든 근육들과 마찬가지로 회전근개에서 중요한 점은, 스트렝스 훈련과 특정한 스피드 훈련 둘 다 해야 한다는 것이다.

존 팔로프가 제시한 운동은 90/90 방식의 회전근개 기본운동이지만, 어깨 거상을 허용하지 않는 것과 같은 세부사항에 주의를 기울여 실시해야 한다.

추가적으로 우리는 특정한 감속 훈련을 위해 머리 위에서 던지는 운동을 많이 한다. 다양한 기능을 위해서는 다양한 훈련 환경이 요구된다.

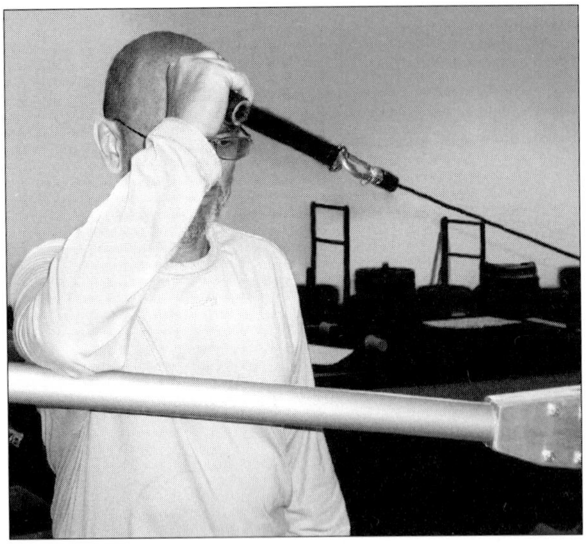

당신이 이미 하고 있을지도 모르는 YTWL 어깨운동 시리즈는 우리 프로그램의 첫 번째 단계에서 적용한다. 이 운동들은 상부 승모근 대신에 중부와 하부 승모근을 쓰는 방법을 가르치고 보통 약한 하부 승모근과 능형근을 강화시키는 것을 돕기 위해 기능적이지 않는 방법(non-functional)으로 행해진다(고립에 가까운 방법).

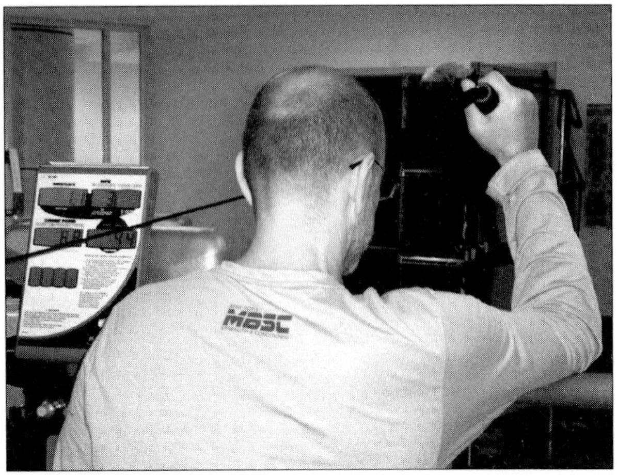

그 다음 운동은 작가이자 트레이너이자 코치인 미셸 달코트(Michol Dalcourt)에게 영감을 받은 운동, 즉 YTWL 운동을 서서 하는 것이다. 먼저 반 무릎 꿇은 자세에서 한 후 서서 하는 YTWL로 넘어간다.

세 번째 운동은 존 팔로프가 오버헤드 동작을 많이 하는 선수들에게 추천하는 것으로 90/90 운동이다. 첫 번째 90/90은 엎드린 자세에서 실시하는 단순한 수평 내전 동작이다. 견갑골 안정성을 유지하면서 상완골을 수평 내전하는 것을 강조한다. 두 번째는 90/90 외회전 운동이다. 그 다음은 첫 번째와 반대인 동작으로 저항을 가지고 하는 견갑골의 내전과 후인 운동이다.

## 전방 무릎통증

전방 무릎통증(anterior knee pain)은 여러 이름으로 불리는 증상이지만 불행히도 효과적인 치료법이 거의 없다. 슬개골 연골연화증, 슬개골 건증, 그리고 슬개대퇴동통증후군 등의 이름들은 모두 다양한 유형의 무릎 전방 통증을 설명하는 데 사용된다. 치료법은 대개 주통증 부위인 무릎관절에 초점이 맞춰져 있지만 무릎을 치료하는 것은 이보다 더 큰 범위의 문제이다.

실제로 무릎은 고관절이나 발의 문제에서 기인하는 통증의 저장고일 수 있다. 무릎통증을 다스리기 위해 무릎에 중심을 두는 방법은(원인 기반 접근법과 대조되는) 증상 기반의 접근법이라 할 수 있다. 원인 기반 접근법과 증상 기반 접근법의 차이는 원인을 밝혀내려고 노력하는 것과 주요한 증상을 없애는 것에 초점을 맞추는 것의 차이다.

현재 연구조사는 다수의 무릎 과사용 문제는 무릎 자체의 문제가 아니라는 것으로 결론을 짓고 있다. 앞서 언급했던 모든 증상은 사실 좋지 못한 고관절 안정성과 관련이 있으나 그것이 무릎통증으로 발현된 것일 수 있다. 왜 이런 일이 발생하는가에 대해 설명할 때 종종 밧줄에 비유하는데, 만일 내가 당신의 목에 느슨하게 올가미를 감고 앞에서 서서 줄을 잡아당긴다면 당신은 목 뒤쪽이 아프다고 말할 것이다. 내가 밧줄을 잡아당기는 것을 멈추면 당신의 목통증은 없어질 것이다. 당신의 목에는 잘못된 점이 전혀 없다. 목은 단순히 잡아당겨지는 것을 느낄 수 있는 끝 지점이었을 뿐이다.

이것은 장경인대를 잡아당기는 둔근의 작용과 비슷한데 이는 무릎통증을 일으킨다. 장경인대는 둔근으로부터 슬개인대까지 힘을 전달한다. 슬개인대에서 느껴지는 통증은 밧줄을 잡아당겨서 목 뒤에 생기는 통증과 비슷하다.

또 다른 전방 무릎통증의 원인이 될 수 있는 것은 발목 가동성의 손실이다. 신발, 테이프, 브레이스로 발목을 안정화시키고자 하는 선수 트레이너들의 열의는 선수들이 기능에 퓨즈가 나간 발목 관절로 경기를 뛰도록 만들었다.

전방 무릎통증이 빈번한 농구와 같은 스포츠에서 발목염좌는 드물게 나타나지만 슬개대퇴통증은 위험 수준에 이르렀다. 발목을 과도하게 안정화시키려는 바람은 우리가 경비골인대결합손상(high ankle sprain)이라고 부르는 현상과 슬개인대 문제의 빈번한 발생을 초래했다. 경비골인대결합손상은 20년 전만 해도 사실상 알려지지도 않았는데 이는 과도한 발목 안정화의 부산물일지도 모른다.

흥미롭게도 축구에서는 발목 또는 슬개 대퇴 문제가 거의 발생하지 않는데 축구선수들은 잔디 위에서 발목이 얇고 가벼운 신발을 신는다. 인위적인 발목 안정화를 줄인다면 발목과 무릎을 보호할 수 있을 것이다.

지난 10년 동안 전방 무릎통증은 내측광근 발달 부족과 잘못된 슬개골 활주 그리고 여러가지 다른 이유 때문이라고 생각되었다. 대부분의 치료법은 냉찜질, 테이핑, 초음파와 같은 다양한 방법으로 발현 부위의 통증을 감소시키려는 것에 초점이 맞추어져 있었다.

그러나 이러한 방법들 대신 고관절로부터 시작하여 내려가는, 특히 무릎 굴곡, 내전 그리고 내회전의 신장성 조절을 목표로 한 강력한 강화 운동 프로그램이 더 효과적일 수 있다.

아일랜드 학자 윌슨(Wilson), 발렌타인(Ballantyne), 데이비스(Davis)가 <journal of Orthopaedic and sports physical therapy>에 발표한 연구조사에 따르면 '슬개대퇴통증이 있는 여성들은 증상이 없는 같은 나이의 대조군과 비교했을 때 고관절 외전 그리고 외회전 기능이 상당히 약화되어 있다'고 하였다.

우리는 신장성, 그리고 신경적인 안정화 요소를 위한 점진적인 싱글 레그 플라이오메트릭 훈련 프로그램과 함께 고관절 조절 능력을 강조한 하체 강화 운동을 하는데, 이로 인해 많은 선수들이 장기적 통증 완화를 경험할 수 있었다.

## 무릎통증에서의 중둔근과 내전근

경험적인 근거에 따른 최근까지의 연구결과를 바탕으로, 만일 우리 시설에서 훈련하는 선수들이 전방 무릎통증을 보인다면 모두 중둔근 촉진을 통하여 고관절 통증을 평가한다. 우리는 무릎통증과 중둔근의 약화가 거의 백퍼센트에 가깝게 연관이 있다는 것을 발견했다. 전방 무릎통증이 있는 모든 선수들은 같은 쪽 중둔근에 직접적인 통증 지점이 있었다.

거의 모든 경우에 중둔근 연부조직 치료가 무릎의 통증을 상당히 감소시켰다. 또한 대부분 도수 근력 검사에서 중둔근이 약하게 나타났다. 결론은 명확하다. 약한 고관절 안정근은 무릎 조절 능력의 부족과 함께 내전, 내회전 동작을 동반한 고관절 굴곡의 원인이 된다. 이러한 조절 문제는 슬개대퇴관절 또는 슬개건에 통증을 일으킨다.

더 상세한 연구조사들은 우리로 하여금 외측 하위체계(lateral subsystem)에 속하는 또 다른 고관절 안정근인 내전근을 주목하게 만들었다. 무릎통증의 잠재적인 원인 요소로써 외측 고관절 구조를 살펴보는 한편, 내전근의 근력와 과활성화 또한 검토해보아야 한다. 우리는 문제가 있는 사람들에게서 내전근의 약화와 함께 내전근에 분명한 트리거 포인트를 가지고 있을 뿐만 아니라 이 근육이 고관절 굴곡 대체 근육으로 우선시되는 것을 발견했다.

## 싱글 레그 트레이닝과 무릎통증

무릎통증의 원인과 해결책의 핵심은 미국 트레이닝 시스템에 만연한 현대의 시상면 중심, 양다리 기반의 스트렝스 훈련에 있다. 전방 무릎통증을 해결하기 위해서는 전두면에서의 고관절, 무릎, 발의 움직임을 조절해야 하는 것은 분명하다. 또한 이러한 문제들을 해결하기 위해 스트렝스 훈련과 파워 훈련 모두에 싱글 레그 운동을 반드시 적용해야 한다.

싱글 레그 스트렝스 훈련은 반드시 싱글 레그 스쿼트, 싱글 레그 데드리프트 변형동작과 같이 '보조 없이 하는(unsupported)' 싱글 레그 운동을 중심으로 해야 한다. 스플릿 스쿼트와 뒷다리를 올리고 하는 스플릿 스쿼트와 같은 무릎 중심의 싱글 레그 운동은 시상면에서는 적절한 자극을 줄지 모르나, 전두면이나 횡단면에서는 고관절에 충분한 운동이 되지 않는다.

선수는 반드시 반대발이 바닥이나 다른 물체에 닿지 않은 상태에서 한 발로 서 있어야 한다. 이것이 진정한 비 지지성 싱글 레그 스쿼트(unsupported single-leg squat)이다. 한 발로 서서 싱글 레그 스쿼트를 하는 동작은 선수가 오직 시상면에서만 움직임을 보이는 것 같지만, 사실상 이 운동은 삼중면 운동의 효과를 낸다.

한쪽 다리만을 지면에 지지하면 전두면과 횡단면에서의 움직임을 안정화시키기 위해 고관절 구조물인 외전근군과 외회전근군을 움직이도록 만든다.

이러한 비 지지성 싱글 레그 운동에서는 고관절 제어를 발달시키기 위해 최대 가동범위보다 적게 움직인다. 다른 운동에서는 항상 최대 가동범위 운동을 하지만 이는 우리 훈련 시스템에서 중요한 예외이다. 이것은 진정한 점진적 가동범위 운동이다.

목표는 항상 외부적인 저항을 추가하기에 앞서 체중으로 통증 없는 최대 가동범위를 획득하는 것이다. 예외로는 뒤꿈치 쪽으로 체중을 이동하기 위해 5파운드 덤벨을 사용하는 것이다. 운동 진행은 가동범위와 고관절 움직임 조절을 키우기 위한 무게 조절을 통해 이루어진다.

다음은 슬개대퇴동통증후군을 위해 제시하는 치료 프로그램이다.

### 첫 단계

테니스 공이나 폼 롤러, 가능하다면 훌륭한 치료사나 트레이너를 통한 중둔근 연부조직 치료가 우리가 제시하는 첫 단계이다.

### 두 번째 단계

무릎과 고관절 신전근 강화 운동과 함께 고관절 외회전근에 반사적 근신경조절 훈련(RNT, Reactive Neuromuscular Training)을 적용하고, 가능하다면 비 지지성 싱글 레그 운동과 점진적인 가동범위 증가에 중점을 둔다.

RNT라는 용어는 자칫 혼동될 수 있는데, 두 명의 유명한 물리치료사가 전혀 다른 개념을 설명하는 데 이 용어를 똑같이 사용했기 때문이다. NASM의 마이크 클락은 플라이오메트릭이라는 단어 대신에 RNT라는 용어를 사용했다.

한편 그레이 쿡은 전혀 다른 개념을 적용하기 위해 RNT라는 용어를 사용한다. RNT에 대한 그레이쿡의 개념은 관절에 그 근육들의 작용과 반대되는 스트레스를 가하는 것을 말한다.

고관절 외전근을 목표로 한다면, 밴드를 무릎에 걸고 다리를 내전 방향으로 잡아당긴다. 추가적인 내전 방향으로의 힘은 실제로 외전근을 자극할 것이다.

치료나 개인 트레이닝에서는 치료사나 퍼스널 트레이너가 세라밴드를 이용하여 이러한 내전 방향으로의 힘을 가할 수 있을 것이다. 그룹 트레이닝에서는 세라튜브나 미니밴드로 내전 방향으로의 힘을 가할 수 있을 것이다.

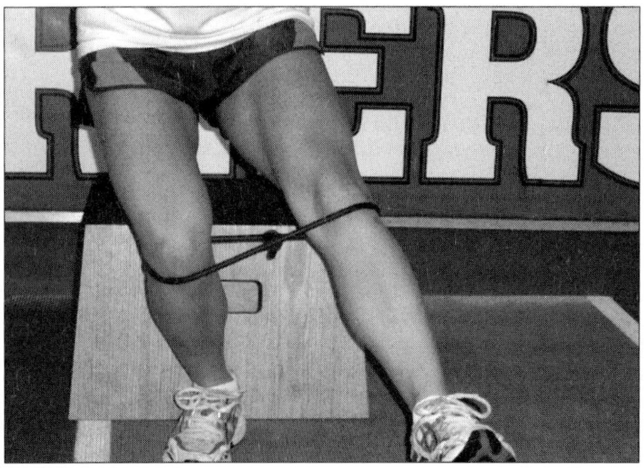

튜빙의 내전 방향으로의 힘에 맞서 중둔근이 활성화 될 것이다. 이 방법은 로스앤젤러스 Athletes' Performance의 퍼포먼스 전문가 샤드 포사이드(Shad Forsythe)의 아이디어이며, 후에 198페이지에서 다룰 것이다.

## 세 번째 단계

세 번째 단계에서 우리는 세 가지의 뚜렷하게 다른 패턴으로 고관절 신전근을 강화할 것이다.

첫 번째 패턴은 싱글 레그 스트레이트 데드리프트와 같은 스트레이트 레그 패턴인데, 이는 사실 무릎을 의도적으로 20도 정도 구부리기 때문에 잘못된 명칭이라고 할 수 있다.

두 번째 패턴은 나중에 책 뒷부분의 코어 훈련 부분에서 다루어지는 브릿지 운동 방법을 포함한 벤트 레그 패턴이다.

세 번째는 둔근의 고관절 신전 기능을 이용하는 레그 컬 동작이다.

### 〈패턴 1〉

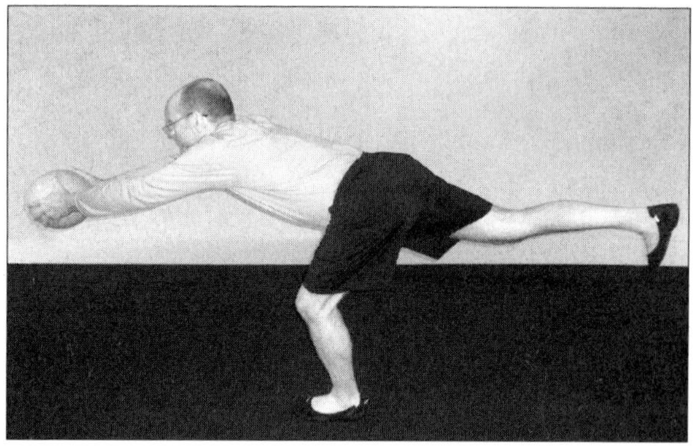

리칭 싱글 레그 SLDL

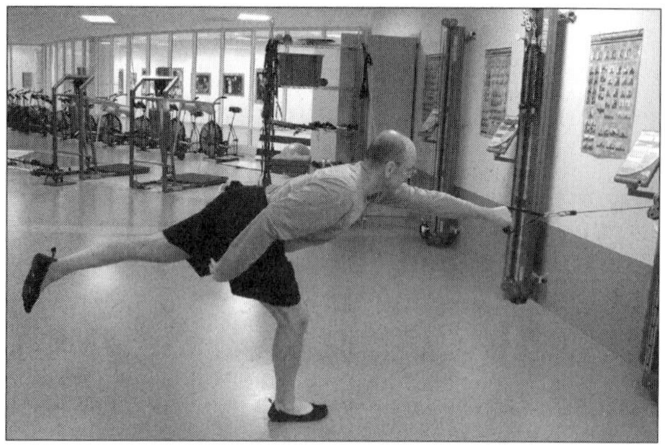

싱글 레그 SLDL

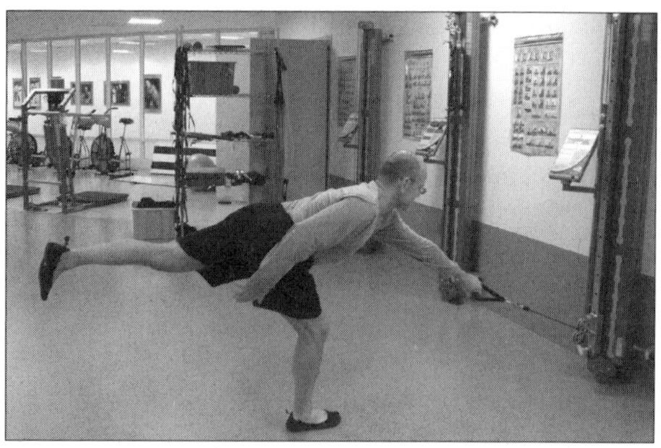

Low-Pulley 또는 horizontal pulley anterior reach(20도 무릎 굴곡, 플랫백)

〈패턴 2〉

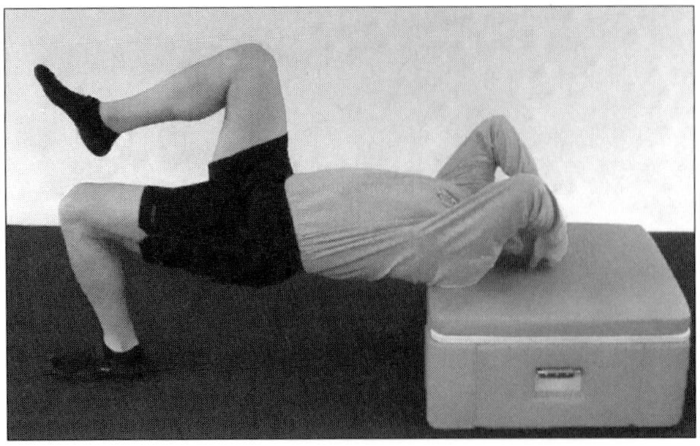

싱글 레그 브릿지 변형동작

바닥에서 시작하거나 벤치 또는 12인치 플라이오메트릭 박스를 이용하여 고관절을 들어올린다. 이 운동은 누구도 하지 않지만 최고의 둔근 운동이며 코치 브렛 콘트레아스(Bret Contreas)로부터 배운 훌륭한 운동이다.

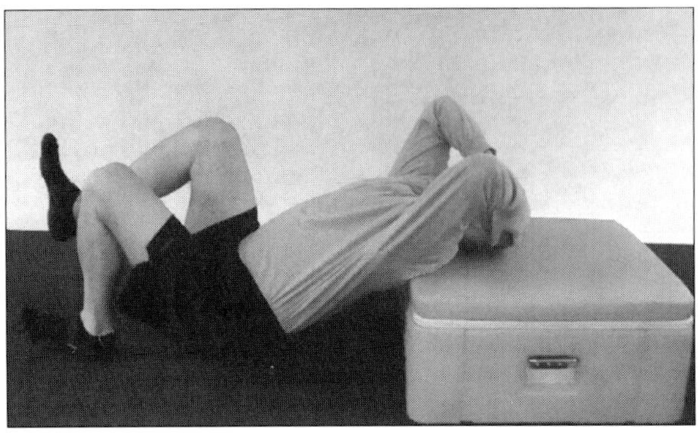

이 운동은 추가적인 불안정성과 함께 둔근과 고관절 회전근을 자극한다.

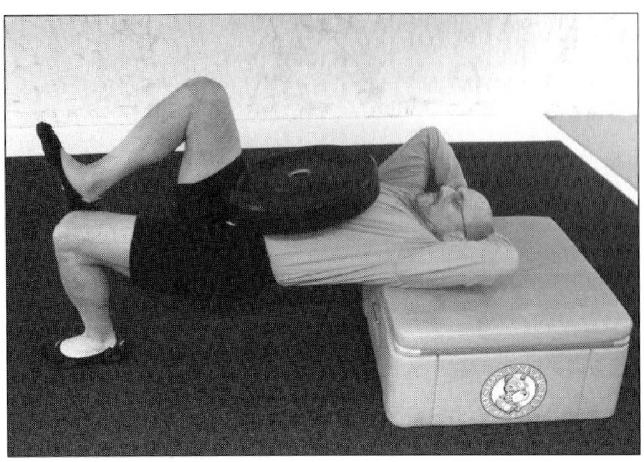

〈패턴 3〉

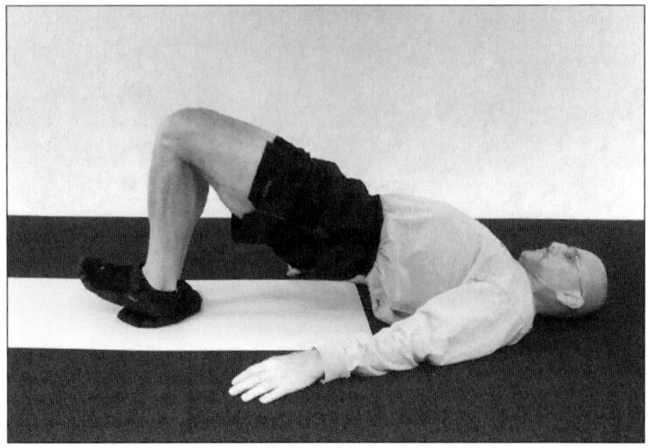

슬라이드보드 레그 컬 변형동작

슬라이드보드 레그 컬에서 중요한 것은 고관절의 신전 상태를 유지하기 위해 둔근을 등척성으로 작용하는 것이다. 반면 햄스트링은 무릎의 굴곡과 신전 작용을 한다. 약간만 고관절이 굴곡되어도 이 운동은 효과가 없다. 심지어 고관절에서 1도의 움직임만 일어나도 둔근의 기능을 무효화한다.

동작을 티칭하는 가장 좋은 순서는 둔근과 복근을 수축시킨 브릿지 자세에서 시작하여, 신장성으로 다리를 천천히 펴면서(신장성 수축) 내려가는 것이다.

## 네 번째 단계

- 고관절 외전근의 등장성 훈련

많은 사람들이 단일 관절 고립 훈련이 기능적이지 않다고 반박하겠지만 고관절 외전근의 등장성 작용을 훈련하는 것은 여전히 필요한 부분이다. 옆으로 다리를 들어올리는 운동이나 필라테스 리포머 또는 Shuttle run MVP에서 서서 외전하는 방법을 이용한다.

## 추가적 요소

### 코어

훌륭한 프로그램에는 코어(core) 훈련이 항상 포함

되어야하지만, 슬개대퇴통증이 있는 경우, 네발자세나 브릿지 변형동작들이 대둔근과 중둔근 기능을 강조하기 위해 사용되어야 한다.

### 컨디셔닝과 근지구력

뒤로 걷기는 슬개대퇴통증이 있는 고객에게 좋은 운동이다. 뒤로 걷기는 무릎관절에 부담이 적으며 실제로 닫힌 사슬로 행해지는 말기 무릎 신전(terminal knee extension)의 연속과정이다. 뒤로 걷기는 점진적으로 각도를 올리며 인터벌로 트레드밀에서 시작하여 무게를 달고 뒤로 걷는 것으로 난이도를 높일 수 있다.

### 신장성 스트렝스

신장성 스트렝스(eccentric strength) 운동은 착지 기술을 강조하는 싱글 레그 플라이오메트릭에 초점을 맞춘다. 즉 점프는 전방으로, 홉(hop)은 전방, 내측, 외측으로 한다. Shuttle run MVP는 부상에서 복귀한 선수 또는 체중 대 스트렝스 비율이 좋지 못한 선수들의 착지 기술을 발달시키는 데 사용될 수 있다.

슬개대퇴통증을 이겨내는 가장 좋은 방법은 통증의 원인과 통증 부위 모두에 효과가 있는 균형 잡힌 방법을 적용하는 것이며, 하지의 모든 기능을 고려하는 것이다.

## 전방십자인대 부상예방

기능적인 해부학을 이해하는 열쇠는 싱글 레그로 섰을 경우에 모든 것이 달라진다는 사실을 깨닫는 것이다. 해부학적인 관점에서 사실을 부인할 수 없으며 무릎통증 예방을 위해서 반드시 고려해야 할 중요한 점이다.

ACL 부상예방 프로그램은 종종 새로운 개념이 나온다기보단 기존의 내용에 다른 포장을 입힌 경우가 많다. 어떤 프로그램을 새로운 ACL 부상예방 프로그램이라고 부르는 것은 선수 트레이너, 물리치료사 또는 코치의 귀를 솔깃하게 하기 위한 방법일 뿐이다.

ACL 부상을 예방하는 방법은 좋은 훈련을 하는 것 뿐이다. 우리가 ACL 부상감소를 위해 사용하는 프로그램은 사실 다른 모든 사람들에게 사용하는 것과 똑같은 프로그램이다. 코치로서 우리는 부상예방의 개념을 선수들과 취미 활동으로 열심히 운동하는 사람들 모두에게 동일하게 적용해야 한다는 사실을 깨달아야 한다.

여자선수들이 ACL 부상을 당하기가 훨씬 쉽기 때문에 여자선수들의 코치들이 그 프로토콜에 더 관심을 갖는 경향이 있다. (북미에선) 한 해에 ACL 파열이 십만 건이 넘는 것으로 추정되는데 이 중 약 1/3이 고등부 여학생들이다. ACL 부상예방법이라는 것은 여자 농구 코치들이 신뢰를 얻게 하려는 방편일지 모른다.

여자선수들을 훈련시킬 때는 여성이기 때문에 겪어야 하는 고통에 대해 한탄하기보다는 그것을 해결하기 위한 무엇을 시작해야 한다. 여성에게 발생하는 부상의 숫자에 대해 불평하는 것은 아무런 도움이 되지 않는다.

생리주기에 대해 공부하는 것 또한 마찬가지다. 우리는 성을 바꿀 수 없으나 하체 스트렝스와 안정성을 바꿀 수는 있다. 특정한 기여요인들(Q각, 과간와[intercondylar notch], 월경상태)은 모두 우리가 바꿀 수 없는 것들에 해당된다.

ACL 파열 가능성과 생리주기의 영향에 대한 연구 분야도 있다. 하지만 내가 제기하는 의문은 우리가 그것을 안다고 해서 뭘 할 수 있는가이다. 부상위험이 있는 시기라고 해서 부모들이 딸을 큰 게임에 내보지 않을 것이라고 생각하나? 그렇지 않을 것이다.

### 전방십자인대 부상감소 전략

ACL 부상감소 전략은 단순하지만 체계적이다. 우리는 아래에 제시된 모든 것들을 해야 한다. 아래에 제시한 목록들은 그 중에서 어느 하나만을 고르라고 제시한 메뉴판이 아니라 레시피에 가깝다. 중요한 재료를 빠뜨리지 않도록 한다.

- 동적인 준비운동
- 파워와 안정성: 신장성 스트렝스 훈련은 착지 습득 기술과 동일하다
- 스트렝스 발달: 싱글 레그 운동 강조
- 방향 전환 개념: 멈추는 방법 습득
- 방향 전환 컨디셔닝: 컨디셔닝 향상

### 첫 번째 전략: 동적인 준비운동

잘 갖춘 준비운동은 ACL 부상예방 프로그램의 첫 번째 단계이다. 사실 좋은 준비운동은 어떠한 프로그램에서도 첫 단추가 된다. 적절한 준비운동은 싱글 레그 스트렝스, 동적 유연성을 발달시키고 고유수용감각을 증가시킨다. 최고의 동적 준비운동은 다른 근육을 늘이는 동안 한 근육을 활성화시킨다.

- 하이 니 워크(high-knee walk)
- 레그 크레이들(leg cradle)
- 워킹 힐 투 벗(walking heel to butt)
- 백 런지(back lunge)

### 두 번째 전략: 안정성과 신장성 스트렝스 발달

동적인 준비운동이 첫 번째 단계라면 안정성과 신장성 스트렝스의 발달은 가장 중요한 단계이다. 여러 대중적인 ACL 부상예방 프로그램에서 놓치고 있는 것이 바로 이것이다. 대부분의 프로그램에서는 점프에 너무 집중하고 호핑(hopping)은 충분히 이루어지지 않는다.

이것을 이해해야 한다. 즉 점프(jump)와 홉(hop)은 다르다. 우리가 싱글 레그로 설 때 모든 것이 바뀌며, 싱글 레그로 착지할 때도 마찬가지다. 부상을 줄이는데 중요한 것은 싱글 레그로 착지하는 능력을 발달시키는 것이다. 신장성 스트렝스는 올바로 착지하는 능력을 말한다.

다음의 용어를 이해해야 한다.

- 점프: 두 다리에서 두 다리로. 이것은 많은 프로그램의 기본이 되지만 ACL 부상예방 방법이 아니다.
- 홉: 오른다리에서 오른다리로 또는 왼다리에서 왼다리로. 홉은 대부분의 프로그램에서 다루어지지 않지만 ACL 예방에서 매우 중요하다. 호핑은 전방, 내측, 외측으로 해야 한다.
- 바운드(bound): 오른다리에서 왼다리로
- 스킵(skip): 한 발당 두 번씩 지면과 접촉한다.

### 플라이오메트릭 운동 진행

플라이오메트릭(plyometrics) 단계는 최소 3주 지속되어야 하며 점프와 호핑은 일주일에 두 번 실시돼야 한다. 우리는 플라이오메트릭 운동을 매 훈련일마다 하지만, 같은 운동을 한 주에 두 번 반복하지 않는다.

1단계

**박스 위로 점프나 홉:** 이는 중력의 영향을 감소시키고 신장성 힘을 줄여준다. 점프는 전방으로 행해진다. 홉은 전방, 내측, 외측 방향으로 실시한다.

2단계

**장애물을 넘으며 점프 또는 홉:** 1단계에서 우리는 중력의 영향과 신장성 힘을 감소시켰다. 2단계에서 우리는 한 물체를 넘어서 수행하는 점프 또는 홉 동작으로 중력으로 인한 가속 훈련을 포함시킨다. 위와 같은 방법을 이용하지만 박스 위로 점프나 홉을 하는 대신 허들을 넘으며 점프, 홉을 한다. 6인치에서 30인치 사이의 다양한 크기의 허들을 이용할 수 있다.

중력과 스트렝스를 추가했을 때 움직임의 질이 떨어지는 것은 문제가 된다. 그럴 경우 다음 단계로 넘어가지 말고 전 단계로 돌아가라.

스트렝스와 컨디셔닝 분야의 전설인 알 버밀(Al Vermeil)은 다음과 같이 말했다. "선수의 덩치가 커질수록, 혹은 선수가 약해질수록, 넘어야 할 장애물은 작

아진다."

3단계

탄성 훈련 추가: 2단계와 같은 운동을 사용하지만 다른 점은 바운스가 추가된다는 것이다.

4단계

진정한 의미의 플라이오메트릭: 우리가 일반적으로 플라이오메트릭이라고 생각하는 반사적인 운동을 말한다.

## 세 번째 전략: 스트렝스 발달

스트렝스 발달은 두 번째로 중요한 것이다. ACL 부상예방에서 스트렝스 프로그램은 반드시 기능적인 싱글 레그 운동 방법으로 구성되어야 한다.

### 핵심 사항

- 체중을 다루라: 단계별 싱글 레그 운동.
- 기능적 스트렝스 발달시켜라: 머신을 사용하지 않는다.
- 싱글 레그 스트렝스를 발달시켜라: 고관절 역학의 차이에 따라.
- 무릎 중심과 고관절 중심의 싱글 레그 운동 모두 수행하라.

모든 선수들은 싱글 레그 스쿼트와 무게를 들고 하는 싱글 레그 스트레이트 레그 데드리프트까지 진행하는 것이 이상적이다.

## 네 번째 전략: 방향 전환 개념

대부분의 코치에게 방향 전환을 가르친다는 개념은 생소할 것이다. 우리는 움직임을 가르치는 것과 움직임의 타이밍을 맞추는 것을 구별하는 것을 선호한다. 많은 민첩성 프로그램에서 선수는 콘(cone)에서 콘으로 뛴다. 우리의 방향 전환 프로그램에서는 효과적인 움직임을 위해 꼭 고려해야 할 사항을 가르친다.

선수들에게 정지하고 건너는 것을 가르칠 때 단순한 드릴을 사용한다. 많은 개념들이 플라이오메트릭 단계에서 배운 것과 착지 기술을 가지고 만든 것이다.

## 다섯 번째 전략: 방향 전환 컨디셔닝

방향 전환 컨디셔닝이란 콘셉트는 새로운 것이 아니다. 그러나 육상 코치들과 기존 기술이 가져왔던 엄청난 영향은 지난 몇십 년 동안 부정적인 효과를 가져왔다. 많은 컨디셔닝 프로그램은 110, 220, 440 야드 달리기와 같은 선형 거리 기반의 육상식 인터벌 프로그램으로 옮겨갔다. 심지어 많은 선수들은 고정식 자전거나 일렙티컬머신, 계단클라이머와 같은 유산소 기구를 이용하여 훈련하기 시작했다.

현대의 컨디셔닝 프로그램에서 종종 놓치는 것은 정지와 출발의 조직적인 통합 능력이다. 부상은 가속과 감속 중에 발생한다. 우리는 경기중 부상을 최소화하기 위한 컨디셔닝 프로그램에 정지와 출발 훈련을 포함할 필요가 있다. 우리는 방향 전환 달리기를 훈련하지 않는 날은 외측 컨디셔닝을 위한 슬라이드보드 훈련을 포함시킨다.

스트렝스와 컨디셔닝 코치들은 자신의 선수 트레이너를 이해하고 존중해야 한다. 적대적인 관계보다는 협조적인 관계를 만들어라. 만일 당신이 선수 트레이너나 물리치료사라면 당신의 스트렝스 코치와의 관계를 구축하고 그를 팀의 구성원이 되도록 만들어라. 협조적인 관계는 일을 더 쉽게 만든다. 스트렝스 코치는 재활팀의 일원이 되어야 하고 선수 트레이너는 질 좋은 스트렝스와 컨디셔닝 프로그램이 훈련장에서의 업무량을 줄여 줄 것이라는 사실을 깨달아야 한다.

중요한 것은 좋은 스트렝스 컨디셔닝 프로그램은 또한 최고의 ACL 부상예방 프로그램이라는 것이다.

단 한 가지도 중요하지 않는 요소가 없기 때문에 모두 포함되도록 해야 한다.

## 스포츠 탈장의 이해

스포츠 탈장(sports hernia)은 퍼포먼스 향상 및 물리치료 업계에 종사하는 많은 이들의 관심이 증가되고 있는 분야이다. 스포츠 탈장의 개념을 이해하기 위해서는 우선 이 부상에 대해 설명할 필요가 있다. 전문적인 의미에서 스포츠 탈장은 서혜부 영역의 하복부 벽이 찢어진 것을 말한다. 일반적인 서혜부 탈장과는 달리 돌출을 일으키는 심각한 열상이 발생하는 경우는 거의 없다. 대신 하복부의 통증이 점진적으로 일어나며 보통 서혜부 통증으로 시작된다.

여러 다른 증상들이 스포츠 탈장 분야에 포함된다. 그러나 스포츠 탈장에서 가장 흥미로운 것은 항상 복부의 통증이 아니라 서혜부 통증부터 시작된다는 점이다. 스포츠 탈장을 겪는 사람들은 대부분 점진적으로 하복부의 통증으로 진행되는 서혜부 통증을 경험한다. 이런 증상은 종종 간과되곤 하는데, 사실 문제를 해결하거나 이해하는 데 진정으로 중요한 요소일 수 있다.

스포츠 탈장은 외상에 의한 것이 아니다. 이것은 단독적으로 발생한다기보다 점진적으로 진행된다. 서혜부 통증으로부터 시작된 것이 복부통증으로 진행하는 것이다. 스포츠 탈장은 2차적인 부상이다. 스포츠 탈장은 서혜부 부상에 대한 복부 근육의 반응일 수 있다. 보다 구체적으로 고관절의 기능적 구조의 변화에 대한 복부 근육의 반응이다.

조금 뒤로 돌아가서 서혜부(groin)라는 용어와 서혜부 부상의 개념에 대해 살펴보자. 스포츠와 스포츠 의학 분야에서 서혜부는 보통 고관절을 굴곡하는 근육, 내전하는 근육 그리고 놀랍게도 몇몇 고관절 신전근을 포함한다고 설명하고 있다. 서혜부라는 말은 고관절 굴곡근과 내전근 모두를 묘사하기 위해 모호하게 사용되는 용어에 불과하다.

여기서부터 흥미로운 부분이다. 내전근군은 다섯 개의 근육으로 이루어져 있다. 대내전근, 박근, 치골근, 장내전근, 단내전근이 그것이다. 우리는 기시 정지 해부학을 배웠기 때문에 이러한 근육들을 내전근으로써 단일하고 평면적 역할을 하는 것으로 상상한다. 우리는 순수하게 전두면에서 행해지는 동작으로 내전의 단순화된 관점을 취하는 경향이 있다. 그러나 다른 것들과 마찬가지로 보이는 것처럼 단순하지 않다.

나는 MLS(메이저리그 축구), NCAA(전미대학경기협회) 및 NHL(내셔널하키리그)에 속한 스포츠 탈장을 겪는 선수들과 일을 해본 적이 있다. 2006년 여름, 나는 스포츠 탈장 수술을 받은 두 선수의 성공적인 재활 프로그램에 참여한 적이 있다. 한 명은 NHL 선수였고 다른 한 명은 NCAA 디비전 1 하키 선수였다.

나는 훌륭한 물리치료학 박사 도니 스트랙에게 도움을 요청했다. 도니는 두 선수를 평가했고 치골근의 연부조직에 상당한 제한이 있음을 발견했다. 두 선수 모두 어떤 순간에 서혜부 부상 또는 내전근 염좌를 겪었고, 일반적인 냉찜질과 휴식으로 치료했다.

두 선수는 증상이 가라앉은 후 경기에 복귀할 수 있었으나, 두 선수 모두 이 중요한 부분에 적절한 연부조직 치료를 받지 못했다.

스트랙 박사의 멘토인 물리치료사 댄 다이렉(Dr. Dan Dyrek)은 이러한 부상치료를 설명하는 데 '못 본 채 무시(benigned neglect)'라는 용어를 사용한다. 증상이 없어지거나 감소하는 것이 치료와 같다고 생각하지만, 이는 당연히 항상 맞는 것은 아니다.

모든 내전 근육들은 다중면에서 보조근 역할을 한다. 두 개의 내전근은 약한 고관절 굴곡근이기도 하다. 치골근과 단내전근은 고관절 굴곡 보조 역할을 한다. 다시 말해 이 두 근육은 굴곡과 내전 작용을 한다.

### 고관절 굴곡과 내전

스포츠 탈장은 거의 하키와 축구 이 두 스포츠에서 흔히 발생한다. 하키와 축구의 공통점은 무엇일까? 한 가지 중요한 점이 있다. 하키에서의 스케이팅 스트라이드 리커버리 단계(스케이트에서 바깥으로 뻗을 발을 다시 가져오는 단계)는 고관절의 굴곡과 내전의 조합이다. 어떤 근육을 과사용하고 부상이 발생하는지 상상해볼 수 있다. 당연히 굴곡과 내전을 둘 다 하는 근육일 것이다. 축구공을 차는 동작에서는? 역시 굴곡과 내전의 조합이라는 것을 생각할 수 있을 것이다.

이 두 근육의 공통점은 무엇인가? 정지점이 스포츠 탈장이 발생하는 복부 바로 아래 부분이라는 것이다.

나머지 세 개의 내전근은 신전과 내전근이다. 대내전근, 장내전근 그리고 박근은 내전을 돕지만 골반에 정지점 있기 때문에 고관절의 신전 또한 돕는다.

치골근과 단내전근은 과도하게 일하게 되고 염좌가 발생한다. 재활은 종종 불충분하다. 염좌의 위치 때문에 연부조직 치료가 어렵다. 사실 많은 선수 트레이너들은 (특히나 성별이 다를 경우에는) 내전근에 연부조직 치료를 하는 것을 꺼려한다. 연부조직 치료는 시간 또는 기술의 제한으로 인해 생략될 수도 있다.

또한 재활운동은 전두면에서의 내전 작용에 초점이 맞춰진다. 그렇지만 이는 부상당한 근육 고유의 기능을 직접적으로 다루지 못한다. 전두면에서의 내전은 긴 내전근들이 대신할 수 있고 굴곡 보조 작용을 하는 내전근의 문제를 감출 수 있다.

붕대와 탄성 장치들은 종종 증상을 감추거나 통증을 감소시키는 데 사용된다. 이러한 '못 본채 무시'는 치골근 또는 단내전근의 염좌에 이어 복벽의 열상이라는 결과를 낳는다.

## 연부조직 치료

이 말 때문에 선수 트레이너 그리고 물리치료사 집단이 나에게 화를 낼지도 모르겠다. 현재 내가 선수 또는 고객들을 위해 고용한 치료사는 도수치료사뿐이다. 나는 매우 운이 좋게도 다이렉 박사와 오랜 시간 동안 좋은 인연을 맺고 있다. 그는 연부조직에 관해 모든 것을 통달하고 있다. 그의 전체 사업은 연부조직 모빌리제이션을 중심으로 발전하였다.

당신이 선수 트레이너 혹은 물리치료사라면 연부조직 평가와 치료 기술을 향상시킬 것을 권한다. 대부분의 미국 선수 트레이너와 물리치료사들은 마사지를 하지 않는다. 너무 힘들고 비용 면에서 효율적이지 못하기 때문이다. 이것은 스포츠 탈장을 예방하기 위해 바뀌어야 할 부분이다.

하복부에 문제가 있는 선수가 있다면 훌륭한 도수치료사를 찾아라. 쉽지는 않을 것이다. 훌륭한 도수치료사는 정말 드물기 때문이다. 수술도 도움이 될 수 있지만 완전한 답이 될 수는 없다. 상처 조직의 해결이 퍼즐의 마지막 조각이다. 부상의 근본원인을 찾아내고 처리해야 한다. 이것은 오직 연부조직 전문가만이 할 수 있는 것이다.

의료업계의 많은 사람들이 내 생각에 반대할 것이다. 나는 스포츠 탈장 현상에 대해 많은 유명한 동료들과 논의해보았고 몇 가지 이론을 모을 수 있었다. 그레이 쿡과의 대화 중 이 보석 같은 이론을 알아낼 수 있었다. 그레이 쿡은 대부분의 선수들이 충분한 시간 동안 재활을 한다면 수술 없이도 수술을 받은 것만큼 잘 나을 수 있다고 주장한다. 수술은 치유를 위한 강제적인 휴식 방법에 가깝다.

## 스트레칭

스포츠 탈장을 막기 위해 스트레칭을 해야 한다는 것은 내셔널 하키 리그 팀 캘리포니아 허리케인스(Carolina Hurricanes)의 트레이너 피트 프라이센의 생각이다. 피트는 많은 하키 선수들이 내전근을 스트레칭하지만 고관절 굴곡근은 스트레칭을 하지 않는 것이 큰 발생 요인이 된다고 생각한다.

내전근은 혼자 스트레칭하기 쉬운 반면 고관절 굴근은 많은 집중력 또는 파트너의 도움이 요구된다. 그 결과 선수들은 종종 전두면에서는 충분한 고관절 가동성을, 시상면에서는 가동성의 제한을 갖게 된다.

신전에서의 큰 제약과 함께 과도한 외전이 있을 경우 고관절낭과 하복부 벽에 가해지는 힘을 생각해보라. 기능적 구조를 고려해보면 이해가 될 것이다. 고관절 가동범위의 차이는 선수들의 복부의 열상과 관절순 파손 가능성을 높일 것이다.

프라이젠은 한 면(plane)에서는 뻣뻣하고 다른 면에서는 느슨한 선수보다 차라리 아예 뻣뻣하거나, 아예 느슨한 선수가 낫다고 말한다. 그레이 쿡은 이것을 비대칭 문제라고 정의한다. 그레이 쿡의 FMS 연구조사에 따르면 비대칭은 대칭적인 제한보다 부상에 대한 더 큰 예측 변수이다. 고관절에서의 비대칭적인 가동범위는 스포츠 탈장의 또 다른 전조일 수 있다.

### 고관절 내회전

스포츠 탈장에서 생각해야 할 또 다른 중요한 점은 고관절의 내회전이다. 스포츠 탈장을 겪는 대부분의 선수들은 횡단면에서의 고관절 내회전이 부족하다. 우리가 내전근의 역할에 대해 잘못 이해하고 있는 것만큼이나 선수들은 다른 근육들, 즉 고관절 굴곡근과 외회전근은 치명적으로 짧게 내버려두고 잘못된 근육, 전두면에서의 내전근을 과도하게 늘리고 있는지도 모른다. 그 결과 고관절의 신전과 내회전이 부족하게 되지만 전두면에서의 내전은 아주 큰 가동범위를 갖게 된다. 이것은 골반의 보상작용을 강제하고 그 스트레스는 하복부 벽으로 옮겨갈 수 있다.

이것은 스포츠 탈장의 잠재적인 원인이 된다.

## 스포츠 탈장 예방

어떠한 부상예방법이든 적절한 검사 기술에서부터 시작된다. 이미 이야기했듯이 우리는 부상예방을 위해 선수들을 검사할 때 그레이 쿡의 FMS를 사용한다. 모든 선수들이 적어도 한 번은 이 7가지 테스트를 받아야 한다. 특히 스포츠 탈장 분야와 깊은 관계가 있는 것은 고관절 굴곡 패턴을 검사하는 FMS 허들 스텝 검사이다.

손상된 고관절 굴곡 패턴에서는 보통 고관절 굴곡을 시도할 때 골반이 외측으로 이동한다. 이러한 고관절 굴곡 패턴에서는 대개 장요근과 같은 심부 굴곡근이 약하거나 억제되어 있다. 선수는 고관절 굴곡을 대신하기 위해 요방형근을 사용하여 고관절을 들어올린다. 실은 척추의 외측 굴곡 작용으로 고관절을 올리는 것이다.

그레이 쿡은 개별적인 근육에 집중하는 것보다 패턴을 고칠 것을 주장한다. 패턴을 고치기 위해서 우리는 심부 고관절 굴곡근부터 동원될 수 있는 방법을 사용한다. 이에 대한 더 많은 정보는 100페이지 고관절 굴곡 섹션에 나와 있다.

스포츠 탈장 예방은 고관절 굴곡 패턴을 향상시키는 것뿐만 아니라 적절한 고관절 가동범위와 코어 안정성을 발달시키는 것에 집중되어야 한다. 고관절 움직임과 코어 안정성은 서로 연결되어 있다. 손상된 고관절 움직임은 과도한 골반 움직임을 일으키고, 과도한 골반 움직임은 서혜부 좌상이 스포츠 탈장으로 진행하는 이유가 될 수 있다.

유연성 면에서 고관절은 외전 방향뿐만 아니라 신전과 내회전 방향으로도 스트레칭되어야 한다. 많은 경우, 신전 내전 방향의 고관절 유연성이 비슷해질 때까지 외전 방향으로의 스트레칭은 제한되어야 한다.

정적인 스트레칭 후 다중면에서의 동적 가동성과 스트렝스 프로그램이 반드시 실시되어야 한다. 스트렝스는 양측성 스트렝스에 중점을 두어야 한다. 하체 프로그램은 비 지지성 싱글 레그 스쿼트, 싱글 레그 스트레이트 레그 데드리프트와 함께 래터럴 스쿼트에서 래터럴 런지로, 로테이셔널 스쿼트에서 로테이셔널 런지로 진행하도록 구성되어야 한다.

플라이오메트릭 훈련에서는 다방향 홉과 바운드를 실시해야 하며 슬라이드보드에서의 외측 컨디셔닝은 최소 주 2회 실시되어야 한다. 내전근에는 신장성 자극을, 외전근에는 단축성 자극을 준다는 점에서 슬라이드보드는 특별한 가치를 지닌 도구이다.

## 순서

구성이 핵심이다. 전반적인 부상예방을 위해서 우리는 항상 이 순서를 따른다.

- 폼 롤러
- 정적 스트레칭
- 동적인 준비운동
- 스트렝스

부상예방을 위한 프로그램을 구성할 때 위 모든 요소 중 하나라도 빠져서는 안 된다. 폼 롤링만 하고 정적 스트레칭을 빼선 안 되고 폼 롤링을 먼저 하기 전에 정적인 스트레칭을 해서도 안 된다. 퍼즐의 각 조각은 특정한 목적을 가지고 있고, 한 부분이 생략되면 예방 프로그램의 효과가 떨어질 수 있다.

선수들에게 반드시 폼 롤링을 할 시간을 주어야 하고 고관절, 내전근, 흉추와 같이 주의가 필요한 핵심적인 부분을 말해주어야 한다. 선수들이 해야 할 특정 스트레칭 동작을 알려주어야 하고 보다 더 중요한 것은 각 스트레칭을 하는 방법을 얘기해주고 직접 보여주어야 한다.

대부분 선수들은 가짜 스트레칭을 한다. 가짜 스트레칭에서 선수들은 틀린 자세를 잡고 다른 모든 사람들과 똑같이 보이려고 흉내낸다. 이것은 보통 큰 결점을 보상하기 위한 행동이다. 스트레칭하는 것을 좋아하는 선수들은 대개 유연하고 스트레칭할 필요가 없는 경우가 많다. 오히려 스트레칭을 싫어하는 선수들에게 스트레칭이 가장 필요한 경우가 많다.

선수들이 맨몸으로 할 수 있는 스트레칭이나 박스, 테이블, 롤러 등을 이용해 할 수 있는 스트레칭을 찾으려고 해야 한다.

기본적인 폼 롤링, 정적 스트레칭, 동적 준비운동 이후 부상예방의 다음 단계는 90도 이상에서 고관절 굴곡근과 요근을 위한 특정한 스트렝스 운동을 수행하는 것이다. 나는 세 단계로 진행하는 것을 좋아한다.

- 1단계: 누운 자세(supine)에서 고관절 굴곡
- 2단계: 서 있는 자세에서 고관절 굴곡
- 3단계: 서 있는 자세에서 고관절 굴곡과 내전, 엎드린 상태(prone)에서 고관절 굴곡

## 예방의 핵심

과도한 외전과 제한적인 신전 패턴을 찾아라. 보통 앉아서 다리를 좌우로 벌리고 하는 스트레칭(seated V-type stretch) 각도가 110도 이상이고 토마스 자세(Thomas Position)에서 중립인 선수는 불균형한 것이다.

90도 이상의 고관절 굴곡을 훈련하는 것은 요근의 기능을 향상시키기 위한 것이다. 이것은 준비운동 또는 활성화(activation)를 위해 실시된다. 횟수를 세지 말고 10초 동안 유지하는 방법으로 한다.

고관절 굴곡 패턴을 굴곡과 내전 패턴으로 진행하도록 훈련시켜야 한다. 이것에 집중하라. 선수가 반드시 굴곡과 내전 패턴을 사용하도록 해야 한다. 문제가 있는 선수는 본능적으로 고관절을 내회전시켜서 고관절 굴곡 패턴을 만들 것이다.

## 피해야 할 것

반드시 필요한 경우를 제외하곤 외과 전문의를 피하라. 의사는 수술을 하려고 한다. 그것이 의사들의 일이다. 의사들이 하는 것을 나는 1-2-3 모델이라고 부르는데, 아래에 나오는 것이 바로 그런 것들이다.

- 소염제를 먹인다.
- 소염주사를 놓는다.
- 절개한다.

우리는 1-2-3 모델을 피하길 원한다. 당신의 고객이 나아지지 않은 채 의사에게 다시 간다면 수술 날짜를 잡을 것이다. 하지만 수술은 최후의 수단이 되어야 한다. 고객이 재활 프로그램 전체를 정말 열성적으로

참여하지 않았다면 그것은 수술을 피해야 할 더 큰 이유가 된다.

선수들이 잠깐의 시간을 갖고 트레이너나 치료사의 말을 들으려 했다면, 수많은 수술을 피할 수 있었을 것이다. 나는 적절한 운동과 연부조직 치료로 구성된 적절한 재활 프로그램을 열심히 했다면 수술을 피할 수도 있었을 선수를 최소한 세 명은 보았다.

외과 의사가 살펴보기 위해 몸안을 들여다보게 해서는 안 된다. 이것은 의사도 확신이 없지만 어쨌든 수술은 하길 원한다는 것을 의미한다. 보통 의사는 보이는 작은 파손을 꿰매고 종종 내전근 일부를 떼내는 수술을 시행한다. 이것은 단지 더 많은 흉터 조직을 만들 뿐이다.

나와 많은 동료 치료사들은 스포츠 탈장 수술이 슬개대퇴관절의 외측지대유리술과 같이 성공률이 낮아 다행스럽게도 결국 없어질 수술이 될 것이라고 생각한다.

## 재활 개념

스포츠 탈장을 다루는 가장 성공적인 방법 중 하나는 움직임을 줄이는 것에 초점을 두는 것이다. 현 재활 프로토콜은 골반을 안정화하기 위해 심부 복부 근육을 훈련시키는 데 초점을 두고 있다. 비록 이것이 해결책의 초기 단계일지 몰라도 단순히 코어 안정화를 강조하는 방법은 장기적으로 실패하게 되어 있다.

결국 조직은 높은 속도의 부하와 수축에 다시 노출되어야 한다. 이것이 이루어지지 않는다면 다시 부상이 발생할 것이다. 스포츠 탈장 재활이 제대로 이루어지고 있지 않았다면 훈련 중 속도 요소가 추가되는 시점에서 실패를 경험하게 될 것이다.

조직의 질이 좋지 못한 현 상태에서 코어 안정성을 발달시키는 것은 단지 재부상의 발생을 연기할 뿐이다. 연부조직에 대한 관심을 소홀히 하지 마라.

또 다른 논쟁거리로는 열린 사슬 운동 vs 닫힌 사슬 운동 문제가 있다. 많은 치료사들과 코치들은 모든 하체운동이 닫힌 사슬로 시행되어야 한다고 믿고 있다. 스프린팅과 스케이트에서 스트라이드 리커버리는 순수한 열린 사슬 움직임이다. 선수는 닫힌 사슬에서 발생시킨 폭발적인 외전과 신전 작용을 열린 사슬 위치에서의 폭발적인 굴곡과 내전 패턴으로 전환시켜야만 한다.

우리가 기능의 진정한 면모를 살펴보지 않고 너무 닫힌 사슬 중심만 생각하고 있을 수도 있다. 많은 치료사들은 열린 사슬의 문제를 닫힌 사슬 개념을 이용하여 해결하려고 시도한다. 이러한 점이 내가 선수들에게 슬라이드보드를 선호하는 이유이자, 우리 선수들이 스포츠 탈장을 겪는 일이 적은 이유이다. 우리 모든 선수들은 스포츠 종목에 관계없이 슬라이드보드를 사용한다.

슬라이드보드의 장점은 선수가 보드를 가로질러 미끄러질 때 고관절 내전근과 굴곡근이 닫힌 사슬의 신장성 부하에 노출된다는 점이다. 그러나 그 이행기에서는 같은 근육이 열린 사슬의 굴곡과 내전 작용으로 스트라이드 리커버리에 사용된다. 슬라이드보드는 재활에서 매우 중요한 조직에 가해지는 필수 자극의 두 단계를 제공한다.

슬라이드보드를 사용할 때 중요한 점은 자극을 중재하거나 조절하는 것이다. 이것은 처음에 속도를 조절하거나 내전근에 내전 보조를 제공함으로써 가능하다.

속도는 선수에게 보드를 가로지를 때 천천히 움직이게 하여 조절할 수 있다. 우리는 처음 슬라이드보드에 대해 설명할 때, 야외 스케이트를 탈 때 이성의 손을 잡고 얼음판을 가로지르는 속도를 이야기하곤 한다.

보조는 선수의 발목에 Lifeline lateral resistor를 달아서 제공한다. lateral resistor는 Perform Better에서 구매할 수 있는데, 동작에 사용하지 않는 다리를 잡아당겨 목표한 조직에 자극을 감소시키는 기능을 한다.

## 스포츠 탈장 재활

스포츠 탈장 재활의 핵심은 속도를 점진적으로 올리게 하는 프로그램이라는 것이다. 많은 선수들이 처음에는 조직이 빨리 늘어나지 않아 괜찮게 느끼지만, 결국 조직 신장 속도가 늘어나게 되면 상황은 악화될 것이다. 게다가 재활에서 적절한 연부조직 치료가 거의 포함되어 있지 않기 때문에 실패하게 되어 있다.

재활의 첫 2주에서 3주는 상처 치료와 통증 관리에 초점을 맞추어야 한다. 스트렝스 & 컨디셔닝 코치는 선수 트레이너나 의사가 재활을 시작해도 된다고 결정할 때까지 거의 개입하지 않는다. 수술 후 2주에서 3주 후 쯤부터 선수 트레이너, 팀 닥터 그리고 물리치료사는 조절된 운동 프로그램을 허락하기 시작할 것이다.

우리 재활 프로그램의 첫 단계는 3주로 구성되며, 대략 수술 후 2주 후부터 시작되고 치유에 중점을 둔다. 서혜부나 복부에 자극을 주지 않으면서 선수가 다시 운동을 시작하도록 한다. 복부에 간접적으로 부하를 주는 운동 또한 하지 않는다. 우리가 피하는 것들 중, 가장 주목 할 만한 것들은 풀업 변형동작과 스플릿 스쿼트나 싱글 레그 스쿼트와 같은 싱글 레그 무릎 중심 운동들이다.

## 1단계: 2주~4주

### 코어

코어운동은 복부나 서혜부에 직접적인 자극이 거의 없이 고관절과 둔근에 중점을 둔다. 우리는 재활에서 스트렝스 운동을 하지만 심하게 시키지 않는다. 가능하면 처음에는 간접적으로 복부와 내전근을 강화시키고, 각 부위를 위한 기초적인 운동을 결합시킨다.

내전근을 오므리는 운동과 롤아웃 운동을 제외한 모든 운동은 등척성으로 10초간 유지 3세트를 실시하고 주당 10초씩 증가시킨다. 롤아웃과 내전근을 모으는 운동은 10개씩 2세트로 시작하여 주당 2개씩 횟수를 추가한다.

운동 중 통증이 있는지 계속해서 물어보라. 이것은 예 또는 아니오로 답해야 하는 질문이다.

- 그레이쿡 힙 리프트: 싱글 레그 브릿지 유지
- 쿼드럽드 힙 익스텐션: 맥길(McGill) 버드독
- 사이드 브릿지: 지렛대는 짧게
- Spine psoas holds
- 누워서 또는 옆으로 누워서(supine or side-lying) 내전 동작: 통증이 없다면 무릎 사이에 Airex나 Pilates 링을 넣고 조인다.
- 스태빌리티볼 롤아웃: 통증이 없을 경우에 하는 유일한 직접적인 복부운동이다. 지름이 큰 공일수록 자극이 덜하다.

### 하체 스트렝스

자극이 적은 운동에 초점을 맞춘다. 10번씩 3세트로 시작하여 주당 또는 매일 횟수를 2개씩 추가한다.

- 맨몸 스쿼트: 중량조끼를 입거나 바벨을 추가한다.
- 리칭 싱글 레그 스트레이트 레그 데드리프트

추가적으로 준비운동의 일부로 미니밴드 외전 운동을 추가할 수 있다.

## 2단계: 5주~7주

2단계에서 우리는 통증이 없는 한, 모든 운동을 상위 단계로 진행하며 숏 스탠스 스플릿 스쿼트(short-stance split squat)를 추가한다.

스탠스 스플릿 스쿼트는 전면 고관절과 전면 코어에 스트레스를 줄이기 위해 90/90 자세에 가깝게 실시한다. 런지 타입의 스탠스로 옮겨가야 하지만 무리하지 않는다. 운동시 양쪽에 통증이 없다면 스탠스를 늘려도 괜찮다.

우리는 체중에서 중량조끼로, 최종적으론 바벨로 진행하는 단계를 따른다. 이때 시상면에서 움직이고 있다는 것에 주목하는 것이 중요하다.

물리치료사 존 팔로프는 프로그램 진행에 있어 훌륭

한 개념을 가지고 있었다. 존은 스쿼트를 통해 시상면에서부터 래터럴 스쿼트를 추가하여 전두면으로, 그리고 마지막에는 횡단면으로 진행할 것을 제안했다. 우리는 더 나아가 이것을 가동성을 먼저 훈련한 후 스트렝스를 훈련하는 것으로 수정했다.

2단계의 2주차에서 우리는 체중 래터럴 스쿼트를 추가한다. 이것은 낮은 속도의 전두면 운동이다. 어떤 사람들은 이것을 스트레칭 또는 가동성 훈련으로 보지만 우리의 많은 준비운동이 그러하듯이 나중에 중량을 추가할 것이다. 래터럴 스쿼트에서 래터럴 런지로 단계를 높이는 것은 매우 중요하다. 이것은 점진적으로 속도와 조직에 자극을 증가시키는 우리 모델의 원래 모습을 유지한다.

2단계 3주차에는 로테이셔널 스쿼트를 추가한다. 이것은 우리가 3단계에서 추가할 체중 런지 서킷이나 런지 매트릭스를 준비하는 마지막 단계이다.

고관절 중심의 운동은 싱글 레그 스트레이트 레그 데드리프트에 무게를 추가하고 슬라이드보드 또는 스태빌리티볼 레그 컬을 추가하여 단계를 높인다. 슬라이드보드 레그 컬은 브릿지 자세와 단축성, 신장성 햄스트링 운동을 조합한 것이기 때문에 상위 단계의 코어운동으로 아주 훌륭한 선택이다.

속도 기반 모델의 2단계에서 우리는 저강도의 민첩성 래더 운동과 저강도 12~18인치 박스 점프를 추가한다. 물론 이러한 운동들이 통증을 유발해서는 안 된다.

코어운동과 스트렝스 운동은 정상의 스트렝스 수준으로 복귀하는 것을 목표로 계속 진행한다.

### 하체 스트렝스

여기서 우리는 싱글 레그로 하는 무릎 중심 운동을 추가한다.

코어운동은 이 단계에서는 10초씩 6세트로 반복 횟수를 늘려 단계를 높여간다. 일반적인 준비운동으로 미니 밴드 훈련을 계속한다.

첫째 주

- 숏 스탠스 스플릿 스쿼트 3×10
- 스플릿 스쿼트 후, 프론트 스쿼트 3×10. 여기선 재활 과정이므로 가볍게 시작한다.
- 덤벨 또는 케틀벨 하나를 들고 하는 싱글 레그 스트레이트 레그 데드리프트
- 슬라이드보드 레그 컬

두 번째 주

- 래터럴 스쿼트 추가, 각 2×10

세 번째 주

- 로테이셔널 스쿼트 추가, 각 2×10

10개씩 3세트로 시작하여 주당 2회 또는 매일 2회씩 추가한다.

## 3단계: 8, 9, 10주

3단계에서 우리는 더 동적인 방식으로 신장성에서 단축성 수축으로 전환함으로써 속도를 증가시킨다.

1단계, 2단계에서 우리는 무릎 중심의 운동을 정적인 지지성 운동으로 분류했다. 이것은 반대쪽 다리가 바닥이나 벤치에 닿음으로써 골반이 지지된다는 것을 의미하고 몸은 앞이나 뒤로 기울지 않는다. 이것이 정적인 것이다. 이와 비교하여 런지는 동적인 운동이다. 동적인 운동에서 중력과 체중은 부가적인 감속 자극을 추가하기 시작한다.

3단계에서 우리는 또한 정적 비 지지성 운동을 추가한다. 이는 골반이 부가적인 지지 발의 보조를 받지 않는 진정한 싱글 레그 스쿼트다.

플라이오메트릭은 1단계의 모든 안정성 기반 플라이오메트릭을 추가하여 진행한다. 이것은 박스 점프(싱글 레그, 더블 레그), 래터럴 미디얼 홉(오른쪽에서 오른쪽 또는 왼쪽에서 왼쪽), 그리고 래터럴 바운드(오른쪽에서 왼쪽)의 혼합이다.

사다리 운동 또한 강도를 증가시킨다. 이 단계에서 우리는 래터럴 리지스터를 이용한 슬라이드보드 운동을 시작하고, 슬레드 푸시(Sled push)와 크로스 오버를 추가한다.

우리는 또한 우리가 하는 일반적인 선형 스피드 증진 단계로 넘어가, 말 그대로 Lean-Fall-Run 드릴을 추가하도록 한다. 선수는 똑바로 서 있다가 기울어 5- 혹은 10- 야드 스프린트를 한다.

지도자는 재활 고객과 함께 빠르게 3걸음 뛰고 천천히 따라가도록 한다. 5번의 스프린트 한 세트를 한 후 걸어 돌아오며 회복한다.

### 하체 스트렝스

여기서 우리는 런지와 싱글 레그 스쿼트를 추가한다.

이 단계에서 코어운동은 10초씩 6세트를 그대로 유지한다.

스플릿 스쿼트, 래터럴 스쿼트 그리고 로테이셔널 스쿼트는 준비운동으로 각 10회 1세트 실시한다.

1일차

- 싱글 레그 스쿼트 각 3×10, 5파운드 덤벨부터 시작한다.
- 프론트 스쿼트 3×10, 싱글 레그 스쿼트 후에 실시한다. 역시 재활 단계이므로 강도를 높이지 않는다.
- 싱글 레그 스트레이트 레그 데드리프트: 덤벨 또는 케틀벨 하나를 들고, 주당 5~10파운드씩 계속해서 무게를 늘린다.
- 슬라이드보드 레그 컬: 무게를 추가한다.

2일차

- 포워드 런지로 싱글 레그 스쿼트를 대체한다.

### 4단계: 11주 그리고 그 이상

제자리에서 하는 스쿼트 서킷(스플릿, 래터럴, 로테이셔널)은 런지 메트릭스로 대체된다. 이것은 체중으로 하는 다중면 준비운동이다. 선수는 이제 팀원들과 일반적인 훈련이 가능하지만 주의 깊게 관찰해야 한다.

플라이오메트릭과 스피드는 계속해서 진전시켜야 한다. 선수는 아직 플라이오메트릭 운동이 두 단계 정도 뒤처져 있다.

스포츠 탈장 재활 분야에서는 아직도 배워야 할 것이 많다. 이 분야는 당신에게 부상예방과 재활에 관련된 기초와 함께 생각할 거리를 제공할 것이다.

# 코어(core)

## 코어 트레이닝에 대한 접근

나는 예전에 『스포츠를 위한 기능적 트레이닝 그리고 스트렝스 트레이닝 프로그램과 시설 고안하기(Fuctional Training for Sports and Designing Strength Training Programs and Facilities)』란 책을 썼는데, 이 책에는 당시 우리가 코어 트레이닝에 대해 알고 있던 모든 것을 자세히 다뤘다. 하지만 시간이 지나고 그 내용이 새롭게 바뀌었기 때문에 이 책에는 새로운 지식을 담고자 한다.

우리의 코어 프로그래밍은 지난 7년에서 8년간 매년 바뀌었다. 모든 변화들은 과거에도 현재도 최근의 연구들에 근거하여 이루어진 것이다. 우리는 스포츠 선수들의 건강과 퍼포먼스 증진을 위하여 폴 허지스(Paul Hodges), 스튜어트 맥길(Stuart Mcgill), 셜리 셜먼, 마크 코머포드(Mark Comerford), 그리고 다른 사람들의 지식을 활용해왔다.

우리는 코어운동으로 허리를 펴는 주동근인 최장근과 다열근을 활성화시키는 스쿼트를 단순히 코어 트레이닝을 위해 할 수 없음을 안다. 중요한 점은 코어의 후면부를 발달시키는 데 있어서 스쿼트는 매우 좋지만, 애팔래치아주립대학 근신경연구소의 제프리 맥브라이드(Jeffrey Mcbride)의 연구에 따르면 전면부의 근육에는 영향을 적게 미친다는 사실이 밝혀졌다는 것이다. 사실상 푸시업과 사이드 브릿지가 외복사근을 위해서는 스쿼트보다 우월하다.

종종 깊이 잠자는 복근들로 불리기도 하는 대부분의 전면 코어를 위한 더 나은 운동들은 이른바 '계집애 같은' 운동으로 불리는 범주에 더 많이 있다.

편측성으로 쓰이도록 만들어진 코어 근육들을 종류를 불문하고 어떠한 양측성 운동을 사용할지라도 진실로 활성시킬 수 있는가? 연구를 살펴보고 이 정보를 우리 선수들과 고객들의 향상을 위해서 활용해보자.

## 코어의 안정성

쉽게 정의하자면, 코어의 안정성은 척추와 골반의 보상적인 움직임 없이 팔다리의 움직임을 만들어낼 수 있는 능력이다. 그리고 넓은 범위에서 보자면 힘이 지면에서 고관절, 척추 또는 견흉관절로 힘의 누수 없이 이어지는 것이다.

힘의 누수는 지면에서부터 힘의 전이가 이루어지는 동안에 힘이 새는 지점으로 정의된다. 그리고 특정한 관절을 안정시킬 수 없는 무능한 몸의 결과이다. 몸통의 스트렝스는 코어의 안정성, 고관절 안정성 그리고 어깨 안정성을 포함한다. 그리고 가장 중요하게 앞서 언급한 부위에서 안정성을 유지하는 동안 지면에서 사지로 힘을 전달하는 능력이다.

요통과 복부 근육들을 트레이닝시키는 것의 상관관계에 대한 연구는 계속 진행되고 있지만, 패러다임은 계속해서 바뀔 것이라는 점은 명확하다. 그리고 현재 하나의 변화가 일어나고 있다.

이전에 나는 심부복근들을 트레이닝시키는 호주의 방법에 대하여 자세하게 이야기하고 적은 바 있다. 리차드슨(Richardson), 허지스(Hodges), 줄(Jull)의 업적인 그들의 대표적 책 『요통에서 척추분절 안정화를 위한 치료적 운동(Therapeutic Exercise for Spinal Segmental Stabilization in Low Back Pain)』은 코어의 해부학과 근육기능에 대한 우리의 지식을 상당히 발전시켰다. 사실상 이 책과 앞서간 연구는 트레이닝이 이루어지는 방법을 영원히 바꿔버렸다.

현업에 종사하는 몇몇 사람들은 다양한 이유로 호주의 개념을 거부했다. 비평가들 중에 가장 잘 알려지고 신뢰할 만한 사람은 캐나다인 연구가인 스튜어트 맥길 박사이다. 맥길은 그가 호주의 드로인 방법(draw in maneuver)이라고 일컫는 할로잉(hollowing)이 왜 실질적으로 안정성을 저하시키는지 신뢰할 만한 생체역학적인 이유를 제공한다. 맥길은 우리가 이전까지 해오던 할로잉 또는 드로인 방법을 대신하여 그가 언급하는 브레이싱(bracing)으로 부르는 테크닉을 지지한다.

## 폴 허지스: 호주의 코어 철학

이 접근법은 리차드슨, 허지스, 줄의 책에 기반하여 시작되었다. 이러한 생각은 1999년에 이루어진 획기적인 작업이었고, 연구는 독창적인 코어 혁명의 기반을 제공하였다.

여기서 배를 안으로 집어넣는 발상(draw in idea)이 시작되었고 이러한 발상은 역도와 같이 무거운 무게를 드는 사람들의 기분을 나쁘게 하는 것이기도 하다. 그러나 책을 쓴 사람들이 요통을 연구한 치료사라는 점을 기억하는 것이 중요하다. 사실상 우리가 그들이 하는 방법을 정확히 적용할 줄 모른다고 해서 그들이 하는 것을 틀렸다고 할 수는 없다.

폴 첵(Paul Chek)은 미국에서 최초로 이러한 개념을 받아들여 우리 영역(기능성 트레이닝)의 스태빌리티볼(stability ball)을 도입한 사람이다. 다른 여러 이론들과 마찬가지로 지식이 충분히 없는 사람은 이 생각에 동의하지 않았다. 나의 추측은 이제 책의 저자들이 그들의 생각 중 일부분에 관해서는 다르게 생각한다는 것이다. 그러나 오래전의 개념은 첵이나 NASM(미국 스포츠의학회)의 마이크 클락과 같은 사람들에 의해 확고히 자리 잡았다.

나는 정형외과의 친구가 있는데 그는 다음과 같이 말한다. "새로운 기술을 사용하는 최초의 사람이 되지는 마라. 그러나 동시에 마지막으로 사용하는 사람이 되어서도 안 된다." 많은 코치들이 혈압계 밴드를 허리 밑에 대고 드로인 방법에 열중하였다고 해서 그 모든 것이 나쁘다고만 할 수는 없다.

## 맥길의 연구

스튜어트 맥길은 캐나다 연구가로 코어에 대한 연구를 다음단계로 발전시킨 사람이다. 맥길의 책인 『허리의 기능장애(Low back disorder)』와 『근본적인 허리 건강과 퍼포먼스(Ultimate Back Fitness and Performance)』는 허리 건강에 있어서 최신의 흐름이다.

맥길의 연구는 자신이 동의하지 않는 것에 비해 호주의 코어 철학과 일치하는 부분이 많다. 가장 큰 차이점은 맥길은 자신이 브레이싱이라 부르는 방법을 호주의 드로인 방법보다 더 선호한다는 점이다. 이 부분이 큰 차이점으로, 나의 생각에는 사실상 별 차이가 없는 것을 가지고 벌이는 괜한 소동으로 보인다.

사용되는 운동과 개념은 매우 유사하다. 차이점은 코어를 안정화하기 위해서 어떤 방식을 택하느냐이다. 나는 두 가지 개념을 모두 조금씩 사용하고, 고객들에게 키 크고 날씬해지라고 이야기하는 그레이 쿡의 생각을 가장 좋아한다.

## 게리 그레이와 기능적 접근

기능적 접근은 이전의 두 개의 방법과는 직접적인 연관이 없다. 기능적인 접근에서는 대부분 기존의 코어 트레이닝에 관한 지식이 거부된다. 진짜 기능적 접근의 지지자는 바닥에 누워서 각각의 근육 또는 근육 그룹을 사용하려고 하는 운동은 비기능적인 것이라고 생각한다. 그들의 모든 코어 트레이닝은 서서 이루어진다.

나는 처음에 폴 허지스와 호주인들이 하는 배를 안으로 집어넣는 방법(draw in)이 무게를 들 때 맞다고 생각하였다. 이제는 스튜어트 맥길의 브레이싱 기법이 더 적합하다는 생각이 든다. 그리고 셜리 셜먼의 말은 항상 대부분 옳았다.

당신이 코어를 안정시킬 수 있는 방법을 찾아내면 이러한 모든 것들은 상관없어진다. 그런 점에서 프런트와 사이드 플랭크를 프로그램에 더 많이 편성하라. 이 운동들이 당신의 고객에게 쉬워진다면, 다음 단계로 이행하라. 두 다리를 올리거나, 싱글 레그를 들거나, 사지를 불안정하게 만들어라. 스쿼트와 데드리프트가 충분한 코어운동이 될 것이라는 생각은 잊어버려라. 제프리 맥브라이드의 연구는 이 생각이 틀렸음을 입증한다.

중요한 점은 정말 똑똑한 많은 사람들이 효과적으로

똑같이 코어를 안정화하는 다양한 방법을 해왔다는 것이다.

## 용어

### 드로잉인(drawing in)

복직근을 척주 쪽으로 가져오는 동작이다. 이 동작은 이상적으로 복횡근 그리고 내복사근을 수축할 때 일어난다.

### 할로잉

허리의 지름을 줄이는 결과를 가져올 것으로 보이는 드로잉인 동작의 다른 표현이다.

### 브레이싱

맥길에 의해 가르쳐지고 선호된 테크닉으로 복횡근, 내복사근, 외복사근 그리고 복직근의 동시 수축을 포함한다. 브레이싱에서는 허리의 지름을 줄이려는 어떠한 시도도 없이, 오로지 근육들만 활성시킨다.

비록 나는 맥길 박사의 연구에 대해서 논쟁을 할 만한 분명한 자격을 갖추고 있지는 않지만, 이론적으로 동의하지 않는 부분이 있다. 맥길의 연구는 드로잉인 또는 할로잉이 척추의 안정성과 지지기반을 약화시킬 수 있다고 한다. 그러나 우리는 드로잉인을 안정성을 위한 주된 방법으로 쓰는 것이 아니라 근신경 자각 운동을 위해 가르치고 있다. 그리고 맥길은 할로잉이 운동조절 재교육을 위한 운동으로 쓰일 수도 있다는 점에 동의하였다.

또한 대부분의 운동선수들은 복부가 앞으로 나오고 눈에 띄는 요추전만이 있는 전통적인 얀다의 하지 교차 모델에 들어맞는다. 이러한 운동선수들에게 드로잉인을 학습시키는 것은 간단하게 복직근을 전만된 상태에서 바른 정렬로 가져온다. 선수는 할로잉을 하는 것이 아니라 복벽을 안정성을 위한 위치로 되돌리는 것이다.

다른 말로, 복부를 본래 해부학적 정렬로 되돌리는 것이 목표이다. 요추가 전만된 운동선수에게 드로잉인을 하는 것은 맥길이 제시한 것처럼 척추의 지지기반을 약화시키지 않는다.

드로잉인 운동을 시행하는 것은 그야말로 다른 안정성 운동을 위한 기반을 마련한다. 우리는 자발적으로 수축할 수 없는 근육을 수축하도록 운동선수들을 가르친다. 드로잉인을 할 수 없는 고객들은 어떠한 움직임 패턴에도 적절히 안정화하는 것이 불가능할 것이다. 드로잉인을 할 수 없는 운동선수는 효과적으로 브레이싱을 할 수 없을 것이다. 드로잉인 운동의 목적은 그것 자체가 진짜 운동이 되는 것이 아니라, 모든 활동들에 있어서 코어 근육을 제대로 확립하는 법을 고객들에게 가르치는 것이다.

처음에 드로인 개념은 네발기기 자세 또는 브릿지 운동에 적용된다. 드로인 방법은 다른 모든 안정성 운동을 만드는 기초이다. 당신이 드로인이나 브레이싱 중 어떤 것을 선택하든, 네발기기 자세 또는 브릿지 운동을 하는 방법은 달라지지 않는다.

## 전면 코어 트레이닝

스튜어트 맥길과 셜리 셜먼의 연구에 기반하여, 우리는 이제 코어의 기능이 당신이 하고 있는 것보다는 하지 말아야 하는 것에 대한 내용임을 안다. 두 가지 용어가 점점 더 코어 트레이닝에서 유명해지고 있는데 그것은 회전에 대한 저항과 신전에 대한 저항이다. 그리고 사실상, 이제 우리의 코어 트레이닝에 대한 초점은 이와 같은 중요한 동작들이다.

스트렝스 코치들은 복근운동하는 것을 생각하지 말고, 무거운 무게의 스쿼트와 데드리프트만 하라고 한다. 그런 사람들에게는 코어라는 용어조차 사용하지 마

라. 기능적 코치들은 누워서 하는 것은 기능적이지 않다고 말하며, 서서 행해지지 않는 모든 코어 트레이닝에 반대하는 것처럼 보인다. 우리가 논리적으로 생각해 본다면 적어도 두 그룹 다 모든 좋은 코어 트레이닝은 서서하는 것이라는 점에 동의한다. 그러나 나는 경우에 따라 종종 두 그룹 모두에 동의하지 않는다.

전면 코어의 기능은 몸을 굴곡하는 것이 절대 아니다. 이것은 내가 기능적 코치들과 전적으로 동의하는 부분이다. 실생활에서 사람들이 크런치와 유사한 동작을 하는 경우가 있는가?

나는 등을 바닥에 대고 누워서 복근운동을 하는 것은 시간의 낭비일 뿐만 아니라 아마도 위험할지도 모른다는 의견에 기능적 코치들과 동의한다. 반복적인 굴곡을 통해 디스크 손상이 야기되는 것을 선보인 맥길의 실험을 보라. 이상적으로 우리는 몸통의 굴곡이 배제된 전면 코어운동이 필요하다.

전면 코어의 기능은 신전을 막는 것이다. 코어 트레이닝은 움직임을 만드는 것보다는 움직임의 방지와 더 관련이 있어야 한다.

모든 사람은 강한 코어가 필요하다. 그리고 신전에 저항하여 당신의 전면 코어를 강화시키는 앱 휠 롤아웃(ab wheel rollout)과 같은 운동들이 표준이 된다.

롤아웃의 문제점은 그것이 나쁜 운동이라서가 절대 아니다. 시작하기에 적절한 운동이 아니었을 뿐이다. 휠 운동을 하는데 힘들어 한 우리 선수들은 단순히 그것을 할 수 있을 만큼 강하지 않았던 것이다. 그래서 나는 이것을 우리의 프로그램에서 제외하였다.

가장 좋은 시작은 스테빌리티볼이다. 운동선수가 약할수록 더 큰 공으로 시작해라. 앱 휠과 스테빌리티볼을 보면, 앱 휠과 볼을 사용할 때 몸의 각도에 관하여 차이점을 보라. 둘 사이에 차이점은 없다. 스테빌리티볼을 크게 부풀려진 앱 휠로 생각하라. 당신의 목적은 당신의 선수가 일반적인 크기의 휠을 안전하고 생산적으로 사용할 수 있을 때까지 점진적으로 시키는 것이다.

우리의 롤아웃 프로그레션은 스테빌리티볼에서 앱 휠 그리고 TRX 롤아웃 또는 폴아웃(fallouts)으로 진행된다. 이 방법은 신장성 수축의 난이도에는 변화가 없지만 단축성 수축에는 전혀 다른 차원을 만든다.

훌륭한 스트렝스 코치인 댄 존은 "나는 5달러짜리 앱 휠을 좋아한다. 나는 앱 휠이 1960년대에 나왔을 때 좋아했다. 나는 그것들이 인터넷의 출현과 함께 돌아왔을 때 좋아했고, 이제는 내가 가장 선호하는 전면사슬 운동이다."

나는 댄의 의견에 동의한다. 그러나 약간의 문제가 있다. 우리는 프로그레션이 필요하다. 앱 휠 롤아웃은 힘들다. 너무 힘들다. 내가 그것들을 수년 전에 버렸던 이유다. 운동선수들은 유난히 아프거나 안정된 요추를 유지하는 것이 불가능하였다.

내 생각의 주된 점은 나의 선수들이 앱 휠 롤아웃을 안전하게 하는 프로그레션을 찾는 것이다. 그래서 볼을 이용한 롤아웃을 하게 된 것이다. 스테빌리티볼은 큰 휠이다. 공이 클수록 운동은 쉬워진다. 초보자들은 지름 75cm의 공을 사용할 것이다. 연령이 많거나 체력이 떨어지는 고객들은 공을 벽에 대고 마치 수직의 롤러(roller)처럼 사용하라.

### 1단계: 프런트 플랭크(front planks)

당신의 운동선수 또는 고객이 완벽한 플랭크를 45초 동안 유지할 수 없다면 여기서부터 시작하라. 완벽한 플랭크는 사람이 수평으로 서 있는 것과 같다는 점을 기억하라. 엎드린 상태에서 하는 크런치가 아니다.

### 2단계: 스테빌리티볼 롤아웃

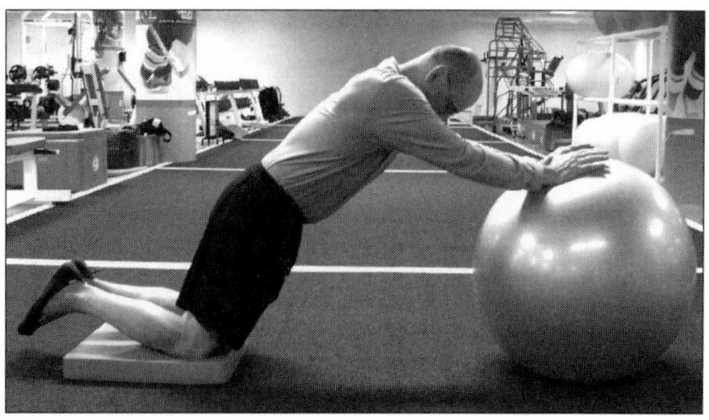

스테빌리티볼은 큰 휠(바퀴, wheel)과 같다. 운동선수가 약할수록 공은 커진다. 모든 사람들이 스테빌리티볼로 시작하는 것은 필수적이다. 나는 당신이 당신 운동선수의 복부가 얼마나 강하다고 생각하든지 상관하지 않는다. 스스로를 위해 스테빌리티볼 롤아웃을 첫 3주간, 주2회씩 프로그램하라. 당신이 휠로 시작한다면 몇 개의 복부 근육들에 좌상을 줄 수 있는 좋은 기회가 될 것이다.

### 3단계: 앱 돌리

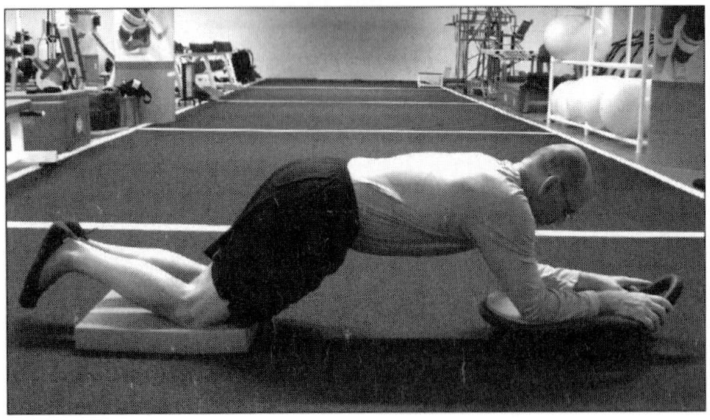

앱 돌리(ab dolly)는 가격이 제법 비싸다. 그러나 휠로 가는 좋은 전이단계가 된다. 나는 우리 선수들을 건강하게 유지하는 프로그레션을 최선으로 한다. 그리고 앱 돌리는 스테빌리티볼에서 휠로 진행하는데 훨씬 쉽게 해준다. 이것은 물리적인 법칙이다. 앱 돌리는 사용자들이 팔굽을 댈 수 있도록 해줘 짧은 지레의 롤아웃을 할 수 있도록 한다.

### 4단계: 휠

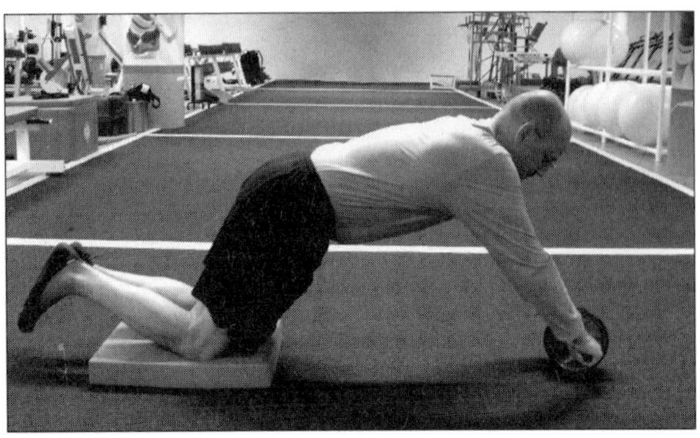

당신에게 앱 돌리가 있다면 실질적으로 휠(wheel)은 필요가 없다. 당신의 선수는 앱 돌리의 측면을 손으로 잡아서 지레팔을 길게 할 것이다. 한편 나는 개인적으로 휠을 더 선호한다. 왜냐하면 우리가 고급으로 나아갈수록 대각선 움직임에 용이하기 때문이다. 그렇지만 4단계에 있어서는 앱 돌리든 휠이든 상관없다. 중요한 점은 이제 움직이는 기구가 팔의 최대 길이로 멀어지는 것이다.

### 5단계: 발슬라이드 또는 슬라이드보드 롤아웃

발슬라이드(valslide) 또는 슬라이드보드는 이제 마찰 요소를 더해준다. 휠 롤링(wheel rolling) 대신에 체중이 끌어 움직이게 한다. 이것은 특히 단축성 수축을 통해 되돌아오는 부분에서 다시 한 번 운동을 더 힘들게 한다. 운동선수는 몸을 원래 자리로 당겨야 한다.

### 6단계: TRX 롤아웃

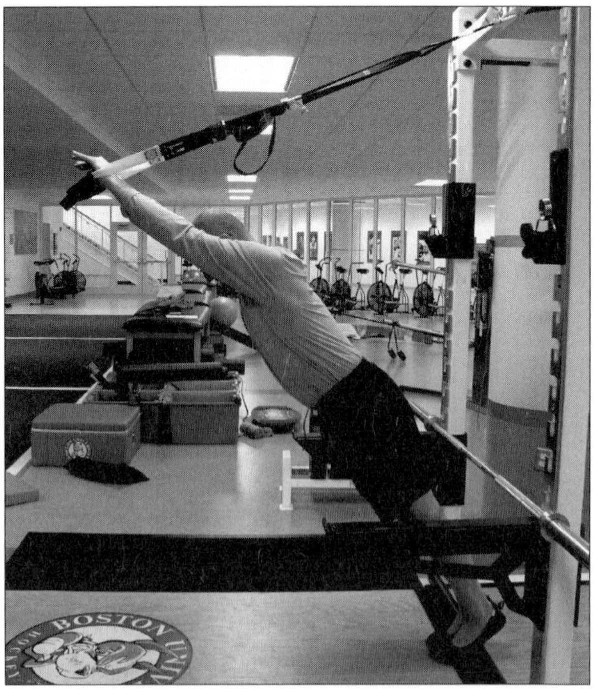

TRX 롤아웃 또는 폴아웃은 몸 전체가 지레팔이 됨에 따라 훌륭한 프로그레션이 된다. 당신은 TRX의 길이 또는 발 위치의 변화를 통해 난이도를 조정할 수 있다.

### 바디소

바디소(bodysaw)는 TRX에서 발을 안으로 넣어서 할 수 있으며 슬라이드보드 위에서도 가능하다. 이것은 몸길이 전체가 지레팔을 구성하는 점에서 아주 좋은 롤아웃 프로그레션이다.

나는 플랭크 개념으로도 쓰일 수 있기 때문에 이 운동법을 좋아한다. 바디소는 사실상 플랭크와 롤아웃의 개념을 결합한 것이다.

바디소를 하기 위해서, 운동선수는 양발을 TRX의 발받침대 또는 슬라이드보드에 놓고 프런트 플랭크에서 시작할 것이다. 선수는 뒤로 미끄러져서 어깨가 뒤쪽으로 이동하여 더 이상 팔꿈치 위에 있지 않아야 한다. 코어 스트렝스가 강할수록 더 많은 가동범위가 나온다.

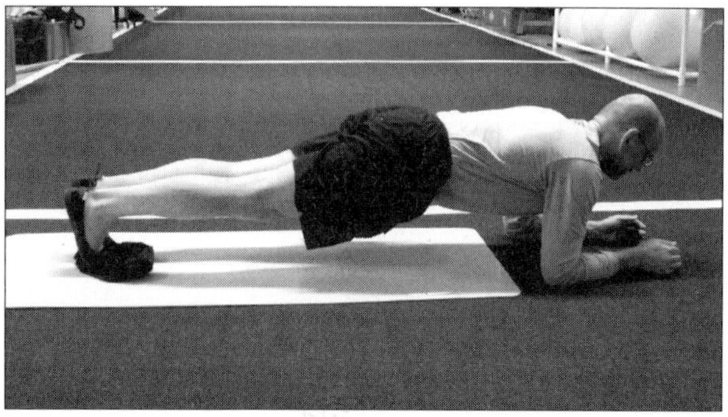

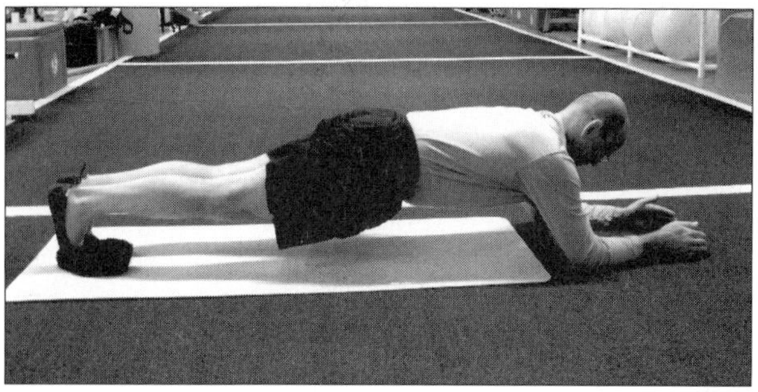

## 엉덩이 활성과 코어

코어 트레이닝을 잘 이해하기 위해서 우리는 사람들이 코어 트레이닝을 할 때 일어나는 중요한 보상패턴을 살펴볼 필요가 있다. 고관절 신전을 대신하여 요추 신전을 하는 것은 우리가 보는 많은 문제의 주요한 범인이다. 이것은 허리통증의 주된 문제 중의 하나이고 우리가 앞으로 수년간에 걸쳐 우리의 지식과 트레이닝 경험을 증진시키려고 노력하는 주요 분야 중 하나가 될 것이다.

이것을 논함에 있어서, 맥길은 '엉덩이 기억상실증'이라는 용어를 사용한다. 마이크 클락은 이것을 상반억제 또는 협력근 지배(synergistically dominant)의 문제로 부를 것이다. 내가 감히 이야기하자면, 둘 다 얀다의 이론을 따르는 사람들이다. 블라디미르 얀다 박사는 유럽에서의 도수치료의학 개척자 중 한 명이다. 그는 코어 트레이닝과 기능적 트레이닝이 현재 기반하는 몇 가지 생각들에 관해 다양한 근육 불균형의 개념들을 소개하였다.

맥길과 클락 모두 같은 문제를 발견하였다. 요근이 짧기 때문에 엉덩이 근육이 약한 것인가? 아니면 엉덩이 근육이 약해서 요근이 짧은 것인가? 이것은 고전적인 상호연관성 문제인 닭과 계란의 시나리오로 볼 수 있다. 어느 것이든 엉덩이 근육을 적절하게 강화시켜주는 것이 가장 좋은 치료가 될 것이다.

심지어 강화시키는 것이 아니라, 그 대신 근신경계를 재교육시키는 것이다. 사실상, 초기 스트렝스 증진의 대부분은 수축성 요소*보다는 신경동원**에 의한 것이다.

저하된 엉덩이 근육의 기능을 고치기 위해서 선수는 코어를 확립하고 엉덩이 근육의 활성을 가능하게 하는 것이 필요하다. 처음에 이것은 햄스트링 근육의 활성을 배제하기 위한 네발기기 자세에서 가장 잘된다.

---

* 수축성 요소는 근육을 의미하는 것으로 근비대에 의한 스트렝스 증진이 이에 해당한다.

** 신경에 의한 운동단위 동원이 높아진 것을 의미한다.

설먼은 그녀의 혁신적인 책에서 또 다른 일련의 생각들을 보여준다. 그녀는 고관절 전면의 통증이 엉덩이 근육의 기능 저하와 그 결과로 생긴 햄스트링의 협력근 지배현상 때문이라고 믿는다.

설먼은 대퇴에 있는 햄스트링의 아래 부착점을 이야기하며 생체역학적인 설명을 한다. 만약에 햄스트링이 지속적으로 주된 고관절 신전근으로 요구되면, 그 결과는 햄스트링 좌상과 더불어 고관절 전면의 통증이 될 것이다. 고관절 전면의 통증은 고관절 신전근으로 사용되는 햄스트링의 안 좋은 당김 각도의 결과이다.

내가 코어에 적용할 수 있는 트레이닝에 관해 현재 믿는 단 하나의 명확한 말을 한다면 다음과 같다. 엉덩이 근육활성 또는 더 중요하게는, 엉덩이 근육활성의 부족이 우리의 모든 코어 트레이닝의 실패와 허리통증의 주된 요소의 뿌리일지도 모른다.

우리가 건강하거나 부상당한 운동선수들을 더 많이 볼수록 대둔근과 중둔근을 활성시킬 수 없는데 이것이 최소한 4가지 주요 상해 증후군의 두드러진 근본적 원인으로 보인다.

- 허리통증은 약화된 대둔근 활성 및 저하된 엉덩이 근육 기능이 과도한 요추 보상을 야기하는 것과 강한 연관성이 있다.
- 햄스트링 좌상은 약화된 대둔근과 강한 연관성이 있다. 협력근 지배현상에 대해 생각해보라.
- 고관절 전면통증은 약화된 대둔근과 강한 연관성이 있다. 이것은 고관절 신전근으로 햄스트링의 안 좋은 생체역학과 관련이 있다.
- 무릎 전면 통증은 약화된 중둔근 스트렝스 또는 약한 활성과 강한 연관성이 있다.

설먼은 그녀의 많은 명쾌한 의견들 중 하나는 다음과 같다. 과사용증후군(overuse syndrome)에 공헌하는 요소들을 진단할 때의 법칙 중 하나는 좌상을 입은 근육의 하나 또는 여러 협력근들 또한 약한지를 알아내는 것이다. 협력근이 약하다면, 근육의 좌상은 아마도 과도한 요구에 의한 결과일 것이다.

이것은 통증 부위에 집중하지 말라는 뜻이다. 통증의 원인에 집중하라. 이 내용은 이 책과 나의 철학에서 반복되는 것이다. 큰 그림에서 보면 코치들은 모든 충격이 없는, 비접촉성 상해를 안 좋은 프로그램 구성 또는 협력근 약화의 주된 원인으로 봐야 한다.

이 경우에는, 그 원인이 계속해서 엉덩이로 돌아온다. 우리는 더 나은 엉덩이에 대한 의식적인 인지를 발달시키고 바라건대 엉덩이 근육을 깨워서 그들이 워크아웃의 큰 공헌자가 되도록 모든 워크아웃의 시작에 엉덩이 근육활성을 시행해야 한다.

한편 엉덩이 근육을 활성시키는 생각은 문제가 될 수 있다. 왜냐하면 당신은 당신의 운동선수 또는 고객에게 계속해서 그들의 엉덩이를 만지라고 할 것이기 때문이다. 더불어 당신은 계속해서 사람들의 엉덩이를 만질 것이다. 현명한 자를 위한 말을 하자면 소송을 일삼는 우리 사회에서 인지된 성희롱은 문제가 된다. 당신이 위험한 길을 걸을 때는 대비하고 조심해야 한다.

## 엉덩이 활성의 열쇠

- 당신이 준비운동을 할 때 엉덩이 활성운동을 가장 먼저 시행하라.
- 스트레이트 레그 미니 밴드(straight-leg mini-band) 또는 수퍼밴드 엑스 워크(superband X-walks)는 중둔근에 매우 좋다.
- 대둔근을 위해서는 네발기기 고관절 신전 또는 쿡 힙 리프트를 사용하라.

고려해야 할 작은 문제가 하나 있다. 어느 시점에서 엉덩이 활성운동이 코어 트레이닝이 아닌 저항운동이 되는가? 이 부분에 있어서 나는 확실하지 않다는 점을 고백한다. 고관절 중심의 운동과 코어 트레이닝은 미세한 구분이 있다.

해결책은 아마도 당신이 당신의 고관절 중심의 하지 운동들을 하는 날에 안정성, 네발기기 그리고 브릿지와 같은 코어운동을 하는 것이다. 아니면 어떤 종류의 고관절 중심의 운동을 매일 하는 것이다.

명료하게 하자면 엉덩이 활성운동을 모든 워크아웃에서 최우선으로 하라는 것이다.

### 글로벌 근육

몸통 또는 코어 트레이닝의 미래는 특정 근육 또는 움직임에 대해 지나치게 강조하거나 모자람 없이 모든 필요한 움직임을 합치는 것이다.

지난 몇 년간 나의 실패를 살펴보면, 큰 글로벌 근육을 트레이닝하지 않은 것에서 온다. 드로인 운동과 안정성에 너무 많은 강조를 하였고, 우리 선수들 중 많은 수는 싯업 운동을 하지 않았다.

굴곡을 제한하기 위해 우리는 현재 스트레이트 레그 싯업과 터키시 겟업 프로그레션을 전통적인 컬 업과 크런치를 대신하여 우리의 코어운동으로 사용하고 있다. 사실상 우리는 우리의 선수들과 고객들이 그들의 고관절을 더 많이 굽히고 척추는 덜 굽히도록 장려하고 있다.

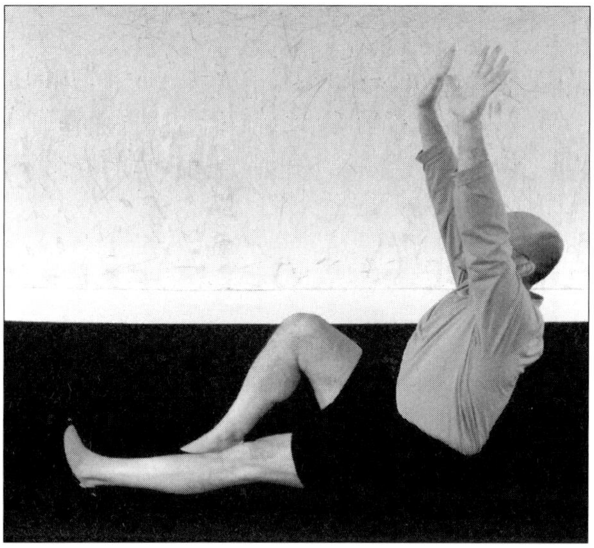

지금 나의 철학은 움직임을 만들어내는 글로벌 근육은 빠른 반복을 하고, 안정화 근육(stabilizer)은 천천히 하는 것이다.

글로벌 근육들을 위해서 우리는 주로 다관절운동들을 사용하고 부하를 가중시킬 필요가 있다. 따라서 우리는 빨리 움직인다.

로컬 근육들에 있어서 빠른 수축은 작은 근육들 대신에 큰 근육들이 사용되도록 할 것이다. 천천히 하는 것이 안정화 근육들을 활성시키는 핵심열쇠다.

## 회전운동

회전운동은 실제로 코어 트레이닝과 스트렝스 트레이닝의 조합이다. 그리고 사실상 코어 트레이닝과 스트렝스 트레이닝 둘 다에 있어서 중요한 부분이다.

우리는 회전운동의 기원을 아마도 1950년대 신경생리학자인 하먼 카밧 박사(Dr. Herman Kabat)의 PNF(고유수용성 신경근 촉진법) 대각선 패턴을 확장시킨 물리치료사 매기 놋(Maggie Knott)과 도로시 보스(Dorothy Voss)에서 찾을 수 있다. 비록 요즈음에 우리는 PNF를 신경근 스트레칭 기법으로 더 많이 인식하고 있지만, 원래는 훨씬 포괄적인 것이다. 놋과 보스는 대각선 운동의 패턴은 시상면의 주동근과 관상면 그리고 전두면의 움직임에 관련된 근육들 모두를 포함해야 한다고 했다.

물리치료사들은 이러한 신전과 회전의 대각선 패턴들이 움직임에 있어서 중요한 부분임을 깨닫고 재활에서 실질적인 측면을 제공하는 데 활용하기 시작했다. 재활의 전문가들은 움직임이 3차원적이고, 재활에서 가장 높은 형태는 회전이 결합된 굴곡과 신전의 대각선 패턴을 포함한다는 것을 이해하기 시작했다.

토마스 마이어(Thomas Myer)는 『근막경선 해부학(Anatomy Trains)』에서 인체의 기능적 나선 라인을 이야기했다. 얀디는 우리가 엉덩이에서부터 반대쪽 광배근에 이르는 중요한 교차 부위에서 근육의 통합적 작용에 대해 인지할 수 있도록 해주었다. 고관절과 함께 흉요근막으로 알려진 이 부위는 우리가 힘을 지면에서부터 사지로 전달할 수 있도록 한다.

가장 빈번하게 우리가 이 라인들을 다루기 위해 쓰는 대각선 패턴은 촙과 리프팅(chopping and lifting)이라 부른다. 촙은 회전과 굴곡의 패턴으로 아마도 나무를 자르는 동작으로 가장 잘 묘사할 수 있다. 또는 스포츠적 입장에서 보면 농구공을 던지는 것과 같다. 리프팅은 신전과 회전의 패턴으로 3차원적인 미는 동작이다. 마크 벌스티겐은 리프팅 패턴을 로테이셔널 푸시 프레스(rotational push press)라고 묘사한다.

촙과 리프트 운동은 그레이 쿡에 의해서 스포츠계에 소개되었다. 그레이는 몸통의 굴곡과 회전인 촙과 몸통의 신전과 회전인 리프트의 대각선 패턴을 선호한다. 그의 1997년도 논문 「몸을 위한 기능적 트레이닝(Functional Training for the Torso)」은 트레이닝계에 있어서 비약적 발전이었다. 전통적인 스트렝스 트레이닝의 개념과 재활의 개념을 합치면서 '회전 트레이닝'이라는 새로운 스트렝스 운동의 범주를 만들어내었다.

그레이 쿡은 초기에 기본적인 무릎서기 또는 한쪽 무릎만 내려놓는 하프 닐링 서기에서 서 있는 자세로 이동하는 것과 같이 촙과 리프팅의 순서를 설명했었다.

그레이 쿡은 원래 버전에 변화를 주어서 촙과 리프트 운동은 팔이 안정된 몸통을 통해 대각선 패턴으로 힘을 전달하는 초기에 하는 운동이다.

그레이 쿡의 관점에서 원래 회전 트레이닝의 개념은 단순히 회전하기보다는 회전력에 대해 안정화시키는 것을 포함한다.

셜리 셜먼의 생각은 그레이 쿡을 지지한다. 그녀는 다음과 같이 적었다 "대부분의 일상활동을 하는 동안, 복부 근육들의 주된 목적은 등척성 지지를 제공하고 몸통의 회전 각도를 제한하는 것이다…. 허리통증의 많은 경우는 복부 근육들이 골반과 척추 L5~S1 수준 사이에서 일어나는 회전에 대한 엄격한 조절을 유지하지 못하기 때문에 발생한다."

초기의 촙과 리프팅 패턴은 선수들이 코어 근육을 사용하여 등척성으로 회전에 저항하도록 하는 전두면에서의 주된 움직임을 포함한다.

운동선수들은 우리가 회전을 해도 된다고 하기 전까지는 회전을 막을 수 있어야만 한다. 회전 요소에 대한 소개에 앞서서 촙과 리프팅 패턴을 다루는 행위는 실질적인 촙과 리프팅의 움직임을 하는 데 필요한 선행과제이다. 회전력이 추진력 있는 방식으로 사용되기 전에 회전력에 대해 등척성으로 지지할 수 있는 것은 중요하다.

퍼포먼스 증진 전문가 마크 벌스티겐은 아마도 쿡의 개념을 그의 작업인 『Athletes' Performance』를 통해 필드로 가져왔다고 평가받을 자격이 있다. 운동선수들의 퍼포먼스 철학에서 회전 트레이닝은 스쿼팅(squatting) 또는 프레싱(pressing)과 같은 프로그램 요소로 비춰지고 있다.

이 책에서 보여지는 촙과 리프트 운동은 쿡의 원래 생각에서 변화된 것이다. 초기의 운동은 케이블 운동기구를 이용하여 몸통 안정성을 강화시킨다. 이 운동들을 정확히 하기 위해서는 아이훅(eye hook)이 걸려 있는 20인치 길이의 바인 쿡 바(cook bar)로 불리는 특별한 핸들이 케이블 운동기구에 필요하다. 이 핸들은 Performe Better에서 구입할 수 있다.

『Functional Training for Sports』에서 이러한 운동들은 서있는 상태에서 행해졌다. 나의 작업은 '운동선수들의 퍼포먼스'의 영향을 받아 보는 관점이 달라졌다. 이제 우리는 하프 닐링 서기 자세에서 시작한다.

## 레벨 1

### 하프 닐링 스테빌리티 촙

하프 닐링 촙(half kneeling chop)에서 선수는 케이블 기둥 쪽에 안쪽 무릎이 바닥에 닿게 꿇고 바깥쪽 무릎을 세우도록 하라. 핸들을 대략 14인치 정도 손이 떨어지게 잡고, 선수는 바깥 손을 사용해 허리 쪽으로 당길 것이고 안쪽 손을 사용해 아래로 누를 것이다.

이것은 명확한 밀고 당기는 동작이 되어야 한다. 그리고 몸통의 자세를 바꾸지 않은 채로 시행되어야 한다. 엉덩이가 좌우로 움직이는 것을 조심하고, 견갑골의 안정화가 되지 않는지 살펴보라.

하프 닐링 운동의 요점은 선수가 (케이블 기둥쪽) 안쪽다리의 엉덩이 근육을 활성시키는 데 집중할 수 있도록 하는 것이다. 엉덩이를 활성시키고 복부를 안으로 드로잉인 하는 것은 안정적인 곧은 닐링 자세를 만들 것이다.

이것은 케이블 기둥을 이용하는 운동이기에 10회씩 3세트로 할 수 있고 2주차에 무게를 올릴 수 있다. 또는 정해진 무게에서 매주 8회에서 10회, 10회에서 12회로 반복 횟수를 증진시키는 8-10-12 프로그레션을 사용할 수도 있다. 이것이 우리의 기본적인 점진적 저항훈련의 개념이다.

### 하프닐링 스테빌리티 리프트

이것은 촙의 반대이다. 리프트를 하기 위해서 케이블 칼럼은 가장 낮은 위치에 놓여야 한다. 하프 닐링은 마찬가지로 안쪽 무릎으로 꿇고, 핸들을 양손이 14인치 떨어지게 잡아야 한다.

동작은 밀고 당기는 것이다. 한 손은 어깨 쪽으로 당기고 반대 손은 당기는 손이 어깨 높이를 유지한 채로 머리 위로 민다. 선수가 바로 머리 위로 밀어올릴 수 있도록 한다. 엉덩이가 움직이지 않는지 살펴보라.

반복하자면, 10회씩 3세트를 할 수 있고 2주 후에 무게를 늘릴 수 있다. 또는 정해진 무게를 가지고 8-10-12 프로그레션을 사용할 수 있다. 두 가지 방식의 리프트 모두에서 처음 시작할 때 무게가 20~30파운드를 넘지 말아야 한다.

## 레벨 2

### 하프 닐링 시퀀셜 촙

회전운동 프로그레션에서 다음 운동은 하프 닐링 시퀀셜 촙(half-kneeling sequential chop)이다. 시퀀셜 촙에서 몸통 회전은 이제 당기고-돌리고-미는 순서로 소개된다.

이것은 안정적인 촙에서부터의 논리적인 프로그레션이다. 자세는 여전히 복부 드로잉인과 엉덩이 근육을 활성을 통해 유지한다. 그러나 이제 회전이 들어간다. 핸들은 회전이 되는 트라이셉 로프로 대체된다.

- 선수는 핸들을 쥐고 어깨를 돌려 케이블 기둥을 바라본다.
- 양손을 이용하여 잡아당기는 동작이 손을 가슴으로 가져오기 위해서 사용된다.
- 가슴으로 당겨온 다음에 머리와 어깨는 케이블 칼럼과 멀어지게 돌리고 선수는 대각선 트라이셉 풀다운처럼 보이는 동작을 시행한다. 이것은 위에서 언급한 당기고-돌리고-미는 동작이다.

3가지 파트의 순서는 코치와 트레이너가 보상작용에 대한 두려움 없이 움직임을 가르칠 수 있도록 해준다. 회전이 들어가지만 매우 조절된 방식으로 한다.

### 하프 닐링 시퀀셜 리프트

이 리프트 동작은 당기고-돌리고-밀어올리는 것이다. 이것은 마크 벌스티겐의 회전 푸시 프레스 개념의 시작이다. 로프 핸들은 다시 긴 핸들로 대체된다. 로프는 엄지손가락이 위로 가게 하여 잡고 시작 동작은 클로즈그립 업라이트 로의 모습처럼 한다.

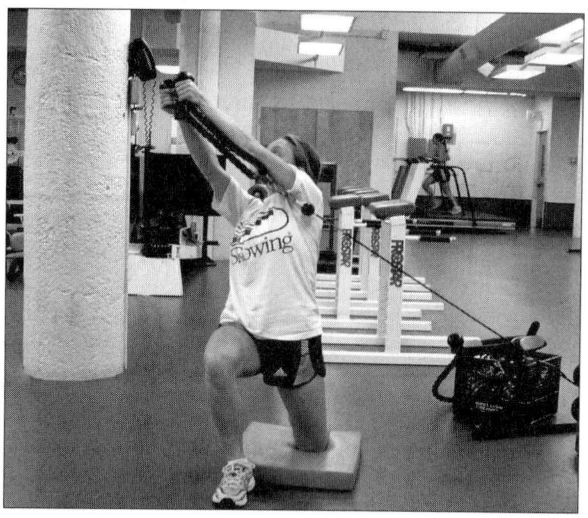

앞의 그림처럼, 선수는 케이블 기둥 쪽으로 머리와 어깨를 돌린 채로 로프를 잡는다. 복부는 드로잉인을 하고 엉덩이 근육은 활성시킨다.

선수는 양손을 이용하여 가슴으로 당기고, 몸통을 돌리며, 반대쪽 어깨를 지나서 대각선으로 밀어올린다. 레벨 3 프로그레션은 런지 자세에서의 촙과 리프트이다.

### 다이나믹 촙과 리프트

레벨 4 운동을 만들기 위해서는 다이나믹 촙과 리프트 둘 다 이제는 서 있는 자세로 옮겨져서 진정한 의미의 다관절 신전, 회전 또는 굴곡 회전운동이 되어야 한다. 이제 주안점은 선수가 대각선 촙과 리프팅 패턴에서 땅으로부터 몸통으로 그리고 손으로 힘을 전달할 수 있도록 가르치는 것이다. 다이나믹 스탠딩 리프트는 웨이트룸에서 시행할 수 있는 가장 특화된 스포츠 동작 중의 하나다.

### 다이나믹 스탠딩 리프트 코치하기

고객에게 계속해서 엄지가 위로 가게 핸들을 잡으라고 한다.

고객을 어깨너비보다 약간 넓게 다리를 벌려서 케이블 칼럼에 수직으로 위치시킨다.

리프트를 하는 사람은 케이블에서 가장 가까운 다리의 바깥쪽에 손을 놓으며 스쿼트 자세에서 시작한다.

동작은 이제 스쿼트-회전-프레스 다운을 빠르고 부드럽게 하는 것이다.

## 코어에 대한 발전된 관점

우리는 이 부분에 있어서 스튜어트 맥길, 폴 허지스, 셜리 셜먼 그리고 그레이 쿡과 같은 사람들의 연구와 저서를 통해 지속적으로 고급 단계로 나아갈 것이다. 코어의 새로운 개념은 단순하다. "코어는 회전을 막는 것이다. 코어는 움직임을 막는 것이다."

정말 새로운 것은 우리가 코어 스트렝스, 진짜 코어 안정성에 대해서 이야기할 때다. 우리는 우리의 롤아웃 프로그레션을 이용하여 요추의 움직임을 막기 위해 복직근, 내복사근, 외복사근을 훈련시킬 것이다.

코어 트레이닝은 기능성 대 비기능성 그리고 분리 대 통합 논쟁의 중심에 있다. 나는 이러한 논쟁의 양쪽에 모두 있었다. 지난 몇 년간 웨이트룸에서 한 나의 작업은 완전히 내 견해를 바꿔버렸다. 많은 선수들은 엉덩이와 복부를 적절히 사용할 수 없다. 이러한 능력의 부재는 많은 기능부전의 중심이 되고 있으며, 요통에서 햄스트링 상해까지 여러 문제의 원인이 된다.

분리적인 코어 훈련은 아마도 신경 패턴의 정상화 그리고 이러한 기능부전을 교정하는데 중요하다. 나는 분명히 말하건데 나는 단일 관절운동으로 되돌아가자고 주장하는 것은 아니다. 그러나 코어에 있어서 분리적인 훈련은 상해에서 회복하거나 요통을 다뤄야 하는 선수들에게는 필요한 것이다.

코어의 정의는 계속해서 확장되고 있다. 그리고 그 개념 안에는 고관절과 견흉관절을 실제로 포함하고 있다.

코어 안정성에서 코어 스트렝스로, 고관절 안정성에서 회전 트레이닝으로, 우리의 트레이닝에 대한 접근법은 매우 빠르게 변하고 있음이 분명하다. 한 평면상에서의 운동, 복직근 중심의 복부운동의 시대는 지났다. 그리고 이러한 것들은 주로 물리치료계에서 시작되어 빛을 발한 뒤 계속 변화해가는 일련의 운동들로 대체되고 있다.

지난 몇 년간 우리가 코어에 가졌던 관심의 종류는 매우 많이 변했다. 우리는 모두 호주의 방식에 영향을 받았고 또한 폴 첵에게 많은 영향을 받았다. 그리고 드로인의 발상은 정말로 큰 것이었다.

나의 초기 책들에서 코어 트레이닝에 사용했던 운동 중 지금까지 살아남은 것은 매우 적다. 그 책들은 우리가 더 이상 하지 않는 크런치 종류의 운동들로 가득 차 있었다.

우리에게 드로인은 거리감이 있다. 우리 선수들이 드로인을 하는 경우는 드문 일이다. 그러나 우리는 드로인 방법을 재활을 하는 사람들에게는 사용한다. 척추 재활을 하는 고객들은 드로인을 해야 한다. 당신은 그들에게 어떻게 드로인을 하는지 가르쳐야 한다. 그들은 요통에 처한 상황에서 벗어나기 위해 그 근육들을 어떻게 사용해야 하는지 모르기 때문이다. 우리의 센터에서 건강한 선수들은 우리가 과거에 했던 분리된 드로인 운동을 더 이상 하지 않는다. 그러나 나에게 누가 안 좋은 허리 상태로 온다면, 나는 지금도 몇 가지의 드로인 운동들을 사용한다.

심지어 지금도 우리는 크런치와 회전을 전혀 안 하는 것에 아마도 약간은 미온적 반응을 한다고 볼 수 있다. 지금 가장 큰 화제가 되는 것은 아마도 과잉반응일지도 모르는 신전에 대한 저항과 회전에 대한 저항이다. 그리고 우리는 지금으로부터 2~3년 뒤에 우리가 약간의 크런치와 약간의 회전을 하는 것을 발견할지도 모른다. 나는 그렇게 생각하지 않지만, 나는 우리가 현재 과잉반응을 하는 단계에 있다고는 생각한다.

## 회전운동에 대한 인지

시상면 중심에서 편측 운동과 다면 트레이닝으로의 움직임의 전환은 회전에 있어서 유연성을 발달시키는 강한 원동력이 되었다. 야구, 하키 또는 골프와 같이 회전이 요구되는 스포츠에서 경쟁하는 운동선수들은 허리 부근에서 더 많은 회전을 발달시키도록 요구받았다.

많은 퍼포먼스 코치들처럼 나는 이러한 잘못된 개념의 피해자가 되었다. 나는 맹목적으로 다른 사람들의 추천을 따르며 이제는 내가 생각했을 때 의문스럽거나 심지어 위험하다고 여기는 운동들을 사용하는 레밍(나그네쥐)* 중의 하나였다. 요통을 겪은 사람으로서 나는 내 불편함을 나이와 관련된 문제로 치부하고 계속해서 회전 스트레칭과 동적인 회전 준비운동을 하였다.

시간이 걸렸지만 결국에 우리는 한때 우리의 프로그램에서 중요했던 모든 종류의 스트레칭과 동적인 준비운동을 제거하였다.

『운동손상증후군의 진단과 치료(Diagnosis and Treatment of Movement Impairment Syndrome)』에서 설먼은 말한다. "대부분의 일상활동을 하는 동안, 복부 근육들의 주된 목적은 등척성 지지를 제공하고 몸통의 회전 각도를 제한하는 것이다…. 허리통증의 많은 경우는 복부 근육들이 골반과 척추 L5~S1 수준 사이에서 일어나는 회전에 대한 엄격한 조절을 유지하지 못하기 때문에 발생한다."

이것이 핵심이다. 우리가 만들려고 하는 요추의 움직임 범위는 잠재적으로 위험하다.

회전에 저항하거나 방지하려는 능력이 회전을 만들어 내려고 하는 능력보다 더 중요하다. 고객들은 우리가 회전을 할 수 있도록 하기 전에 회전을 방지할 수 있어야 한다. 제임스 포터필드와 칼 데로사는 그들의 책『역학적 허리통증: 기능해부학적 관점에서(Mechanical Low Back Pain: Perspectives in Functional Anatomy)』에서 설먼과 같은 결론에 도달했다.

포터필드와 디로사는 다음과 같이 적었다. '복부 근육을 몸통의 굴곡근과 회전근으로 생각하기보다는(물론 그러한 능력이 있지만), 그들의 기능을 몸통의 회전 저항근(anti-rotators)과 측굴 저항근으로 바라보는 것이 낫다.'

설먼은 퍼포먼스 현장에서 간과한 아주 중요한 요소를 말한다.

"요추 전체의 회전 움직임의 범위는 대략 13도 정도로 계산된다. T10~L5까지 각각의 분절에서의 회전은 2도이다. 가장 큰 회전범위는 5도인 L5와 S1 사이다."

"요추가 아닌 흉추가 몸통의 회전에서 가장 많은 부위여야 한다."

* 레밍(lemming): 나그네쥐로 먹이를 찾아 집단으로 이동하다가 많은 수가 한꺼번에 죽기도 한다. 레밍효과라고 이야기할 때는 레밍쥐처럼 무분별하게 남을 따라 부화뇌동하는 것을 말한다.

"개인이 회전운동을 할 때, 개인은 가슴 부위에서 일어나는 움직임에 대해 생각하도록 지도받아야 한다."

셜먼은 마지막으로 확고히 다음과 같이 이야기한다. "요추의 회전은 이롭기보다는 더 위험하다. 그리고 몸통이 안정적으로 가만히 있거나 반대쪽으로 회전한 상태에서 골반과 하지를 한쪽으로 회전하는 것은 특히 위험하다."

대부분의 사람들은 이제 회전운동을 흉추 가동성을 위해서 한다. 왜 우리는 안정한 코어를 통해 흉추 가동성을 만들려고 하는가? 왜 요추 부위를 안정적인 상태로 하고 흉추 가동성을 만들기 위해 고관절과 다리를 이용하는가? 그 부위가 약하고 불안정하면 요추의 수동적 구조(passive structure)는 스트레스를 받게 된다. 그리고 흉추에는 충분한 회전력이 가해지지 않는다.

회전 움직임들에서의 차이를 알아차리는 것은 매우 중요하다. 예를 들어, 벽에다 하는 레터럴 매드볼 토스(lateral medball toss)는 요추의 회전이 아닌 고관절 내회전과 외회전을 포함한다. 잠시 멈춰서 당신의 회전운동을 생각해보라. 그리고 당신의 선택이 요추 부위가 아닌 고관절 또는 흉추에서의 회전을 포함하는지 확인하라.

이러한 생각을 갖고, 나는 요추의 가동범위를 증진시키기 위해 우리가 사용했던 다음과 같은 종류의 스트레칭을 제거했다. 이것은 윈드쉴드 와이퍼(windshield wiper)와 같은 앉거나 또는 누워서 하는 몸통 회전 스트레칭을 포함한다.

우리는 몸통의 가동범위를 증진시키기 위해 고안된 다이나믹 벤트 레그 트렁크 트위스트, 다이나믹 스트레이트 레그 트렁크 트위스트, 그리고 스콜피온과 같은 동적인 운동들 또한 제거했다.

대부분의 사람들은 추가적인 몸통 가동범위가 필요하지 않다. 전문가들로부터 얻은 확신은, 우리에게 진정으로 필요한 것은 우리가 가진 가동범위를 조절하는 능력이라는 것이 명확하다.

비록 누군가에게는 이러한 운동들을 제외시키는 것이 지나치다고 생각할 수 있다. 하지만 나는 그 운동들을 우리의 트레이닝 프로그램에서 제외한 이후로 요통에 관한 불평이 상당히 줄어드는 것을 보았다.

사실상, 우리의 많은 주안점은 내회전과 외회전 모두에서 고관절의 가동범위를 발달시키는 데 있다. 미래에는 코치들이 코어의 가동범위와 코어 안정성을 동시에 발달시키려 하는 대신에 코어 안정성과 고관절 가동성을 작업하는 것을 보게 될 것이다.

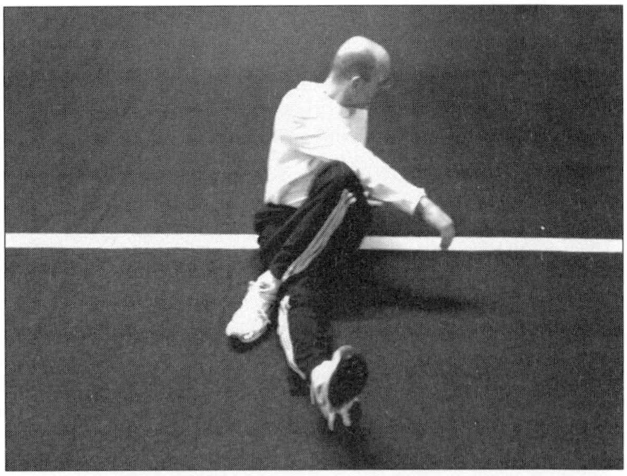

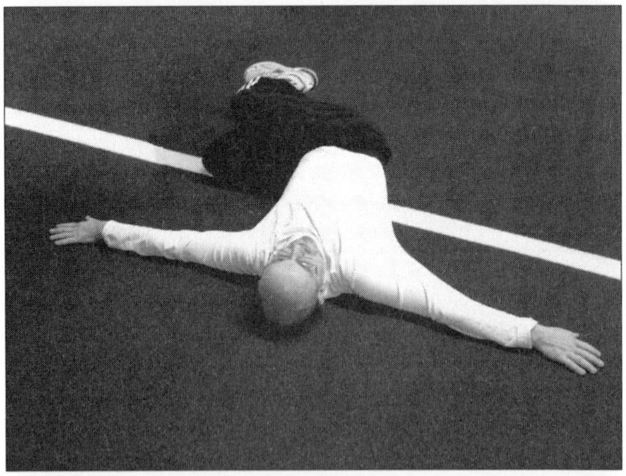

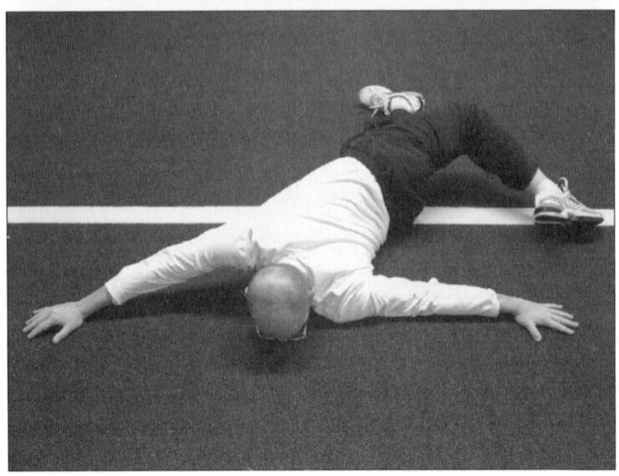

내가 이런 이야기를 하는 것은 사람들을 미치게 만든다. 왜냐하면 이러한 몸통 회전운동들은 모든 운동 퍼포먼스 DVD에 있기 때문이다. 그러나 그것이 우리의 현실이다. 우리는 더 이상 요추의 가동범위를 늘리려 하지 않는다.

## 코어운동

이전에 토의했던 전면 코어와 촙, 리프트에 덧붙여서, 내가 가장 선호하는 운동들은 코어를 회전에 대한 저항근 또는 안정화근으로 사용하는 것들이다. 코어에 대한 우리의 생각들을 다시 정리해보고 회전에 대한 저항을 주된 목표로 바라보기 시작하는 것이 핵심이다.

많은 좋은 코어운동들이 있다. 단지 코어는 실린더(cylinder)임을 기억하라. 코어는 뒷면, 옆면 그리고 전면이 있다. 모든 면들을 당신의 프로그래밍에서 운동시키도록 해라.

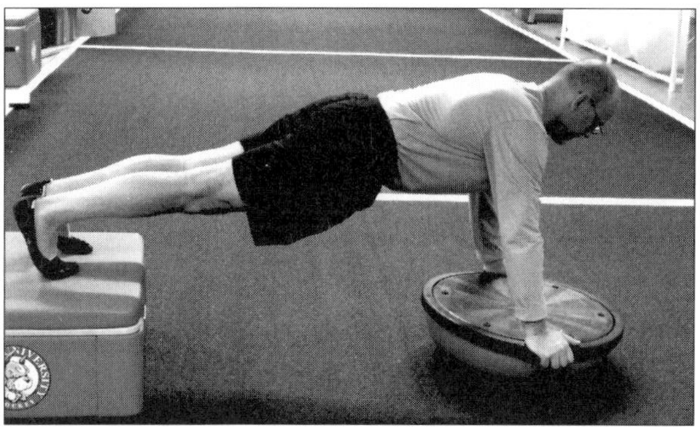

### 코어 강화 운동들

#### 다리를 올린 보수볼 푸시업

이것은 내가 가장 선호하는 코어운동이다. 나는 단지 이것만 말할 수 있다. 당신의 다리를 바닥에서 18인치 띄우고 20파운드 무게 조끼를 몸통에 두른 후에 이것을 해보지 않고는 이야기하지 마라. 이것은 코어와 견갑대 전체에 매우 좋다.

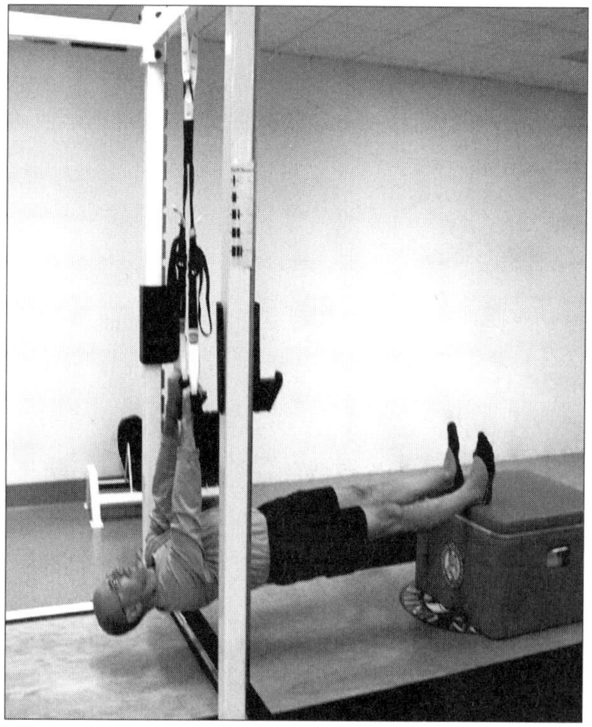

#### TRX, 정글짐 또는 블래스트 스트랩 인버티드 로

이 3가지 종류의 스트랩 모두 다 비슷한 방식의 기능을 제공한다. 이 스트랩들은 코어와 회전근계를 포함하는 인버티드 로의 발전된 버전을 제공한다.

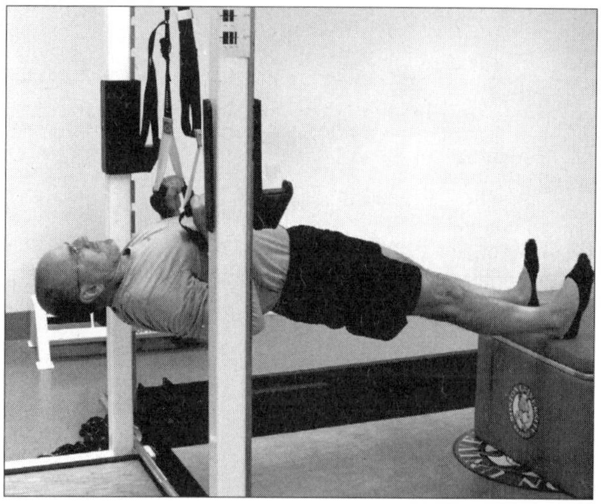

이 운동들은 손바닥이 위를 보게 회외하여 시작하고, 손바닥이 아래를 보도록 회내하여 마친다. 이것은 일반적인 인버티드 로에서 하지 않는 어깨의 외회전 요소를 포함함으로써 회전근계의 강화와 안정성을 더해준다.

게다가 회전근계에 추가적으로 매우 좋을 뿐만 아니라 어깨 지킴이기도 하다. 회전을 자유롭게 할 수 있다는 것은 어깨 건강에 매우 좋다. 몸통을 대포가 발사하는 것처럼 곧게 세우는 것은 특히 엉덩이와 코어에 매우 좋다.

### 랜드마인 트위스트 익스트림 코어 트레이너

나는 스트렝스 컨디셔닝 코치인 로렌 골든버그(Loren Goldenburg)에게 우리가 현재 익스트림 코어 트레이너라 부르는 랜드마인에 관심을 갖도록 해준 것에 감사한다. 그러나 이것을 어떻게 사용하느냐에 대해서는 스튜어트 맥길의 공이 크다. 이 익스트림 코어 트레이너는 우리 시설에서 중요한 코어 트레이닝이 되었다. 랜드마인은 서 있는 자세에서 코어가 회전에 대한 저항의 기능을 할 수 있도록 해준다. 이것은 모든 코어 트레이닝 지지자들을 정말 만족시키는 장비이다. 이보다 더 나은 것을 찾기는 힘들다.

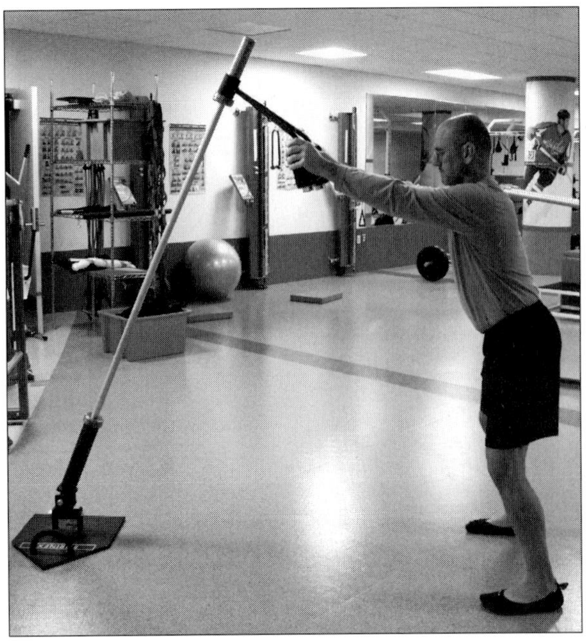

우리는 랜드마인에서 회전에 대한 저항 트레이닝으로 코어의 움직임 없이 가장 큰 호를 그리고 싶다. 이것은 맥길이 이야기해오던 것이다. 이 근육들을 정확히 그들이 해야 하는 일로 트레이닝시켜라. 움직임을 막는 것으로.

맥길은 종종 척추를 조금만 쓰는 것에 대해 이야기하고 포터필드와 데로사는 코어를 회전에 대해 저항으로 트레이닝하는 것을 이야기 한다. 이 회전에 대한 저항 개념은 나의 코어 트레이닝에 있어서 중요한 것이다. 코어 근육들의 역할은 먼저 안정화 근육이다. 이것은 우리가 등척성 브릿지에서 강한 코어 활성을 보는 이유다.

앞의 지지와 측면 지지 자세는 복직근과 외복사근에 가장 강한 자극을 제공한다. 둘 다 등척성 운동들이다.

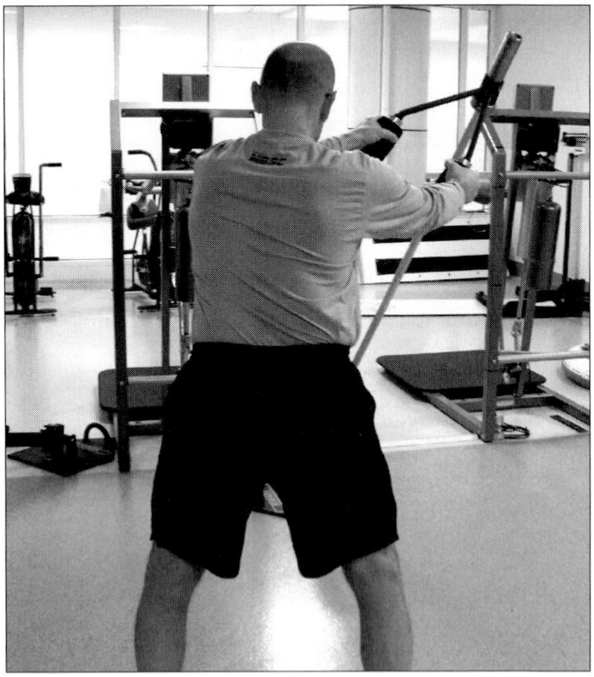

익스트림 코어 트레이너는 우리가 코어에 큰 회전 부하를 적용할 수 있도록 해주는 아주 좋은 회전 저항 도구로 허리 전문가들이 회전 저항운동으로 말하는 것의 정수이다.

## 한 손 덤벨 스내치

나는 한 손 덤벨 스내치를 사랑한다. 이것은 코어 안정성과 어깨 안정성에 매우 좋다. 나는 머리 위의 부하가 한쪽 어깨와 몸통의 한쪽으로 가는 사실이 좋다. 코어 효과는 내가 리프트를 좋아하는 이유이다.

운동할 때 우리는 매우 자주 양측성 하지 자세에서 편측의 어깨 안정성이 필요하다. 많은 스포츠에서 행해지는 밀고 당기는 동작을 상상해보라. 편측의 상지와 양측의 하지가 결합된, 바로 한 손 덤벨 스내치라고 말하고 있다.

## 컨버터볼 트위스트

컨버터볼 트위스트(convertaball twists)는 스튜어트 맥길이 새로운 생명을 불어넣은 또 다른 운동이다. 나는 폴 첵이 이 운동을 하는 것을 본 기억이 있다. 그리고 내 자신에게 "나는 고객들에게 이 운동을 절대 시킬 수 없다"고 말했다. 운동은 너무 위험해 보였다. 폭발적인 몸통 회전과 급격하고 강한 끝맺음을 조합한 발상은 나의 간담을 서늘케 하였다.

스튜어트에게 이야기를 듣고 포터필드와 데로사의 책을 읽은 후, 나는 운동이 나를 신경 쓰이게 한 것이 아니라 운동을 하는 방식이 마음에 들지 않았던 것임을 깨달았다. 나는 절대하지 않겠다는 생각에서 이 운동을 고급 프로그레션에 넣자고 생각을 바꿨다.

맥길의 버전에서 핵심은 공이 움직이고 선수는 회전하지 않기 위해 모든 자신의 힘을 쏟는 것이다. 랜드마인과 같이, 여기서 우리는 회전하는 기능에 비하여 코어의 회전에 저항하는 기능을 트레이닝하는 것이다.

코어 근육은 공격적인 회전력과 충돌에 대하여 안정화시키는 것이다. 고급 운동이지만 분명 많은 혜택이 있다. 이 운동을 재개념화하면, 이 운동은 안정성 운동이 된다. 우리는 빠른 속도의 부하를 적용하여 그것에 따라가기보다는 대항하여 안정화하는 것이다. 이것은 운동의 특성을 변화시킨다.

문제는 우리는 공이 로프에서 끊어져 갈라지는 일을 겪었다는 것이다. 그래서 제작자가 이 문제를 해결하기 전까지 우리는 더 이상 이 운동을 하지 않는다. 300파운드 나가는 라인맨이 정말 빠르게 움직인다면 부서지는 것은 정말 보기 좋은 모습은 아니다.

이 운동을 내가 좋아하는 만큼, 공이 다시 고안되기 전까지 나는 이 운동에 대해 조심한다.

## 카이저 푸시 & 풀

시상면을 다루는 이 운동은 당신이 프로그램할 수 있는 가장 좋은 코어운동들 중 또 다른 하나이다. 또한 더 가르치기 힘든 것들 중 하나이다. 이 운동은 어떠한 기능적 트레이닝 기구들에서 행해질 수 있다. 나는 특별히 카이저를 좋아한다.

핵심은 코어가 회전력을 만들어내려고 하는 시상면 움직임에 대항하여 안정화하도록 사용되는 것이다. 만약에 몸통 또는 어깨가 조금이라도 돌아가면 코어 효과는 사라진다. 이 운동은 트레이닝을 하는 사람에게 코어를 본래의 기능(회전을 막는 것)으로 다시 사용하도록 한다.

이것은 거의 톱질하는 동작과 같다. 마치 록뎀 속뎀 로봇(Rock'em Sock'em Robots) 장난감과 같다. 고객에게 엉덩이를 활성시키고 복부를 수축하도록 하며 움직임이 발생하지 않도록 하라.

고객에게 회전하지 말고, 어깨를 움직이지 말고, 어깨를 돌리지 않는 것에 대해 생각하도록 하라.

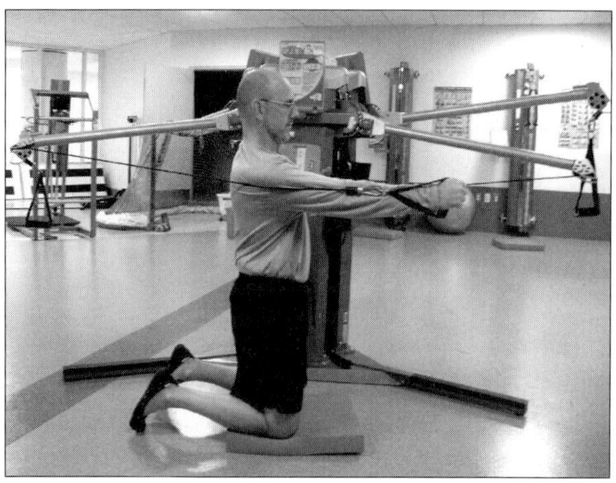

### 케틀벨 슬라이드보드 런지

나는 이 교묘한 슬라이드보드 런지(slideboard lunges)를 좋아한다. 발슬라이드는 슬라이드보드가 없는 그룹 또는 트레이너들에게 이 운동을 위한 훌륭한 선택이 된다.

일을 하는 다리의 반대편에 있는 손에 부하를 줌으로써, 일하는 엉덩이에 회전력이 부가된다.

엉덩이 근육은 외회전근이자 신전근이다. 케틀벨은 내회전력을 제공하여 외회전 근육으로 작용하는 엉덩이 근육에 자극을 준다. 단면(uni-planar) 운동이 다면(multi-planar) 운동화되고 코어에도 매우 좋다.

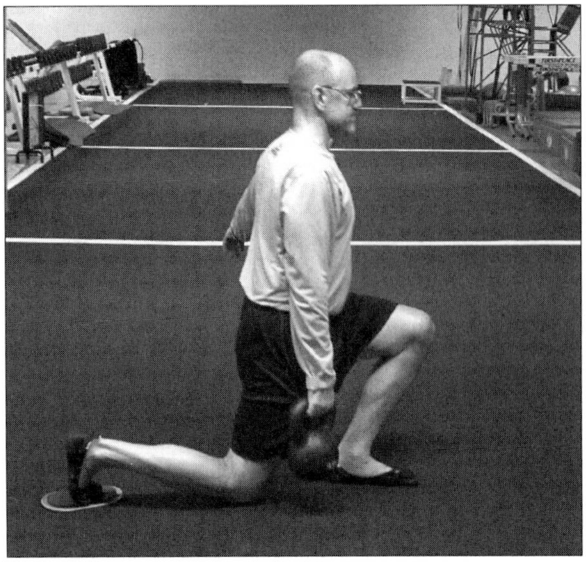

### 싱글 레그 스쿼트와 스트레이트 레그 데드리프트

싱글 레그 스쿼트와 싱글 레그 스트레이트 레그 데드리프트는 둘 다 골반 안정근들을 자극한다. 이것들은 책의 후반부에 자세히 다룬다.

## 바닥에서 하는 코어 안정성 운동들

바닥에서 하는 코어 안정성 운동들은 코어에 대한 과민반응의 일부일지도 모른다. 이 운동은 겉보기에 건강하지 않다. 그러나 통증이 없는 선수들과 고객들은 이러한 코어 안정성 운동들 중 몇 가지를 긴 시간을 들여 할 필요가 있다.

또한 코어 고립 운동을 수업 중 동적인 준비운동 부분에 결합시켜 할 수 있다. 우리는 이제 이러한 운동들을 활성화 또는 준비 운동으로 건강한 고객들에게 사용한다. 그리고 우리의 코어운동으로써 신전에 대한 저항 또는 회전에 대한 저항운동에 집중한다.

설명된 운동들은 고관절 문제와 더불어 허리통증의 재활기반을 형성할 것이다. 브릿징과 네발기기 패턴을 가르친 후에, 그 기능을 싱글 레그 스트렝스 운동으로 전이시켜라. 그레이 쿡은 이러한 운동들을 코어 안정성 운동으로 분류한다. 왜냐하면 척추에 움직임이 없기 때문이다.

쿡은 개념을 간단하게 이야기한다. 코어 안정성 운동을 하기 위해서는 코어에 움직이 있어서는 안 된다.

척추를 움직이게 하는 운동들은 코어 스트렝스 운동으로 간주한다.

## 네발기기 프로그레션

스튜어트 맥길의 연구는 네발기기 운동에 대한 나의 생각이 타당함을 보여주었다. 그리고 나는 모든 운동선수들에게 이 프로그레션을 따라 운동을 하는 것이 중요하다고 믿는다.

네발기기 운동들은 자주 재활운동으로 간주된다. 그리고 선수 트레이너들과 스트렝스 컨디셔닝 코치들에게 대부분 무시되어 왔다. 많은 코치들은 네발기기 운동을 지루하고 시간의 낭비로 본다. 네발기기 운동은 처음에

볼 때 잘 이해가 안 될 수 있지만 그것은 종종 이 운동들이 부정확하게 행해지기 때문이다. 많은 경우에 이 운동들을 잘못한 결과는 본래 의도한 것의 반대가 되어 버린다.

네발기기 운동은 선수들이 안정된 몸통을 유지하며 엉덩이 근육을 어떻게 동원할 것인지에 대해 가르쳐야 한다. 대신에 선수들은 종종 그들이 요추를 신전 또는 과신전 함으로써 고관절 신전을 모방하는 것을 익힌다.

이 네발기기 프로그레션의 목적은 선수들이 깊은 복부 근육과 다열근을 이용해 몸통을 안정화하고 동시에 고관절 신전을 위해 고관절 신전근을 사용하는 것을 가르치는 것이다.

사실 네발기기는 시작 자세를 말한다. 대부분의 운동들은 실질적으로 3점 자세(three point stance)에서 시행된다.

다열근 요소는 고관절 또는 팔이 펴지기 전까지는 나타나지 않는다. 다열근들은 선수가 사지를 들어올리는 것에 의해 발생하는 회전 요소에 대항하여 몸통을 안정화하려 할 때 참여한다.

골반저근은 민감한 부분이다. 왜냐하면 코치들은 골반저근을 활성화하는 본질을 이해하는 데 충분히 성숙하지 않을지도 모르는 선수들의 몸의 부분과 몸의 기능에 대한 논의를 다루기 때문이다.

성인 선수들을 다룰 때, 코어 트레이닝은 선수들로 하여금 네발기기나 브릿지 자세에서 어떤 안정화 운동들을 시행하는 동안 골반저근을 활성하도록 시킴으로써 굉장히 증진될 수 있다. 운동선수에게 화장실을 가야 하는데 화장실 줄이 매우 긴 것을 인지한 직장인의 행동을 모방하도록 충분히 이야기하라(용변을 참는 느낌). 이것은 종종 내용을 전달하기에 충분하다.

## 네발기기에서 드로인

이것은 어떻게 심부 복부 근육을 활성화할지를 고객들에게 교육시키기 위한 자세로 선택되었다. 비록 과거에 나는 바로 누운 자세에서 시각적 피드백과 함께하기를 권한 바 있지만, 네발기기 자세를 취함으로써 내부 장기의 무게가 근신경학적 자극을 추가하기 때문에 이 자세가 더 효과적인 면이 있다. 고객들은 이전에 지지되었던 어떠한 자세에서보다도 이 운동에서 더 잘 느끼는 경향이 있다.

고객의 손과 발이 모두 바닥에 닿게 하고 이완된 상태에서 시작하라. 내장기들의 무게가 복벽을 팽창시키도록 하라. 고객 옆에 무릎을 꿇고 앉아서, 한 손은 고객의 허리에 그리고 다른 손은 이완되고 팽창된 복부에 대어라. 고객에게 척추는 움직이지 말고 배를 당신의 손에서 떨어지도록 들어올리라고 한다. 고객이 이 자세를 5초간 유지하도록 시키며 다시 당신의 손으로 배를 내리도록 한다. 핵심은 척추를 움직이지 않고 배를 들어올릴 수 있는 능력이다.

각 반복당 유지시간을 5초씩 지속시키며 다섯 번 수축을 반복한다.

고객이 이 기술을 발달시킨 다음, 고객에게 복부를 안으로 당길 때 숨을 뱉으라고 시킨다. 배를 옴폭하게 만드는 것(hollow)이 필요한 것은 아니지만, 고객은 이 드로인(배를 당기는 것), 더 적절하게 이야기하자면 드로업(draw up)의 느낌을 익혀야 한다.

이 운동은 앞으로 보여주는 모든 운동들을 행하는 데 있어서 필요한 안정적인 자세를 고객들에게 가르쳐 준다.

## 네발기기 힙 익스텐션 오버 벤치

이 운동은 벤치를 이용해서 골반의 이동을 막고 허리 움직임을 제거하기 위해 한다. 이것은 실제와는 좀 관련이 없지만 선수들의 엉덩이 근육 분리와 활성화에 대해 이해할 수 있도록 할 것이다.

이 운동을 하기 위해 스테빌리티볼을 사용하지 마라. 볼의 방향이 바뀔 것이다. 이 운동을 할 때는 표면이 견고할 필요가 있다.

운동을 하기 위해서, 엉덩이뼈(ASIS)는 벤치와 붙은 상태에서 시작한다. 고객에게 이전에 언급한 네발기기 드로인을 이용해서 드로인하도록 시킨다. 다리를 구부리는 것은 햄스트링의 기여를 제거하고 엉덩이 근육을 더욱 활성시킨다. 다리를 구부리면 햄스트링을 짧게 하며 효율이 떨어지는 고관절 신전근으로 만들고 엉덩이 근육을 더 강조한다.

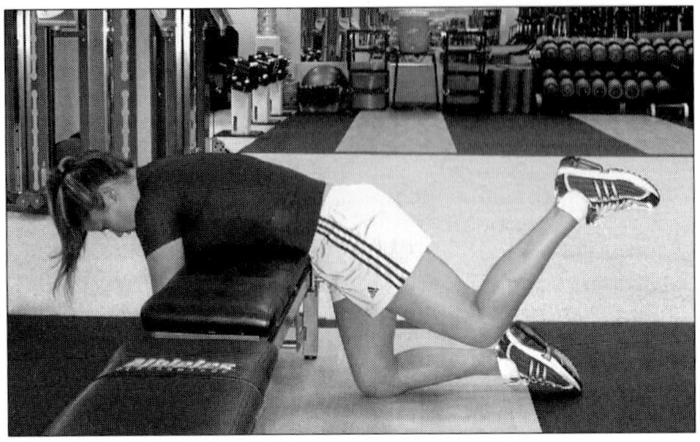

5번 반복하고 맨 위 동작에서는 5초 기다리는 위의 경우와 같은 순서를 사용하라.

고객이 5초 내내 엉덩이 근육을 조이는 것에 집중하도록 하는 것이 중요하다.

당신은 그 무엇이든 골반의 움직임을 보아서는 안 된다. 움직임은 고관절에 한해서만 나와야 한다. 요추가 신전하는 어떠한 모습도 약한 엉덩이 근육의 기능에 대한 보상작용으로 볼 수 있다.

## 네발기기 힙 익스텐션 벤트 레그, 막대기 평행

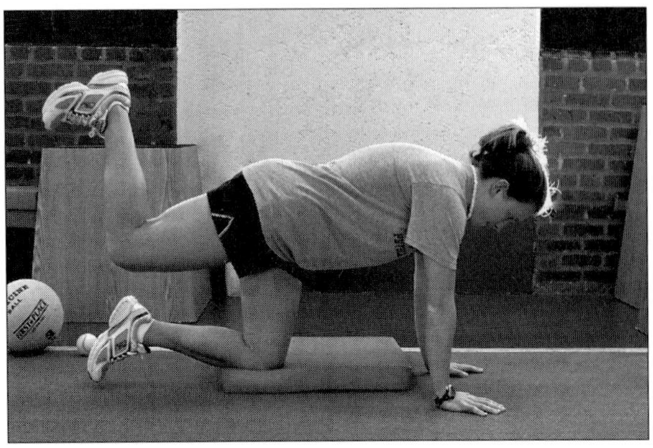

네발기기 힙 익스텐션(hip extension) 운동 프로그레션은 간단하다. 그러나 이 움직임의 효과를 증진시키기 위해 우리는 하나의 중요한 변화를 주었다. 일하지 않는 다리를 에이렉스 패드(Airex pad) 위에 놓는다.

이것은 네발기기 자세에서 실질적으로 무릎을 바닥에서 뗄 때 필요한 약간의 회전을 만들어내는 것 없이 고관절을 신전할 수 있도록 한다.

고관절은 신전되고 매번의 반복 횟수마다 좌우를 바꾸기 전에 5초간 자세를 유지한다.

### 레벨 1

봉 또는 막대기를 척추에 대고 균형을 잡으며 한다. 목적은 단순해 보인다. 그러나 사실상 성취하는 것은 어렵다. 고객에게 막대기를 방해하거나 막대기로부터 요추가 움직여서 떨어지지 않도록 하며 고관절을 신전시키도록 한다. 아주 작은 요추 커브의 변화라도 요추와 막대기 사이의 공간이 증가함에 따라 쉽게 보일 수 있다. 심부 복부 근육과 다열근을 통해 요추에 대한 적절한 조절이 함께하면, 고관절은 요추의 신전 없이 신전될 것이다.

5초에서 8초로 그리고 10초로 유지하는 시간을 증진시켜라. 여기서 또한, 의도적으로 햄스트링을 짧게 하고 엉덩이 근육을 주된 고관절 신전근으로 만든다.

### 레벨 2

우리는 발목에 2.5파운드의 웨이트를 추가하며 이것을 레벨 2 운동으로 옮겼다.

## 네발기기 힙 익스텐션 벤트 레그, 막대기 수직

### 레벨 2

당신의 선수가 막대기를 척추에 평행하게 해서 벤트 레그 버전으로 네발기기 힙 익스텐션을 숙달한 뒤에는 막대기를 엉덩이뼈(관골) 위로 올리고 척추에 수직으로 위치를 바꾼다.

같은 고관절 신전을 수행하지만 이제 목적은 요추에서의 어떠한 회전 보상도 없애는 것이다.

#### 레벨 3

또 다시 발목 웨이트를 추가하는 것은 운동의 강도를 변화시킨다.

### 네발기기 얼터네이팅 암 앤드 레그

#### 레벨4

마지막 그리고 가장 어려운 프로그레션에서의 단계는 팔과 다리를 교차하는 움직임을 네발기기 고관절 자세에서부터 하는 것이다.

앞선 모든 운동들은 5초 동안 유지하고 5-8-10회의 프로그레션을 사용해서 다음 단계로 나간다.

## 바로 누운 자세 프로그레션

바로 누운 자세 프로그레션은 아마도 모든 몸통 트레이닝 프로그램에서 가장 중요한 부분일지도 모른다. 바로 누운 자세 또는 브릿징 프로그레션은 선수들이 깊은 복부 근육과 함께 코어 자세를 유지하며 동시에 엉덩이 근육과 햄스트링을 활성시키도록 가르친다.

게다가 프로그레션은 이제 발이 땅과 닿아 있는 자세로 바뀐다. 네발기기보다 실제 생활의 움직임과 더욱 가까운 것이다. 또한 바로 누운 자세 프로그레션은 다열근을 통해 등허리를 목표로 한다.

바로 누운 자세 운동들은 엉덩이 근육 기능을 증진시키며 다열근을 훈련 또는 재훈련 시킨다. 복횡근과 더불어 다열근은 호주에서 행해진 연구 때문에 많은 관심을 받아왔다. 이 연구는 다열근과 복횡근이 허리통증 이후에 급격한 근위축을 겪는다고 한다. 그리고 요통을 겪은 그 누구라도 반드시 재훈련을 해야 한다.

다열근은 척추기립근 그룹 중에 가장 심부 근육으로 굴곡에 저항하고 전방 굴곡시 전방 전단력에 저항한다. 다열근은 또한 각각의 척추뼈 사이의 회전 안정성에도 관여한다.

다열근을 운동시킬 수 있는 가능한 한 가지 방법은 척추에 회전 스트레스를 가하는 것이다. 이 회전력에 저항함으로써, 다열근은 자극된다. 다열근을 훈련 또는 재훈련 시키는 것은 종종 몸통 또는 허리 재활 프로그램에서 경시되고 있다.

비록 많은 관심이 심부 복부 근육에 쏟아졌지만, 척추를 안정화시키는 능력 자체가 잠재적으로 더욱 중요하다. 바로 누운 자세 프로그레션은 안전하고 정확하게 바로 누운 자세 운동들을 하는 데 필요한 움직임 패턴들을 가르치며 엉덩이 근육을 촉진하고 다열근을 목표로 한다. 바로 누운 자세 프로그레션은 네발기기 운동들을 통해 성취한 증진된 엉덩이 기능을 약간 더 구체적인 브릿지 자세로 전이시키며 시작한다.

### 쿡 힙 리프트

#### 레벨 1

이것은 엉덩이, 햄스트링 그리고 몸통 이 3군데를 강조하는 매우 유용한 운동이다. 쿡 힙 리프트(cook hip lift)는 엉덩이와 햄스트링 스트렝스 그리고 기능을 발달시키다. 또한 고관절과 요추 사이의 가동범위의 중요한 차이를 가르쳐준다.

고관절과 요추 사이의 움직임을 구분하는 능력은 바로 누운 자세 프로그레션의 가장 중요한 목적 중 하나이다. 햄스트링과 엉덩이를 목표로 하는 많은 운동들은 잘못하여 고관절보다 요추에서 더 많은 가동범위를 사용하기 쉽다. 또한 엉덩이를 사용하는 대신에 햄스트링으로 고관절을 신전하기 쉽다.

쿡 힙 리프트는 운동이자 동시에 검사다. 만약에 선수가 쿡 힙 리프트를 시행하고 햄스트링에서 쥐가 나는 것을 경험하면, 선수는 약한 엉덩이 또는 억제된 엉덩이 기능을 갖고 있는 것이다. 쿡 힙 리프트로 햄스트링에 쥐가 나는 운동선수들은 엉덩이 근육을 활성시키는 것을 배우는 데 추가적인 관심을 기울여야 한다. 초기 재학습 단계에서 이것은 아마도 네발기기를 통해 가장 잘 이루어질 수 있다.

무릎을 접어서 하는 고관절 신전에서 햄스트링은 약한 협력근이어야 한다. 햄스트링의 짧아진 성질 때문에, 햄스트링은 고관절 신전에서 엉덩이 근육에 약간의 보조만 제공해야 한다.

그러나 제대로 된 엉덩이 근육의 기능 부재(맥길의 엉덩이 기억상실증)는 햄스트링이 주동근이 되도록 한다. 짧아진 상태에서 주동근이 되려 하면 근육은 과로하고 쥐가 난다.

쿡 힙 리프트를 시행하기 위해서는 당신의 고객을 바로 누운 자세로 눕히고 훅라잉 자세(hook-lying position)를 취하도록 한다. 그리고 나서 요추에서의 움직임을 제한하기 위하여 한쪽 무릎을 가슴 가까이 당긴다. 무릎이 가슴 가까이 꽉 붙어 있도록 하기 위해서 흉곽 아래 근처에 테니스공을 놓고 선수가 허벅지를 들어서 공을 위치에 유지할 수 있도록 한다. 공은 검사를 하는 동안 떨어져서는 안 된다.

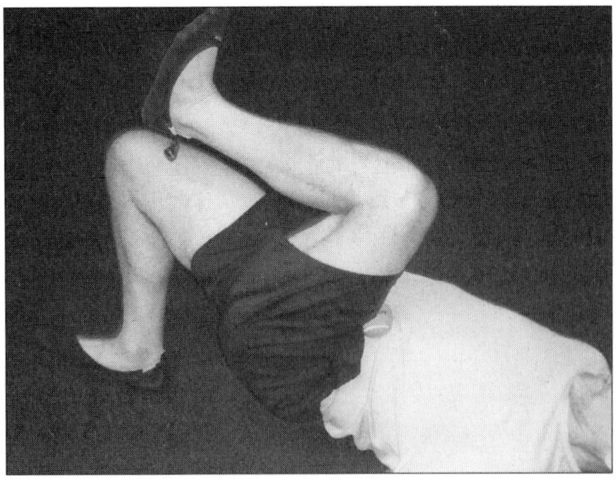

반대 무릎은 90도를 구부리고 발은 뒤꿈치를 바닥에 대고 발가락을 든다. 뒤꿈치를 통해 미는 동작은 고관절 신전근을 촉진시킨다. 평평한 발로 누르는 것은 선수들에게 고관절 신전근을 대체하기 위한 대퇴사두근을 사용하면서 종종 저하된 엉덩이 활성의 결과를 가져온다.

당신의 고관절을 안정화하고 펴기 위해 고객은 발 뒤꿈치를 바닥으로 누름으로써 복부를 드로인해야 한다. 초기에 가동범위가 몇 도 밖에 되지 않아도 놀라지 마라.

이 운동은 2가지 중요 목적이 있다.

- 이것은 고관절의 가동범위와 요추의 감동범위 사이의 차이를 가르친다.
- 상반적인 운동의 특징 때문에 요근에 추가적인 유연성을 얻을 수 있다. 요근을 이완시키지 않고 엉덩이 근육과 햄스트링을 수축한다는 것은 불가능하다.

바디웨이트 프로그레션에 따라서 다리당 각 10, 12, 14회를 3세트하라.

핵심은 테니스공이 떨어지면 안 된다는 것이다. 고관절 대신 선수가 요추에서 신전을 하면, 공은 바닥으로 떨어질 것이다. 이것이 의미하는 바는 선수가 무심코 고관절 신전을 대신하여 요추의 움직임으로 대체하고 있는 것이다.

그레이 쿡은 어떻게 고관절 신전의 기능을 요추 신전과 구분해서 하는지 선수들을 가르치기 위해서 이 운동을 대중들에게 알렸다.

대부분의 운동선수들은 요추의 가동범위가 의도적으로 제한될 때 고관절에서 그들이 얼마나 작은 가동범위를 갖고 있는지를 인식하지 못한다. 당신은 이 운동에서 가동범위는 단지 2~3인치뿐임을 빠르게 깨달을 것이다.

반대쪽 무릎의 그립을 풀면 가동범위는 매우 증진될 수 있다. 그러나 이것은 이 운동의 목적을 잃는 것이다. 유지한 다리를 이완하는 것은 고관절 신전을 요추 신전으로 대체하는 것이다.

## 핸즈프리 쿡 힙 리프트

### 레벨 2

손 없이 하는 쿡 힙 리프트(hands-free cook hip lift) 버전의 운동에서는 이제 고관절 굴곡근의 수축에 의해 공이 유지되어야 하는 것만 제외하고는 정확히 똑같이 시행된다. 이 상황에서는 반대쪽 요근이 등척성 수축을 유지하는 동안 엉덩이 근육이 반드시 수축되어야 한다.

## 아이소메트릭 수파인 브릿지

### 레벨 1

이 레벨 1 운동은 선수들이 쿡 힙 리프트 그리고 네발기기 운동과 브릿지 자세로부터 얻은 고관절 가동범위의 지식을 연결시키도록 요구한다. 선수는 훅라잉 자세에서부터 시작한다. 그리고 무릎에서 엉덩이를 거쳐 어깨까지 직선을 만들기 위해서 엉덩이를 든다. 당신은 요추 신전이 아닌 엉덩이와 햄스트링을 통해 이 자세를 만들고 유지한다. 엉덩이가 약간 떨어지는 것도 운동의 효과를 굉장히 감소시킨다. 맨 위 동작에서 선수가 복부를 안으로 당기고 이 자세를 유지하도록 하라.

이 운동을 시도하기 전에 쿡 힙 리프트와 같은 운동을 통해 고관절 움직임과 요추 움직임 사이의 차이점을 익히는 것이 중요하다. 이 차이점을 이해하지 못하는 선수들은 고관절을 신전시키려 시도하다 허리를 뒤로 젖힌다.

3번의 30초 유지 프로그램을 구성하라.

## 아이소메트릭 싱글 레그 수파인 브릿지

### 레벨 2

싱글 레그 수파인 브릿지는 네발기기 드로인, 더블 레그 브릿지 그리고 쿡 힙 리프트를 통해 익힌 개념을 사용한다. 그리고 더 높은 단계로 나아가기 시작한다. 이 시점에서 운동은 4점, 안정성 기반에서 3점으로 바뀐다. 지지와 안정성 기반의 이 변화는 이제 다열근을 척추의 회전 안정화 근육으로 더 많이 목표로 하기 시작할 것이다.

아이소메트릭 싱글 레그 수파인 브릿지(isometric single leg supine bridge)를 가르치기 위해서 당신의 고객을 훅라잉 자세로 하고, 안정화하기 위해 복부를 안으로 넣으며 더블 레그 브릿지를 시행한 다음에 싱글 레그를 펴라. 이것은 무릎에서부터 엉덩이를 지나 어깨까지 직선을 만든다. 이 싱글 레그 자세는 뒤꿈치를 아래로 누르고 엉덩이를 조임으로써 유지된다. 고객으로 하여금 마치 단단한 주먹을 만드는 것처럼 엉덩이를 조이게 하라.

당신의 고객에게 각각 3번 하는 동안 15초를 유지시킨다.

## 브릿지 위드 얼터네이트 마치 (Bridge with alternate March)

### 레벨 3

프로그레션에서 그 다음 단계는 교대로 걸어가는 동작을 아이소메트릭 브릿지에 추가하는 것이다. 싱글 레그를 든 다음 반대쪽 다리를 바닥에서 떼는 것을 교대로 하라. 이것은 걸어가는 동작이지 다리 신전이 아니다.

장골능을 가로지르는 막대기는 발을 들었을 때 반대쪽 엉덩이가 떨어지지 않도록 선수에게 높이를 상기시키기 위한 역할을 한다. 이 운동에서 프로그레션은 4점 지지인 어깨와 다리에서 3점지지인 어깨와 싱글 레그로 바뀜에 따라 척주에 부가되는 회전 스트레스 때문에 다열근을 더 잘 목표로 할 수 있다.

이것은 난이도를 굉장히 증진시키는 전통적인 안정성 운동이다. 선수가 뒤꿈치로 누르고 지지하는 다리와 같은 쪽 엉덩이를 활성시킬 수 있도록 하라.

1세트에 5초 동안 유지하고 각 다리마다 5회를 반복하는 프로그램을 짜라. 이것을 8번으로 늘리고 궁극적으로 10번 유지하도록 한다.

몸통 프로그램을 개발하는 핵심은 단계적인 프로그램으로 적절하게 움직임을 조합하는 것이다.

## 천층(superficial)의 코어

당신은 백만 개의 싯업과 크런치를 할 수 있지만 그것들은 복부의 모양에 어떠한 효과도 없을 것이다. 사람들이 내게 복부를 위한 최고의 운동을 물어볼 때 나는 그들에게 테이블 미는 것을 이야기한다. 그들이 이것을 이해하는 데는 종종 몇 분의 시간이 걸린다. 그러나 이것은 농담이 아니다. 진실이다. 당신이 더 좋은 복부를 원한다면, 적게 먹고 더 많이 운동하라. 그러나 단지 당신의 복부만을 운동하지는 마라.

복근를 만들기 위해 복부 운동을 하는 생각은 트레이닝에서 가장 오래된 오해 중의 하나이다. 이것은 '부위별 살빼기'란 개념으로 거슬러 올라간다. 부위별 살빼기란 아이디어는 한 번도 성공한 적이 없으며 앞으로도 그럴 것이다. 연구는 계속되었고 답은 언제나 똑같았다. 우리는 그 부위를 운동함으로써 특정 부위의 지방층을 줄일 수 없다. 이것은 복부지방을 없애기 위해 싯업을 하는 남자들과 내전근 운동기구에 앉아 있는 여성들 모두 그들의 시간을 낭비하고 있음을 의미한다. 과거든 현재든 언제나 좋은 전신운동만이 지방을 줄이는데 핵심이 될 것이다.

당신의 고객이 식스팩을 원하는가? 모든 워크아웃에 싯업 또는 크런치를 추가하는 대신에 강한 인터벌 트레이닝을 넣어 마무리하라. 인터벌 트레이닝이 지방 감소와 식스팩 만들기의 진짜 핵심이다. 인터벌 트레이닝은 안정적인 유산소 트레이닝보다 더 많은 칼로리를 태운다. 그리고 인터벌 트레이닝은 스프린트 프로그램이기 때문에 당신의 고객은 스프린터의 몸을 갖게 될 것이다.

복부 트레이닝은 어쩌면 허리의 지름을 줄여줄 수도 있다. 그러나 체지방을 줄이는 것에는 영향이 없다. 코어 트레이닝을 해야 하는데 다른 수많은 훌륭한 이유들이 있다. 강한 코어는 허리통증을 예방하는 중요한 요소들 중 하나다. 강한 코어는 당신의 외향을 더 보기 좋게 도울 것이고 여러 스포츠에서 퍼포먼스를 증진시킬 것이다. 그러나 싯업 또는 다른 어떠한 복부운동도 체지방을 줄여주지 않을 것이다.

좋은 복부 또는 코어 프로그램은 크런치 이상의 것이다. 당신의 코어 프로그래밍의 많은 부분은 이 책에서 언급한 우리의 네발기기 그리고 바로 누운 자세 시리즈와 같은 등척성 운동이어야 한다.

코어 근육의 주요한 기능 중의 하나는 움직임을 막는 것이다. 이것은 복부 근육들이 강력한 안정화 근육들이라는 뜻이다. 단지 굴곡하고 신전하는 것이 아니라, 안정성 기능을 훈련하라.

# 고관절(hips)

## 고관절 이해하기

그레이 쿡은 종종 우리가 고관절 가동성을 잃어버리고 있다고 이야기한다. 우리는 모두 우수한, 어쩌면 과도한 고관절 가동성을 가지고 태어난다. 그리고 우리가 나이 듦에 따라 이러한 고관절 가동성은 사라진다. 모든 아기들은 자기 발을 자기 입으로 가져갈 수 있을 만큼 놀라운 고관절 가동성을 가지고 있다. 그리고 당신은 많은 성인들이 아기처럼 그렇게 할 수 있는 경우를 볼 수 없을 것이다.

고관절을 이해하는 데 크게 중요한 것은 우리는 더 많은 정적인 유연성 운동, 더 직접적인 고관절 굴곡 운동 그리고 가동성에 관한 더 많은 관심이 필요하다는 것이다.

얀다의 접근법에서 후면에 있는 근육들은 길고 약하다고 하였으며 전면에 있는 근육들은 짧고 강하다고 하였다. 고관절을 보면, 우리는 구부러진 자세에서 오랫동안 시간을 보낸 누군가는 길고 약한 엉덩이 근육과 짧고 약한 고관절 굴곡근을 가지고 있다는 것을 알 수 있을 것이다. 하지만 그러한 근육들이 짧다고 해서 그 근육들이 강해지지는 않는다.

우리는 이제 직접적인 고관절 굴곡근 운동을 한다. 왜냐하면 우리는 고관절 굴곡근 그룹을 강화시킬 필요가 있다는 것을 알았기 때문이다. 그리고 고관절을 90도 이상 굴곡 시킨 상태에서 많은 운동을 하고, 우리는 90도 이상의 운동에 더하여 아래서부터 위로 하는 운동을 시작했다.

고관절에서 어떤 것이 너무 짧거나 긴장이 있으면 우리는 근육 또는 관절 주머니의 연부조직 제한을 가지고 있다는 것이다.

그리고 우리는 제한된 능동 가동범위와 같은 근육 가동성의 문제를 가진다. 능동 가동범위는 고관절을 굴곡시키기 위한 장골근과 요근의 능력 그리고 고관절을 신전시키기 위한 엉덩이 근육의 능력을 말한다.

제한에는 두 가지 분류가 있다. 하나는 수동적 구조이고, 하나는 능동적 구조에서 나온다. 우리는 정적인 스트레칭과 활성화 운동이 필요하다. 저강도 트레이닝이 활성화라는 말보다 더 적합한 용어다. 왜냐하면 근육들은 실질적으로 비활성이란 상태에 처하지 않기 때문이다. 근육은 멈출 수 없다. 그들은 단순히 능력을 잃어버린 것이다. 즉 하향조정된 것이다.

우리는 흉곽과 골반 사이의 지역을 안정화시키고 고관절에서 움직임을 만들어야 한다. 이것이 능동적인 고관절 가동성을 얻으면서 코어 안정성을 갖는 개념의 핵심이다.

당신이 고객들에게 코어 안정성과 능동적인 고관절 가동성을 만들어주면, 그들은 더 잘 움직이고 수행능력이 좋아질 것이며 또한 통증 없이 생활할 것이다.

### 고관절 굴곡

고관절 굴곡의 생체역학에 관한 새로운 정보들은 『Functional Training for Sports』을 출판한 이후 내가 새로 배운 내용에서 가장 가치 있는 것 중 하나다. 일반적으로 고관절 굴곡, 특히 요근 등에 대해 이해할 때 우리가 알아야 할 점은 우리가 5개의 근육들을 고관절 굴곡근이라고 포괄적으로 부른다는 점이다. 그러나 그 중 4개는 다른 것과는 확연히 구분되는 지렛대 위치를 가지고 있다.

물리치료사 셜리 셜먼 덕분에, 나는 여러 많은 근육 그룹을 갖고 있는 고관절 굴곡근에 대한 생각을 바꿨다.

다른 근육들이 포함된 해부학적 지렛대(anatomical leverage) 작용을 보면 고관절 굴곡에 대한 이해를 더할 수 있다. 고관절 굴곡을 돕는 5개의 근육들은 대퇴근막장근, 대퇴직근(대퇴사두근 그룹의 일원이자 동시에 고관절 굴곡근이다), 장골근, 봉공근, 그리고 요근이다.

이 중 3개의 근육은 한 가지 공통점을 지니며, 다른 2개는 명백하게 다른 점을 가지고 있다. 대퇴근막장근, 대퇴직근 그리고 봉공근은 모두 장골능에 정지점이 있다. 이것은 기계적인 지렛대 원리에 따라 이 모든 근육들이 엉덩이 높이까지 고관절 굴곡을 할 수 있다는 의미다.

## 요근과 장골근

요근과 장골근은 다르다. 요근은 그 기시점을 요추에서부터 갖고 있는 반면 장골근은 장골의 뒷부분에서 기시한다. 이로 인해 뚜렷한 두 가지 차이점이 나타난다.

요근은 장골근과 척추 굴곡근을 위한 안정근으로써 척추에 직접적으로 작용한다. 요근과 장골근만이 고관절을 90도 이상으로 구부리는 것을 가능케 하는 고관절 굴곡근이다. 약하거나 활성화가 약한 요근 또는 장골근의 경우에도 아마 대퇴골을 엉덩이 높이 위로 올릴 수 있을 것이다. 그러나 그렇다 하더라도 고관절 굴곡은 순전히 요근과 장골근만의 작용에 의한 것이 아니라 나머지 3개의 고관절 굴곡근에 의해 발생된 탄력 또한 필요하다. 이러한 점을 깨닫고 난 뒤, 요통, 고관절 굴곡근 좌상, 그리고 대퇴사두근 당김에 대한 우리의 이해는 매우 확장되었다.

우리는 설리 설먼의 간단한 테스트를 이용해 요근과 장골근의 기능을 평가한다. 싱글 레그로 선 상태에서 한쪽 다리의 무릎을 가슴으로 가져오고 다시 내린다. 10초에서 15초간 무릎을 90도 이상 유지할 수 없다는 것은 요근 또는 장골근이 약해져 있다는 것을 의미한다.

다른 징후는 다음과 같다.

- 대퇴근막장근의 장골능 위치에서의 경련
- 보상작용을 하기 위한 즉각적인 뒤로 기댐
- 골반의 움직임이 좌우로 크게 일어남
- 다리를 올릴 때 맨 위에서 유지하지 못하고 빨리 떨어지면서 90도 지점에서의 걸림

이 중 어떠한 것이 나타나면 고객은 약한 또는 활성이 덜 된 근육들을 보상하기 위해 시도하고 있는 것이다.

만약 검사를 받는 사람이 능숙하게 보상작용을 일으키는 사람이라고 생각되면, 우리는 카렌 우드(karen wood)에 의해 개발된 더 나은 테스트를 이용한다. 이 테스트는 또한 우리가 가장 좋아하는 요근과 장골근 운동이기도 하다. 고객의 한쪽 발을 플라이오 박스(plyo box)에 올려놓게 하여 무릎이 엉덩이보다 높게 위치시키도록 한다. 24인치 박스가 대부분의 사람들에게 잘 맞을 것이다.

손은 머리 위 또는 뒤로 하고, 고객이 박스 위에서 발을 들어 5초 동안 유지하도록 한다. 발을 떼고 유지할 수 없다면, 요근 또는 장골근 아니면 둘 다 약하다는 것을 의미한다. 저항을 가하고 이 테스트를 운동으로 사용하기 위해서는 측면에서 저항을 주거나 밴드를 이용해 등척성으로 저항을 줄 수 있다.

대퇴를 엉덩이 높이 이하로 놓고 시작하는 모든 요근의 검사는 장골에서 기시하는 고관절 굴곡근들이 지렛대의 원리상 유리한 지점에 놓여 있기 때문에 본질적으로 효력이 없다.

요근과 장골근의 특징적인 기능을 이해하게 된다면, 약하거나 활성이 덜 된 근육이 어떻게 요통과 대퇴사두근 좌상의 요인이 될 수 있는지 알 수 있을 것이다.

## 요통

고관절과 요추가 서로 연관되어 있다는 것이 중요하다. 즉 우리가 고관절에 대해 이야기할 때, 사실은 요추에 대해서도 이야기하는 것이다. 우리가 요추에 대해서 이야기할 때, 우리는 고관절에 대해서 이야기하는 것이다. 요추와 고관절을 분리하여 생각할 순 없다.

사실 우리는 척추를 보호하기 위해 고관절을 사용한다. 그것이 능동적 또는 수동적으로든 고관절을 적절하게 사용하지 않고 제대로 된 방식으로 움직이지 않으면, 척추에서 움직임이 발생하게 되어 허리에 문제가 일어나게 된다.

요통을 위한 해결책은 허리가 아니라 고관절에서 찾아야 한다.

우리는 종종 운동선수나 건강하지 않은 고객의 자세

에서 과도한 골반 전방경사를 볼 수 있다.

논리를 따라보자.

**약한 외복사근은 골반을 전방경사시킨다.**

**골반의 전방경사는 요근이 짧아지게 한다.**

**짧은 요근은 엉덩이 근육을 억제한다.**

**약한 엉덩이 근육과 짧은 요근은 고관절 신전을 막는다.**

이에 따라 고관절 신전을 대신하여 요추 신전이 일어나고, 그 결과 허리통증 또는 고관절 전면 통증이 발생한다.

보상작용으로 인한 요추 움직임을 줄이기 위해 고관절 가동성이 발휘되어야 한다. 이것은 코어 안정성이 고관절 가동성과 직접적으로 연결되어 있음을 의미한다. 고관절이 움직이지 않으면 척추가 움직일 것이기 때문에 이 둘을 분리해서는 안 된다.

종종 요통이 있는 상황에서 고관절을 90도 이상 구부릴 수 없을 경우, 허리를 구부려 고관절 굴곡을 대신하려 한다. 무릎을 가슴으로 올려보라고 시켰을 때 얼마나 많은 고객들이 즉시 허리를 굽히는지 살펴보라. 무릎을 가슴으로 가져가는 것과 가슴을 무릎으로 가져가는 것에는 분명한 구분이 있다.

무릎을 엉덩이 높이 위로 드는 것은 요근과 장골근이 작용하게 한다. 만약 고객이 이 동작을 할 수 없다면, 고관절을 사용하지 못하거나 허리를 대신 구부리거나 할 것이다.

선수는 척추를 구부려서 가슴을 무릎으로 가져갈 것이다. 처음엔 가슴을 무릎으로 가져간 것이나 무릎을 가슴으로 가져간 것이나 큰 차이를 느끼지 못할 수도 있다. 그러나 요통의 관점에서 이것은 매우 다른 것이다. 요추 굴곡은 디스크 퇴행을 일으키는 주요한 원인이다. 고관절을 대신해서 허리를 움직이는 사람들은 요통을 얻게 되고 결국에는 수술을 받아야 할지도 모른다.

우리는 또 네발기기 벤트 니 레그 레이즈에서 고관절 신전과 관련하여 이와 유사한 경우가 어떻게 일어나는지를 볼 수 있다. 만약 이 동작을 할 때 고관절이 움직이지 않고, 엉덩이 근육을 적절히 사용할 수 없다면 부족한 고관절 신전을 대체하기 위해 요추를 신전시킬 것이다. 당신은 체육관에서 사람들이 네발기기 운동을 하던, 아니면 다른 움직임을 하던지 간에 요추의 움직임을 확인할 수 있을 것이다. 사람들이 비효율적으로 움직이는 모습들이 눈에 들어오기 시작한다면, 얼마나 많은 사람들이 고관절 움직임을 피하려 하거나 움직일 수 없는 고관절을 보상하기 위해 요추에서 움직임을 만드는지를 보고 놀라게 될 것이다.

엉덩이가 일할 수 있는 능력은 중요하다. 왜냐하면 엉덩이가 일하지 않으면 허리통증이 발생할 것이기 때문이다. 당신이 스튜어트 맥길의 연구를 보면, 그것은 매우 자명한 사실이다.

약한 엉덩이가 안 좋은 허리를 만든다.

흥미롭게도 종종 안 좋은 허리가 강한 허리를 의미할 수도 있다. 왜냐하면 제대로 기능하지 않는 허리에선 요추 신전근들이 과사용되기 때문이다. 안 좋은 허리를 가진 사람들은 건강하고 통증 없는 허리를 가진 사람들보다 더 강한 신전근 근력을 갖는 경향이 있어서, 엉덩이 근육을 고관절 신전근으로 사용하는 대신 계속해서 요추 기립근들을 사용한다.

안 좋은 허리를 가진 사람들은 종종 엉덩이 근육이 빈약한 경우가 많다. 당신은 이미 이런 사람들을 위한 해결책을 알고 있을 것이다. 해결책은 스쿼트를 하는 것이며, 싱글 레그 운동을 하는 것이다. 엉덩이 근육들이 제 역할을 하게 만들고 고관절을 움직이게 해야 한다. 당신이 고관절을 움직이게 하고 엉덩이가 자기 임무를 하면 대부분의 경우에 요통은 사라진다. 그리고 이를 통해 당신은 고객들에게 널리 알려지게 될 것이다.

## 대퇴근막장근 경련

사람들은 고관절을 굴곡하기 위해 대퇴근막장근과 좌골의 고관절 굴곡근들을 사용할 것이다. 이런 경우 당신의 선수는 대퇴근막장근에서 발생한 경미한 좌상에 대해 불편감을 호소할 수 있다. 이는 협력근 과사용에 의한 결과이며, 대퇴근막장근의 협력근들이 지배적인 작용을 하고 나아가 요근과 장골근의 기능장애가 나타날 수 있다.

근육은 작용하기 불리한 자세에서 짧아지려 하면 경련이 발생한다. 고관절 굴곡이 90도 이상인 상태에서 대퇴근막장근은 이미 짧아져 있는데, 이와 같은 좋지 못한 지렛대 상황에서 이 자세를 유지하기 위해 필요한 힘을 생산할 수 없다. 이런 상황에서 근육을 수축하려는 시도는 경련으로 나타난다. 마치 엉덩이 근육이 덜 활성화된 상태에서 브릿지를 하면 햄스트링 경련이 일어나는 것과 같다.

이와 같은 상황들은 매달려서 무릎들기(hanging knee-ups) 같은 운동을 할 때 볼 수 있는데, 우리는 이 운동이 우리 몸에 보상작용을 입력하기 때문에 지도하지 않는다. 이때는 경련 또는 좌상이 대퇴직근에서 나타난다.

이와 비슷한 경우는 선수 자세(a flexed athletic posture)를 취하는 하키선수들에게서 보인다. 선수는 대퇴직근을 사용해서 고관절 굴곡을 하려고 한다. 이러한 자세 때문에, 달리기선수들 또는 미식축구에서 40야드 질주 훈련을 하는 날 이유를 알 수 없는 대퇴사두근 근육통이 나타날 수 있다.

증상의 기전은 위에서 설명한 바와 같다. 단지 이 경우의 범인이 대퇴근막장근 대신 대퇴직근인 것이다. 대부분의 대퇴사두근 근육통 또는 좌상의 원인은 다관절 근육인 대퇴직근의 제한임을 알 필요가 있다. 통증 발생 부위는 일반적으로 허벅지의 중간 지점인 대퇴사두근에서 대퇴직근의 기시점 근처일 것이다.

## 엉덩이 근육의 약화

요근과 장골근은 고관절 앞쪽에 있는 반면 엉덩이 근육은 고관절의 뒤쪽에 있다. 엉덩이 근육 활성과 코어에 대한 논의에서 살펴본 것처럼, 약한 대둔근은 햄스트링의 협력근 지배 현상을 야기시키고 고관절 신전을 요추신전으로 보상하도록 할 것이다. 이것은 요통, 고관절 전면 통증 그리고 햄스트링 좌상으로 연결될 것이다. 반대쪽에서, 약하거나 덜 활성화된 요근이 신전보다는 굴곡 동작에서 생기는 요통 그리고 대퇴근막장근 좌상과 대퇴직근 좌상을 가져올 것이다.

또 하나, 설먼의 견해에 따르면 햄스트링을 고관절 신전을 일으키는 우선 근육으로 사용하게 되면 대퇴골의 지레팔을 바꾸고 고관절 관절낭 전면 통증을 가져올 수 있다.

### 기능부전의 고관절 굴곡근들

약하거나 활성화가 제대로 일어나지 않는 장골근 또는 요근을 가진 고객들을 공략하기 위한 계획은 상당히 간단하다. 계획을 실행하기 위해서(가끔은 찾기 힘들 수 있지만) 훌륭한 도수치료사의 도움을 받을 필요가 있다. 도수치료사는 마사지 치료사, 한의사 또는 물리치료사가 될 수 있다. 그러나 중요한 것은 조직에 손을 가져갈 수 있는 능력이다. 어느 직종이냐에 고민하지 말고 그저 좋은 손기술을 가지고 있는 사람을 찾아라.

다음에 나오는 것은 치료 프로토콜이다.

### 연부조직

요근에 접근할 수 있는 좋은 도수치료사에 의해 연부조직을 치료하라. 이것은 손으로 이루어져야 한다. 폼 롤러 또는 심지어 더 목표에 집중된 테니스볼도 요근과 같이 깊은 부위는 닿을 수 없다.

### 스트레치

토마스 자세는 유명한 요근 스트레칭이며 동시에 고관절 굴곡근의 길이를 측정하기 위해 사용되는 검사이다. 사람들은 이 자세를 검사와 스트레칭 해결책으로 사용한다.

고객을 테이블 위에 눕히고 한쪽 무릎은 가슴에, 천골은 테이블 끝에 닿게 해서 위치시킨다. 테이블 바깥으로 뻗은 다리를 살짝 누른다. 하프 닐링 자세로 하는 요근 스트레치 또한 효과가 있지만, 장골근과 요근은 셀프 스트레칭되기 어려우므로 토마스 자세가 제일 효과가 좋다.

셀프 스트레칭에서 발생하는 어려움은 내가 새롭게 가장 좋아하게 된 전방 고관절 자가 스트레치(anterior hip self-stretch)에 의해서 부분적으로 해결된다. 방법은 다음과 같은데, 하프닐링 고관절 굴곡근 스트레치 자세에서 아랫다리는 에이렉스 패드에 놓고 전방의 다리는 12인치 박스 위에 올려놓고 실행하는 것이다.

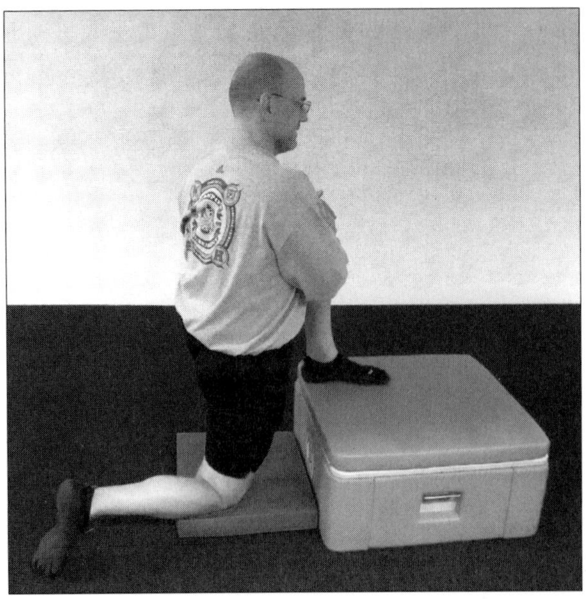

몸의 방향은 45도 방향으로 박스 쪽을 향한다. 정면으로 보는 것이 아니다. 선수의 몸통은 정면을 보기보다는 전방의 다리 쪽을 향하고 밖을 본다. 선수는 요근에 고관절 회전을 유지하고 발 높이를 높게 함으로써, 요근에 자극을 주게 된다. 발을 박스 위에 올리면 상당한 양의 고관절 내회전이 발생된다.

숙련된 고객들은 스트레치되는 쪽의 팔을 머리 위로 들도록 한다.

요추를 안정되게 유지하는 것을 기억하라. 요근은 요추에서 기시한다. 운동은 요근을 스트레칭하는 것인데 허리를 뒤로 젖히는 것은 요근을 짧게 한다.

이것은 우리가 발견한 최고의 자가 요근 스트레치다. 만약에 당신이 당신의 선수와 토마스 자세에서 곤란함이 있어 시간을 많이 보냈다면, 토마스 자세 대신에 이 운동을 가르쳐보라.

고관절 전면 가동성은 늘리기 가장 어려운 부위다. 그리고 우리가 경시하는 부위다. 이 스트레칭을 생략하지 마라.

### 강화하기

우리는 요추의 만곡을 유지하기 위해 양손은 허리 뒤에 대고 앉아서 요근 수축으로 고관절 굴곡을 한다. 운동선수는 발이 바닥에 닿지 않도록 높이가 충분히 높은 곳에 앉아야 한다. 3번의 10초 유지로 시작하고 10번의 10초 유지로 나아간다.

## 고관절 지배적 운동들

고관절 지배 운동(hip dominant exercise)은 사실상 코어의 연장선이라 볼 수 있다. 생각해보자. 브릿지 운동의 어느 지점에서 코어 안정성과 엉덩이 근육 활성 운동이 되고 또 어느 지점부터 고관절 신전을 위한 스트렝스 운동이 되는가? 사실상 코어 스트렝스 운동들과 고관절 지배 운동들 사이에 구분선을 그리기 어렵다.

우리가 하는 많은 코어 안정화 운동들은 사실상 고관절 신전 운동과 합쳐지는 근본적인 움직임이다. 브릿지 운동의 예에서 본 둔근 활성화 개념은 직접적으로 모든 벤트 레그 힙 익스텐션 운동들과 이어진다. 사실, 벤트 레그 힙 익스텐션 운동들은 단지 브릿지 운동을 단축성 그리고 신장성 수축으로 진행시킨 것이다.

전체 후면부 운동사슬 훈련은 기능해부학에 대한 우리의 지식을 확장시킬수록 더욱 중요해졌다. 후면부 운동사슬은 걷고 뛰는 모든 이동 움직임을 조절하기 위해 대퇴사두근과 함께 일한다.

안다 박사는 후면부 운동사슬 체계를 심부 종적 하위체계(deep longitudinal subsystem) 그리고 후면부 대각선 하위체계(posterior oblique subsystem)로 불렀다. 그리고 바닥에서 상체로 힘을 전달하는 데 있어서 얼마나 이 근육들이 중요한지 보여줬다.

발이 바닥에 닿을 때, 발목은 전경골근과 비골근들에 의해 안정화된다. 이것은 힘이 햄스트링에서 대둔근으로 전달될 수 있도록 한다. 우리가 싱글 레그로 하는 고관절 신전 운동을 하지 않는다면, 우리는 힘의 전달과 발목 안정성에 관한 중요한 부분을 놓칠 것이다. 운동들은 비골근 그룹과 전경골근과 함께 바닥에서부터 시작되어야 한다. 그리고 힘은 운동사슬을 따라 외측의 햄스트링을 통해 엉덩이로 올라가야 한다.

흉요근막은 요추에서 움직임의 교차점으로 작용하며, 복횡근과 내복사근 역시 모두 흉요근막에서 힘이 작용한다. 이와 같은 인식을 통해 코어 트레이닝에 대한 개념이 성장한다. 움직임은 그야말로 코어 근육들과 근막에 의해서 발에서 어깨로 연결되어 있다.

주로 고관절을 신전시키는 대둔근과 햄스트링 그룹은 트레이닝 프로그램에서 종종 경시된다. 우리가 기능적인 해부학적 관점에서 바라볼 때, 고관절 지배적 운동은 무릎 지배적 운동(knee-dominant exercise)만큼 중요하거나 잠재적으론 더 중요하다.

많은 코치들은 스쿼트가 하지 전체를 위해 충분한 운동이라고 잘못 믿고 있다. 이러한 프로그램들은 다리 운동을 하는 날 주로 레그 컬과 같은 단일 관절 햄스트링 운동과 스쿼트 동작을 하는 것이 특징이다. 이 프로그램은 무릎 신전근을 지나치게 강조하고 고관절 신전근의 기능을 경시한다. 이로 인해 특히 엉덩이 기능이 억제되었을 때 큰 문제가 될 수 있다. 엉덩이 기능이 억제된 운동선수들은 엉덩이가 할 수 있는 것과 비교했을 때 아마도 무거운 무게를 스쿼트할 수 있는 큰 대퇴사두근을 보일 것이다. 대부분 이러한 대퇴사두근이 지배적인 역할을 하고, 엉덩이의 기능이 결핍된 선수들은 좁은 스탠스의 무릎 지배적 스쿼트 방식을 선호할 것이다.

최근에 올림픽리프팅위원회는 변화된 방식의 스트레이트 레그 데드리프트들을 하는 것을 수용했다. 이 운동은 루마니안 데드리프트라고 불렸고 제한된 무릎의 굽힘과 함께 행해지는 고관절 지배 데드리프트이다. 많은 미국 파워리프터들은 루마니안 데드리프트라는 용어가 소개되기 이전에 이 리프트를 수년간 사용해왔다.

하지만 이 운동은 고관절 지배 운동의 필요성을 이야기하지 편측 고관절 지배 운동의 필요성은 이야기하지 않는다. 당신이 하위체계(subsystem)를 잘 연구해보면, 편측 운동이 후면부 운동사슬의 적절한 기능을 위해 중요하다는 것이 명백함을 알게 될 것이다.

## 햄스트링 그룹

문제를 더욱 심각하게 하는 것은 이차적인 고관절 신전근인 햄스트링 그룹이 아직도 무릎 굴곡근으로 잘못 훈련되고 있다는 것이다. 비록 몇몇 해부학 교과서에서 햄스트링 그룹을 무릎 굴곡근으로 서술하고 있지만, 이제 우리는 햄스트링이 사실상 두 번째로 강한 고관절 신전근이자 무릎 안정화 근육임을 알게 되었다.

햄스트링들은 비기능적인 상황에서만 무릎 굴곡근 역할을 한다. 움직임 활동에서 햄스트링 그룹의 기능은 무릎을 굽히기 위한 것이 아니라 고관절을 신전시키는 것이다. 따라서 선수들에게 눕거나 서서 하는 레그 컬은 시간낭비다. 레그 컬과 같은 운동들은 일상생활이나 스포츠에서 전혀 사용하지 않는 패턴들로 근육들을 훈련시킨다.

비 기능적인 패턴에서 햄스트링 근육들을 훈련 및

재교육 시키는 것은 아마도 레그 컬이나 사이벡스(cybex)와 같은 등속성 운동기구로 재활한 선수들에서 햄스트링 좌상이 빈번히 재발하는 이유를 설명할 수 있을 것이다. 더욱 중요한 점은, 적절한 엉덩이 기능 없이 햄스트링을 강화시키는 것은 협력근이 주동근의 일을 하도록 트레이닝시키는 것이다.

대부분의 햄스트링 상해는 사실상 안 좋은 엉덩이 기능의 결과다. 만약에 엉덩이 기능이 적절하지 않으면 햄스트링은 얀다가 협력근 지배라고 말한 상태에 처하게 된다. 즉 우리의 협력근은 약한 주동근의 일을 대신 수행하려 한다는 것이다. 시간이 지날수록 햄스트링은 지칠 것이고 결국에 좌상을 입을 것이다. 대부분 사람들이 햄스트링 좌상을 해결하기 위해 햄스트링 강화라는 선택을 하는데, 이로 인해 악순환은 끊이지 않고 반복될 것이다. 만약 당신이 햄스트링 좌상을 본다면, 먼저 약한 엉덩이를 보라.

내가 가장 좋아하는 셜리 셜먼의 말을 인용하자면 "과사용증후군에 공헌하는 요소들을 검사할 때의 한 가지 법칙은, 좌상을 입은 근육의 하나 또는 그 이상의 협력근들 또한 약한지를 알아보는 것이다. 협력근이 약할 때, 근육 좌상은 아마도 과도한 요구에 따른 결과일 것이다."

이것은 아마도 선수 트레이너나 치료사들이 빈번히 하는 다음과 같은 불평을 설명할 수 있다. "나는 그 선수가 햄스트링을 다시 다쳤다는 것을 믿을 수 없다. 그는 뛰어난 스트렝스를 가지고 있단 말이다."

사실상 햄스트링 약화는 문제였던 적이 없다. 문제는 약한 주동근이었다. 우리는 이제 좌상을 유발하는 약함을 보고, 좌상을 입은 근육 대신에 약한 근육을 강화시켜야 하는 것을 안다.

## 외측 햄스트링

외측 햄스트링 조직은 짧아지기 쉬운 경향이 있으므로 길이를 만들어주는 것이 중요하다. 우리는 외측 햄스트링을 위해서 테이블 톱 힙 오프닝(table top hip

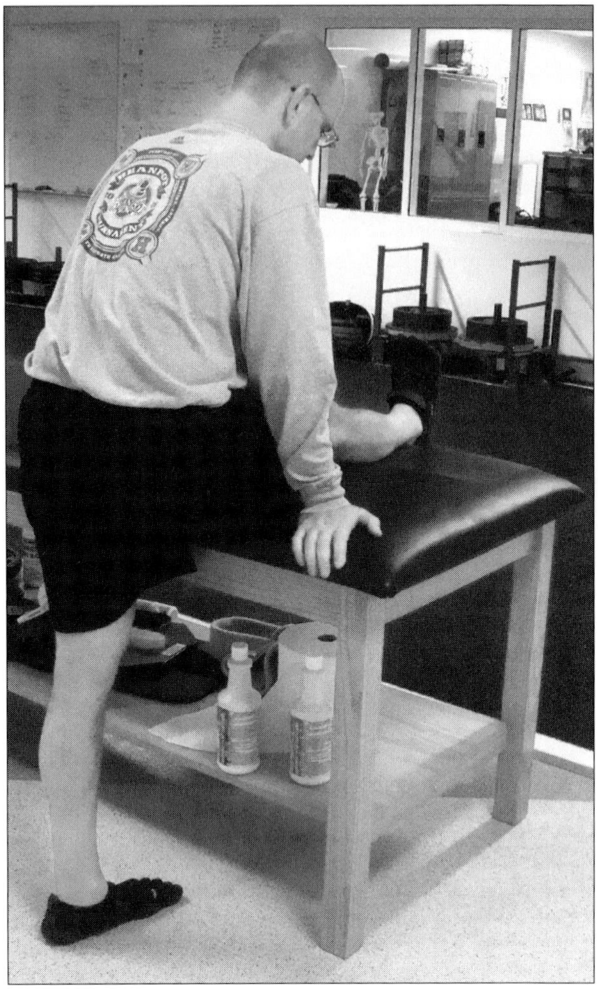

opening) 스트레칭을 사용한다.

테이블 탑 외측 햄스트링 스트레칭은 한 발은 테이블 위에 그리고 다른 발은 바닥에 두고 선 자세에서 실행한다. 이때 동작은 요추에서부터 회전하지 않고 고관절에서부터 회전해야 한다.

밑에 위치한 발은 중립 또는 내회전 되어 있고 테이블 위에 있는 발도 마찬가지다. 안 좋은 고관절 가동성을 가진 사람들은 위에 있는 발을 외회전할 것이며 밑의 발도 외회전할 것이다.

당신의 선수를 테이블 위에 정렬시킬 때 꼼꼼해야 한다. 아랫다리의 발이 약간 내회전되어 있거나 정면으로 향하고 있는지 확실히 봐야 한다.

처음 시작은 일반적인 햄스트링 스트레칭이다. 외측으로 움직이기 위해서는 양발을 정면으로 향하는 자세에서 고객이 고관절에서 회전하도록 하라. 요추 굴곡이

든 회전이든 요추에서 움직임이 많이 일어나지 않도록 골반을 안팎으로 움직이는 것을 강조하라. 요추가 굴곡 또는 회전 되는 것을 피하면서 선수들이 고관절에서 움직임을 만들 수 있도록 하라.

골반을 하지 근육들의 부착점이라고 생각하라. 허리의 움직임을 최소화하고 골반의 움직임에 집중하라.

우리는 고관절의 문을 열고 닫는 작업을 하는 것이다.

## 고관절 신전 운동

고관절 신전 운동은 무릎을 펴고 하는 고관절 신전과 무릎을 굽히고 하는 고관절 신전의 두 가지 움직임 패턴으로 나뉜다. 두 가지 범주의 운동 모두 후면부 사슬(posterior chain) 움직임들을 트레이닝하는 데 사용돼야 한다. 비록 몇몇 전문가들은 무릎을 굽히고 하는 고관절 신전이 독립적으로 엉덩이를 사용한다고 주장하지만, 이는 닫힌 사슬 운동에서는 사실이 아니다.

발이 땅, 슬라이드보드 위, 스테빌리티볼과 같은 표면에 접촉하고 있을 때 엉덩이 근육과 햄스트링은 모두 어느 정도 일을 한다. 동작을 시작할 때 햄스트링 그룹 길이에 따라서 햄스트링은 주동근 또는 협력근으로 나타날 것이다.

다리를 펴고 하는 것과 다리를 굽히고 하는 고관절 신전 동작은 둘 다 엉덩이와 햄스트링을 목표로 한다. 차이는 길이와 장력 관계(length-tension relationship)에 달려 있다. 길이와 장력 이론에서는 기본적으로 근육들이 정상 길이에서 가장 잘 일한다고 설명한다. 근육들이 짧아지거나 늘어나 있으면, 최적의 장력을 만들어낼 수 없다.

한 근육 그룹의 활동을 완전히 제한하는 것은 불가능하다. 오로지 활동 정도를 감소시킬 수만 있다. 다리를 펴고 하는 고관절 신전에서 햄스트링이 정상 길이로 동작하므로 의심할 여지없이 다리를 구부린 동작보다 햄스트링이 더 많이 관여된다. 그러나 모든 무릎 굴곡 고관절 신전 운동에서 (정도의 차이가 있을 뿐) 햄스트링을 협력근으로 포함한다.

무릎을 굴곡시킨 햄스트링 운동은 의도적으로 햄스트링의 길이를 짧게 해서 그 햄스트링 기여도를 줄이고 엉덩이 근육의 기여도를 높이려고 한 것이다. 무릎을 구부리게 되면 햄스트링의 길이와 장력 관계가 불리하게 되고 엉덩이 근육들이 더 많은 일을 하도록 요구된다.

무릎 굴곡 햄스트링 운동을 할 때 햄스트링에 경련이 발생하는 것은 고객이 엉덩이 사용 또는 활성이 나쁘다는 것을 분명히 보여준다. 왜냐하면 경련은 안 좋은 길이와 장력의 관계에도 불구하고 햄스트링이 계속해서 약한 엉덩이를 보상하려는 시도로 인해 발생하기 때문이다. 이미 햄스트링이 짧아져 있는데 더욱더 수축하려 하는 것은 근육에 경련이 생기도록 한다.

모든 고관절 신전 움직임의 핵심은 고객 또는 선수가 엉덩이를 먼저 활성시키도록 교육하는 것이다. 엉덩이 근육의 활성은 의식적 노력이 있어야 한다.

스쿼트와 스쿼트 변형운동들은 중립 자세로 일어서게 하는데, 무릎과 고관절 신전이 연관될 때만 엉덩이와 햄스트링에 영향을 미친다. 스쿼트를 할 때 고관절은 완전한 신전으로 움직이지 않는다. 대퇴사두근이 지배적으로 활성화되어 있는 선수들은 수평 높이 이상의 자세로 스쿼트를 한다면 엉덩이 사용을 최소화하면서 효과적인 스쿼트를 하는 사람이 될 수 있다.

엉덩이와 햄스드링이 적절하게 일하도록 하려면 움직임은 반드시 무릎이 아닌 고관절 중심에 있어야 한다. 이 개념을 이해하기 위해서는 프론트 스쿼트를 머릿속에 그려보라. 고관절은 약 90도 범위의 동작으로 무릎과 함께 움직인다. 일반적으로 각 무릎 움직임의 자유도에 하나의 고관절 자유도가 있다. 운동의 목적은 무릎과 고관절 신전근들이 공평하게 움직임을 나누는 것이다.

다리를 펴고 하는 변형 데드리프트와 같은 운동들에서 고관절은 90도 범위의 동작으로 움직인다. 그러나 엉덩이 근육은 햄스트링의 도움을 받는다. 잘 만들어진 프로그램은 하지 근육의 균형을 위해서 다리를 펴고 하는 고관절 지배 운동과 다리를 굽히고 하는 고관절 지배 운동 모두를 반드시 포함해야 한다.

처음엔 대부분의 운동들을 8-10-12 맨몸운동 프로그레션으로 할 것이다. 이것은 맨몸운동이 매주 반복 횟수가 8에서 12회로 주당 2회씩 증가하며 3주간 사용되는 것을 의미한다. 외부 저항은 적절한 때가 되면 사용할 수 있다. 또는 더 어렵게 하기 위한 도구들로 대체할 수 있다.

## 쿡 힙 리프트

쿡 힙 리프트(cook hip lift)는 코어 부분에서 깊게 다루었다. 그러나 당신에게 고관절 범위와 요추의 움직임의 구분부터 시작하는 것을 잊지 않는 것이 중요하다. 이 단계를 지나치지 마라.

## 발 들고 힙 리프트

발 들고 힙 리프트(foot elevated hip lift)는 쿡 힙 리프트의 아주 좋은 프로그레션이다. 그리고 우리 간판 프로그램이다. 발 들고 힙 리프트는 싱글 레그로 하는 브릿지다. 이것은 분리시켜 나누기 애매한 코어 안정화와 후면부 사슬 강화 사이에 있는 운동이다. 이 운동은 코어 움직임으로 시작하지만 후면부 사슬을 위한 강화 운동으로 마무리된다.

운동의 난이도를 높이기 위해서 발을 에어로빅 스텝, 밸런스 보드, 폼 롤러 또는 메디슨볼 위에 올려놓을 수 있다. 4~6인치 높이의 에어로빅 스텝을 이용하면 좋은 프로그레션을 구성할 수 있다. 레벨 2 운동에서는 4인치 에어로빅 스텝을 사용한다. 레벨 3에서는 6인치 에어로빅 스텝 또는 밸런스 보드를 사용한다. 레벨 4에서는 폼 롤러가 잘 먹힌다.

폼 롤러와 같은 2차원의 불안정한 지지대는 햄스트링이 두 가지 다르고 중요한 기능으로 일하게 만든다. 햄스트링은 고관절 신전을 돕는 반면 동시에 무릎 신전을 막기 위해 신장성으로 수축한다.

레벨 5로 나아가기 위해서는 도구를 메디슨볼로 대체한다. 메디슨볼은 고관절에 3차원적 불안정성을 입력하기 때문에 가장 어렵다. 고관절 안정근들이 고관절 내전과 외전을 막는 일을 하는 반면에 햄스트링은 고관절과 무릎의 신전작용에 사용되어야 한다. 핵심은 반드시 선수가 복부를 드로인한 상태로 엉덩이를 조이며 드는 것을 생각하도록 지도해야 하는 것이다.

이 모든 힙 리프트 운동들은 8-10-12회 맨몸운동 프로그레션을 사용한다.

## 수정된 다리 펴고 데드리프트

수정된 다리 펴고 데드리프트(modified straight-leg deadlift)는 그 유명한 루마니안 데드리프트의 유래가 되는 운동이고 스쿼트와 더불어 자주 해로운 방향으로 잘못 이해되고 형편없이 시행되는 리프트 중 하나다. 스쿼트와 데드리프트 그리고 응용방법들은 종종 안전하지 않고 위험하다. 사실은 이러한 리프트들은 적절한 부하를 가지고 정확히 행해졌을 때 안전하고 유익하다.

그러나 스쿼트와 수정된 다리 펴고 데드리프트는 너무 무거운 무게나 부적절하게 시행되었을 때 위험할 수 있다. 불행한 진실은 대부분의 선수들은 두 가지 운동 모두를 의문스러운 테크닉과 너무 무거운 무게로 하고 있다는 것이다.

나는 가르치기 어렵고 배우기 힘들기 때문에 두발로 다리 펴고 하는 데드리프트나 루마니안 데드리프트의 애호가는 아니다. 물리치료사들이 웨이터의 허리 숙임(waiter's bow)이라 부르는(척추가 안정된 상태에서 고관절이 굴곡하는) 동작은 스트렝스 컨디셔닝에서 가장 가르치기 어려운 운동 중 하나이다.

그 결과 나는 이제 이러한 운동들을 싱글 레그로 하는 방법만 사용하고 있다. 싱글 레그로 하는 방법은 허리에 충격을 덜 주고 엉덩이와 햄스트링에 훨씬 많은 영향을 준다. 더불어 앞서 이야기했던 근육 시스템은 싱글 레그 방법에서 훨씬 더 효과적으로 훈련된다. 우리가 좋은 방식으로 특정 근육을 얻고 요추의 부담을 줄일 수 있다면 이것이 바로 발전하는 방향인 것이다.

전통적인 순수주의자들은 이렇게 말할 것이다. "뭐, 데드리프트를 안 한다고?" 하지만 나는 항상 같은 원칙을 고수할 것이다. 즉, 수행능력을 높이고 부상발생률을 줄일 수 있다면, 그것은 좋은 생각인 것이다. 그래서 사실상 우리는 몇몇 프로그램에서 트랩바(trap bar) 데드리프트를 사용한다.

## 싱글 레그 스트레이트 레그 데드리프트

싱글 레그 스트레이트 레그 데드리프트는 후면 사슬 전체를 발달시키고 균형능력을 높이며 허리의 부하와 스트레스를 줄이는 응용법이다. 시작하는 무게는 더블 레그 데드리프트 무게보다 50% 낮게 한다.

이 운동은 훨씬 안전하며 동시에 더 어렵다. 한 가지 분명한 장점은 발목에서 고유수용성 자극이 엄청나게 요구된다는 것이다. 이 운동에서는 심부 종적 하위체계가 동원된다. 따라서 비골근들과 전경골근 모두 발목에서 고관절까지의 안정성을 제공하기 위해 매우 많이 일을 해야만 한다. 싱글 레그 햄스트링 운동이 더블 레그 햄스트링 운동보다 더 기능적이다. 그리고 균형과 고유수용성 감각을 자극한다는 관점에서도 싱글 레그 햄스트링 운동은 가장 유익하다. 이것은 준비운동 또는 부하가 있는 스트렝스 운동에서 사용할 수 있는 또 다른 운동이다.

지난 몇 년간 우리는 다리를 완전히 편 상태로 하는 싱글 레그 스트레이트 레그 데드리프트를 했었다. 폴 첵은 수년간 효과적으로 엉덩이를 동원하기 위해서 10~20도의 무릎 굽힘이 필요하다고 이야기해왔음에도, 우리는 그렇게 하지 않았다. 우리는 다리를 똑바로 펴고 좀더 가벼운 무게를 다뤘다. 그러나 이제 우리는 살짝 무릎을 굽혀서 다리를 반쯤 펴고 하는 데드리프트인 첵 스타일로 방식을 바꿨다.

고관절 지배 패턴(hip dominant pattern)에서 우리는 20도 정도 무릎을 구부려야 했고, 처음에 생각했던 것보다 더 많은 무게가 필요했다. 5년 전 우리는 이 운동을 하는 데 15파운드 덤벨을 사용했고, 햄스트링에서 자극이 발생했었다. 우리가 무릎을 20도 굽힐 때, 우리는 상당히 더 많은 무게를 사용할 수 있고 엉덩이에 자극을 느끼게 된다. 다리를 바짝 펴면, 엉덩이로 고관절을 신전하는 능력이 줄게 된다. 그 무릎을 살짝 굽히는 것이 우리에게는 큰 변화였다. 그리고 우리의 엉덩이 트레이닝에 많은 영향을 미쳤다.

그리고 나는 8파운드 점프 제한이(역자 주: 케틀벨의 무게 선택은 8파운드 단위로 다른 도구들보다 그 간격이 크다) 있음에도 불구하고 케틀벨을 이용한 싱글 레그 스트레이트 레그 데드리프트를 좋아한다. 케틀벨은 수직으로 무게를 들어올리는 패턴을 정말 잘 나오게 한다. 케틀벨이 잡기가 더 쉽고, 적어도 여기선 덤벨보다 훨씬 낫다.

## 싱글 레그, 투암 스트레이트 레그 데드리프트

싱글 레그, 투암 스트레이트 레그 데드리프트(One-leg, Two-arm Straight leg deadlift)는 양다리로 하는 루마니안 및 스트레이트 레그 데드리프트의 싱글 레그 버전의 좋은 대안책이다.

찰스 폴리퀸은 운동 형태를 바꾸지 않고 다양하게 하는 아이디어를 자주 사용한다. 싱글 레그, 투암 스트레이트 레그 데드리프트는 완전히 새로운 움직임 패턴을 가르치지 않고도 약간의 변화를 주는 아주 좋은 사례이다. 운동의 핵심은 똑같이 남아 있으나 다른 부하와 약간 다른 신경학적 패턴을 주도록 충분히 변화하였다.

싱글 레그, 투암 스트레이트 레그 데드리프트는 덤벨 운동에서 스트레이트 바(straight bar) 또는 두 개의 덤벨 운동으로 운동을 발전시켜 진행한다. 그리고 견흉관절과 흉요근막 모두에서 로딩을 바꾼다. 이 운동은 한 손으로 하는 방식보다 더 많은 부하를 줄 수 있고 모든 몸통 신전근과 견갑골을 후인하는 근육들에 더 많은 자극을 제공할 것이다.

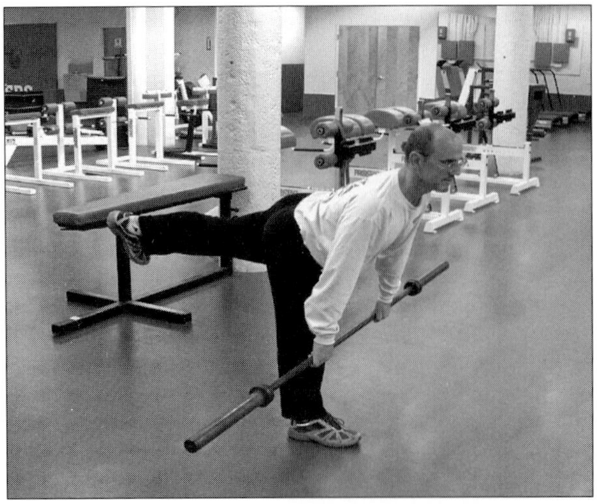

이는 덤벨 하나로 하는 데드리프트의 운동 난이도를 높이는 방식이다. 기능적인 점에서 두 개의 덤벨 또는 스트레이트 바를 이용하는 것은 어쩌면 조금 덜 기능적 운동이라고 생각한다. 하지만 무거운 무게를 다룸으로써 고관절 신전근에 가해지는 더 큰 부하가 대둔근에서부터 흉요근막을 지나 광배근으로의 끊어진 연결을 회복하여 그 단점을 상쇄시켜만 준다면 이점은 큰 걱정거리가 아니다.

중요한 점은 고객이 낮은 레벨의 움직임에서 증가된 부하와 함께 좀 더 높은 레벨의 운동으로 나아갈 수 있는가이다.

## 리칭 싱글 레그 스트레이트 레그 데드리프트

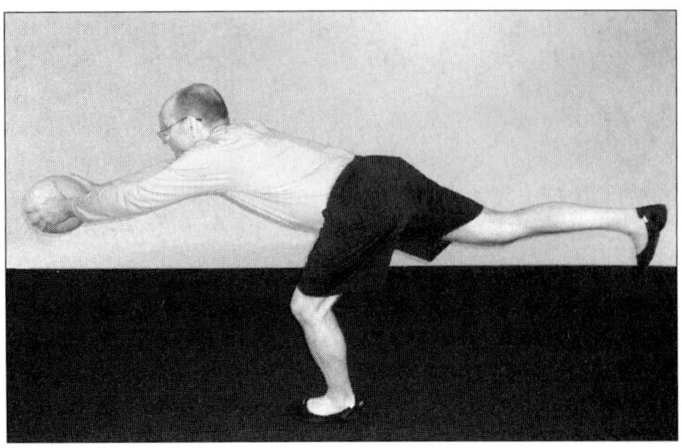

싱글 레그, 스트레이트 레그 데드리프트를 지도하는 데 있어 종종 어려움을 겪는 것 중에 하나는 너무도 중요한 고관절 접는 동작(hip hinge)을 익히게 하는 것이다. 우리는 힙 힌지를 가르치기 위해 이 동작을 가르치게 되었다. 사실 이 운동은 이미 우리의 준비운동 중 한 부분이었지만, 나는 최근까지 이 운동을 스트렝스 운동으로 여기진 않았다.

원 암, 싱글 레그 스트레이트 레그 데드리프트는 축적 또는 근비대 단계에서 우리의 주된 운동이었다. 반면에 투 암, 싱글 레그 스트레이트 레그 데드리프트는 선수들이 강해졌을 때 강화 또는 스트렝스 증강 단계에서 무거운 부하를 위해서 사용되었다.

리칭 싱글 레그, 스트레이트 레그 데드리프트는 가벼운 부하의 근비대 단계에서 더 적합하고 초급자를 위해서 좋은 운동이다.

핵심은 손을 뻗는 동작이 코치가 '길어져라'와 같은 구두지시를 할 때와 같은 효과를 내주는 데 있다. 우리의 지도는 양손을 앞으로 뻗게 하는 반면 다리는 뒤로 뻗게 하는 것이다. 손을 뻗는 것은 흉추 신전근들을 활성시키고 어깨가 말리는 것을 방지한다.

운동선수들은 다양한 무게의 메디신볼로도 시작할 수 있다. 우리는 주로 2~3kg으로 시작한다. 핸들이 있는 모든 메디신볼은 이 운동에 매우 적합하다. 사실 덤벨도 메디신볼과 마찬가지로 효과적이다.

반복 횟수는 척추에 부하를 낮게 유지하기 위해 8회에서 10회 사이를 유지해야 한다.

## 슬라이드보드 레그 컬

슬라이드보드 레그 컬은 강한 선수들이 레벨 1 운동으로 사용할 수 있는 운동이다. 초급자에게는 오직 신장성 수축으로만 활용해야 한다. 슬라이드보드 레그 컬 운동은 단일 관절운동은 하지 않는다는 법칙에 위배되는 것처럼 보이지만, 내가 매우 선호하는 운동이 되었다. 사실 슬라이드보드 레그 컬은 한 관절만 움직이고 있음에도 불구하고 단일 관절운동이 아니다.

슬라이드보드 레그 컬은 힙 리프트 운동들과 유사한 방식으로 작용한다. 힙 리프트 운동에서 주동근은 엉덩이 근육이고 햄스트링은 고관절 신전을 보조해준다. 슬라이드보드 레그 컬에서 무릎관절만이 움직이고 있지만 엉덩이가 활성돼야 햄스트링이 자신의 주된 기능인 신장성 수축으로 다리 신전에 저항하고, 단축성 수축으로 무릎을 구부리는 동안 고관절 신전이 유지될 수 있다. 이것은 정확하게 행해졌을 때 복합적이고 기능적 운동이 된다.

어떤 저자들은 이 레그 컬을 할 때 스태빌리티볼을 사용하면 운동하는 동안 엉덩이가 내려올 수 있게 하여 고관절 굴곡과 무릎 굴곡이 동시에 운동될 수 있도록 해야 한다고 설명한다. 그러나 이런 방법으로 하는 것은 아주 좋은 운동을 그저 그런 운동으로 바꾼다. 슬라이드보드 레그 컬의 핵심은 햄스트링을 무릎 신전에 대한 신장성 수축 저항근으로, 그리고 단축성 수축을 하는 무릎 굴곡근으로 사용하며, 동시에 엉덩이 근육과 햄스트링이 고관절 신전을 유지하도록 하는 것이다.

## 신장성 수축만 하는 방식

엉덩이를 활성화하는 데 문제가 있는 대부분의 사람들은 엉덩이 근육을 수축하는 동안 신장성 수축을 하는 단계에서 단축성 수축으로 이행하는 전환이 되지 않을 것이다. 이러한 경우 운동 중 단축성 수축을 하는 단계에서 엉덩이는 아래로 내려가고 고관절은 굴곡되어 있을 것이다. 이러한 현상이 발생한다면 신장성 수축만 반복하는 프로그램을 만들어 스트렝스와 기능을 동시에 증진시켜라.

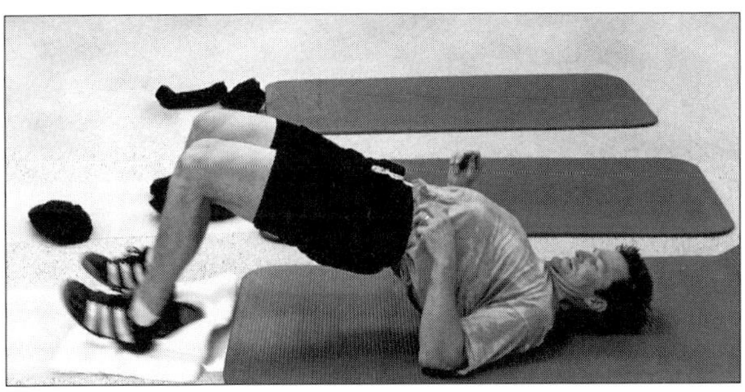

양발 브릿지 자세에서 뒤꿈치를 보드에 대고 발가락은 든 상태로 시작한다. 고객에게 배꼽을 안으로 넣는 드로인을 시키고 엉덩이의 수축을 느낄 수 있도록 양손을 엉덩이에 대도록 한다. 양손이 엉덩이에 있고 복부를 안으로 넣고, 브릿지 자세에서 다리를 뻗으며 미끄러져 나가면서 다섯을 센다.

동작이 끝나면 긴장을 풀도록 하고, 다시 브릿지 자세로 돌아가게 한다. 그리고 3번에서 5번 반복하도록 한다.

## 단축성 수축 방식

이 운동은 위와 같은 방식으로 하되 엉덩이 수축을 유지하는 동작이지만, 다른 점은 시작 자세로 무릎을 구부리며 돌아온다는 것이다. 무릎을 구부리며 시작 자세로 돌아올 때 고관절에서 굴곡이 일어나지 않게 하는 것이 중요하다.

## TRX 레그 컬

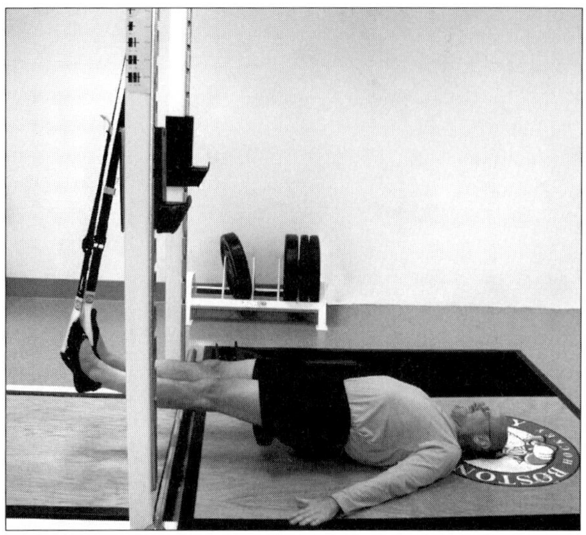

TRX 레그 컬은 슬라이드보드 레그 컬 다음 단계로 진행하기 좋은 운동이다.

TRX 레그 컬에서 가장 큰 단점은 난이도가 너무 어려울 수 있다는 점이다. 개념은 슬라이드보드에서와 같다. 운동 내내 엉덩이 근육을 이용하여 운동효과를 얻어야 한다.

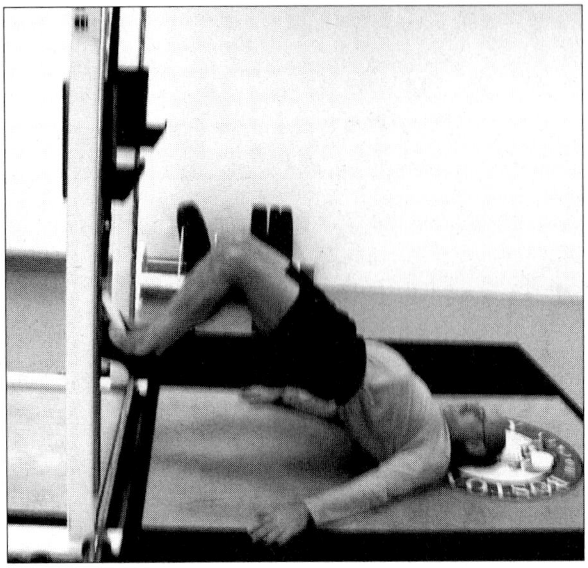

이 운동은 내가 시도해보지 않고 그 가치를 무시했던 TRX 운동이다. 내가 자주 이야기하듯이 당신이 그 운동이 유용하지 않다고 결정하기 전에 정직하게 그 운동을 직접 해보는 것이 중요하다.

## 스태빌리티볼 레그 컬

스태빌리티볼 레그 컬(stability ball leg curl)은 3단계 운동이다. 왜냐하면 햄스트링이 닫힌 사슬에서 컬을 하는 동안, 몸통을 안정화하기 위해 둔근과 척추기립근을 사용해야 하기 때문이다. 이 운동은 햄스트링을 강화시킴과 동시에 몸통의 안정성을 발달시킨다.

### 테크닉 요점

- 뒤꿈치는 볼 위에 위치하고 몸통은 엉덩이가 바닥에서 떨어진 채로 유지된다.
- 공은 몸통이 곧게 유지된 상태에서 뒤꿈치를 이용해 몸통 밑으로 당긴다.

# 심혈관계 트레이닝

## 운동경기를 위한 컨디셔닝

근섬유의 종류

작업능력 모델

생리학적 테스트 vs. 수행능력 테스트

생리학적 테스트의 사용

## 운동경기를 위한 특정 컨디셔닝

비시즌 컨디셔닝

시즌전 컨뎌셔닝

## 장시간 심폐 트레이닝 vs. 인터벌 트레이닝

## 인터벌 트레이닝 연구

## 인터벌 트레이닝 프로그램

## 인터벌 트레이닝 방법

운동 vs. 쉬는 시간

심박수

카노반 공식

## 인터벌 트레이닝 적용하기

프로그램 시작하기

인터벌 트레이닝 방식

## 달리기와 여성 운동선수

## 지구력 중심의 선수 트레이닝

통증부위 vs. 통증원인

지구력 중심 선수의 프로그램

대부분의 스포츠들이 사실상 유산소 기반(aerobic base)의 운동이 아니지만, 운동선수들에게 유산소 능력의 중요성은 강조된다. 왜냐하면 사람들은 효율적인 유산소 시스템이 더 빠른 회복을 가져다줄 것으로 믿기 때문이다.

효율적인 유산소 시스템은 회복을 빠르게 촉진시킬 것이다. 그러나 우리의 유산소 시스템이 우리 훈련에 필요한 회복 능력을 강화시킬까? 유산소 시스템을 강화하는 것은 어떤 희생이 따를까? 또 어떻게 유산소 시스템을 강화시킬까? 하는 것에 대해 생각해야 한다.

생리학적 원칙은 근섬유가 트레이닝에 영향을 받는다고 말한다. 우리는 폭발적인 무산소성 능력이 필요한 선수에게 그저 회복능력을 높이고 싶어서 정작 그들이 필요한 능력을 떨어뜨리는 것은 아닐까?

유산소 트레이닝은 특히, 스피드와 파워 트레이닝과 비교했을 때 실행하거나 적용하기 쉽다. 스피드와 파워의 발달을 위한 섬세한 부분들을 코치들이 익히는 것보다 그저 양과 노력을 요구하는 것이 훨씬 쉽다.

대부분의 팀 스포츠는 많은 무산소성 요소를 요구한다. 이는 아데노신 3인산(ATP), 크레아틴 포스페이트(ATP-PC), 젖산(lactic acid) 시스템에 아주 많은 스트레스를 부과한다. 대체로 운동 중에 선수들은 3~5초 정도의 전력질주를 여러 번 한다. 특정 시간 동안 꾸준히 같은 속도로 뛰는 훈련은 사실상 매우 드물다.

이미 앞 장에서 언급한 운동 프로그램 구성을 보면 선수의 스피드, 스피드 지구력 그리고 가속에 대한 요구는 매우 높지만, 유산소 요구량은 상당히 낮은 것을 볼 수 있을 것이다.

느린 속도의 유산소 트레이닝의 주요한 결점 중 하나는 세포 수준에서 스피드에 안 좋은 영향을 줄 것이라는 점이다. 유산소 트레이닝에서 근육의 적응은 대부분 선수들이 주로 필요한 요구에 직접적으로 반대되는 것이다. 찰리 프란시스(Charlie Francis)는 그의 책 『스피드를 위한 트레이닝(Training for Speed)』에서 단거리 육상선수 트레이닝을 고려할 때 시사하는 바가 큰 여러 가지 점들을 이야기한다. 그리고 여기에 덧붙여 내가 주장하고자 하는 바는 모든 팀 스포츠의 선수들은 사실상 단거리 육상선수에 가깝다는 것이다.

그는 다음과 같이 말한다. "13~17세 정도로 어릴 때는 유전적으로 결정된 백근섬유(파워와 연관된 근섬유)의 수준을 유지하고 과도기의 또는 중간 단계의 섬유를 백근섬유로 바꾸는 것을 촉진하기 위해서 파워와 연관된 운동을 충분히 해야 한다."

프란시스는 더 나아가 말한다. "지구력 운동은 과도기 또는 중간 단계 섬유가 빨간색 지구력 중심의 섬유로 전환하는 것을 방지하기 위해서 가볍게 또는 적거나 중간 정도의 양으로 조심스럽게 제한되어야 한다."

이것은 아마도 당신이 선수 트레이닝에 관해 접하게 될 내용 중 가장 중요한 주장 중 하나일 것이다. 이러한 생각들은 지난 15년간 나의 심혈관계 트레이닝 철학의 기반을 형성했다. 그리고 나이와 상관없이 모든 선수들의 장기 발달의 핵심 요소이기도 하다.

특히 발달 과정 중인 많은 젊은 선수들에게 일정한 상태의 운동을 통해 유산소 능력을 특히 강조하는 것은 좋지 못하다.

아이들에게 조기 지구력 트레이닝을 시키는 것이야말로 이 어린 선수들을 망치는 지름길이다. 아이를 느리게 만들고 싶다면 이 문장을 읽자마자 지구력 운동을 시작하라. 성인 선수들도 마찬가지이다. 그들은 단순히 다른 코치들이 하고 있는, 유산소 능력에 초점을 둔 비시즌 프로그램을 따라함으로써 자신들의 스포츠와 연관성이 떨어지는 트레이닝을 시키고 있는지도 모른다.

기술이 좋은 선수들은 그렇지 못한 선수들보다 해로운 영향을 덜 받을 수도 있다. 기술이 부족한 선수의 대부분은 그들보다 기량이 뛰어난 상대 선수보다 수직점프(vertical jump)와 무산소성 파워(anaerobic power)가 떨어진다. 유산소 능력에 치중한 트레이닝 프로그램은 이러한 선수들을 더 불리한 위치에 머물게 할 것이다.

근육이 3가지 종류의 섬유로 구성되어 있다는 것은 널리 알려진 사실이다. 무산소성의 속근섬유와 유산소성의 지근섬유 그리고 이 두 섬유 성격의 중간에 위치한 섬유가 있다. 속근섬유와 지근섬유의 구성비율은 스포츠에서 성공을 결정하는 주요 요소 중의 하나다. 속근섬유의 능력을 측정하는 가장 좋은 테스트는 수직점프와 10야드 질주 테스트다.

프란시스는 "트레드밀 테스트에서 충분한 산소섭취를 못하지만 10~40미터 스프린트를 잘 수행하는 어린 선수들은 아마도 파워와 연관된 백근섬유의 비율이 선천적으로 높을 것이다"라고 말했다.

현재 유행하는 이론에선, 최대산소섭취량(Max $VO_2$)이 낮은 선수들이 운동능력이 떨어진다고 말한다. 그러나 사실 여기에 속한 선수들 중 어떤 선수들은 코치들이 찾고 있는 능력을 갖추고 있는 선수일 수도 있다. 보스턴대학교에서 오랜 기간 동안 NHL 경력을 쌓고 있는 우리가 지도하는 재능 있는 선수들의 대부분은 유산소 능력 테스트에서 최악의 성적을 보인 사람들이다.

훌륭한 수직점프 능력과 유산소 능력이 떨어지는 선수가 유산소 능력은 높지만 폭발적인 파워을 내지 못하는 선수보다 팀 스포츠에 더 적합할 수 있다. 선천적으로 속근섬유가 많은 선수들은 스프린트 지향의 스포츠에서 뛰어날 것이지만 유산소 능력이 요구되는 활동은 힘들어 할 것이다. 선천적으로 지근섬유가 많은 선수들은 지구력을 요구하는 스포츠에서 능력을 발휘할 것이다.

중간적 성격의 섬유는 어떤 트레이닝 프로그램을 선택하였는지에 따라 그 상태가 결정된다. 장시간의 유산소 운동을 강조하는 프로그램은 중간섬유를 지근섬유의 성격에 맞게 적응시킬 것이다.

50~60초간 인터벌 스프린트를 하고 긴 휴식 시간을 설정한 프로그램은 중간섬유를 무산소성의 속근섬유의 성격으로 촉진시킬 것이다.

전통적으로 장시간의 느린 유산소 트레이닝은 정확히 필요한 경우에만 해야 한다. 유산소 시스템은 무산소 트레이닝의 부산물로 발달되어야 한다. 무산소성 인터벌 트레이닝을 충분한 강도로 시행하면 일반적으로 회복 심박수가 유산소성 트레이닝의 범위인 분당 120회를 넘는다.

이렇게 하면 무산소성 운동의 부산물로 유산소 능력을 개발하는 것이다. 이것은 명백히 무산소성 운동선수의 유산소 능력 훈련에 더 적합한 방법이다.

## 작업능력 모델

전통적인 트레이닝 모델은 컨디셔닝 발달을 위해 피라미드 개념을 선호했다. 트레이닝 분야에 종사하는 많은 전문가들은 유산소 기반이 허락하는 범위에서 컨디셔닝의 최고점을 찍을 수 있다고 믿는다. 유산소 기반은 일련의 무산소성 운동 블록을 집어넣으면서 유산소 능력의 수준을 발달시키는 것으로 만들어진다. 이것은 기계적 시스템에 기초한 건축학적 모델로, 운동에 적용하기는 어려운 부분이 있을 수도 있다.

나는 1980년대 이후로 나의 모든 프로그래밍에서 이와 같은 유산소 기반의 생각이 잘못되었다는 것을 알았다. 그리고 유산소 기반으로 발달을 하는 것 또한 비생산적임을 알았다. 많은 연구들이 지난 10년간 이를 증명해 왔다. 그러나 아직 유산소 기반을 발달시키는 일반적인 유산소 트레이닝을 옹호하는 사람들이 여전히 많이 남아 있다.

내가 제안하는 것은 거꾸로 된 피라미드 형태의 작업능력 모델이다. 우리의 목적이 30초간 높은 강도의 활동을 지속하는 능력이라면, 아래 표가 합리적인 모델이라 할 수 있다. 이때 목표하는 시간이 45~60초로 바뀔 수 있지만 기본적인 개념은 변하지 않는다. 잠재적인 과사용 손상과 지구력 트레이닝과 부적절한 타입의 섬유 적응을 만드는 것보단, 작게 시작해서 컨디셔닝을 발달시키는 것이 훨씬 낫다.

몸이 좋은 선수에게 폭발적으로 힘을 내는 능력을 만드는 것보다 폭발적인 선수에게 좋은 몸을 갖추게 하는 것이 훨씬 쉽다. 폭발적인 선수를 좋은 몸으로 만드는 것은 몇 주면 되고, 몸이 좋은 선수를 폭발적으로 만드는 데는 수년이 걸릴 수 있다. 당신의 컨디셔닝 프로그램을 고안할 때 이 이야기를 생각해보라.

마크 벌스티겐은 컨디셔닝을 에너지 시스템 발달(ESD, Energy System Development)의 관점에서 이야기한다. 우리는 에너지 시스템 발달에서부터 스포츠에 적합한 트레이닝을 시작한다. 컨디셔닝 트레이닝은 가능한 스포츠 특성에 적합해야 한다. 최소한 컨디셔닝은 특정 스포츠그룹이라도 유사한 형태를 띠어야 한다. 스포츠에 적합한 컨디셔닝 프로그램을 개발하는 데 있어서 핵심은 필드(현장)를 보는 것이다. 대체된 움직임 패턴과 게임의 에너지를 봐야 한다. 운동선수가 얼마나 멀리 달릴 수 있는지를 보는 것이 아니라 어떤 속도로 어떤 시간 안에 뛰는지를 봐야 한다.

**에너지 시스템 개발을 위한 작업능력 모델**

| 반복 수 | | | | | | | 총 시간 |
|---|---|---|---|---|---|---|---|
| 1~3주 | 30초 | 30초 | 30초 | | | | 1:30분 |
| 2~4주 | 30초 | 30초 | 30초 | 30초 | | | 2:00분 |
| 3~5주 | 30초 | 30초 | 30초 | 30초 | 30초 | | 2:30분 |
| 4~6주 | 30초 | 30초 | 30초 | 30초 | 30초 | 30초 | 3:00분 |

## 생리학적 테스트 vs 퍼포먼스 테스트

스포츠 세계에서 일반적으로 합의되고 있는 안타까운 점은 선수의 전반적인 능력이 선수의 최대산소섭취량에 기반한다고 생각하는 점이다. 최대산소섭취량은 원래 지구력 스포츠와 연관된 운동선수의 상태를 평가하기 위해 유산소 능력을 측정하는 기준이다. 컨디셔닝과 피트니스 테스트 분야에서는 운동생리학자들의 영향력이 크며 이 정보는 모든 종류의 스포츠에 영향을 주는 경향이 있다.

운동선수의 수행능력을 평가하기 위해 생리학적 수치를 적용하는 데 적절하지 못한 이유가 있다. 최대산소섭취량 또는 다양한 기준치로 나타나는 생리학적 수치들은 생리학적 변수의 측정이지 수행능력 변수의 측정이 아니다. 생리학적 테스트는 운동선수의 몸 안에서 무슨 일이 일어나는지를 이야기하지만 수행능력을 설명하기엔 충분하지 않다.

에너지 시스템의 전문가이자 Athletes' Performance에 속해 있는 폴 로빈스(paul robbins)는 최대산소섭취량이란 어떤 사람에겐 그저 한번 측정해볼까 하는 정도의 의미가 있을 뿐이라 할 수 있다고 말했다. 실제 스포츠 컨디셔닝과 컨디셔닝의 테스트에서 성공적인 성취를 거두는 것은 육체적인 것만큼 정신적인 부분에도 중요하다. 우리가 지도하는 선수 중 가장 유산소 능력이 좋다고 측정된 운동선수도 수행능력(퍼포먼스) 테스트에서 가장 높은 점수를 받진 못했다. 이것은 우리가 요요 테스트(yo-yo test), 300야드 셔틀 달리기 또는 2마일 달리기를 하든지 말든지 간에, 생리학적인 변수와의 연관성을 찾을 수 없음을 의미한다.

모든 테스트는 운동선수를 위한 수행능력을 기반으로 측정돼야 한다. 왜냐하면 우리는 선수들이 실제로 경쟁적인 상황에서 어떤 능력을 보이는지 보고 싶기 때문이다. 나는 어떤 선수가 다른 선수보다 더 많은 산소를 사용할 수 있거나 더 낮게 젖산(lactate)을 축적하는지에 대해선 관심 없다. 나는 운동선수들을 세워놓고 테스트를 했을 때 누가 먼저 들어오는지를 보고 싶다. 운동선수들은 생리학적인 테스트를 두려워하고 혼란스러워한다. 왜냐하면 이 테스트 방식은 수행능력보다 생리학적 관점을 더 우대하기 때문이다. 당신이 선수를 평가하려 한다면 선수에게 그가 가장 잘하는 것(경쟁하는 것)을 할 수 있는 기회를 줘라.

우리 보스턴대학교 하키선수들의 2004년도 생리학적 테스트를 보면, 트레드밀 산소섭취량 테스트에서 가장 오래 뛴 선수는 52포인트를 기록했다. 그리고 그 길이의 반 밖에 뛰지 못한 선수들 중에 60대를 기록한 선수들도 있다. 트레드밀 산소섭취량 테스트에서 가장 오래 뛴 선수는 좋은 몸을 가지고 있지 않았는데, 나는 그가 테스트를 했을 때 자신보다 더 관리를 잘한 선수보다 2배나 많이 뛴 것을 보았다.

여기까지만 보면 내가 생리학적 테스트가 시간낭비라고 생각하는 사람으로 보일 수도 있을 것이라 생각된다. 하지만 그 반대로 나는 우리가 지도하는 모든 선수에게 산소섭취량 테스트를 수행하기 위해서 산소 분석기(oxygen analyzer)를 사용한다. 시중에 사용되는 더 좋은 산소섭취량 테스트 기기는 무산소성 역치, 젖산 역치, 환기 역치 그리고 실질적인 최대심박수를 알려준다.

현재 젖산에 대한 개념을 피로에 관한 요소로 여기는 생각이 유행하고 있다. 그러나 많은 뛰어난 생리학자들은 확실히 젖산 역치에서 무산소성 대사가 시작한다고 동의하진 않는다. 어떤 경우에 우리 몸에서는 환기역치(ventilatory threshold)란 것이 일어나고 이 역치값이 어떤 형태의 신진대사의 변화에 대한 신호라는 것이다.

분명 생리학적 테스트는 의미가 있다. 단지 피트니스를 평가하는 데 적합하지 않을 뿐이다. 최대산소섭취량이 높다는 것은 핵심이 아니라 그저 유산소 능력에 대해 높은 역치에 있는 것으로 여겨야 한다. 이것은 효율성에 대한 지표이다. 이 질문은 얼만큼의 유산소 능력이 존재하느냐가 아니라 얼만큼 사용할 수 있는 유산소 능력이 있느냐다.

이런 평가는 성공과 실패가 명확하게 보이는 경쟁적 테스트에서 이루어질 수 있다. 즉 가장 먼저 들어오는 사람이 가장 좋은 몸을 가지고 있는 것이다.

### 하키 컨디셔닝 케이스 스터디

June 2004

**1번 선수, 27세, 5년 경력 NHL 베테랑, 약 178cm, 91.6kg**
**2번 선수, 28세, 8년 경력 NHL 베테랑, 약 178cm, 86.2kg**

| | 1번 선수 | 2번 선수 |
|---|---|---|
| Peak VO2 | 51.5 | 53.1 |
| Peak HR | 172 | 181 |
| AT VO2 | 48.4 | 41.5 |
| AT HR | 165 | 163 |
| % Efficiency | 93% | 77% |
| One-minute Recovery | 50BPM | 25BPM |

위의 표로 내가 가지고 있는 관점을 설명할 수 있다. 이를 통해 최대산소섭취량으로 생기는 오해를 설명할 수 있다. 1번 선수는 명확히 2번 선수보다 좋은 몸을 갖고 있다. 그러나 2번 선수가 더 높은 최대산소섭취량을 보인다.

우리가 단지 최대산소섭취량의 수치만을 보았다면, 우리는 1번 선수가 2번 선수에 비해 준비되지 않는 몸을 지녔을 것이라고 결론지었을 것이다. 그러나 1번 선수는 93%의 효율을 보여주는 반면 2번 선수는 단지 77%의 효율을 보여주고 있다. 1번 선수는 테스트가 끝나고 1분간 50회의 심박수를 회복한 반면 2번 선수는 단지 1분간 25회의 심박수를 회복하였다.

이 생리학적 수치는 많은 질문을 유발한다. 두 선수에게 어떤 훈련을 해왔냐고 질문했을 때 2번 선수는 그의 산소섭취량을 늘리고 체지방을 줄이기 위해서 장시간 같은 속도로 트레이닝을 많이 해왔다고 하였고, 1번 선수는 오로지 인터벌 트레이닝을 통해 심혈관 트레이닝을 해왔다고 했다. 역치와 회복에 대한 결과는 자명하다.

## 생리학적 테스트 이용하기

기체분석(gas analysis)과 같이 실제적인 수치를 보여주는 생리학적 테스트는 운동선수가 트레이닝의 원인과 결과를 이해하는 데 도움을 주는 훌륭한 자료를 제공한다. 또한 더 좋은 프로그램을 고안하는 데도 도움을 준다. 단지 선수가 스포츠를 하는 데 얼마나 적합한지 또는 준비가 되어 있는지에 대한 (절대적인) 척도로 사용되지 않으면 된다.

또다른 잘못된 생리학적 가정은 일반적으로 사용되는 목표 심박수(target heart rate, THR) 개념이다. 내가 지도하는 18~22세 대학생들의 경우, 이론적인 목표 심박수는 최대 198~202다. 그런데 테스트를 했을 때 실질적인 범위는 최대 180~211이었다. 우리가 심박수 중심의 트레이닝을 할 때 공식에 따른 가정은 220에서 나이를 빼는 것이다. 이렇게 하게 되면 사람에 따라 최대 분당 22회의 차이가 발생하여 어떤 사람들에게는 과도한 트레이닝이 될 수 있으며 다른 사람들에게는 부족한 트레이닝이 될 수도 있다. 이에 대한 내용은 126페이지의 인터벌 부분에서 자세하게 다루고 있다.

최근 유행하는 또 다른 지표는 혈중 젖산 값을 측정하는 것이다. 이 또한 생리학적 지표이지 수행능력 지표가 아니다. 선수들은 수행능력 테스트에서는 좋은 결과를 내지만 생리학자들의 분석에 기반한 수치에 따라 그들이 좋은 몸을 가지고 있지 않다는 이야기를 들으면 당황스러워한다.

우리가 프로그램을 구성할 때의 핵심은 단지 많은 사람들이 한다는 것을 따라하지 말고, 스포츠의 요구사항을 잘 파악하고 선수들이 그들의 수준에서 어떤 테스트가 가장 좋을지 마음속에 그려보는 것이다. 만약 어린 선수들을 훈련시키고 있다면, 우리가 앞서 논의한 근육의 중간 섬유라는 개념을 떠올리고 신중해야 할 것이다.

마지막으로 당부하는 것은 어떠한 테스트를 하던지 간에, 생리학적 테스트(수치)를 기준으로 삼게 되면 선수들이 테스트 결과를 위해 훈련할 것이라는 점이다. 선수들에게 스피드와 파워를 위한 훈련을 시키고 싶은데 당신이 유산소 능력 테스트를 한다면 선수들이 스피드가 아닌 유산소 능력을 위해서 훈련하게 될 것은 확실하다.

## 운동경기를 위한 특정 컨디셔닝

컨디셔닝은 근육 특수성과 움직임 특수성에 따라 강조해야 한다. 그러나 매우 소수의 프로그램들에서만이 방향 전환 능력(changes of direction)을 컨디셔닝에서 중요한 요소라고 이야기한다. 이 장에서 상세히 다룬 대부분의 프로그램은 방향 전환 능력을 컨디셔닝의 중요 요소로 다룬다.

가속과 감속에 의해서 발생한 근육의 힘(muscular forces)을 견딜 수 있는 능력과, 가속과 감속에 의해 야기되는 추가적인 신진대사 스트레스에 적응하는 능력이 바로 컨디셔닝의 진정한 핵심이다. 종종 선수들이 경기에 적합한 몸 상태가 아니라고 느끼는 이유는 이러한 요소들의 결핍에서 온다.

많은 운동선수들이 달리기를 하거나, 더 안 좋게는 속도를 올리고 낮추는 것에 의해 발생되는 추가적인 스트레스에 대한 점에는 관심을 두지 않고, 그저 고정된 자전거로 정해진 시간에 정해진 거리를 달린다. 이러한 관점은 '30초 동안 운동하는 것은 어느 것이나 비슷할 것이다'라는 식의 지나치게 단순화시킨 생각에 의해 이루어진 구식 컨디셔닝 프로그램이다. 어느 선수라도 좋으니 직선 220야드 달리기와 같은 인터벌 운동과 25야드 코스에서의 150야드 셔틀 달리기(shuttle run)를 시켜보아라. 그리고 나서 선수에게 느낀 것을 비교해보라고 해라. 대부분의 운동선수들은 셔틀 달리기가 훨씬 어렵다고 이야기할 것이다.

### 훈련 상해

운동선수들은 트레이닝 캠프에서 빈번히 부상을 입는다. 심지어 코치가 처방한 사전 캠프훈련 프로그램을 그대로 따라한 뒤에도 말이다.

이는 종종 훈련과정의 중요한 3가지 요소를 무시한 프로그램 때문이다.

- 가속(acceleration)
- 감속(deceleration)
- 방향 전환

운동선수들로 하여금 속도를 높이고 줄이고 방향을 바꾸도록 하는 프로그램은 시즌 초기의 서혜부와 햄스트링 상해의 발생을 매우 감소시킨다. 그리고 선수들로 하여금 경기에서 실질적으로 필요한 부분을 더 잘 준비할 수 있도록 한다.

## 비시즌 컨디셔닝

### 템포 런

템포 런(tempo runs)과 함께 비시즌 달리기 프로그램을 시작하라. 나는 우리 선수들로 하여금 110야드(엔드라인에서 반대편 골라인까지의 풋볼 필드 길이)를 뛰게 하고 필드의 폭을 따라 걷도록 한다. 선수들이 반대쪽 사이드라인에 도착하면 그들은 110야드를 뛰어 되돌아간다.

템포 런에서 우리는 운동선수들이 110야드를 전력질주했을 때 뛰는 속도의 75~80% 정도로 달리길 기대한다. 이 속도는 100야드에서 대략 18~20초 정도 걸리는 속도이다.

3주 기반의 훈련 단계를 거치면서 우리는 처음에 110야드를 10번 뛰고 14번까지 횟수를 증가시킨다. 템포 런은 몸이 더 공격적인 인터벌 트레이닝을 할 수 있도록 준비시킨다. 달리기는 시즌 내내 많은 스포츠 자세에서 보이는, 몸을 앞으로 숙이고 구부린 부정적 자세변화(일명 선수자세)에 견딜 수 있게 하기 위해 비시즌 훈련에서 필수적이다. 반면에 정적인 사이클 훈련은 고관절을 펴지 못하게 하고 몸을 구부린 자세로 유지시켜, 스포츠 시즌 동안 보이는 안 좋은 자세변화를 심화시킨다.

### 셔틀 인터벌

비시즌 훈련 프로그램의 다음 단계는 셔틀 런이다. 템포 런과 셔틀 런의 근본적인 차이는 근육의 효과를 증가시키기 시작하는 것이다. 셔틀 달리기는 3가지 중요한 상해 예방 특징을 포함하고 있다. 그것은 가속, 감속 그리고 방향 전환이다.

220야드 그리고 440야드와 같은 육상 기반의 인터벌 프로그램의 단점 중 하나는 이 프로그램들이 3가지 상해 예방 특징 중에 둘을 포함하지 않는다는 것이다. 상해는 대부분 속도를 높이거나 줄이거나 또는 방향을 바꾸면서 생기는 근육의 스트레스와 연관이 있다. 셔틀 달리기는 에너지 시스템 프로그램에 스트렝스 요소를 더해준다.

다음과 같이 시작하라.

- 25~30초 안에 150야드를 뛰고 60초를 쉬어라. 이것은 25야드 또는 30야드 코스에서도 할 수 있다.

사실 25야드에서 하는 게 더 어렵다. 왜냐하면 방향 전환과 가속 그리고 감속을 두 배로 늘리기 때문이다.

• 60초 안에 300야드를 뛰는 것으로 난이도를 높여라.

### 자전거 트레이닝

자전거에서 하는 인터벌 트레이닝은 관절 손상이 있어 달릴 수 없는 나이 든 운동선수들에게 효과적일 수 있다. 젊은 선수들은 달리기를 잘 견뎌내는 반면 나이 든 선수들의 몸은 달리기 힘들어 한다. 달리기가 언제나 가장 추천되는 방법이기는 하지만 자전거는 적절한 대체훈련이 될 수 있다.

우리 선수들은 달리기할 때 인터벌 시간의 두 배로 자전거를 탄다. 만약 달리기 훈련을 대략 6번의 30초 인터벌인 6번의 150야드 질주로 설정한다면, 자전거 프로그램에선 1분×6회로 대체한다. 우리의 경우 1/2 마일을 타고 상체와 하체의 동시 작용을 활용하기 위해서 Schwinn Airdynes를 사용한다.

## 시즌 전 컨디셔닝

비록 일반적 경우엔 비시즌기(off-season)에 고정식 자전거 트레이닝을 하는 것에 반대하지만, 시즌 전 기간(preseason) 경우에는 좀 다르다. 이는 일관되지 않은 태도로 보이겠지만 사실은 논리적인 판단이 근거한다. 왜냐하면 시즌 전 기간의 관심사는 근육의 좌상 그리고 과사용 손상을 예방하는 것으로 바뀌기 때문인데, 이 시점에서 선수가 필드 또는 아이스링크나 코트에서 트레이닝을 하고 있다면 추가적인 운동을 고정식 자전거에서 하는 것이 좋은 선택이 될 수 있다.

자전거 또는 불완전한 고관절 신전 기구를 사용하지 않는 이유는 이런 기구에선 고관절 신전근과 굴곡근이 달리기와 같은 높은 수준의 힘든 움직임에 적절히 준비될 수 없기 때문이다. 흔하게 자전거, 스텝퍼 또는 일립티컬 트레이너(elliptical trainer)에서 훈련한 운동선수들은 정해진 시간 내에 활용할 수 있는 에너지 시스템을 갖출 수 있지만 근육 차원에서 필요한 능력은 갖추지 못한다. 대부분의 운동기구들은 중립 위치 이상 넘어가는 고관절 신전을 요구하지 않고 심지어 허용하지도 않는다. 그리고 실제로 달리지 않는 운동선수들은 고관절 신전근 또는 굴곡근을 적절하게 발달시킬 수 없다.

하지만 반대로 자전거에서는 유각기에 있는 다리가 돌아올 때 수동적인 움직임을 보인다. 달리기 대신에 운동기구들을 중심으로 이루어진 비시즌 트레이닝의 결과는 종종 경기 중의 서혜부 또는 햄스트링 좌상이다. 간단히 말하면 근육들은 부과된 스트레스에 적절하게 준비되어 있지 않은 것이다.

같은 개념은 농구의 슬개건 문제에서도 똑같이 나타난다. 대부분의 농구선수들은 슬개건 또는 슬대퇴 통증을 일년 내내 갖고 산다. 추가적인 달리기는 이러한 상황을 악화시킬 수 있다. 시즌 전에 근육 또는 관절에 스트레스가 높을 때 추가적인 훈련은 대체기구를 활용하는 것이 가장 좋을 수 있다.

하지만 비시즌에 훈련할 때는 그 반대로 하는 것이 맞다. 트레이닝은 가능하다면 언제나 달리기에 중심이 맞춰져 있어야 한다.

### 슬라이드보드 트레이닝

슬라이드보드가 트레이닝 도구로 유명해진 것은 1980년대 올림픽 스피드 스케이터이며 현재 미국 하키 정형외과의사인 에릭 하이든(Eric Heiden)에 의해서이다. 스피드 스케이터들은 아이스링크가 없는 경우 스케이트에 적합한 역학과 훈련을 발달시킬 수 있도록 수년간 슬라이드보드를 이용해왔다. 지난 10년간 하키선수들과 다른 운동선수들은 그들의 비시즌 그리고 시즌 전 트레이닝의 부분으로 이용하기 위해 슬라이드보드를 활용하기 시작했다.

스포츠 종목에 관계없이 우리가 지도하는 모든 선수

들은 주 4회 훈련에서 2번은 슬라이드보드 위에서 측면 요소에 대한 훈련을 실시한다.

슬라이드보드는 훌륭한 무산소성 지구력 운동이다. 각각의 운동선수들에게 필요한 부분을 충족시키기 위해 운동 시간과 휴식의 비율을 조정할 필요가 있다.

## 추천 지침

인터벌 운동 시간: 15~30초
인터벌 반복 횟수: 5회에서부터 시작
인터벌 휴식 시간: 45초~1분 30초
총 운동시간: 10~50분

인터벌 운동이 30초 이상이 되면 대개 테크닉이 상실된다. 그리고 30초보다 긴 시간의 인터벌 훈련은 오직 하지 스트렝스가 굉장히 좋은, 숙련된 선수들에게만 추천된다.

우리는 일반적으로 인터벌 운동 시간을 늘리기보단 인터벌 반복 횟수를 증가시키거나 인터벌 휴식 시간을 줄인다. 단순한 주 2회 슬라이드보드 프로그램은 다음 장에서 설명할 것이다. 그리고 슬라이드보드 트레이닝을 다루는 158페이지에서 더 상세한 내용을 볼 수 있을 것이다.

**간단한 슬라이드보드 컨디셔닝 프로그램**
**주 2회의 측면 인터벌 훈련일**
인터벌 횟수, 운동시간, 휴식 시간

| | Day One | Day Two |
|---|---|---|
| 1주 | 5x:30~1:30 | 6x:30~1:30 |
| 2주 | 7x:30~1:30 | 8x:30~1:30 |
| 3주 | 9x:30~1:30 | 10x:30~1:30 |
| 4주 | 7x:30~1:00 | 8x:30~1:00 |
| 5주 | 9x:30~1:00 | 10x:30~1:00 |
| 6주* | 7x:30~1:00 | 8x:30~1:00 |
| 7주 | 9x:30~1:00 | 10x:30~1:00 |

* 6주째부터 모든 인터벌에서 10파운드의 중량조끼를 입고 한다.

## 듀얼 액션 자전거

시즌 기간 훈련에 추가적으로 운동을 한다면, 나는 Schwinn 또는 Ross의 듀얼 액션 자전거(dual-action bike)를 추천하는데, 그 이유는 다음과 같다.

- 듀얼 액션 자전거는 달리기와 스케이팅의 팔다리 연결 움직임과 흡사하게 움직인다.
- 팔과 다리가 조합된 움직임은 단순히 다리만 움직여 페달을 밟는 것보다 더 높은 심박수가 나오게 한다.

듀얼 액션 자전거는 즉각적이며 수시로 변하는 저항을 제공한다. 이 점은 듀얼 액션 자전거의 좋은 점 중 종종 간과되는 부분이다. 팬(fan) 시스템은 자전거를 타는 사람이 노력하는 반대 방향으로 동일한 작용을 제공한다. 자전거의 부하량을 늘리기 위해 나사를 조이거나 조정해야 할 필요가 없다. 자전거는 단순하게 자전거를 타는 사람의 노력에 따라 더 큰 공기저항과 함께 반응한다.

듀얼 액션 자전거는 탑승자가 얼마나 오래 타고 갔는지 뿐만 아니라 얼마나 멀리 갔는지도 정보를 제공한다. 이것은 팀이나 소규모 그룹 환경에서 경쟁하는 기회를 제공한다.

## 20% 법칙

주 1~2회 하는 힘든 인터벌 운동을 대체하여 좀 더 쉬운, 장거리의 낮은 속도 달리기를 할 수도 있다. 하지만 시간이 40분을 넘어서는 안 된다. 이 운동은 관절 문제로 인해 달리기 대신 자전거를 타야 하는 선수들에게 아주 좋은 기회가 된다. 앞서 명확히 이야기한 것처럼 유산소 기반을 발달시키기 위해 많은 시간을 허비하지 마라. 훈련을 할 시간과 회복 능력은 제한 되어 있으며, 대부분의 운동경기는 인터벌 활동이지 유산소 운동이 아니다.

코치들은 훈련 프로그램을 도입할 때 그들의 선수들이 종사하는 스포츠와 피트니스에서 요구하는 사항이 무엇인지 살펴보아야 한다. 모든 경우에 맞는 일괄적인 추천사항이란 없다. 운동경기를 위한 트레이닝은 각각의 선수가 특정한 경기의 요구에 맞게 준비할 수 있도록 조정해줘야만 한다.

훈련 프로그램을 개발하는 데 있어 마지막 한 가지 제안은 달리기를 할 때 총시간 또는 총 거리를 주(week)와 주 사이에 20% 이상 늘리지 말라는 것이다. 이 20% 법칙은 당신의 선수들이 부상위험을 걱정하지 않고 훈련에 집중할 수 있도록 할 것이다. 이 법칙을 점검하기 위해선 총 거리와 총 시간을 계산하는 것은 중요하다.

**사례**

5×150야드 셔틀 달리기=750야드

총 시간은 대략 2분 30초로 30초 150야드 달리기의 실제 시간을 기반으로 추정한 것이다.

20% 법칙에 머무르기 위해서는 거리가 150야드 이상 늘어날 수 없다. 그리고 시간은 30초 이상 늘어날 수 없다. 이것은 당신이 추가적으로 150야드 셔틀 달리기를 더하거나 한 번의 300야드 질주와 4번의 150야드 달리기를 선수에게 시킬 수 있다는 의미다. 이것은 총 3분의 시간과 총 900야드의 거리를 주는 것이다.

이 20%의 법칙은 훈련 프로그램을 고안할 때 상해 예방을 위한 핵심이다.

## 장시간 심혈관 트레이닝 vs 인터벌 트레이닝

"당신은 1년간 느린 속도의 장거리 훈련을 해야 해." 장거리, 느린 속도 훈련은 마치 고문처럼 들린다. 나는 길고 느린 속도의 유산소 트레이닝을 싫어한다. 이 훈련은 여성들에게 좋지 않을 뿐만 아니라 장시간 또는 장거리 경주를 하는 선수들을 제외한 대부분의 운동선수들에게 좋지 않다.

대부분의 달리기 손상은 과사용 유형과 관련이 있다. 지구력 중심의 훈련에서는 매우 작은 손상이 발생하는데, 드물지만 자동차 사고와 같은 경우도 미연에 방지해야 한다. 만약 과사용이 문제가 되는 것이라면 적게 하는 것이 항상 정답이다.

전통적인 유산소 트레이닝은 오직 몸이 인터벌 트레이닝을 버틸 수 있게 만드는 데만 의미가 있다. 또는 인터벌 기간에서 쉴 때 사용한다. 일정한 속도로 하는 유산소 운동은 모든 인터벌 프로그램의 필요한 사전 지표에 불과할 수도 있다.

그러면 우리가 그 많은 시간 속아왔다는 것을 의미하는가? 나는 의도하지 않게 그렇다고 생각한다. 유산소 운동에 대한 지나친 관심은 실수였다. 장시간의 유산소 운동은 대중매체에 의해 포장되고 쉽게 시행할 수 있다는 것 때문에 유명해졌을 뿐이다.

인터벌 트레이닝은 힘들다. 인터벌 트레이닝은 불편하다. 그러나 인터벌 트레이닝은 우월하다.

인터벌 트레이닝은 유산소 트레이닝보다 더 나은 유산소 능력을 발달시킨다. 피트니스의 지표인 최대산소섭취량을 늘리는 가장 빠른 길은 인터벌 트레이닝을 통해서다. 생리학자들에게 물어보거나 연구를 살펴보라. 당신의 유산소 능력이 더 좋아지려면 일정한 속도로 느리게 하는 유산소 운동은 최선의 선택이 아니다.

인터벌 트레이닝의 또 다른 효과는 인터벌 운동으로 인한 긍정적인 신체의 변화이다. 요점은 스프린터(sprinter)들은 장시간 느린 유산소 운동을 한 사람들보다 더 늘씬하고 미적으로 좋은 신체를 갖고 있다. 인터벌 스포츠에 관계된 사람들은 대부분 의도하지 않게 더 좋은 신체를 발달시킨다. 사실상 스프린터들은 일반적으로 마른 장거리 달리기선수들보다 낮은 체지방을 가지고 있다.

이것이 사실이라면 사람들이 왜 장시간 유산소 운동

을 하는가? 솔직히 이야기하면 나도 모르겠다. 나는 장시간의 유산소 운동의 혜택이 뭔지 알 수 없다. 그래서 나의 선수들과 고객들은 대부분 유산소 트레이닝을 하지 않는다.

## 인터벌 트레이닝 연구

스트렝스 트레이닝의 최신 연구는 저항 운동이 나이 든 사람들의 유전자 지문을 바꾼다고 보여준다. 미국 캘리포니아 노바토에 있는 벅연구소(Buck Institute)의 사이먼 멜로브(Simon Melov)는 다음과 같이 말했다. "(스트렝스 트레이닝을 한 사람들은) 유전자 지문이 젊은 사람들의 것으로 되돌아갔다. 완전하는 아니지만 그들의 유전자 프로필이 나이 든 사람보다는 젊은 사람에 훨씬 가깝다고 이야기할 수 있다." 비록 이 연구는 근력 트레이닝을 살펴본 것이지만 그 개념은 인터벌 트레이닝에도 적용시킬 수 있다. 인터벌 트레이닝은 에너지 시스템뿐만 아니라 근육 시스템도 자극한다.

타바타(Tabata)로 알려진 또 다른 연구는 다시 한 번 인터벌 트레이닝의 혜택을 보여준다. 이즈미 타바타 박사는 약 최대산소섭취량의 70% 정도의 중강도 지구력 운동과 최대산소섭취량의 170%에 해당하는 고강도 인터벌 트레이닝을 비교하였다. 타바타 박사는 7~8번 정도 20초 동안 운동하고 10초 동안 쉬는 독특한 방식을 사용하였다. 이것은 기본적으로 4분 정도의 기간 동안 20초 인터벌을 수행하는 것이었다.

결과는 아주 놀라운 것이었다. 20/10 방식은 최대산소섭취량과 무산소 능력을 장시간 느리고 일정한 유산소 운동 프로그램보다 더 증진시켰다.

고강도 운동의 우수성에 대한 더 많은 근거는 ACSM(미국 스포츠의학회)의 2006년 9/10월호를 보면 찾을 수 있다. 데이비드 스웨인(David Swain) 박사는 그의 연구의 결과를 다음과 같이 이야기했다.

"달리는 것이 걷는 것보다 열량을 두 배 많이 태운다."

계산을 해보라. 스웨인은 136파운드 나가는 사람이 1마일을 걷는 데 50칼로리를 태운다고 한다. 그리고 대상의 몸무게가 늘어나는 것에 비례하여 더 많이 탄다. 다시 말해 20% 몸무게가 더 나가는 164파운드인 사람은 20% 더 많이 칼로리를 태울 것이다. 칼로리 소모량은 50에서 60으로 20% 올라갈 것이다.

스웨인은 시간당 7마일의 속도로 달리기를 하면 시간당 4마일의 속도로 걷는 것보다 칼로리를 2배 더 많이 태운다고 설명한다. 이것은 달리는 사람은 대략적으로 8분 30초 동안 100칼로리를, 또는 1분당 11칼로리를 소모한다는 것이다. 시간당 4마일의 속도로 걷는 사람은 15분 동안 50칼로리를 소모한다. 15분은 시간당 4마일의 속도로 걸을 때 1마일을 걷기 위해 걸리는 시간이다. 이것은 1분당 4칼로리를 소모하는 운동보다도 적은 것이다.

캐나다 McMaster대학의 인체 운동학 조교수이며, 연구가이자 스포츠 과학자인 마틴 기발라(Martin Gibala)는 <생리학 저널(Journal of Physiology)>에 인터벌 트레이닝과 안정적인 유산소 트레이닝을 비교하는 연구를 발표했다. 연구는 비록 2주 동안 시행되었지만 20분 인터벌 트레이닝과 90분에서 120분간의 안정적인 유산소 운동을 살펴보았다. 인터벌 운동은 30초간의 달리기에 이어서 4분간의 느린 자전거 타기로 구성되었다.

이렇게 하며 90~120분 동안 길게 달리는 그룹의 심박수와 비교했을 때 20분 운동에서 2~2분 30초 동안 고강도 운동을 하게 된다. 결과는 상당히 놀라웠다. 피실험자들은 두 프로그램 모두에서 같은 산소 소비량의 증진을 보여주었다. 하지만 여기서 놀라운 점은 20분 프로그램에서 실질적으로 운동이 된 시간은 2~2분 30초 정도였다는 것이다.

연구는 두 가지 방법 모두 측정 지표로 선택된 산소 소비량에 있어서 대략적으로 같은 증진을 보여준다고 결론 내렸다. 각 그룹은 주 3회 운동을 하였다. 인터벌 그룹은 일주일간 총 1시간을 운동하였고 그 운동 시간 중 6~7분 30초 동안 강도 있는 운동을 하였다. 안정적인 유산소 운동 그룹은 일주일간 4시간 30분~6시간의 운동을 하였지만 유산소 능력의 혜택은 동일하였다.

시간적인 부분이 고려 대상이라면, 인터벌 트레이닝이 답이다. 기발라의 연구는 칼로리 소모나 체중감소에 대한 부분을 제외하고 오직 유산소 능력만을 살펴보았다. 그러나 인터벌 트레이닝의 우수함을 믿는 사람들에게는 또 다른 큰 도움을 주는 내용이다. 운동선수들은 인터벌 트레이닝의 장점을 오래전부터 알고 있었다. 안타깝게도 피트니스와 의료계에서는 지속적으로 장거리의 느린 유산소 운동을 하고 있다.

## 인터벌 트레이닝 프로그램

단순하게 말하자면 인터벌 트레이닝은 운동을 하고 쉬는 시간을 바꿔가며 하는 훈련방법에 지나지 않는다. 인터벌 트레이닝에서 어려운 부분은 개개인 선수에게 적합한 운동과 휴식 시간의 비율을 찾아내는 것이다.

스포츠의 세계에선 팀 스포츠를 하는 운동선수들을 경기에 맞게 준비시키기 위해 수년간 인터벌 트레이닝을 사용해왔다. 반면 피트니스 세계에서는 전통적인 안정적 유산소 트레이닝을 사용했다. 요령 있는 퍼스널 트레이너들은 고객들의 운동성과를 증진시키기 위하여 운동선수들을 준비시키는 인터벌 트레이닝의 방식을 이용한다. 매일매일 시간이 지날수록 많은 사람들이 날씬하고 건강한 몸을 만들기 위해 유산소 운동기구에서 30~40분간 있을 필요가 없다는 것을 발견하고 있다. 더 좋은 점은 수치 자체를 보면 실제로 적게 하는 것이 더 낫다는 것이다.

인터벌 트레이닝은 고강도 인터벌 트레이닝(High Intensity Interval Training)이라고 유행하고 있는 새로운 이름으로 불리고 있다. 그리고 이제 인터벌 트레이닝은 체지방 감소와 컨디셔닝 세계의 대명사가 되었다.

많은 최신 논문들에서 인터벌 트레이닝이 체지방 감소에 효과적임을 밝히고 있다. 나는 알윈 코스그로브의 『애프터 번(Afterburn)』과 크레이그 발란틴(Craig Ballantyne)의 『터보 트레이닝(Turbo Training)』을 읽었다. 나를 사로잡은 것은 이 전문가들이 체지방 감소를 위해 추천하는 것이 우리가 훈련시키는 프로그램과 매우 유사했다는 점이다.

이 프로그램들을 읽고 있을 때, 나는 미국 여자 올림픽 하키팀 선수들을 훈련시키고 있었다. 나와 함께 훈련을 하던 여성 운동선수들은 일반적인 유산소 운동을 체중 감소 또는 체중 유지를 위한 도구로 사용하고 있었다. 하지만 난 이러한 생각을 반대한다. 왜냐하면 일반적인 심혈관계 운동은 우리가 웨이트룸에서 하는 스트렝스와 파워운동의 효과를 상쇄하기 때문이다. 나의 원칙은 만약 그들이 추가적인 훈련을 하고 싶다면, 그것은 체지방 감소를 위한 목적보다는 느려지는 것을 방지하기 위한 전략이어야 하며, 오로지 인터벌 트레이닝이 될 것이다.

당시에 재미있는 일이 벌어졌는데, 일반적인 심혈관계 운동을 하지 못하도록 제한했던 여성 운동선수들이 매우 날씬하게 되었다는 것이다. 내가 코스그로브와 발란틴의 매뉴얼을 읽기 전까지 이것을 추측해서 알아낸 것은 아니다. 나중에 우리는 체지방 감소 전문가들이 추천한 것과 정확히 같은 것을 하고 있다는 것을 깨달았다. 우리는 여성 선수에게 강한 스트렝스 프로그램을 시켰고, 거기에는 많은 인터벌 트레이닝이 포함되어 있었다.

인터벌 트레이닝의 부가적인 혜택 중 가장 의미 있는 다른 한 가지는 지루한 장기간의 일반적인 형태가 아니어도 매우 많은 유산소 운동을 할 수 있다는 것이다. 우리는 인터벌 트레이닝을 사용함으로써 피트니스와 체지방 감소 모두에서 우수한 결과를 봤다.

심박수가 유산소 훈련에서 이론적으로 제안하는 60% 역치를 넘어 유지되면 전체 운동이 유산소이자 동시에 무산소 운동이 된다. 이것이 우리가 전통적인 유산소 트레이닝을 거의 하지 않는 이유이다. 우리가 하는 훈련에서 모든 유산소 운동은 무산소 운동의 부산물이다.

내 고객들은 15~20분간 하는 운동 안에서 심박수가

유산소 운동을 위해 제한되는 범위에 도달한다. 그리고 어떤 경우에 그들은 실질적으로 운동하는 시간이 단지 5~7분 밖에 되지 않는다.

사람들이 인터벌 트레이닝을 하지 않는 3가지 큰 이유가 있다.

- 첫째, 언론매체에서 고탄수화물, 저지방 다이어트를 과도하게 홍보한 것처럼 유산소 트레이닝의 효과를 지나치게 홍보하였다.
- 둘째, 인터벌 트레이닝은 힘들다. 유산소 트레이닝은 길고 지루할지 모르지만 마지막에 바닥에 누워서 호흡을 가쁘게 하지는 않는다.
- 셋째, 사람들은 인터벌 트레이닝을 어디서 시작할지 모른다.

우리가 첫 번째 이유를 극복한다 하더라도 둘째, 셋째 이유가 가장 큰 문제로 나타난다. 누구나 자료를 보게 되면 인터벌 트레이닝이 유산소 트레이닝보다 효율적임을 알 수 있다. 사람들은 인터벌 트레이닝이 처음부터 매우 어려울 필요가 없다는 것을 알아가기 시작하고 있다. 그리고 어떻게 인터벌 트레이닝 프로그램을 만드는 가가 실로 어려운 부분이다.

우리의 프로그램에서 어떻게 고강도 인터벌 트레이닝을 시행할지 이해하기 위해서는 인터벌 트레이닝이 정확히 무엇인지 알아야 한다. 가장 단순히 말하자면, 인터벌 트레이닝은 운동과 휴식의 시간을 바꾸는 운동방법에 지나지 않는다.

얼마나 많은 양의 운동을 해야 하는가? 얼마나 힘들게 해야 하는가? 우리가 다시 운동을 시작하기 전에 얼만큼을 쉬어야 하는가?

지난 30년간 우리가 봐왔던 것과는 다르게 현재 운동과학의 영역에는 매우 많은 새로운 정보들이 유입되고 있다. 과거에 기반이 된 운동생리학은 불명확한 점이 있었다. 이전에 우리는 젖산 역치 또는 무산소성 역치와 같은 개념에 대한 맹목적인 믿음이 있었다. 그러나 요즘은 생리학에 대해 더욱 알게 될수록 더욱 모르게 되는 것처럼 보인다. 사실상 우리는 아직까지 운동생리학에 대해 매우 조금밖에 알지 못한다.

## 심박수 상승

이번엔 인터벌 트레이닝 프로그램을 구성하는 데 도움이 될 만한 이야기를 하려 한다.

짧은 인터벌 트레이닝은 상대적으로 심박수 상승이 적다. 그렇지만 강도는 더 길게 하는 인터벌 트레이닝만큼이나 힘들게 느껴진다. 즉 단순히 심박수를 상승시키는 것이 중요한 것이 아니다.

1분 이하의 짧은 인터벌 트레이닝은 긴 인터벌 트레이닝만큼 심박수를 올리지 않는다. 하지만 이것은 짧은 인터벌 트레이닝이 효과가 없다는 것이 아니라, 단지 심박수가 오르기까지 시간이 필요하다는 의미다.

이상하게 들리겠지만, 회복 시간을 따졌을 때 당신의 선수는 긴 인터벌 트레이닝에서 들었던 시간에 비례해서 짧은 인터벌 트레이닝에서 빠르게 회복을 하지 못할지도 모른다. 예를 들어 30초의 스프린트를 했을 때, 1분간 휴식을 해야 했는데(휴식과 운동 시간의 비율은 2:1) 1분간의 스프린트에선 단지 30초가 늘어난 1분 30초간의 휴식이 필요할 수도 있다(휴식과 운동 시간의 비율이 1.5:1).

15초에서 60초 범위의 짧은 인터벌은 더 높은 근육부하와 낮은 심혈관계의 부하가 요구된다. 심혈관계 부하 요구량이 낮을 것이라고 생각되는 것은 짧은 인터벌 운동에서 심박수가 더 적게 올라가는 생각에 기반한다.

비록 심박수가 인터벌 트레이닝을 가이드하는 최선의 방법일 수 있지만, 심박수만으로 이 훈련의 모든 것을 설명하지 못할 수도 있다.

## 인터벌 트레이닝 방법

인터벌 트레이닝에는 기본적으로 두 가지 방법이 있다. 첫 번째는 전통적인 방식으로 운동 시간 대 휴식을 따지는 것이고 두 번째는 모니터를 사용하여 심박수를 기준으로 하는 방법이다.

### 운동 시간 vs 휴식

일정한 운동 시간과 휴식 시간을 설정하는 방법이다. 둘 사이의 비율을 결정하고 일반적으로 다음 인터벌을 반복하기 전에 운동시간 중 한두 번 또는 세 번의 휴식을 가진다. 운동 시간 대 휴식 방법의 큰 결점은 시간을 임의적으로 설정한다는 것이다. 우리는 몸 안에서 실질적으로 무엇이 일어나는지 알 수가 없다. 단지 추측할 뿐이다.

### 휴식과 운동 시간의 비율

인터벌이 길어질수록 인터벌 비율에 따른 휴식은 짧아진다. 반대로 높은 근육 부하를 요구하는 짧은 인터벌은 인터벌 비율에 따라 휴식 시간이 길어질 것이다. 15초간의 인터벌은 휴식 : 운동 시간 비율이 최소한 2:1 정도는 돼야 한다. 처음 시작하는 사람들에게는 3:1의 휴식 : 운동 시간의 비율이 더 좋을 것이다.

인터벌 휴식에 관한 추천 지침은 다음과 같다.

- 15초 운동: 초급자는 최소한 45초 쉰다(3:1). 숙련자는 30초 쉰다(2:1).
- 30초 운동: 1분에서 1분 30초 쉰다(2:1 또는 3:1).
- 60초 운동: 1분에서 2분 쉰다(1:1 또는 2:1).

인터벌이 길어지는 만큼 휴식 시간이 인터벌에 비례해서 길어질 필요가 없다. 즉, 2분간의 인터벌 운동에는 아마도 2분간 휴식이 필요할 것이다.

### 심박수

심박수를 모니터할 수 있는 기기들이 대량생산됨에 따라 우리는 더 이상 추측에만 의존하지 않아도 된다. 인터벌 트레이닝의 미래는 정확하게 측정 가능하면서 가격이 저렴한 심박수 모니터와 함께한다. 이제 더 이상 회복의 지표로 휴식 시간과 운동시간 비율을 고집할 필요가 없다. 우리는 이제 생리학적인 관점을 취해야 한다.

심박수와 강도의 관계에 대해 자세히 살펴보는 것은 중요하다. 비록 심박수가 강도 또는 회복 정도에 대한 직접적이고 무결점한 지표는 아니지만 단순히 인터벌 휴식 시간을 정해서 보는 것보다는 훨씬 낫다.

심박수 측정 방법을 사용하기 위해서 우리는 적절한 회복 심박수를 결정해야 한다. 우리의 경우에는 카보넨 공식(Karvonen formula)을 사용해서(이론적인) 최대심박수의 60%를 사용한다.

보편적으로 사용되는 220에서 자신의 나이를 빼는 최대심박수 공식은 많은 문제점이 있다. 최소한 인구의 70%는 이러한 이론적인 공식에 맞지가 않다. 나이가 더 많은 운동선수들은 이 공식에 더더욱 맞지 않다. 우리가 지도하는 35세 이상 선수들은 운동 중 흔하게 분당 심박수가 185 이상 높은 상태를 보인다. 오래된 공식에 기반한 추측은 훈련 프로그램을 고안하는 데 중요한 문제를 발생시킬 수 있다.

예전 공식 많은 인구에서 적합도가 떨어진다. 그리고 연구에 기반한 것도 아니다. 심지어 이 유명한 공식의 개발자도 그의 생각은 문제가 있다고 고백했다.

우리가 취해야 할 더 정확한 방법은 여유 심박수 방법(Heart Rate Reserve method) 또는 카보넨 공식으로 알려져 있다.

### 카보넨 공식

카보넨 공식은 안정시 심박수를 포함하여 피트니스에서 더 포괄적으로 적용될 수 있는 지표로 여겨진다.

또한 안정시 심박수를 포함하기 때문에 덜 임의적이기도 하다. 공식은 다음과 같다.

이 공식에 따르면, 최대심박수에서 안정시 심박수를 뺀 다음 퍼센트를 곱하고 안정시 심박수를 더하면 이론적인 목표 심박수가 나온다.

예시) (200−60)×0.8+60=172

정해진 시간의 인터벌 운동이 끝난 다음, 회복의 기준은 회복시 심박수로 돌아가는 시간에 의해 설정된다. 심박수 반응을 사용하게 되면 전체적인 그림이 모두 변한다. 잘 훈련된 선수들과 고객들의 초기 회복은 종종 빠르게 나타난다. 사실상 휴식 대 운동 시간 비율은 첫 번째 인터벌에서는 1:1보다 낮을 것이다. 잘 훈련된 운동선수의 전형적인 운동 프로그램은 아래와 같다.

**인터벌 1**
60초 운동, 45초 휴식

**인터벌 2**
60초 운동, 60초 휴식

**인터벌 3**
60초 운동, 75초 휴식

**인터벌 4**
60초 운동, 90초 휴식

이 비율과 기존 2:1 비율의 시간 기반 프로그램을 비교해보면, 기존의 시간 기반 프로그램의 경우 첫 3번의 인터벌에서 휴식 시간이 너무 길어 효과가 떨어질 것이다. 하지만 반대로 준비되지 않은 고객들에게는 잘 맞을 것이다. 나는 어리고 몸이 숙련되지 않은 선수들이 인터벌 운동 시간의 8배에 해당하는 휴식 시간이 필요한 것을 본 적이 있다. 또한 어떤 고객들 중에 15초 동안의 인터벌 운동 이후 2분의 휴식이 필요한 경우도 있었다.

## 인터벌 트레이닝 적용시키기

대부분의 사람들은 인터벌 트레이닝을 트랙(육상) 훈련의 개념으로 여긴다. 그러나 우리가 선호하는 인터벌 트레이닝 방법은 고정식 자전거에 가깝다. 비록 달리기가 이론적으로 가장 좋은 인터벌 트레이닝 방법이지만 우리가 이러한 방식을 선호하는 이유는 명확하다. 대부분의 성인들은 달리기를 할 만큼 준비되어 있지 않기 때문이다.

사실 통계를 따져보면 달리기 프로그램을 시작하는 사람들의 60%가 부상을 입을 것이라고 예상된다. 피트니스나 퍼스널 트레이닝에선 이런 일이 벌어져선 안 된다. 여성의 경우 넓은 골반, 좁은 무릎과 같이 여성이 가지는 신체적인 특성 때문에 잠재적 부상이 발생할 위험이 훨씬 높다. 물리치료사 다이앤 리(Diane Lee)는 이와 관련해서 다음과 같이 표현했다. "당신은 달리기를 통해 건강해질 수 없다. 당신이 달리기 위해서는 건강해야 한다."

인터벌 트레이닝은 심혈관 운동기구의 종류와 관계없이 할 수 있다. 그러나 가장 효율적인 선택은 Schwinn Airdyne과 같은 듀얼 액션 자전거이다. 운동선수는 매우 힘들게 운동할 수 있으면서도 부상을 당하지 않아야 한다.

건강한 사람들은 어떠한 트레이닝 방법을 선택해도 상관없다. 그러나 자전거가 가장 안전한 선택이다. 내 생각에 가장 최악의 선택은 일립티컬 트레이너이다. 찰스 스테일리는 그가 '180도 원칙'이라 부르는 개념을 주장했는데, 그는 당신이 아는 모든 사람들이 주장하는 것과 정반대의 방법을 옹호한다. 체육관에선 트레드밀과 일립티컬 트레이너를 가장 흔히 사용하고 있는 것으로 보인다. 스테일리의 180도 원칙에 기반한 내 결론은 둘 다 큰 효용이 없다는 것이다.

많은 선수들은 무릎 문제 때문에 달리기를 피한다. 그러나 대부분의 무릎통증은 인터벌 트레이닝이 아니라 장거리 달리기가 원인이다. 인터벌 운동은 관절보다는 주로 근육과 정신을 더 힘들게 한다. 무릎통증 없이 인터벌 트레이닝을 할 수 있던 많은 운동선수들이 조깅할 때 반복적으로 발을 착지하는 것에 문제를 보인다. 만약 프로그램이 안정적인 장거리 달리기를 요구한다면, 슬개골 대퇴 통증을 가진 선수들은 고정식 자전거를 타거나 일립티컬 트레이너를 이용하게 한다.

심박수 회복이 피트니스의 지표로 좋을지라도 회복은 명확히 강도에 기반하여 많은 변수를 보인다. 상대적으로 비슷한 강도로 인터벌을 했을 때 인터벌의 길이에 상관없이 상당히 일정한 회복을 보인다.

짧고 강한 인터벌은 명백히 심혈관 시스템엔 낮은 스트레스를 부과하지만, 회복 시스템에는 더 많은 스트레스를 부과한다.

짧은 인터벌 운동에서 심박수는 강도에 관해선 다소 불완전한 지표이다. 심박수가 올라가기 위해서는 시간이 필요하다. 그리고 30초 스프린트는 훈련된 사람을 최대 레벨로 심박수를 밀어붙이기에 충분한 시간이 아니다.

하지만 이러한 점들이 각각의 인터벌 훈련이 의미없다는 것이 아니라 심혈관계에 미치는 효과가 다를 수 있다는 것을 알아야 한다. 짧은 인터벌들은 심박수가 낮아 보이지만 더 많은 회복 기간을 요구한다고 볼 수 있다. 이 영역은 우리가 심박수 트레이닝에 대해 더 깊이 알게 됨에 따라 추가적인 연구가 필요한 부분이다.

특히 인터벌 훈련을 팀 스포츠에 적용할 때 우리가 가진 지식은 유아기 수준에 가깝다. 더 나은 인터벌 프로토콜 개발을 위해 심박수 모니터와 함께 다른 추가적인 운동을 모색해야 한다.

어찌되었든 간단한 몇 가지 방법을 추천하려 한다.

휴식 시간은 각각의 인터벌 이후에 조금씩 증가돼야 한다. 간단한 시스템은 이론적인 휴식 대 운동의 비율을 설정하고 거기에 맞춰가는 것이다. 시간 기반의 휴식 대 운동 비율이 2:1이었던 이전 운동 프로그램은 이론적으로 다음과 같다.

**인터벌 1**
1:1 (30초 스프린트, 30초 휴식)

**인터벌 2**
1:1.25 (30초 스프린트, 38초 휴식)

**인터벌 3**
1:1.5 (30초 스프린트, 45초 휴식)

**인터벌 4**
1:1.75 (30초 스프린트, 53초 휴식)

**인터벌 5**
1:2 (30초 스프린트, 60초 휴식)

이러한 방식은 물론 이론적인 관점이다.

실용적인 방식으로 변화를 준 것은 다음과 같다.

**인터벌1**
30초 스프린트, 30초 휴식

**인터벌 2와 3**
30초 스프린트, 45초 휴식

**인터벌 4와 5**
30초 스프린트, 60초 휴식

## 프로그램 시작하기

훈련되어 있지 않은 고객들은 인터벌 트레이닝을 대비하는 데 3주에서 1달 정도 꾸준한 준비를 해야 한다. 인터벌 훈련을 준비시키고 초보자들이 인터벌 트레이닝에서 나자빠지지 않게 해야 한다. 질 좋은 스트렝스 프로그램과 일반적인 심혈관계 운동들부터 시작하라. 일반적인 심혈관계 운동은 선수나 고객들이 인터벌 트레이닝에 대비하게 해주는 좋은 방법이다.

대부분의 스포츠에서 훈련 프로그램의 대다수는 필드 또는 슬라이드보드, 자전거(부상을 당한 선수들을 위한)로 하는 인터벌 트레이닝이어야 한다. 이때 심박수 모니터를 이용하면 훈련 효과가 대단히 높아진다.

우리는 우리가 지도하는 하키선수들을 위해, 개개인의 심박수 반응에 근거한 개별적 인터벌 훈련 시스템을 실행했다.

선수들에게는 다음과 같은 지침을 주었다.

- 인터벌을 몇 회 시행해야 하는지
- 그들이 자신의 최대산소섭취량 테스트($VO_2$)에서 결정된 무산소성 역치를 넘어서 트레이닝하려고 하는지 아닌지
- 회복 심박수는 몇 회로 설정해야 하는지

우리는 분당 심박수 역치가 160~170beat/min인 선수에게 회복 심박수는 분당 40회를 추천한다. 역치가 170을 넘는 운동선수에게는 분당 50회의 회복 심박수를 추천한다. 선수 각각은 트레이닝에 반응하는 자신의 심박수에 기반하여 개인의 능력에 따라 회복한다. 이것은 어떤 운동선수들은 대부분의 운동을 휴식 대 운동 비율이 1:1로 수행하고 다른 선수들은 2:1 또는 심지어 3:1로 수행하는 것을 의미한다.

운동선수 개개인은 자기 페이스에 기반한 운동을 하지만 심박수 모니터가 있기 때문에 코치를 속일 수 없다. 이것은 건강하지 않은 선수를 과도하게 운동시키거나 건강한 운동선수를 부족하게 운동시키지 않는다.

구식 인터벌 운동을 생각해보라. 모든 사람들에게 공통적으로 달려야 할 거리와 운동시간 또 휴식 시간을 설정한다. 이것은 매우 임의적이다. 인터벌의 운동 시간이 고려해야 할 모든 것이라는 가정에 기반하고 있다.

사실상 준비가 덜 된 선수들이 실질적으로 매우 힘들게 운동하는 반면 숙련된 선수들에겐 훈련 강도가 낮은 채 운동하고 있는지도 모른다. 운동을 실제 회복에 기반하여 설정하는 것이 임의적인 휴식 대 운동 비율로 하는 것보다 더 논리적이다.

## 인터벌 트레이닝의 세부적인 방법

### 달리기

달리기는 가장 효과가 좋지만 또한 가장 부상이 일어나기 쉬운 운동이다. 셔틀 달리기(집중적인)와 템포 달리기(장기적인) 조합은 가장 좋다. 두 가지 모두에서 표준화된 휴식을 위해 운동 방법과 심박수 모니터를 이용하는 방법을 적용할 수 있다.

셔틀 달리기는 가속과 감속 작용 때문에 높은 근력이 요구되며 동시에 대사요구량이 높다.

달리기는 상대적인 것이다. 단순히 직선으로 30초간 달리는 것이 30초간의 셔틀 달리기보다 훨씬 쉽다.

### 트레드밀 위에서 달리기

사실 트레드밀의 효과와 부상 가능성은 땅에서 달리는 것과 비슷하다.

트레드밀 위로 오르고 내리는 것은 운동 기술이고 이를 방심하면 심각한 부상으로 이어질 수 있다. 트레드밀 인터벌 트레이닝은 일반적인 개인 트레이닝을 받는 고객들을 위한 것은 아니다.

트레드밀의 속도는 기만적이다. 예를 들어 시간당 10마일의 속도는 1마일을 6분에 가는 것에 지나지 않는다. 그러나 트레드밀에서는 매우 빠른 속도로 느껴질 수 있다. 어찌되었든 시간당 10마일의 속도는 잘 훈련된 운동선수에게는 어려운 인터벌 속도가 아니다.

- 하이 퀄리티 인터벌 훈련은 시간당 15마일의 속도로 가야 한다.
- 실질적인 고관절 신전이 없으면 햄스트링 훈련이 부족해질 수도 있다.

트레드밀에서 벨트가 움직이는 동안 선수는 공중에 떠 있다. 트레드밀의 시간은 땅 위에서 달리는 것으로

잘 전이되지 않는다. 이것은 아마도 지면과의 접촉 시간 부족 때문일 것이다.

시간 기반의 방법으로, 5% 경사를 시간당 7마일 속도로 15초 동안 운동하고 45초간 쉬는 것을 시도해보라. 안전이 문제라면 속도를 줄이고 경사를 높여라.

심박수 기반의 방법으로는, 최대심박수가 200을 예로 들면 15초 스프린트를 하고, 분당 심박수가 120으로 떨어질 때까지 쉬어라.

쉬는 시간에는 쉬는 것이다. 선수로 하여금 걷거나 조깅하도록 하지 마라. 그렇지 않으면 심박수는 더욱 천천히 낮아질 것이다.

## 무동력 트레드밀

또 다른 대안은 새로운 Woodway Speedboard와 같은 무동력 트레드밀이다. 동력이 없는 트레드밀이란 개념이 새로운 것은 아니지만, 퍼포먼스 분야에서 이 생각은 점차적으로 퍼지고 있다.

Sprint라는 회사는 무동력 트레드밀이 유행하기에 앞서 무동력 트레드밀 생산라인을 만들었다. Speedboard도 아직 시대에 앞선 것일지 모르지만 똑똑한 코치들은 즉시 무동력 트레드밀의 가치를 알아볼 것이다.

무동력 트레드밀은 트레드밀 달리기의 큰 결점을 해결하였다. 달리는 사람은 이제 벨트를 움직이기 위해서 반드시 능동적으로 고관절 신전을 해야 한다는 것이다. 이것은 거친 겨울 날씨 때문에 실내에서 운동해야 하는 북동쪽 지방 사람들에게는 큰 도움을 줄 것이다.

## 고정식 자전거

- 고정식 자전거는 아마도 가장 안전한 도구일 것이다.
- 높은 기술을 요구하지 않는다. 과사용 손상에 대한 잠재적 위험이 낮다.

Schwinn Airdyne과 같은 듀얼 액션 자전거는 팔다리의 연합동작 때문에 더 높은 심박수를 만들어낸다. Airdyne보다 더 좋은 선택 조건은 없다. 비록 그들은 주기적인 관리를 요구하지만 이것은 트레이닝을 하는 동안 벨트나 손잡이에 대한 조정이 필요하지 않는 완벽한 인터벌 도구이다. 팬(fan)은 자전거에 잘 부합하는 저항 도구이다. 더 세게 밀수록 더 많은 저항이 돌아온다.

만약 당신의 Airdyne이 큰 팬을 가진 형식이라면 윈드스크린(windscreen)을 사서 설치하라. 대부분의 선수들은 추가적인 윈드스크린 없이는 땀을 흘릴 정도로 운동을 할 수가 없기 때문에 큰 팬이 달린 Airdyne을 좋아하지 않는다.

트레드밀에서 적용했던 시간을 똑같이 적용하라. 이때 완전히 지칠 정도로 하지 마라. 왜냐하면 이 도구는 힘들기 때문에 다음 번에 반복해야 하는 인터벌을 계속하지 못할 수도 있다. 난이도는 피트니스 (체력) 수준에 맞춰서 낮춰야 하고 몸이 좋을수록 올려야 한다. 큰 선수들은 자전거 운동을 좀 더 쉽게 한다.

큰 팬이 달린 Airdyne은 새로 출시된 작은 팬 모델과는 약간 다른 운동 난이도를 갖고 있다.

## 슬라이드보드

슬라이드보드는 Airdyne 다음으로 비용 대비 가장 효율이 높다. 어떤 사람들은 슬라이드보드가 무릎에 미치는 영향에 대해서 문제를 제기한다. 그러나 이 부분이 문제가 될 것이라고 주장할 만한 근거는 몇 명이 쓴 입증되지 않은 보고서밖에 없다.

피트니스에서 슬라이드보드를 사용할 때는 먼저 이에 관련한 기술을 습득해야 한다. 반드시 고객들에게 이 도구를 사용할 때 넘어져서 부상을 입을 수도 있다는 점을 주의시킨다. 당연해서 어떻게 보면 바보같이 들리겠지만 고객에게 보드가 미끄럽다는 것을 알려줘야 한다.

슬라이드보드는 서 있는 자세와 고관절 외전근과 내전근 운동에 추가적인 혜택을 제공해준다. 슬라이드보드는 그룹 훈련에도 매우 좋다. 개별 선수에 맞춰야 하는 어떠한 조정도 필요하지 않다. 당신은 단지 추가적인 부츠가 필요할 뿐이다. 우리는 모든 보드 당 4쌍의 부츠를 주문한다.

### 클라이머와 일립티컬

어떤 종류의 클라이머(climbers) 기구를 사용하는 데 있어서 핵심은 레일(손잡이)에서 손과 팔을 떼도록 하는 것이다. 이것은 매우 중요하다. 당신의 고객에게 심박수 모니터를 착용시키고 레일에서 손을 떼도록 한 다음에 심박수가 치솟는 것을 보라. 만약에 고객이 밸런스를 못 잡는 것에 대해 불평을 하면 기구의 속도를 천천히 줄이고 밸런스를 키우도록 하라. 그러나 고객이 레일을 잡게 놔두지 마라.

StepMill은 이런 종류의 기구들 중 가장 유명하지 않은 도구이지만 가장 효과적이다. 전통적인 계단오르기(stair climbers) 도구는 StepMill에 비해 상대적으로 오용하기 쉽다. 많은 사용자들은 팔로 대부분의 체중을 지탱하며 속도를 올린다.

일립티컬 기구는 가장 많이 이용된다. 왜냐하면 가장 쉽기 때문이다. 이것은 인간의 속성에 기반한 운동에 지나지 않는다. 당신의 고객이 일립티컬 트레이너를 사용하지 않도록 하라.

## 달리기와 여성 운동선수

장시간 동안 잘 달리는 여성은 달리기를 위한 몸의 구조가 갖춰져 있다. 그녀들은 남성 달리기선수들과 매우 흡사해 보인다. 훌륭한 여성 달리기선수들은 일반적으로 체구가 큰 모델들과 닮지 않았고 대개 키가 크지 않다. 원인과 결과에 대한 문제라기보단 자연선택(natural selection)에 관한 문제이다. 달리기선수에 적합한 몸을 만들기 위해 달리는 것은 무리다. 사실 이와 반대로 달리기에 적합한 몸을 가지고 있어야 경주에서 살아남을 수 있다.

이것은 간단한 해부학과 물리학이다. 당신이 얼마나 노력하거나 잘 먹느냐에 상관없이 당신의 골격을 바꿀 수는 없다. 대부분 여성에 관련된 달리기 활동의 문제는 Q각(Q-angle)이다. 핵심은 넓은 엉덩이가 좁은 무릎을 만든다는 것이다. Q각은 골반과 대퇴 사이의 상대적인 경사 정도를 보는 것이다. 대부분의 여성 선수들은 남성들보다 큰 Q각을 가졌기에, 남성 운동선수들보다 어떤 부분에서 더 취약하다. 장경인대 문제, 슬대퇴 문제 그리고 족저근막 문제는 증가된 Q각에 의해 모두 심해질 수 있다.

이러한 엉덩이와 무릎의 각도는 문제를 만들어낸다. 그리고 걸음을 걸은 수에 비례해서 심해질 수 있다. 평균적인 사람은 1마일당 1500번의 발 착지를 한다. 5마일은 몇 번인지 산수를 해보라. 달리기는 매번 발이 땅에 닿을 때마다 그 부분에 체중의 2~5배에 해당하는 힘을 발생시킨다. 더 이상 셈을 할 필요가 있는가?

다시 엘리트 여성 달리기선수로 돌아와 보자. 그녀들의 몸을 살펴보라. 당신은 일반적으로 두 가지를 보게 될 것이다. 그녀는 좁은 엉덩이와 작은 가슴을 갖고 있다. 예외는 있을 수 있지만 엘리트 수준에서는 그러한 예외를 찾을 수 없을 것이다. 한편으로는 '달리기 훈련을 하면 (큰) 가슴과 엉덩이가 줄어들 거야.'라고 생각할 수도 있다. 그러나 다른 관점이 더 논리적이다. 큰 가슴과 넓은 엉덩이를 가진 여성들은 좋은 달리기선수가 될 수 없다는 것이다. 큰 체조선수나 피겨 스케이터가 없는 것과 같은 이유이다. 물리학일 뿐이다. 큰 사람들은 더 천천히 돈다. 자연선택의 법칙이다.

보통 신체 사이즈를 가진 여성이 달리기를 시작하면 무슨 일이 벌어지는가? 그녀는 통계적 수치에서 벗어나지 못한다. 그녀는 밑 빠진 독에 물 붓기처럼, 아무리 노력해도 결국 물리치료사의 고객이 될 것이다. 그녀의 넓은 엉덩이는 발 또는 무릎에 문제를 만들 것이다. 그녀의 큰 체중은 더 많은 지면반발력을 야기할 것이다. 더 많은 지면반발력은 근육과 가슴 조직에 스트레스를 준다. 결과적으로 날씬한 몸 대신에 상처와 가슴 처짐이 일어날 수 있다.

이것은 대중적으로 받아들여지는 것은 아니지만 핵심은 장거리 달리기는 대부분의 여성들에게 좋지 않다는 것이다. 만약 당신의 여성 고객들이 더 높은 강도의 운동을 원한다면 고정된 자전거에서의 인터벌을 시켜라. 그녀들을 위해 스피닝 수업 일정을 잡아줘라. 로워(rower)나 계단오르기 위에 올려라. 그러나 밖으로 나가서 달리게는 하지 마라.

현실적으로 여성이나 남성이나 지구력 트레이닝은 과사용 손상으로 이어지게 할 수 있다. 내 요점은 여성의 신체는 여성을 더 많은 위험에 노출시킨다는 것이다.

연구에 따르면 장거리 달리기 프로그램을 시작한 여성 10명 중 6명이 결국에는 다치게 될 것이라고 한다.

육군 신병 모집 연구를 보면 많은 양의 달리기는 상해에 대한 위험을 높일 뿐더러, 피트니스에서 추가적인 성장을 주지 않는다고 이야기한다. 이전에 시행된 민간 달리기선수들에 관한 연구와도 부합되는 부분이다.

이것은 전형적인 여성 농구팀에서 15명 중 9명은 잠재적으로 장거리 달리기 프로그램에 의해 상해를 입는다는 것을 의미한다. 전형적인 대학 여성 농구선수들의 무게와 키에 관한 요소를 볼 때 우리는 이 부상과 관련한 수치는 증가하지, 내려가지는 않을 것이라고 쉽게 생각할 수 있다.

당신이 즐기는 어떤 것을 보고 당신에게 안 좋을 수도 있다고 하는 것은 힘든 일이다. 이러한 대화를 당신의 여성 운동선수들과 한다면 그들은 아마도 이것을 듣는 것을 달가워하지 않을 것이다. 이 섹션의 목적은 주의 깊게 생각하는 태도를 촉진하기 위해서다. 이미 통증 없이 잘 달리고 있는 사람들이 활동을 계속하는 것을 멈추게 하기 위해서가 아니다.

그러나 대부분 달리기를 선택하는 여성들은 그것을 체중감량이나 체중조절의 방법으로 하고 있는 것이 분명하다. 달리기는 체중감량을 위한 좋지 않은 운동일 수 있고 심지어 더 나쁠 수도 있다. 당신이 트레이너라면 당신의 고객에게 달리기를 추천하는 것은 좋지 못한 선택이다.

## 지구력 운동선수 트레이닝

지구력 운동선수들을 트레이닝하는 것은 그들의 사고방식을 이해한다면 퍼스널 트레이너나 스트렝스 코치들에게 아주 좋은 일이 될 수 있다. 지구력 운동선수들은 바람직한 고객의 자질을 많이 가지고 있다. 그들은 일반적으로 동기부여가 잘 되어 있고 많은 도움이 필요하다. 추가로 성인 인구에서 트라이애슬론 선수나 달리기선수, 조정선수는 팀 스포츠 선수들의 숫자보다 훨씬 많다.

지구력 운동선수를 이해하기 위해서 트레이너 스스로에게 먼저 질문해야 하는 것은 왜 고객이 지구력 위주의 운동을 선택했는가이다. 대답은 일반적으로 다음 4가지 중 하나로 나온다.

- 유전적 요인으로 항상 지구력 활동에 능함
- 사고경향에 따라 항상 Type A의 성격
- 지구력 트레이닝은 성인들에게 경쟁할 수 있는 출구를 제공
- 위의 것들의 조합

이것은 중요하다. 왜냐하면 성격의 특징과 유전적 요인은 처음에 긍정적인 요소가 되지만 급격히 부정적이 될 수 있기 때문이다. 높은 수준의 동기 부여와 추진력은 초기에 좋은 결과를 만들어낼 수 있다. 그러나 종종 그것들은 부상을 가져오기도 한다.

지구력 트레이닝은 성인들에게 좋지 않지만 지구력 운동을 즐기는 어떠한 선수도 이런 말을 듣고 싶어하지 않는다. 이것이 그들이 하는 방식이다. 당신이 아무리 부상위험이 매우 높다고 말해봤자 그들은 바꾸려 하지 않는다. 당신이 그들을 변화시킬 수 없지만 아마도 그들을 도와줄 수는 있을 것이다.

지구력 위주의 운동선수들을 트레이닝하기 위해, 당신은 그들이 어떻게 생각하는지를 알아야 한다. 이것은 내가 '지구력 사이클(The Endurance Cycle)'이라고 부르는 것에 포함된다.

### 지구력 사이클

훈련…부상…재활과 물리치료
훈련…부상…재활과 물리치료
훈련…부상…재활과 물리치료

사이클은 단순하다. 다치기 전까지 훈련을 열심히 한다. 이제 (너무나 자주 만나서) 가족과 같은, 또 친구 같은 물리치료사를 만나고, 쉬고, 이를 반복한다. 이러한 상황이 너무도 만연해서 나는 또 다른 용어를 붙였다. '지구력 선수의 대화 유형'이라고 말이다. 다음은 지구력 운동을 하는 두 선수간의 전형적인 대화이다.

지구력 운동선수 1
"당신은 요즘 훈련을 하고 있나요? 아니면 부상 중인가요?"

지구력 운동선수 2
"음, 저는 ○○ 염증으로부터 최근 괜찮아졌어요. 그리고 수영장에서 운동하고 있어요."

이것은 이상한 대화처럼 보일 수 있지만 두 지구력 운동선수 간에는 날씨를 이야기하는 것처럼 흔한 대화다. 지구력 운동선수들은 부상을 당연히 오는 것으로 간주하고 부상이 일어났을 때 놀라지 않는다.

물리치료 직업군 모두는 1970년대 초기 유산소 지지자들에게 많은 빚을 지고 있다. 나는 어릴 때부터 스포츠를 해왔지만 물리치료사들을 치료를 위해 만난 경우는 매우 적다. 물리치료사들은 지구력 운동을 하는 선수들과 만성적 사용으로 인한 ○○ 염증, ○○ 상태들의 병리 상태들이 유행하면서 활발히 활동하기 시작했다. 지구력 운동선수들은 물리치료의 확장에 도움을 주었고 오늘날 몇몇의 물리치료사들이 가장 정기적으로 만나는 환자들이다.

## 부상 프로그레션, 3Is

- Ingestion(섭취): 구강용 항소염제(트레이닝의 변화는 없다)
- Injection(주사): 코르티손과 같은 항소염제(트레이닝의 변화는 없다)
- Incision(절개): 수술, '한번 살펴보자'는 선택(의무적인 트레이닝의 중단이 동반된다)

지구력 운동선수를 다룰 때 진실을 말해준다는 것은 매우 어려우며, 심지어 선수들이 진실을 들을 수 있는 것은 그보다 더 어렵다. 모든 비외상성 부상은 트레이닝과 관련이 있다. 모든 ○○증의 상태는 과사용에 의해서 발생한다. 만약 당신이 어디서 넘어지거나 무엇에 의해 맞지 않았다면 당신은 트레이닝에서 무엇인가를 잘못한 것이다.

지구력 운동선수에게 물어보라. 자신이 짧은 순간에 너무 많은 운동을 했다고 인정하는 경우는 매우 드물다. 그 대신에 신발이나 또 다른 무생물 도구들을 탓할 것이다.

## 통증의 위치 vs 통증의 원인

고정된 의학체계에선 과사용 부상을 다루는 것이 어렵다. 대부분의 의사들은 소위 트라우마 모델이라고 불리는 상황에 훈련되어 있다. 그들은 탈구된 어깨를 고치고 또는 찢어진 무릎 조직을 재건한다. 이러한 종류의 부상들은 일반적으로 관절에 충격을 주는 외상성 손상의 결과이다.

지구력 운동선수의 통증은 종종 그 원인이 증상과는 동떨어진 곳에 있으며, 시간이 지날수록 심각해진다. 현재 의료체계에서는 잘 치료가 되지 않음에도 불구하고 과사용 손상에 대하여 계속해서 트라우마 모델을 적용시키려고 한다.

트라우마 모델에선 3Is를 이용하여 통증 부위를 공략한다. 이것은 하지 않아도 됐던 수많은 무릎, 고관절 그리고 허리 수술들이 일어나게 한다.

지구력 운동선수의 부상을 다룰 때, 비록 통증이 슬개건 그리고 아킬레스건과 같은 부착 부위에서 종종 느껴지지만 그 원인이 되는 스트레스는 다른 어딘가에서 오는 것일 수도 있음을 이해해야 한다.

대부분의 지구력 운동선수를 위한 해결책은 종종 통증이 있는 지점과 먼 곳에 있다. 안 좋은 엉덩이 기능이 고관절 전면에 통증을 유발할 수 있으며, 발과 발목 문제는 무릎, 허리 그리고 고관절 문제를 야기할 수 있다.

이 부분에 대해선 이전에 조인트 바이 조인트 부분에서 자세하게 이야기했지만, 선수들에게 설명하기 위해 밴드를 이용하여 간단한 예시를 보일 수 있다. 선수의 목 뒤로 긴 탄성밴드를 두르고 서서히 앞에서 당겨보라. 선수에게 그가 어떻게 느끼는지 물어보라. 그가 느끼는 것은 목 뒷부분의 압력일 것이다. 이제 밴드를 풀어라. 자 봐라, 압력(통증)이 사라졌을 것이다. 목의 통증(결과)은 앞에서 밴드를 당기는 것(원인)을 놓아줬을 때 사라진다.

이 예는 우리가 통증의 위치 대신에 통증의 원인을 다뤄야 하는 이유를 보여준다. 지구력 운동선수를 트레이닝하는 데 중요한 요소는 통증이 어디서 오는가이다. 어디가 아픈지는 명백하지만 그 원인이 직접적인 외상이 아니라면 짧은 거리라도 통증의 위치와 원인이 떨어져 존재할 가능성이 높다.

### 실질적 치료

지구력 운동선수를 위한 실질적 치료는 어려운 부분이지만 필요한 부분이기도 하다. 부상을 입은 지구력 운동선수에게 내가 가장 먼저 묻는 것은 아프냐는 질문에 대한 Yes 또는 No이다. 이때, No 외의 모든 답은 모두 Yes 범주라고 생각해야 한다. "어느 정도 지나면 괜찮아져요." "준비운동을 잘 안 하면 아파요", 아니면 달리기나 자전거 수영의 "마지막 부분에서만 아파요." 이 모든 것은 그렇다는 Yes이다. 그리고 무엇인가 잘못되었다는 지표이다.

지구력 운동선수가 달리거나 수영하거나 자전거를 탈 때 통증이 동반된다면 절대로 나을 수 없다. 다음에 따르는 지침이 지구력 운동선수에게 꼭 필요한 실질적 치료이다. 바로 "아프다면 하지 마라."

당신은 지구력 운동선수의 성격을 절대 바꿀 수 없지만 아마도 트레이닝 방법은 바꿀 수 있을 것이다.

### 시간과 돈

어떤 매우 현명한 사람이 어느 날 나에게 "앞으로 당신의 건강을 위해 시간과 돈을 투자해야 할 날이 올 것이다"라고 이야기한 적이 있다. 지구력 운동선수들은 '언제' '어떻게'를 결정하는 것이 그들에게 달려있다는 것을 알 필요가 있다. 지구력 운동선수는 트레이닝 프로그램을 개발하는 데 스트렝스 코치나 퍼스널 트레이너에게 비용을 지불할 수 있다. 또는 부상 이후 물리치료사에게 비용을 지불할 수 있다. 선수는 어떤 것이 큰 문제가 되기 전에 짧은 기간 운동을 중단할 수도 있다. 또는 수술 이후 6주간 운동을 중단할 수도 있다. 건강할 것인지 아플 것인지 선수가 선택을 해야 한다.

## 지구력 운동선수의 프로그램

모든 지구력 운동선수의 트레이닝 프로그램에 단 하나의 변화를 줄 수 있다면, 그것은 더 많은 인터벌 트레이닝을 추가하는 것이다. 지구력 운동선수는 장거리의 느린 운동을 좋아한다. 그러나 이전에 깊이 살펴본 것처럼 인터벌 트레이닝은 장시간의 유산소 트레이닝보다 더 나은 유산소 능력을 발달시킨다.

그러나 안타까운 사실은 꾸준하게 느린 속도로 하는 운동에 치중하는 것은 효과도 매우 적으며 많은 부상을 일으킨다는 것이다.

지구력 트레이닝은 주로 양적인 부분이 높고 질적인 부분은 낮다. 이것은 지구력 운동선수들이 트레이닝에서 범하는 중요한 실수이다.

이런 경우에 왜 지구력 운동선수들은 계속해서 많은 양의 정적인 운동을 하는 것인가? 거기에는 3가지 기본적인 이유가 있다.

- 그들은 정적인 운동에 능하다.
- 하기 쉽다.
- 그들은 유산소 기반을 만들어야 한다고 항상 이야기를 들어왔다.

많은 지구력 운동선수들은 인터벌 트레이닝을 피한다. 왜냐하면 인터벌 트레이닝이 훨씬 힘들기 때문이다. 신발을 신고 이전에 수백 번 반복한, 똑같은 달리기를 하는 것이나 자전거에 앉아 기존과 같이 자전거를 타는 것이 쉽다. 그러나 그것은 최선의 훈련방식이 아니다.

내가 더 많은 변화를 줄 수 있다면 나의 지구력 운동선수들에게 폼 롤러를 사게 해서 연부조직의 질에 신경 쓸 것이다. 대부분의 지구력 운동선수의 신체에는 통증유발점과 드러나기를 기다리는 과사용 증상이 온 곳에 퍼져 있다. 일반적인 연부조직이완 작업과 여기에 이어지는 스트레칭은 더 많은 거리를 달리는 것보다 훨씬 더 유용한 시간이 될 것이다.

연부조직 섹션에서 이야기한 것처럼 폼 롤링과 스트레칭을 이해하는 핵심은 근조직의 질을 이해하는 것이다. 근조직은 단순히 짧아지는 것이 아니며, 밀도도 높아진다. 밀도가 높은 조직은 최대 효과를 얻기 위해 스트레칭에 앞서서 롤링 또는 마사지와 같은 도수 조작에 의해서 다뤄져야 한다. 사실 폼 롤링 없이 스트레칭을 하는 것은 구두끈의 매듭을 당기는 것과 같다. 단지 꽉 조여질 뿐이다.

마지막으로 그리고 가장 중요할 수 있는 변화는 지구력 운동선수를 스트렝스 프로그램에 집어넣는 것이다. 지구력 운동선수에게 일주일에 두 번 정도 잘 고안된 스트렝스 운동을 집어넣는 것은 그들의 삶을 바꿀 수 있다.

스트렝스 코치와 퍼스널 트레이너는 지구력 운동선수들이 스트렝스 트레이닝을 마치 벌벌 떨며 치과의사에게 가는 것과 같이 여긴다는 것을 알아야 한다. 그들은 스트렝스 트레이닝을 기대하지 않는다.

프로그램을 간결하고 기본적으로 유지하라. 당신이 관절 가동성 섹션에서 읽었던 것에 대해 생각해보라. 운동 전의 준비운동에서 가동운동을 통해 부드러운 발목, 고관절 그리고 흉추를 만들어라. 좋은 코어와 하지 프로그램을 통해 무릎과 요추를 안정화시켜라. 스트렝스 운동을 명확히 하라. 싱글 레그 운동들로 프로그램 중심을 구성하라.

하체를 이용한 리프팅이 핵심이다. 달리기 운동만으로 하체에 충분할 것이라는 오류의 덫에 빠지지 마라. 이것은 사실과는 매우 다르다. 하체 스트렝스를 무시할 바에야 차라리 상체 스트렝스를 가볍게 생각하는 것이 낫다.

주의 사항: 변화는 천천히 만들어라.

- 1주일간의 지구력 시간을 인터벌 트레이닝으로 대체하라.
- 선수에게 폼 롤러를 사용하게 하라.
- 스트레칭을 첨가하라.
- 스트렝스 프로그램을 시작하라.

시간을 소비한 것에 대하여 잠재적 혜택을 생각해보라. 횟수 대 강도, 양 대 질에 대하여 생각해보라.

**마지막 요점:** 당신이 지구력 선수와 일하고 있고 크리스토퍼 맥도글(Christophrt Mcdougal)의 『Born to

Run』을 읽지 않았다면, 이 책을 정말로 사봐야 할 것이다. 그 밖에 특별한 일이 없다면, 당신이 선수들을 잘 다룰 수 있게 해줄 것이다.

# 경기력 향상시키기

## 역도로 파워 향상시키기

코치들은 선수들의 파워를 가장 안전하면서도 최고로 향상시킬 수 있는 방법을 언제나 찾고 있다. 파워를 가진 선수란 더 빠르고 더 폭발적인 선수를 의미한다. 역도가 선수들의 파워 출력을 빠르게 향상시키는 효과적인 방법임을 보여주는 증거들은 점점 많아지고 있다.

불행히도 역도나 그 변형동작을 활용하길 원하는 코치와 선수들은 많아지는 반면, 역도를 잘하거나 가르칠 수 있는 전문가를 옆에 두고 있는 선수들은 거의 없다.

### 역도 가르치기

고등학교와 대학교 선수들 그리고 프로선수들을 가르치는 스트렝스와 컨디셔닝 코치로서, 나와 동료들은 14년 넘게 대부분의 선수들에게 거의 매일 역도 변형동작을 시키고 있다. 선수 트레이너나 고등학교 코치들에게 강연할 때 우리는 항상 한 가지 간단한 개념부터 시작 한다. 프로그램에 역도 동작들을 추가하기에 앞서 먼저 스스로 그 움직임을 익히고 나서 그들을 가르치는 방법을 배우라는 것이다.

당신이 가르치거나 감독할 수 없다면, 그것을 사용하지 마라. 단순히 역도가 인기가 있다고 해서 맹목적으로 클린, 스내치, 푸시 프레스와 같은 동작을 프로그램에 넣는 것은 옳지 않다. 대신 메디신볼이나 플라이오메트릭으로 빠른 속도 훈련(high-velocity training)을 하면 된다.

역도가 근육계에 확실한 향상을 가져온다 할지라도 이것이 최우선 목표는 아니다. 역도는 근육계를 훈련시키는 것뿐만 아니라 궁극적으로 더 빠른 수축을 만들어내기 위해 신경계를 훈련시키는 데 사용될 때 가장 효과적이다.

목적은 단순히 무게를 들어올리는 것이 아니라 부드럽고 파워 넘치는 방식으로 부하를 다루는 것이다. 그저 무게를 올리려고만 하지 말고 기술에 집중하라.

우리가 지도하는 선수들 대부분은, 훌륭한 역도선수를 만드는 신체적 특징, 예를 들면 좋은 지렛대, 중배엽 체형, 훌륭한 고관절 유연성 등은 가지고 있진 않다.

코치로서 당신의 목적은 더 나은 선수를 양성하는 것이지 역도선수를 만드는 것이 아니다. 역도는 목적을 위한 수단이지 목적 그 자체가 아니다. 역도선수를 위한 프로그램을 만드는 것에 집착하지 말고, 선수들이 역도 또는 그 변형동작을 활용하여 파워를 향상시킬 수 있도록 프로그램을 만들어라.

### 기술 포인트

기술은 언제나 최우선이다. 확신이 없을 때는 무게를 줄이고 한 단계 물러나거나 보다 단순한 운동을 선택하라.

허리가 곧게 펴져 있다면, 나쁜 일은 일어나지 않는다는 사실을 기억하라. 너무 많이 구부러지거나 너무 과도한 아치는 문제를 일으킨다.

이것은 당신의 임무이다. 당신이 무게를 선택해주는 사람이고, 운동이 제대로 이루어지지 않을 때는 세트를 중단시키는 사람도 당신이다.

항상 기술적 실패 지점에서 멈추어라. 이것은 반복을 한 번 더 할 수 없는 지점이 아니라 완벽한 반복을 한 번 더 할 수 없는 지점을 말하는 것이다.

까다롭게 굴어라. 완벽을 요구하라. 알맞은 무게를 드는 선수는 완벽한 자세를 가지고 있어야 한다.

만일 선수에 대해 아직 잘 모른다면, 쉽게 할 수 있는 무게로 시작하라. 선수들에게 무게를 올리게 하는 것은 쉽지만 다시 무게를 내리도록 하는 것은 힘든 일이다. 실수를 해야 한다면 무게를 낮게 잡는 실수를 하는 것이 낫다.

선수의 자세적인 근육(postural musculature)이 좋지 못하다면 먼저 기술적인 향상에 정성을 들여라.

안정화근이 지칠 때까지 기다려라. 안정근은 대개 주동근에 앞서 지치게 마련이다. 흔한 실수는 스쿼트에서 허리의 자세가 무너지거나, 무게를 클린한 후 행 포지

선으로 돌아가지 못하는 것이다.

조심성 있는 코칭과 선수를 뒤처지게 하는 코칭은 종이 한 장 차이이다. 어떤 선수들은(대개 남자선수들은) 기술적 실패 지점에서 세트를 중단하라고 하면 싫어할 것이다. 이것을 일찌감치 몸에 배도록 하라. 좋지 못한 영향을 줄 가능성이 큰 스쿼트나 행 클린 같은 동작은 나중에 하도록 하라.

핵심은 고관절 동작(hip action)이 나오기 충분할 정도로 무겁지만 선수가 억지로 들지 않아도 될 정도의 가벼운 무게를 고르는 것이다. 이것은 진정 경험으로 터득할 수 있는 기술이다.

부작위(acts of omission)과 작위(acts of commission)의 차이를 이해해야 한다. 부작위(불행위)는 해야 할 일을 하지 않는 것이고, 작위(적극 행위)는 하지 말아야 할 것을 하는 것이다. 스쿼트나 행 클린과 같은 운동에서 잘못을 범해서는 안 된다. 잘못된 기술 또는 잘못된 무게 선택으로 인한 허리부상을 고칠 수 있는 기회는 제한되어 있다.

우리의 진행 단계는 기술이 익숙해졌는지를 기반으로 한다. 선수 또는 고객들은 기술적 숙달 없이 앞으로 나아갈 수 없다.

## 역도 코칭

다음은 역도를 가르칠 때 고려해야 하는 논리적 사항들이다.

역도를 가르칠 때는 항상 선수의 뒤에서 코치하라. 선수의 뒤에 서서 가르치면 손을 이용하여 선수의 자세를 다시 잡아줄 수 있고, 바(bar)에 부딪힐 위험도 피할 수 있다.

나는 우리 코치들이 선수의 오른쪽 뒤에 서 있는 것을 선호하는데 그렇게 하면 손으로 선수들의 어깨를 뒤로 당겨주거나, 허리의 아치를 보강해주고 바가 어깨에서 자리잡도록 하기 위해 선수를 앞으로 밀어 줄 수 있다.

스쿼트는 옆에서 코치하도록 한다. 그렇게 하면 스쿼트의 깊이와 허리의 자세를 확인할 수 있는데 이 두 가지는 스쿼트에 있어서 가장 중요한 요소이다.

작은 실수들을 교정하라. 디테일에 주의를 기울여라. 선수가 바를 어떻게 들어올리며, 랙이나 바닥에 어떻게 내려놓는지 관찰하라. 종종 선수가 바를 제자리로 내려놓을 때 허리의 자세가 무너지면서 훌륭한 세트가 엉망이 되곤 한다.

"지속적으로 자세를 보완하라."

폭발적인 운동에서 선수의 시작 자세와 끝 자세는 같아야 한다. 시작 자세로 마무리하지 못한다는 것은 그 선수에게 이 운동이 너무 어렵거나 선수의 신장성 스트렝스가 부족하다거나 혹은 그 둘 다를 의미한다.

## 가이드라인 가르치기

안전을 먼저 생각하라. 트레이닝 플레이트와 가벼운 바는 역도를 가르치는 것을 수월하게 한다.

올바른 기술을 연습하라. 이것은 기본이다. 뭔가 이상해 보인다면 잘못된 것이다. 목표는 단순히 바를 A지점에서 B지점으로 옮기는 것이 아니다. 목표는 기술적으로 올바른 방법으로 A지점에서 B지점으로 바를 옮기는 것이다. 이 원칙을 양보한다면 당신 선수의 안전이 위태로워질 수 있다.

바에 꽂힌 무게보다는 움직임의 속도를 강조하라. 역도를 가르치고 배우는 데 있어서 대부분의 실수는 단 한 가지에 의해 발생한다. 너무 무거운 무게를 강조하는 것이다. 자존심과 상식 사이의 싸움에서 심판은 트레이너가 되어야 한다. 최선의 수정 전략은 아주 분명하다. 무게를 줄여라.

상식과 기본적인 자세를 인지할 수 있는 능력이 있다면 누구나 역도를 가르칠 수 있다. 좋은 역도 선생님이 되기 위해서 긍정적인 방법으로 매일 피드백을 제공해야 하며 사람들에게 계속해서 그들의 기술을 꾸준하게 향상시킬 것을 요구해야 한다.

당신이 어떤 동작을 가르칠 수 없다면 그것을 프로그램에 사용하지 마라. 이것은 당신 프로그램의 모든 부분에 적용되지만 역도는 특히나 그러하다. 당신이 역도를 가르칠 수 없다면 사용하지 마라. 이게 당신이 주의할 모든 것이다. 선수들이 훌륭한 기술과 바 스피드를 발달시키도록 훈련시키고 들어올리는 무게의 양은 덜 강조하도록 한다.

당신이 성공적으로 가르칠 수 없는 동작을 사용하는 것은 전형적인 코칭 실수이다. 많은 스포츠의학 전문가들과 스포츠 코치들이 역도가 안전하지 않다고 생각하는 이유는 코치들이 흔히 올바른 가르침이나 지속적인 감독 없이 이러한 운동을 프로그램에 집어넣기 때문이다.

만일 당신이 선수들에게 역도를 가르치거나 감독할 수 없다면 메디신볼과 플라이오메트릭을 이용하여 높은 속도의 고관절 신전 훈련(high-velocity hip-extension training)을 시켜라. 이론적인 이득과 현실성 및 안전 사이에서 균형잡는 법을 배워라. 당신의 프로그램에 폭발적인 움직임을 추가하기에 앞서 그 움직임을 가르치는 방법을 공부하라. 무게는 신경 쓰지 말고 기술에 집중하라.

많은 코치들이 감독되지 않는 환경에서 선수들에게 역도나 스쿼트를 훈련시키고, 선수들은 부상을 입게 된다. 스쿼트나 클린은 더 이상 부상의 원인이 될 수 없다. 그것은 자동차가 자동차 사고의 원인이 될 수 없는 것과 같다. 자동차는 배운 대로 운전하면 안전하다. 스쿼트, 클린, 그리고 스내치 또한 규칙에 따라한다면 안전하다. 문제는 항상 그 운동 자체가 아니라 지도와 이행에 있게 마련이다.

역도는 지속적인 감독이 필요하다. 당신이 역도를 가르칠 수 있는 능력이 있다고 하더라도 얼마나 많은 시간을 훈련장에서 보낼 수 있는가를 스스로에게 질문해보라. 만일 당신이 가르칠 준비가 되어 있고 가르칠 시간을 가지고 있다면 무조건 역도를 프로그램에 추가하라.

선수의 파워가 크게 향상될 것이며 또한 전형적인 스트렝스 훈련을 즐기던 것과 비교하여 더 많이 즐기면서 역도 운동을 할 수 있을 것이다.

## 클린 vs 스내치

역도를 가르치는 부분에 대한 내 의견은 지난 몇 년 동안 상당히 많이 변화했다. 나는 행 클린의 열성적인 지지자이긴 하지만, 대학 선수 또는 프로급 선수들이 클린에서 올바르게 랙 자세를 취할 수 있을 만큼의 상체 유연성을 가지고 있지 않은 경우를 점점 많이 보고 있다. 이는 행 클린 그리고 클린 변형동작을 수행하는 데 있어 매우 엉성한 시도를 낳곤 한다.

몇몇 스트렝스 컨디셔닝 코치들이 제시한 한 가지 해결책은 클린에서 적절하게 랙이나 캐치를 할 만한 유연성을 가지고 있지 않은 선수들의 경우엔 덤벨을 사용하게 하는 것이다. 하지만 내 생각엔 선수들이 덤벨 클린으로는 적절한 무게를 다룰 수 없다고 본다. 게다가 덤벨 클린은 역도의 바람직한 바의 경로가 아닌 리버스 컬을 하도록 만든다.

대신 우리는 손목이나 어깨의 유연성이 떨어지는 선수들에게 덤벨 그리고 바벨로 하는 좁은 그립(close grip) 스내치를 더 자주 사용하곤 한다.

많은 코치들이 스내치를 두려워한다. 왜냐하면 이것을 한 번도 해본 적이 없고 오로지 역도선수들이 하는 것을 본 적만 있을 뿐이기 때문이다. 스내치를 넓은 그립(wide grip)으로 실시하면 선수의 어깨 관절은 외전 그리고 외회전된 위치에 놓일 수 있는데 이것은 위험하다.

이러한 이유로 나는 전통적인 스내치에서 수정된 버전을 선호한다. 우리 선수들은 처음에 원 암 덤벨 스내치를 배우고 나서 좁은 그립 스내치를 배우는데, 단 한 번도 우리 선수들의 어깨에 문제가 생긴 적이 없다.

원 암 덤벨 스내치는 실제로 어깨 부상을 예방하기에 훌륭한 운동이다. 이 운동은 편측 어깨 안정성뿐만 아니라 몸통 안정성 또한 발달시키며 아마도 가장 배우기 쉽고 가르치기 쉬운 역도 동작일 것이다.

많은 코치들이 선수들에게 클린보다 스내치를 가르치는 것이 더 쉽다는 생각에 동의하지 않는다. 이런 코치들은 대개 선수들에게 스내치를 가르쳐 본 적이 없거나 스내치를 자신들의 프로그램에 사용하지 않는 사람들이다.

많은 선수들, 특히 거울 중심 프로그램(mirror-oriented program)에 따라 훈련해온 선수들은 어깨, 팔꿈치, 손목의 유연성이 감소되어 있을 것이다. 좁은 그립 스내치를 수행하기 위해 어깨, 팔꿈치 또는 손목이 아주 유연할 필요는 없다. 그저 양팔을 머리 위로 올릴 수 있으면 된다.

나는 클린에서 올바른 캐치 자세를 할 수 없는 선수들을 가르치게 되면 클린을 건너뛰고 바로 스내치를 가르친다.

허리통증이 있었던 선수들을 가르칠 때는 파워운동으로 오직 스내치만을 사용한다. 보통 선수의 행 클린의 50~60% 부하를 사용하며, 그렇게 하면 허리에 가해지는 스트레스를 많이 줄일 수 있다.

일반적으로 스내치의 피니시 자세에서 허리에 가해지는 스트레스가, 몸이 뻣뻣한 선수가 클린에서 올바른 캐치 자세를 하기 위해 팔꿈치를 올릴 때 가해지는 스트레스보다 더 적다.

## 원 암 덤벨 스내치 가르치기

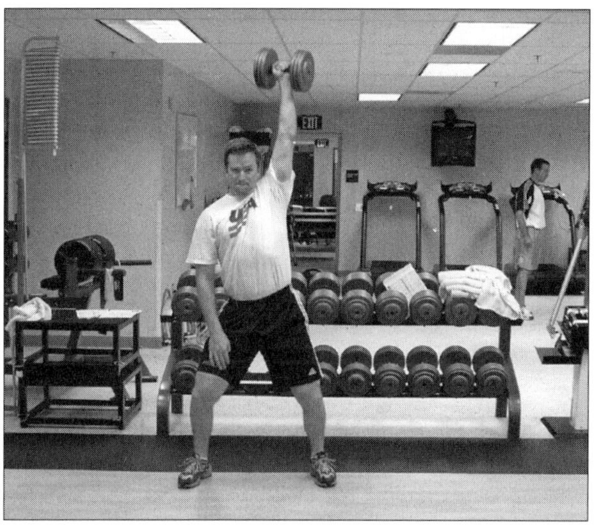

### 첫 단계

덤벨 스내치의 시작 자세는 기본적인 풀링 자세(pulling position)이다. 발을 어깨너비보다 약간 넓게 벌리고 무릎을 살짝 구부리고 선다. 덤벨은 양 무릎 사이에 두고 덤벨 위에 가슴이 위치한다. 손목은 약간 구부리고 팔을 일자로 펴고 팔꿈치는 바깥쪽을 향해있다.

### 두 번째 단계

덤벨이 양 무릎 사이에 있는 시작 자세에서 점프하면서 쉬러그하여 오버헤드 서포트 포지션에서 덤벨을 캐치한다. 선수에게 다음과 같은 큐를 주는 것이 도움이 된다. 덤벨로 천장을 치려고 하라. 그리고 위로 던질 듯이 잡아당겨라.

## 좁은 그립 바벨 스내치 가르치기

좁은 그립 바벨 스내치는 행 클린과 똑같은 그립을 사용한다. 일반적으로 스내치에서 가르치는 넓은 그립은 권장하지 않는다. 넓은 그립의 목적은 선수가 더 많은 무게를 들어올리게 하기 위한 것이기 때문이다.

선수에게 어깨너비의 그립의 오버헤드 서포트 자세를 연습시켜라. 바를 머리 뒤쪽에 위치시키고 무릎은 살짝 구부리고 허리 아치를 만들어라. 다시 한 번 말하지만 스내치를 하는 동안 선수에게 천장을 치기 위해 바를 위로 잡아당기는 것을 상상하라고 가르쳐라.

원 암 덤벨 스내치를 먼저 가르치고 바벨로 하는 좁은 그립 스내치로 넘어간다면, 당신이 처음에는 너무 어렵다고 생각했던 동작을 선수가 능숙하게 하는 모습을 보고 아마 깜짝 놀랄 것이다.

역도를 가르치는 가장 쉬운 방법은 바가 무릎 위에 위치하는 행 자세부터 시작하는 것이다. 이 자세는 역도와 관련 있는 허리 스트레스의 상당 부분을 감소시켜

준다. 많은 선수들이 바닥에서부터 시작되는 동작을 배우는 데 어려움을 겪지만 행 자세에서부터 시작한다면 어떠한 선수든 아주 훌륭한 기술을 구사할 수 있다.

## 행 클린과 좁은 그립 스내치

행 클린과 좁은 그립 스내치는 역도에서 가장 중요한 두 가지 동작의 가장 쉬운 변형이라고 할 수 있다. 다른 비슷한 동작들은 이 두 가지 기본적인 동작의 변형이며, 이 두 가지를 완벽히 익힌 후에 쉽게 배울 수 있다.

다음으로 넘어가기에 앞서 먼저 선수들이 올바르게 바를 들어올리고 내리는 방법에 대해 다시 살펴보도록 하자. 가장 중요한 것은 허리가 아치 모양으로 단단하게 유지되어야 한다는 것이다. 그리고 나서 손의 기본적인 위치 그리고 오버헤드 위치를 점검하고 이 두 가지를 통합시켜라.

이제 선수는 행 클린을 할 준비가 되었다. 시작 자세에서 행 클린으로 넘어가기 위해 선수는 바를 허벅지에서 미끄러지듯이 내린다. 이때 무릎 굴곡이 아니라 몸통 굴곡을 강조한다. 다음으로 점프, 쉬러그, 캐치를 가르쳐 바가 프론트 스쿼트 위치에 오도록 만든다.

마지막 운동은 좁은 그립 스내치다. 여기서 선수는 오버헤드 서포트 자세에 대한 아주 훌륭한 감각을 가지고 있어야 한다. 스내치를 수행하기 위해서 천장에 닿기 위해 바를 던져 올리는 것을 상상하도록 한다. 동작 수행 후 선수는 어깨너비 그립으로 무릎은 약간 굽히고 허리 아치를 유지한 채 바를 머리 뒤 오버헤드로 유지해야 한다.

마지막으로 선수는 바를 올바르게 바닥이나 블록으로 내려 놓는 것을 연습해야 한다. 바를 내려놓을 때 허리 아치가 유지되어야 한다는 점을 명심하라. 바를 바닥에 내려놓을 때까지 동작이 끝난 것이 아니다. 우리는 주기적으로 이 중요한 사항을 강조한다.

**남자 몸무게와 행 클린 무게의 관계**

| excellent | good | fair | poor |
|---|---|---|---|
| 1.5×BW | 1.3~1.4×BW | 1.1~1.2×BW | 1×BW |

**여자 몸무게와 행 클린 무게의 관계**

| excellent | good | fair | poor |
|---|---|---|---|
| .9×BW | .8×BW | .7×BW | .6×BW |

이 숫자는 미식축구 라인맨과 같이 덩치가 큰 선수들에게는 맞지 않을 수도 있다. 미식축구 라인맨은 일반적으로 훌륭한 스트렝스 대 몸무게 비율 또는 파워 대 몸무게 비율을 가지고 있지 않다. 고려해야 할 또 다른 부분은 스트렝스 대 파워의 비율이다. 많은 선수들이 스트렝스에 큰 중점을 두며 좋지 못한 스트렝스 대 파워 비율을 가지고 있다.

**스트렝스 대 파워 비율(행 클린 vs 프론트 스쿼트)**

| excellent | good | fair | poor |
|---|---|---|---|
| .75 | .7 | .6 | .5 |

## 역도 대체 운동

많은 코치들의 자신의 선수들에게 역도를 가르치는 것에 익숙치 않다. 하지만 선수들은 힙 그리고 다리의 파워를 향상시킬 필요가 있다. 이러한 코치들에게 점프 스쿼트는 그에 대한 해답이 될 수 있다. 점프 스쿼트는 유럽 육상 선수들에게 수년 동안 인기 있는 운동이다. 점프 스쿼트는 많은 선수들이 역도에서 얻고자 하는 큰 힙파워를 제공한다. 그리고 기술에 자신이 없는 코치들 또는 어깨나 허리에 문제가 있는 선수들에게 완벽한 대체 운동이 된다.

점프 스쿼트는 풀 스쿼트의 깊이보다 약간 위에서 점프를 하는 것이다. 초심자는 점프 사이에 착지한 후 자세를 잡을 수 있으며 상급자는 점프하며 플라이오메트릭 반응을 활용할 수 있다.

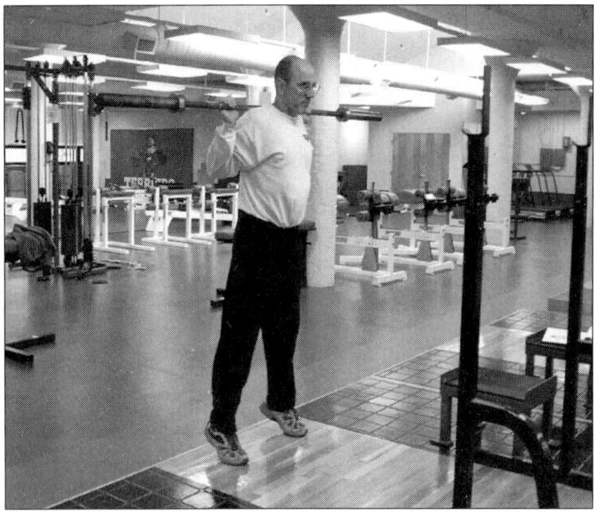

점프 스쿼트에서 가장 중요한 문제는 부하 선택이다. 전문가와 연구가들은 대략 백 스쿼트 1RM의 25% 무게를 사용할 것을 추천한다.

그러나 이러한 부하 방법은 위험할 수 있다. 선수의 몸무게를 고려하지 않았기 때문이다. 다음의 예시는 이 점을 분명히 보여주고 있다.

한 선수의 백 스쿼트 1RM이 500파운드이고 또 다른 선수의 1RM 또한 500파운드라고 하자. 백 스쿼트 1RM의 25% 무게를 사용하라는 지침에 따르면 두 선수 모두 점프 스쿼트에서 125파운드의 무게를 사용할 것이다.

자, 이제 선수 1은 몸무게가 200파운드이고 선수 2는 350파운드라고 가정해보자. 분명 선수 1의 스트렝스 대 몸무게 비율은 선수 2보다 월등하다. 선수 1에게 125파운드의 부하를 주는 것은 적당할지 모르나 몸무게가 350파운드인 선수 2가 125파운드의 추가적인 부하를 가지고 기술적으로 훌륭한 점프 스쿼트를 수행하는 것은 아마 어려울 것이다. 선수 2는 스트렝스 대 몸무게 비율에 따르면 심지어 몸무게만으로 점프 스쿼트를 수행하는 것조차 어려울지 모른다.

1RM의 퍼센티지 대신에 다음의 공식을 사용하라.

스쿼트 무게에 몸무게를 더하고 0.4를 곱하라. 여기에서 몸무게를 빼면 점프 스쿼트 무게가 나온다.

선수 1: [(500+200)×0.4]−200=80

선수 2: [(500+350)×0.4]−350=−10

이 예시는 몸무게 350파운드의 선수는 몸무게만으로 점프 스쿼트를 수행하기 충분한 부하를 얻을 수 있지만 1RM 퍼센티지 지침에 따른 125파운드의 무게를 사용한다면 과부하가 된다. 선수1은 80파운드의 부하로도 충분하다.

선수가 스쿼트할 수 있는 총무게는 몸무게 더하기 바에 얹어진 무게라고 생각하라. 그리고 이 숫자를 점프 스쿼트 부하를 계산하는 데 사용하라. 이 지침은 파워를 발달시키기 원하는 약한 선수 그리고 스트렝스 대 몸무게 비율이 좋지 못한 덩치 큰 선수 모두에게 사용할 수 있다.

하체 파워를 향상시키기 위한 방법으로 역도를 선택하건 점프 스쿼트를 선택하건 간에, 다리와 힙을 훈련시키기 위해 추가적인 부하를 사용하는 것은 스피드 또는 점프 능력을 향상시키는 가장 빠른 방법일 것이다. 역도와 점프 스쿼트의 장점은 선수가 근육의 크기를 키울 필요 없이 파워를 향상시킬 수 있다는 것이다. 근육계가 아닌 신경계를 강조함으로써 이 운동은 모든 선수들에게 적용 가능한 아주 훌륭한 훈련법이 된다.

많은 선수들과 코치들이 폭발적인 리프팅은 미식축구 선수들만을 위한 것이라는 잘못된 생각을 가지고 있다. 이것은 진실이 아니다. 역도와 그 변형동작들은 모든 스포츠에 종사하는 모든 크기의 선수들, 특히나 몸의 크기를 키우지 않고 전신의 스트렝스를 향상시키기를 원하는 선수들에게 적합하다.

역도는 적극적인 감독 하에 올바르게 수행된다면 재미있고 안전하며 도전적인 운동이다. 훌륭한 기술을 향상시키는 것에 집중하라. 이렇게 한다면 당신이 불가능하다고 생각했을 만큼의 파워와 에슬리티시즘(athleticism)의 향상을 이끌어낼 것이다.

## 탄성 vs 파워 테스트

운동경기에 필수적인 탄성과 파워 요소에 관련된 나의 훈련 프로그램의 구성을 바꾸게 만든 경험을 설명하고자 한다.

5회 점프 테스트(five-jump testing)에 관한 한 아티클을 읽고 나는 선수의 파워를 평가하는 것에 관한 Just jump 수직 점프 테스트(vertical jump testing) 장치로부터 얻은 정보를 다시 검토하게 되었다.

Just Jump는 포스 플랫폼의 한 종류로, 공중에 떠 있는 시간을 측정하여 그 시간을 수직 점프 높이로 계산하여 전환한다. 두 번의 접촉 사이의 시간이 길수록 선수가 수직으로 더 높이 뛸 수 있다. 이와 관련된 복잡한 수학에 대해서 나는 다행스럽게도 알지 못한다.

나는 흔히 많이 사용하는 수직 점프 테스트 장비인 Vertec보다 Just Jump를 더 좋아하는데, 일단 더 빠르고 사용하기 쉽기 때문이다. 그러나 Vertec과 같이 Just Jump 또한 결점을 가지고 있다. 선수들은 Vertec을 사용할 때와 마찬가지로 Just Jump에서 속임수를 사용하는 방법을 빠르게 배운다. 하지만 올바르게 사용된다면 이것은 비교적 유용하고 믿을 만한 장비이다.

그 아티클은 5회 점프를 참고했지만 Just Jump의 소프트웨어는 오직 4회 점프 테스트만을 포함하고 있다. 이는 세 가지의 데이터를 제공한다. 첫째는 선수가 매트에 얼마나 오래 머물렀는지 측정하는 접촉 시간이다. 두 번째는 제조사에서 ELPF 또는 폭발적인 다리 파워 요소(Explosive Leg Power Factor)라고 부르는 것으로 선수의 파워 출력 측정값이다.

세 번째 데이터는 네 번의 점프 시도에 대한 평균값이다. 파워 요소(power factor)는 매트 위에 머무르는 시간을 공중에서 머무르는 시간으로 나누어 계산된다. 접촉 시간이 짧고 점프가 높을 수록 파워 출력은 더 높아진다.

나는 실질적인 기대 없이 그저 그 데이터가 약간의 유용한 정보라도 주기를 바라며 선수들을 테스트했다. 그러나 이로부터 얻은 정보는 나로 하여금 파워를 위해 어떻게 훈련해야 하는지 다시 생각하도록 만들었으며, 우리 선수들을 앞으로 훈련시키는 데 큰 영향을 미칠 것이다. 내가 지금 확신하는 것들은 선수 트레이닝에 있어서 또다른 비약적인 발전을 가져올 것이다.

약간의 배경을 제공하자면 테스트를 한 선수들은 디비전 1(Division 1) 하키선수들이다. 이 그룹의 평균 수직 점프는 대략 25인치이다. 나는 최고의 선수, 스케이터들 그리고 얼음 위에서 폭발적인 몇몇 선수들이 왜 수직 점프에서는 평균 이하 점수를 보이는지 궁금했다.

내가 기억하기에 매우 재능이 있었던 한 선수는 시즌이 끝날 때 쯤 수직 점프가 21.8인치였는데, 처음 대충 보기에는 디비전 1에 들 만한 재목은 아니다. 여기서 데이터가 흥미로워진다. 내가 4회 점프 테스트에서 보고 싶었던 것 중에 하나는 왜 몇몇 선수들은 좋지 못한 파워 출력을 가지고 있으면서도 여전히 뛰어난 경기력을 보이는가에 대한 설명이었다.

예시 선수

수직 점프 21.8

4회 점프 평균 19.5

탄성률 0.89%

나는 기본적인 효율성의 측정값인 탄성률을 얻기 위해서 선수들의 수직 점프를 4회 점프 테스트의 평균 점프 높이로 나누었다. 나는 탄성률을 선수가 폭발적인 파워를 얼마나 잘 사용하는지에 대한 측정값이라고 부른다.

장비와 테스트의 제한 때문에 우리는 여러 번의 지면 반력을 특징으로 하는 스포츠에서의 파워를 한 번의 지면 반력으로 측정해서 평가해야만 했다.

그리고 나서 우리는 이 파워 출력을 추정했고 (기본적으로 수직 점프 또는 제자리 멀리 뛰기) 이것은 파워뿐만 아니라 반응도를 나타내는 것이다.

마크 벌스티겐은 내가 앞서 파워라고 부른 것을 설명하기 위해 탄성(elasticity)라는 용어를 사용한다. 나는 선수적인 의미에서 탄성이 있다는 것을 생각할 때 폭발적인 선수를 떠올린다. 그리고 높은 수직 점프를 뛰는 선수는 폭발적이면서도 탄성이 있다고 추정한다.

우리의 새로운 데이터는 그렇지 않다는 것을 의미하는 듯 보였다. 몇몇 선수들은 폭발적이긴 하지만 탄성이 있지는 않았다. 이러한 선수들은 힘을 발생시킬 수 있는 시간이 무제한으로 제공될 때 단 한 번의 파워 넘치는 폭발적인 수축을 만들어낼 수 있었다.

놀랍게도 이것이 반드시 여러 번의 점프나 여러 번의 지면 반력으로 잘 전환되는 것은 아니었다. 또 다른 선수들은 폭발적이지는 않았으나 굉장히 탄성이 뛰어났다. 내가 위에서 설명했던 선수는 파워풀하지는 않았으나 탄성이 뛰어난 선수였다. 그는 자신의 비교적 제한적인 파워를 뛰어난 효율성으로 저장하고 방출할 수 있었다.

공이 튀어오는 것과 같이 이 선수는 반복적으로 지면에 대하여 잘 반응할 수 있었던 것이다.

## 탄성 발달시키기

Just Jump 테스트에서 알아야 할 중요한 사항은 우리는 반드시 파워와 탄성을 동시에 훈련해야 한다는 것이다. 왜냐하면 파워와 탄성은 다르기 때문이다. 더 큰 파워를 가지고 있는 사람들이 더 큰 탄성 반응을 만들어 낼 수 있는 능력을 가지고 있는 것은 분명하다. 하지만 특수성(specificity)의 개념에 따르면 이 둘은 연관성이 있으나 동의어는 아니다.

핵심은 우리가 파워를 향상시키기 위해 사용하는 훈련에 탄성을 배우고 연습해야 할 필요성을 결합시키는 것이다.

우리의 해결책은 Just Jump를 테스트 장비뿐만 아니라 훈련 도구로 사용하는 것이다. 나는 세 가지 추가적인 유닛을 구입하였다. 우리는 현재 플라이오메트릭 훈련에 추가적으로 주 2회씩 점프 테스트기로 즉각적인 피드백이 제공되는 탄성 훈련을 하고 있다.

이 데이터를 얻기 전에는 우리 선수들은 파워 향상을 위한 역도 움직임을 매일 훈련하였다. 지금 우리는 역도 운동을 주 2회 실시하고 4회 점프 테스트를 주 2회 훈련했다.

선수들은 ELPF(폭발적인 하체 파워 요소)를 증가시키고 파워뿐만 아니라 탄성을 향상시키도록 훈련 한다. 요컨대 우리는 이틀은 파워 훈련, 이틀은 탄성 훈련을 한다.

우리는 오프시즌 프로그램의 첫 2단계 동안 이렇게 훈련한다. 우리의 플라이오메트릭 단계의 첫 2주에 우선적으로 강조하는 것은 점프에서의 신장성 조절이기 때문이다.

나의 목표는 선수가 4회 점프 테스트를 통해 탄성을 향상시킴으로써 플라이오메트릭 훈련의 2, 3단계를 더 잘 준비하도록 하는 것이다. 플라이오메트릭의 2, 3단계에서 우리는 탄성에 대한 훈련을 시작한다.

**요점:** 몇몇 선수들을 테스트해보라. 수직 점프의 횟수 또는 역도의 1RM과 같은 것을 기준으로 당신이 폭발적인 파워가 제한된다고 생각되는 선수들을 살펴보라. 그리고 이러한 선수들의 탄성을 체크해보고 그들이 폭발적이기보다는 탄성적인지를 확인하라. 파워와 탄성을 따로, 그렇지만 관련된 개념으로 훈련해야 할 필요가 있다는 것을 확신하게 될 것이다.

## 스피드 훈련

우리 센터에서는 스피드를 테스트할 때 선수의 스포츠 종목에 관계없이 10야드 단거리 달리기(10 yard dash)를 테스트한다. 구체적으로 이야기하면, 40야드 단거리 달리기 테스트와 같은 것에서 실제로 평가하는 것은 가속(acceleration)이다. 세계 최고의 스프린터들은 60미터까지 가속이 가능하다. 이는 세계 수준의 단거리 경기에서 10야드 스플릿 타임은 60미터까지 계속해서 낮아진다는 것을 의미한다. 물리학을 올바로 적용한다면 40야드 단거리 달리기는 스피드 테스트가 아니라 가속 능력 테스트이다.

40야드 단거리 테스트를 받는 우리 선수들은 NFL Combine과 Pro Day 선수들뿐이다. 심지어 이 선수들도 실제 테스트에서만 40야드를 달린다. 사실 우리 훈련의 80퍼센트는 10야드 달리기를 위한 것인데 파워를 증강시키고 스텝 수를 줄이는 훈련을 한다. 15 또는 20야드를 위한 훈련은 20퍼센트도 되지 않는다.

20년 넘게 Combine 선수들을 훈련시키는 동안 나는 프로 스카웃 테스트를 받기에 앞서 선수에게 40야드 단거리를 뛰게 한 적이 한 번도 없다. 그럼에도 아니, 어쩌면 그 때문에 내 선수들은 하나 같이 Combine에서의 테스트 결과가 좋았으며, 수년 동안 각 포지션에서 가장 빠른 선수들을 배출해왔다. 내가 Combine이나 Pro day 전에 40야드 달리기를 주저하는 것은 단순한 개념을 바탕으로 한 것이었다. 선수가 부상을 당한다면 정말 중요한 날에는 40야드를 뛸 수 없다는 것이다. NFL 평가 과정에서 중요한 시기에 부상을 당한다면 커리어를 완전히 망칠 수 있다.

이 철학에도 한 가지 문제점은 있다. 선수들은 40야드에서 어느 정도로 뛸 수 있는지 알고 싶어 한다. 10야드 달리기 시간을 통하여 40야드 단거리 달리기 시간을 추정하는 능력을 향상시키기 위해 나는 과거 NFL Combines 선수들의 40야드 부분 부분의 상세 기록을 연구하였다. 이는 거기에 식별 가능한 패턴이 있는지를 알아보기 위해서였으며, 적용 가능한 일관된 공식이 있는지를 파악하기 위해 데이터를 분석했다.

그 결과는 놀라웠다.

처음 우리가 훈련에서 우선적으로 집중하는 것은 10야드 단거리였다. Combine이나 Pro Day 준비를 하는 선수들에게 가장 잦은 부상은 햄스트링 염좌이기 때문이다. 사실 햄스트링 염좌는 모든 스프린터들에게 가장 반복적으로 나타나는 부상이다. 이러한 햄스트링 염좌는 거의 대부분 테스트를 준비하면서 반복적으로 40야드를 달리기 때문에 발생한다. 나는 10야드 달리기에서 염좌를 당하는 것을 본적이 없다. 10야드 달리기는 훌륭한 테스트이자 백퍼센트에 가깝게 안전하다.

부상감소 측면뿐만이 아니다. 우리는 단순한 이유 때문에 10야드 단거리 달리기에 항상 집중해왔다. 처음 10야드 부분(출발 부분)은 향상시키기 가장 쉬운 부분이다. 처음 10야드 부분은 이어지는 각 10야드 부분과 똑같은 거리지만 뛰는 데 1.5배의 시간이 더 걸린다.

이로써 40야드 달리기에서 첫 10야드 부분이 아주 중요하다는 것은 매우 분명해 보인다. 그 중요성을 제대로 이해하기 위해서 약간의 데이터를 살펴보는 것이 매우 중요하다.

다음은 2003년 NFL Combine 40야드 단거리에서의 두 선수를 비교한 것이다. 선수 1은 몸무게 188파운드이고 4.59초의 아주 뛰어나다고 할 수 있는 기록을 가지고 있다. 선수 2는 236파운드이며 4.70초의 기록을 가지고 있다. 이 역시 몸무게 236파운드의 선수로서는 뛰어난 기록이다.

2003 NFL Combine

| 거리 | 선수 1<br>몸무게 188파운드 | 선수 2<br>몸무게 236파운드 |
|---|---|---|
| 10야드 | 1.59 | 1.70 |
| 10~20 | 1.06 | 1.05 |
| 20야드 | 2.65 | 2.75 |
| 20~40 | 1.94 | 1.95 |
| 40야드 | 4.59 | 4.70 |

이 데이터를 10야드로 쪼개서 살펴보면 상당히 흥미로워진다. 그렇지 않은가?

데이터를 보면 한 가지가 바로 눈에 띌 것이다. 두 선수 모두 10야드에서 20야드, 20야드에서 40야드 그리고 10야드에서 40야드를 거의 똑같은 시간에 뛰었다. 선수 1은 처음 10야드 부분 동안 0.11초의 격차를 벌였다. 선수 1이 더 빠르다기보다는 단순히 가속을 더 잘 하는 것이다. 그의 스피드가 더 뛰어나진 않지만 그의 최초 가속은 훨씬 뛰어나다.

이것은 경기에서 최초 가속 부분이 얼마나 중요한 것인지를 아주 생생하게 보여준다. 선수 1은 분명 이겨내야 할 관성이 적었고 그 결과 더 빠르게 가속할 수 있었지만 이러한 더 빠른 최초 가속률은 40야드 단거리 기록 차이와 정확히 일치한다.

이는 출발 부분과 최초 10야드 부분의 중요성에 대한 나의 생각을 확실히 뒷받침해주며, 그 결과는 40야드 단거리 수행력 향상에 있어서 스트렝스 발달의 중요성을 뒷받침해준다.

당신은 이것을 지나친 일반화라고 생각할지 모른다. 그리고 그 생각이 맞다. 하지만 이것은 상식에 기반을 둔 일반화이다. 뛰어난 가속력을 가진 작은 선수들은 10에서 40야드까지 최소 2.8초, 몸무게 300파운드를 웃도는 덩치 큰 선수들은 최대 3.4초에 뛰기도 한다. 하지만 이것은 극단적인 경우이다.

일반적으로 10야드 달리기 기록으로 40야드 단거리 기록을 추정하려면 아래와 같이 계산할 수 있다.

- 200파운드 이하의 선수들은 10야드 기록에 최소 2.8초 최대 3.0초를 더하여 추정한다.
- 200~250파운드의 선수들은 10야드 기록에 3.0에서 3.2를 더하라.
- 250~350파운드의 선수들은 10야드 기록에 3.0에서 3.4를 더하라.

이 데이터는 어떠한 경우라도 40야드 달리기의 최초 10야드 부분을 훈련하는 것이 가장 안전하면서도 40야드 기록을 향상시키기 위한 가장 빠른 길이라는 것을 분명히 보여준다.

## 스프린트 스피드

스피드에 관해서는 여러 전설들이 떠돈다. 디온 샌더스(Deion Sanders)는 NFL Combine에 참석하여 4.2초에 뛰고 돌아갔다. 우리는 4.3이나 4.4초에 달린다는 고등학생에 대한 소문을 일상적으로 듣곤 한다. 스피드에 관해 들리는 이야기들은 통제 불가능하다. 그것 자체는 문제가 될 것이 없다. 우리들은 그저 이렇게 말한다. “그래서, 뭐? 사람들은 거짓말하거나 꾸며대곤 하지.”

진짜 문제는 이러한 거짓말이 기준을 만들어내는 듯하다는 것이다. 내가 NFL Combine을 준비하는 선수들을 훈련시키기 싫어하는 이유 중에 하나는 이러한 소문 또는 간혹 있는 버논 데이비스(Vernon Davis)와 같은 기이한 퍼포먼스의 결과를 바탕으로 한 선수들과 에이전트들의 비현실적인 기대 때문이다.

버논 데이비스는 키 6피트 3인치"에 몸무게 263파운드이며 40야드를 4.38에 뛰고 수직 점프 40인치의 기록을 갖고 있었다. 이것은 미친 기록이다.

매년 괴물 같은 퍼포먼스로 기대치를 높이는 선수 한 명쯤은 나타나곤 한다. 이러한 기대들이 고등학생 선수들에게까지 내려가지 않는다면 문제가 좀 줄어들 것이다. 내 목적은 기록을 사실에 맞게 만드는 것이다. 이를 증명하기 위해 내가 가지고 있는 6년간의 NFL Combine 결과를 세세히 살펴보았다. 다음 페이지의 통계치는 Combine 결과를 직접 가져온 것이다.

Combine의 기록은 전자장비라고 생각하지만 전자장비라기보다 수동에 가깝다. 이것이 바로 스피드 헛소문에서 중요한 사실이다.

시간을 재는 옵션에는 세 가지 가능성이 있다.

### 스타트를 전자장비로, 피니시를 전자장비로

이것이 기준이 되어야 하지만 실제로 그렇지 않다. 터치 패드로 출발을 확인하고 광전지(photocell)로 피니시를 확인하는 것이다. 이것은 가장 정확한 방법이며 그 결과 가장 느린 기록을 보여준다. 전자장비로 재는 출발과 피니시 기록은 수동으로 시간을 재는 것과 비교해서 0.22초 더 느린 40야드 기록을 보였다.

### 스타트를 수동으로, 피니시를 전자장비로

이것은 NFL Combine에서 사용되나 독특한 시스템이다. 수기장비로 출발을 재고 전자장비로 피니시를 재는 것은 수동으로 재는 것보다 대략 0.10초 더 느린 40야드 기록을 보여준다. Combine에서 수동으로 출발을 재는 것은 특히나 더 빠른 10야드 기록을 보이는 것에서 분명히 나타난다.

선수들의 10야드 기록은 수동에 훨씬 가깝지만, 이어지는 각 단위에서의 시간은 전자장비 시간에 가까울 것이다.

### 스타트를 수동으로, 피니시를 수동으로

이 방법은 가장 빠르고 가장 정확하지 못한 결과를 보여준다. 수동 시간 기록은 실수가 발생할 가능성이 크다. 많은 전설적인 기록들은 수동으로 시간 체크시, 사람의 실수 또는 기대와 결합되어 나타난다.

### 스프린트 타임의 정확도

1996~1998, 2001, 2003, 2006년 NFL Combine에서 4.2초에 달린 사람은 아무도 없다. 단 한 명도 말이다.

2001년에 라다이니언 톰슬린(Ladainian Tomlinson)만이 4.36에 뛰고 다섯 명이 4.4초 안에 들어왔다. 2003년은 빠른 기록이 많았지만 여전히 4.2초의 기록은 없었다. 2003년에는 10명의 선수가 4.3초에 들어왔다. 가장 무거운 선수는 223파운드의 러닝백이었다. Combine 기록은 느리게 나오는 경향이 있다고들 하지만 진실은 그 기록이 정확하다는 것이다. 비교적 빠른 모든 기록들은 독립적인 검증이 가능하지 않은 때만 나타나는 듯 보인다. 약간 의문스럽지 않은가?

스피드에 관련된 또 다른 관점을 보여주겠다. 벤 존슨(Ben Johnson)과 칼 루이스(Carl Lewis)의 40미터 스플릿 타임은 4.67이었다. 스플릿 타임은 아래와 같다.

1.84 10미터
2.86 20미터(1.02스플릿)
3.8 30미터(.94스플릿)
4.67 40미터(.87스플릿)

40미터는 43.74야드이다. 이는 대략 10퍼센트 정도 더 긴 거리이다. 우리는 추가적인 3.7야드에 대해서 대략 0.36의 시간을 뺄 수 있다. 이 말은 역사상 세계에서 가장 뛰어난 스프린터들이 지속적인 가속 모드에서(스타팅 블록을 사용하여) 40야드를 4.31초에 뛰었다는 것을 의미한다. 고등학교 미식축구 선수들이 스타팅 블록 없이 더 빠르게 뛸 수 있다는 것이 그럴 법하다고 보이는가?

2006년 비공식적인 인터넷 Combine report 명단에 오른 19명의 러닝백 선수들 중, UCLA의 모리스 드류(Maurice Drew)만이 4.3초대로 뛰었으며 그의 기록은 4.39초였다. 달리 말하자면 단 한 명의 러닝백만이 0.01차로 4.4초 이하의 기록을 세운 것이다. 31명 중 네 명의 와이드 리시버만이 4.4 이하의 기록을 세웠으며 그중 다섯 명은 4.6초를 넘겼다. 이 말은 4.4초 이하로 들어온 선수보다 4.6초를 넘긴 와이드 리시버가 더 많았다는 것이다.

2006년에는 4.4초 이하의 뛰어난 기록을 세운 디펜시브 백 선수가 9명이나 되었다. 다시 말하지만 내가 살펴본 바에 따르면 핵심은 2006년도에 4.2초 이하의 기록은 하나도 없었다는 것이다. 2005년도에는, 내가 그 통계를 가지고 있진 않지만 단 한 명의 선수가 실제로 4.2초를 뛰었다. 10년 동안 단 한 명뿐이었다.

코치로서 우리는 근거 없는 믿음이 지속되는 것을 멈출 필요가 있다. 우리는 선수들에게 NFL Combine 최고의 괴물 같은 기록이 무엇인지를 말해줄 것이 아니라 평균 기록이 무엇인지 이야기해주어야 한다. 더 나아가 우리는 선수들에게 NFL의 평균 기록에 도달하기를 기대하는 것조차 비현실적이라는 것을 설명해줄 필요가 있다. 우리 사회의 다른 모든 것들과 마찬가지로 우리는 기대치를 비현실적으로 높여 놓았다. 우리 자신과 선수들에게 솔직해지자.

현실은 대부분의 선수들이 40야드 달리기 기록을 작게는 0.1초 또는 0.2초만큼 감소시키기를 기대한다는 것이다.

완주하는 데 4.3초에서 5.3초가 걸리는 엘리트 레벨의 경기에서 첫 10야드 부분은 가장 시간이 오래 걸리며 자연스럽게 가장 영향을 주기 쉬운 구간이다. 10야드 달리기 기록은 1.5초에서 2초의 범위 내이며 이어지는 각 10야드 부분은 완주하는 데 대략 1초에서 1.1초가 걸린다. 단순히 최초 10야드의 수행력을 향상시킴으로써 우리 선수들의 기록에서 줄이기 어려운 0.1초를 쉽게 줄일 수 있다.

## 첫 스텝 또는 첫 푸시

40야드 달리기는 대략 17스텝 내에 달려야 한다. 간단하다. 보통의 보폭(stride length)을 가진 선수는 약 7.5피트의 보폭을 가지고 있을 것이다. 이것은 꽤 훌륭한 스프린터는 매 두 스텝에 15피트 또는 5야드를 갈 수 있다는 것을 의미한다.

40야드 단거리에서 가장 중요한 것은 첫 10야드 부분에서 과도하게 뻗는 것(overreaching)을 이용하지 않고 밀어내기(pushing)로 보폭을 늘리도록 하는 것이다. 첫 5야드 부분은 세 스텝에 끝나야 한다. 나머지 일곱 번의 5야드 부분은 각 두 스텝에 달려야 하며 이것은 총 17스텝이 된다. 17이 마법의 숫자냐고? 그렇지 않다. 핵심은 선수에게 뻗는 것이 아니라 밀어내는 것 그리고 버벅거리는 스텝(stutter step)을 최소화하도록 가르치는 것이다.

## 스피드 또는 가속

2000년도 <응용생리학 저널(The Journal of Applied Physiology)>은 '인간의 달리기 스피드의 역학적 기반(Mechanical Basis of Human Running Speed)'이라는 제목으로 연구논문을 게재했다. 이 아티클의 개요는 이와 같은 문장으로 시작한다. '최고의 달리기 스피드는 더 빠른 다리의 움직임이 아니라 더 큰 지면 반력에 의해 이루어진다.' 이것은 선임 연구가였던 피터 웨이랜드(Peter Weyland)의 이름을 따라 웨이랜드 연구로 알려지게 되었다.

웨이랜드의 연구를 입증하기 위해서 '첫 걸음(step)이 중요하다'는 말을 생각하라. 현실에서 이 말은 '첫 푸시(밀어내기)가 중요하다'일 것이다.

출발 위치에 서라. 한 스텝을 디뎌보라. 밀어내지 말고 스텝만 딛어라. 실제로 이동할 수 있는가?

첫 스텝은 실제로 첫 푸시의 기능을 한다. 그 반대가 아니다. 이것은 물리학 그 이상도 이하도 아니다. 지면에서 가장 큰 힘을 만들어낼 수 있는 사람이(작용) 지면으로부터 가장 큰 이득을 얻을 수 있다(반작용).

웨이랜드의 연구는 앞쪽의 역학(front-side mechanics) 그리고 많은 이들이 훈련하는 무릎을 높이 올리는 드릴(high-knee drills)은 힘이 지면으로 전달될 때 인체에서 발생하는 일과는 큰 관련이 없다는 것을 분명히 보여준다.

우리는 선수들이 과도하게 뻗는 동작 없이, 5야드는 세 스텝에 10야드는 다섯 스텝에 달릴 수 있도록 숙달시킨다.

- 우리는 앞쪽에서 뻗는 것이 아닌 뒤쪽의 작용과 반작용 기능으로써 보폭의 길이를 계속해서 강조한다.
- 우리는 앞쪽 역학으로부터의 보폭을 강조하지 않고 푸시를 가르친다.
- 우리는 B-skip 유형의 드릴을 절대 하지 않는다.

이것은 잘못된 역학을 가르치며 40야드 스프린터에게 적절하지 않기 때문이다.

대부분의 트랙 코치들, 불행히도 많은 퍼포먼스 코치들은 A와 B 드릴에 과도한 시간을 투자한다. 우리는 이러한 드릴은 엄격히 준비운동으로만 사용하고 역학으로 사용되는 시간을 최소화하고 있다. 나는 그 시간을 보통 아주 무거운 슬레드를 가지고 좋은 자세로 달리도록 가르치는 것으로 대체했다. 우리는 이것을 스포츠 특화(sport-specific) 레그 프레스라 일컫는다.

나는 훌륭한 스프린트 역학을 가지고 있지만 느린 사람들을 많이 봤다. 그들은 지면으로 힘을 보내는 능력을 가지고 있지 않았다. 이것이 수직 점프와 스프린트 스피드 사이에 강력한 연관성이 있는 이유이다. '둘 다 지면으로 힘을 보내는 기능이다.' 나쁜 역학을 가지고 있는 강한 선수는 대개 훌륭한 자세를 가진 약한 선수를 이길 것이다.

처음 10야드를 위해 중요한 사항들은 다음과 같다.

### 선수가 빠르게 움직이고 있는가, 아니면 빠르게 움직이는 것처럼 보이는가?

많은 선수들이 훌륭한 턴오버(turnover)로 출발하지만 이동하지 못한다. 종종 이러한 선수들은 빠르게 보이기는 하지만 느리게 달린다. 보통 이러한 선수들은 웨이트룸(weight room)을 좋아하지 않는 속근(fast-twitch) 유형의 선수들이다.

훌륭한 가속을 하는 선수들은 종종 느리게 보인다. 왜냐하면 그들은 큰 힘을 만들어내면서 스텝 수를 최소화하기 때문이다. 지면으로 전달되는 힘은 앞으로 나아가는 동작을 만들어낸다. 아주 간단하다. 출발은 턴오버 또는 빈도가 아니라 지면으로의 힘에 관한 것이라는 점은 분명하다.

이것이 수직 점프와 40야드 달리기 기록이 이토록 큰 연관성을 가지고 있는 이유이다. 선수가 지면으로 힘을 전달할 때, 지면은 동량의 힘을 반대의 방법으로 다시 보낸다. 힘이 클수록 수직 이동은 더 커진다.

### 선수들의 10야드와 20야드 기록을 잰 적이 있는가?

주관적이기보다는 객관적인 시각을 가지도록 하라. 단지 선수의 40야드 기록만 잴 것이 아니라 10 그리고 20야드 또한 확인해야 한다. 수동으로 쟀을 때 1.5초의 기록은 성인 남자 기준으로 빠른 것이다. 10야드의 평균치는 1.8초이다.

### 이제 10야드 달리기와 20야드 달리기를 동영상으로 찍어라

선수가 몇 스텝에 10야드 또는 20야드를 달리는지 확인하라. 이렇게 하면 발을 움직이긴 하지만 지면으로 힘을 전달하지 않는 선수가 있는지를 찾아낼 수 있다. 좋은 스프린터는 10야드를 대여섯 스텝, 20야드는 아홉 또는 열 스텝으로 달릴 것이다. 선수에게 스텝 수를 줄이라고 말하지 말라. 당신이 스텝 수를 세고 있다고 선수에게 말하는 것은 오버 스트라이딩(over-striding)의 원인이 된다. 선수에게 지면을 가능한 한 세게 밀어내라고 말하라.

### 비디오를 보고 첫 스텝을 분석하라

선수가 지면을 누르고 있는가? 다음은 파워풀한 출발의 좋은 지표이다. 두 번째 스텝을 내딛는 발은 첫 번째 발이 라인에 있는 동안 바닥에 닿지 않는다.

다른 말로 하자면 첫 스텝 이후에 두 발이 지면에 같이 닿아 있어서는 안 된다.

얼마나 많은 선수들이 출발에서 밀어내는 대신에 스텝을 떼기만 하는지(step out)를 보면 당신은 깜짝 놀랄 것이다. 스피드와 가속을 서로 혼동하는 것만큼 우리는 종종 첫 스텝과 첫 푸시를 혼동한다. 빠른 첫 스텝은 아무런 의미도 없다. 작용과 반작용을 일으키는 것은 스텝이 아니라 푸시다. 당신이 원하는 것은 훌륭한 푸시지 훌륭한 스텝이 아니다.

이는 또한 보폭(stride length)과도 연관이 있다. 보폭은 무릎을 들어올리는 것과 같은 동작이 아닌 지면을 밀어내는 큰 힘에 의해 만들어진다.

선수가 파워풀한 출발에 대해 이해하기 시작하고 있다는 것을 보여주는 또다른 지표는 출발에서 거의 컨트롤을 잃고 앞으로 넘어질 듯한 모습이다. 나는 선수들에게 거의 앞으로 넘어질 것처럼 아주 과감하게 출발하라고 말한다. 선수들이 거의 넘어지려는 듯이 보이면 칭찬한다. 그것은 과감한 푸시를 보여주는 것이기 때문이다.

### 각 테스트를 세 번 시간을 재라

세 번의 평균값을 구하거나 가장 높은 기록과 낮은 기록을 빼고 중간 값을 확인하라. 실수를 기록해서는 안 된다.

전자 타이머는 고장나지 않은 이상 실수를 하지 않는다. 명백히 잘못된 것으로 보이는 기록은 무시하라.

## 출발 팁

- 무게는 앞에 있는 손과 발에 실려 있어야 한다. 블록은 사용하지 않는다. 뒷발은 최소한의 도움을 준다.
- 힙을 낮게 유지하라. 선수가 엉덩이를 들어올리지 않도록 하라. 다리가 곧게 펴진 상태로 밀어내는 것은 불가능하다.
- 40야드 달리기 기술에 대해 육상 코치의 지시를 듣지 마라. 그들은 블록을 사용하고, 육상 선수가 아닌 당신의 선수들은 블록을 사용하지 않는다.
- 시선은 손과 발 사이에 두어야 한다. 선수가 위를 올려다보도록 하지 말라. 머리는 정상적인 해부학적 위치에 놓여 있어야 한다.
- 무게는 앞쪽 멀리에 두어야 한다. 이 경우 선수가 달리지 않으면 넘어지게 될 것이다.

## 출발 드릴

이 드릴들은 당신이 이미 갖고 있는 능력을 향상시켜줄 것이다. 스피드를 높이는 진정한 열쇠는 힘 생산을 증가시키는 데 있다. 스피드를 향상시키기 위해서 이러한 드릴과 큐는 하체 스트렝스 그리고 최대 스트렝스를 강조하는 파워 프로그램과 함께 조합되어야 할 것이다. 40야드 달리기에서 힘 생산의 가치를 과소평가하지 마라.

### 다이브 스타트(dive starts)

선수가 출발 자세에서부터 크래쉬 패드로 뛰어들게 하라. 이는 첫 푸시 파워를 가르치는 데 좋은 드릴이다.

### 10스텝 시간 재기

나는 이 드릴을 좋아한다. 출발에서부터 스텝 수를 센다. 우리는 Speed Trap 타이머를 사용하며 시계를 보지 않는다. 매주 또는 주 2회 시간을 잰다.

### 몇 가지 규칙

- 선수에게 하루에 오직 세 번의 기회만 있다고 말한다. 그래서 선수가 한 번 더 기회를 달라고 최소 두 번 요구할 여지를 남긴다. 실제로는 다섯 번의 스프린트 기록을 재기를 원한다. 그러나 항상 세 번의 기회만 있다고 이야기한다.
- 선수가 타이머 보다는 기술적인 것들(출발에서 세게 미는 것, 고관절 신전하기와 같은)에 집중하게 한다.
- 타이머를 사용하는 것은 시간을 재고 있다는 압박

을 줄이는 아주 훌륭한 방법이다. 내 선수들은 Combine나 Pro Day 때가 돌아와도 시간을 재는 것에 대해 아주 편안하게 생각한다.

선수들은 시간을 재는 장치를 보면 즉시 매우 긴장하며 예전의 패턴으로 돌아가려고 할 것이다. 일찍 타이머를 사용하면 선수 자신이 출발에서 푸시하지 않는 것이나 버벅대는 것과 같은 패턴의 변화를 확인할 수 있다. 타이머는 또한 이러한 행동들이 기록을 빠르게 만들어주는 것이 아니라 더 느리게 만든다는 것을 보여준다.

타이머를 자주 사용하는 것은 『1분 매니저(The One Minute Manager)』에서 말하는 "누군가가 어떤 것을 정확하게 할 때를 포착하는" 역할을 한다. 우리는 시간이 아니라 수행에 집중한다. 훌륭한 수행은 더 빠른 기록을 낳을 것이며 이는 올바른 습관이 몸에 배도록 만든다.

### 5야드는 세 스텝, 10야드는 다섯 스텝

이것은 어려운 드릴이다. 계속해서 뻗는 것(reach)이 아닌 밀어내기로부터 비롯된 보폭을 강조해야 하기 때문이다. 이 드릴의 목표는 첫 5야드를 세 스텝 안에 들어오게 하여 종국에는 10야드를 다섯 스텝 안에 끝내도록 진전시키는 것이다(5야드는 세 스텝, 10야드는 다섯 스텝). 이 드릴을 할 때는 주의를 기울여야 한다. 나는 이것을 상급 기술로 본다. 그러므로 선수를 지속적으로 지켜봐야 한다. 성공은 스텝이나 스트라이드의 숫자가 아닌 스트라이드의 질에 의해 완성된다. 과도하게 뻗는 것(overstride)은 그 목적을 흐리게 만든다.

### 한 다리 출발(one-leg starts)

이것은 선수가 출발에서 앞쪽 다리를 사용하는 방법을 가르치는 아주 훌륭한 드릴이다. 앞쪽 다리만을 이용하여 열 스텝을 시간 내에 들어오도록 반복하여 시킨다. 이는 선수가 앞쪽 다리를 폭발적으로 사용하는 것에 집중하는 방법을 가르칠 것이다. 종종 우리 선수들은 이 기술에서 아주 형편없다가 스리포인트 스타트(three-point start)에서 가장 빨리 달릴 수 있을 정도가 된다.

## 스프린트 스피드 높이기

훌륭한 스프린트 코치는 아주 드물다. 지금도 나는 여전히 20여 년 전 찰리 프랜시스의 말을 인용하곤 한다. 스피드에 관한 새로운 해석을 읽은 지는 아주 오래되었다. 나는 많은 육상 코치들이 근신경계 기술을 사용하여 좋은 육상 선수들을 만들어내는 데 엄청난 시간을 투자하는 것을 봐왔다. 스트렝스와 파워 능력을 완전히 무시한 채 말이다. 또한 많은 육상 코치들이 스프린터들의 유산소적인 능력을 향상시키기 위해 노력하는 것을 봐왔다. 나는 이것은 더 어리석은 짓이라고 생각한다.

그 결과는 경기에서 좋은 기록을 내지 못하는 것이며, 이에 대한 흔한 해결책은 더 먼 거리를 달리게 하는 것이다. 코치들은 선수의 스피드를 향상시키고자 실패할 때 달리는 거리를 늘린다. 400미터 달리기 기록이 향상되지 않는다면 800미터를 시도하라. 더 긴 거리를 훈련하는 것으로 향상 불가능해 보이는 스피드의 수준을 동일하게 유지할 수는 있다.

스피드의 향상을 위해서는 노력과 숙고가 필요하다. 유산소적 그리고 무산소적 능력에 우선적인 노력이 필요하다. 선수를 빠르게 만들기 위해서는 몇 년이 걸리며, 선수의 몸을 탄탄하게 만드는 데는 몇 달이 걸린다.

일리노이주립대학교 여자 육상부 수석 코치 개리 윈클러(Gary Winckler)는 이렇게 말한 적이 있다. "스프린터를 장시간 달리게 하는 것은 죽음의 행진과도 같다."

육상코치가 기초를 만들기 위해 달리는 거리를 늘린

다고 말하는 것을 몇 번이나 들어보았는가? 특히나 당신이 스피드를 향상시키는 것을 목표로 한다면 유산소를 기반으로 하라는 조언은 잘못된 것이다.

스프린트 스피드를 높이고 싶다면 선수는 더 강해지고 더 파워풀해져야 한다.

근량 증가는 필수적이다. 또한 대부분의 팀스포츠, 특히나 접촉 또는 충돌과 관련 있는 팀스포츠 훈련에서 당연히 요구되는 결과물이다.

내가 관심을 가지는 분야는 아이스하키와 미식축구이다. 이 두 스포츠에서는 보통 사이즈 증가를 동반하는 스피드 향상이 요구된다. 핵심은 근량 증가를 통해 스피드를 향상시키거나, 충돌 저항력 증진을 통하여 부상을 예방하거나, 더 파워풀한 충돌을 할 수 있도록 만드는 것이다.

즉, 내가 추진력 있는 근량(propulsive mass)이라고 칭하는 것을 발달시킬 필요가 있다. 우리는 스트렝스와 파워를 향상시키기 위해 무게 훈련을 한다. 스포츠 환경에서는 오직 스트렝스 훈련을 통해서만 파워를 발달시킬 수 있다고 생각한다.

**훈련 주기의 가장 이상적인 결과**: 체지방량의 증가, 수직점프 높이 증가, 10야드 달리기 시간의 감소. 이는 체질량이 늘어났으며 그럼에도 더 빠르게 움직일 수 있게 되었다는 것을 의미한다.

**훈련 주기의 좋은 결과**: 수직 점프 높이와 10야드 달리기 시간을 같은 수준으로 유지하면서 증가된 체지방량. 이 경우 물리학적으로 여전히 유리하다. 가속도는 질량 곱하기 속도이며 결과적으로 여전히 더 많은 가속도를 발생시킬 수 있다. 선수가 같은 스피드로 더 커진 몸을 움직일 수 있으므로 그 선수의 능력은 발전된 것이다.

**나쁜 결과**: 수직 점프의 높이 또는 스피드의 감소를 동반한 체지방량의 증가. 이것은 최악의 시나리오긴 하지만 항상 치명적인 것은 아니다. 몸싸움에서 밀리기 쉬운 비교적 작은 체구의 선수들에게 약간의 상대 스피드 및 파워 손실이 꼭 나쁘지만은 않을 수도 있다.

미식축구에서, 우리는 선수의 체중이 현저히 증가했을 때 파워가 늘었는지 줄었는지를 판단하기 위하여 루이스 파워 계산식(Lewis Power Formula)을 사용한다. 기억하라. 라인맨에게 있어서 관성은 중요하다. 사이즈는 오펜시브 라인맨과 디펜시브 라인맨에게 필요악이다. 그것이 '추진력있는 근량 증가'가 아닐지라도 말이다.

## 스포츠 특화 훈련

스트렝스 훈련은 선수의 체력 향상 과정에 있어서 가장 중요한 부분이다. 스포츠 수행력에서 스트렝스와 파워의 향상보다 더 중요한 것은 없다. 이러한 일을 업으로 삼는 우리들에게는 좋은 소식이 아닐 수 없다.

우리 모두 스트렝스 훈련의 중요성에 대하여 동의하고 있으며 선수의 스트렝스와 파워를 향상시키는 최선의 방법에 대한 일반적인 의견 일치가 있음에도 불구하고, 그 세부사항에 대한 논쟁은 맹렬히 지속되고 있다. 특히나 논쟁이 되는 한 가지는 스포츠 종류에 따라 선수를 훈련시키는 특화된 방법이 존재한다는 의견에 관한 것이다.

내 수익을 위해서는 사람들에게 스포츠 특화 훈련 그리고 스포츠 특화 운동이 실제로 존재한다고 말하는 것이 좋을 것이다. 하지만 그것이 사실일까?

내가 두 명의 고등학생을 훈련시킨다고 해보자. 한 명은 미식축구 팀의 코너백이고 다른 한 명은 야구 팀의 중견수다. 둘 다 빠른 선수들이지만 더 빨라진다면 이득을 볼 수 있을 것이다. 둘 다 스트렝스와 파워가 더 좋아진다면 이득을 볼 수 있을 것이다. 둘다 근육의 크기를 증가시키기를 원하지만 스피드와 민첩성을 잃고 싶지는 않다. 내가 이들을 다르게 훈련시켜야 할까? 기본적으로 그들의 목표가 같은데 말이다.

본질적 면에서 대답은 '아니오'이다. 스피드와 파워를 향상시키는 최선의 방법은 거의 보편적이다.

하지만 염두에 두어야 하는 게 있다. 특정한 스포츠를 위한 특화된 운동이 있다고 말하기는 모호하지만, 특정한 스포츠 선수에게 좋지 못한 운동은 있을 수 있다.

융통성 없는 코치들은 동그란 구멍에 네모난 말뚝을 끼워맞추는 것을 좋아한다. 모든 것을 똑같이 적용하려 한다. 스쿼트는 훌륭한 운동이므로 모든 상황의 모든 선수들에게 좋을 것이 분명하다. 나도 몇 년 동안 그렇게 생각한 사람 중 한 명이었고, 농구선수들에게 스쿼트를 시키고 올바른 기술을 가르치기 위해 끊임없이 방법을 찾아다녔다.

그러다 나는 깨달았다. 스쿼트에는 우리가 부분적인 신체 비율이라고 부르는 제한적인 요소가 있다. 몸통과 비교하여 긴 대퇴골을 가지고 있는 선수들은 스쿼트를 잘 하지 못한다. 이러한 선수들은 거의 대부분 195센치가 넘는 포워드 또는 센터이다.

하지만 반드시 키에 관한 것만은 아니다. 실제로 키가 큰 몇몇 야구선수들 중에 스쿼트를 잘하는 선수들도 있다.

문제는 이러한 신체 비율을 가지고 있는 선수는 스쿼트를 할 때 마치 굿모닝 동작을 하듯이 상체를 앞으로 많이 숙여야 한다. 이러한 선수는 운동을 올바른 자세로 수행할 수 없기 때문에 좌절할 수도 있으며 심지어 허리통증을 겪을 수도 있다.

마침내 나는 스쿼트 랙 근처에 가기 전에 이러한 선수들을 찾아낼 수 있게 되었다. 유달리 대퇴골이 긴 농구선수들은 앉아 있을 땐 키가 작아 보인다. 그러한 선수들은 나보다 20센티미터 정도 더 키가 큼에도 불구하고 의자에 앉았을 때 나와 눈높이가 비슷하다.

동료 코치들에게 전하는 조언은 이것이다. 선수가 비율적으로 스쿼트 자세에 적합하다면 스쿼트를 시켜라. 만일 선수의 다리가 매우 길다면 주의를 기울여야 한다. 당신은 네모난 말뚝을 살펴보아야 한다.

신체 비율에 관한 문제는 비단 농구선수에게만 국한된 것은 아니다. 지난 5~6년 동안 미식축구의 오펜시브 라인맨 중 내가 농구선수 체형이라고 부르는 신체 비율을 가지고 있는 선수가 계속 늘어나고 있다. 그들은 195센티미터 이상이며 긴 다리와 상대적으로 짧은 몸통을 가지고 있다.

모든 코치들은 일반적인 미식축구 선수들, 특히 라인맨들은 일찍부터 스쿼트를 시작하고 또 자주 해야 한다고 생각한다. 그러나 이러한 천편일률적인 훈련방법은 키가 큰 라인맨들의 허리나 무릎에 문제를 발생시킬 수 있다.

### 불리한 지렛대를 위한 좋은 해결책

모든 스포츠는 물리학의 법칙을 따른다. 키가 작은 NBA 선수가 거의 없는 이유와 키가 큰 역도선수가 보기 드문 이유는 같다. 키가 작은 사람이 키가 큰 사람보다 바닥으로부터 무게를 들어올리는 것에서 유리하다. 키가 큰 선수들을 훈련시킬 때 이 점을 명심하라.

원판의 지름은 일정하다. 이것은 키가 작은 선수들에게는 유리한 지렛대를 제공하며 키가 큰 선수들에게는 불리하게 작용한다.

불리한 지렛대를 만회하기 위해서 다음과 같은 선택사항을 시도해보라.

- 스트렝스 훈련을 위해서는 프론트 스쿼트, 벨트 스쿼트, 싱글 레그 스쿼트, 뒷다리를 올려놓고 하는 싱글 레그 스쿼트(불가리안 스플릿 스쿼트), 트랩바 데드리프트를 사용하라.
- 파워 훈련을 할 때는 Vertimax 장비를 사용하는 점프와 무릎 위 행 포지션에서 시작하는 역도 동작을 하라.

## 밸런스와 불안정성 트레이닝

지난 몇 년 동안 주당 리프트를 수행하는 횟수에 대한 나의 트레이닝 철학은 바뀌었다. 예전에는 프론트 스쿼트와 같은 특정한 운동을 무겁게 그리고 가볍게 훈련하는 시스템을 따랐다. 주당 2회, 한 번은 무거운 무게로 한 번은 가벼운 무게로 하는 식이었다. 가볍게 훈련하는 날은 밀어붙이거나 조절하기가 어렵다. 지금은 가볍게 훈련하는 날을 종종 불안정성 또는 편측성 훈련일로 대체한다.

- 불안정성 훈련은 두 가지 목적을 가지고 있다.
- 불안정한 표면에서의 훈련은 선수가 가벼운 무게를 사용할 수밖에 없도록 만들면서 평형 감각과 고유 수용 감각성을 함께 향상시킨다.

불안정한 표면에서의 훈련은 선수가 기술과 더불어 성공적인 무게 분배에 더 집중하도록 만든다.

불안정한 표면에서의 훈련은 지난 몇 년 동안 짐볼 훈련 및 다른 불안정한 환경 활용의 폭발적인 증가와 함께 논란이 되어왔다.

불안정한 표면 훈련을 반대하는 사람들은 예전의 방식이 최고라고 생각하는 전통적인 파워리프터들 또는 역도선수들이 많다. 불안정한 표면에서의 훈련을 옹호하는 사람들, 즉 오랜 재활전문가들은 이것이 운동 동작에 고유 수용 감각적인 요소를 추가한다고 생각한다.

여기 과학적인 증거를 부인할 수는 없다. 물리치료사들은 재활에서 고유 수용 감각적 요구를 증가시키기 위한 운동을 고안해왔고 이것의 실행을 중단하지 않을 것이다. 건강한 선수들에게 예방책으로써 이 개념을 적용하는 것은 합리적이다.

불안정한 표면에서의 훈련을 반대하는 사람들은 종종 이것이 추가적인 주동근의 활성화를 이끌어내지는 않는다고 말하는 연구들을 인용한다. 그들이 맞을지도 모른다.

그러나 우리와 같이 불안정한 표면에서의 훈련을 옹호하는 사람들은 주동근에 추가적인 자극을 주기를 원하는 것이 아니라 안정근과 중립화근에 추가적인 자극을 주기를 원한다.

불안정한 표면 훈련은 실제로 우리 프로그램에서 주동근의 협력근을 자극하면서 주동근에 대한 스트레스를 감소시키기 위해 사용된다.

불안정한 표면 훈련에 반대하는 사람들은 이러한 목적에 대한 이해 없이 그 개념을 부정하고 있다.

## 나이 듦에 따른 파워의 감소

나이 든 사람들에게 파워를 훈련시키는 것은 단순히 좋은 생각일 뿐만 아니라 필수적이다. 2003년 카리브해 지역에서 열린 NSCA 세미나에서 조 시그노릴(Professor Joe Signorile) 교수가 발표한 통계를 그대로 인용하자면 다음과 같다. "65세에서 89세 사이에 하지 신전근의 스트렝스는 매년 1~2퍼센트 감소하는 반면 하지 신전근의 파워는 매년 3.5퍼센트 감소하는 것으로 보고되었다."

이는 나이 듦에 따라 스트렝스 또한 감소하지만 파워는 거의 두 배 더 빠르게 감소한다는 것을 의미한다. 말하자면 움직임을 빠르게 만들고 싶다면 이미 늦었다는 뜻이다.

노인들에게 있어서 최대 무산소성 파워는 20세에서부터 70세까지 10년마다 8.3퍼센트 감소하는 것으로 나타났다.

**주의:** 유산소성이 아닌 무산소성이다.

파워의 손실은 심각한 문제이다. 파워는 독립성, 낙상예방, 부상 후의 재활과 관련된 중요한 퍼포먼스 변수 중 하나이다.

연구조사에서 따르면 트레이닝은 스피드 특이적이다. 그러므로 파워와 스피드를 향상시키기 위해서는 스트렝스와 수축성 스피드 모두를 다루어야 한다. 이는 파워를 훈련하는 노년층 고객들은 보다 더 독립적이고 낙상의 위험성이 적으며 부상 후 회복이 빠를 것임을 의미한다.

우리의 주 관심사인 노년층 고객의 안전은 잠시 접어두고, 모든 고객들에게 어떻게 파워 훈련을 시켜야 할지를 생각해내야 한다.

이것이 할머니, 할아버지들에게 클린과 플라이오메트릭을 가르치라는 말이라 생각하는가? 아마 아닐 것이다. 이 말은 선수뿐만이 아니라 모든 고객의 훈련에 속도 요소를 반드시 포함시켜야 한다는 것을 의미한다. 중요한 문제는 파워 훈련을 꼭 포함시켜야 하는가가 아니라, 어떻게 성인들에게 파워를 훈련시켜야 하는가이다.

파워를 훈련시키는 데 파워 발달의 목적으로 특별히 고안된 기구를 사용하는 것보다 더 좋은 방법은 없다. 카이저(Keiser) 기구는 데니스 카이저(Dennis Keiser)가 고안해낸 것으로 아주 안전하게 스피드를 훈련시키기 위해 만들어졌다.

오래된 도구인 메디신볼과 토탈짐, Shuttle run MVP는 파워 훈련을 할 수 있는 기구이다. 메디신볼은 가장 저렴하면서도 투자 대비 큰 효과를 얻을 수 있는 도구일 것이다. 메디신볼 훈련은 다음 장에서 다루어진다.

파워는 상대적이다. 선수를 위한 파워운동은 일반적인 성인에게는 무모한 운동이다. 그 반대 또한 마찬가지이다. 노인 고객을 위한 파워운동은 선수들에게는 동적인 준비운동 정도로 밖에 느껴지지 않을 것이다.

중요한 점은 일반적인 노화 과정을 통해 나타나는 파워의 손실을 늦추기를 원한다면 우리는 고객들을 신체적으로 가능한 빠르게 훈련시킬 필요가 있다.

# 운동기구 선택

## 운동기구 선택

운동기구 산업은 끊임 없이 프리 웨이트를 대체할 수 있는 머신을 개발하려고 시도하고 있지만, 그 어떤 머신이라도 프리 웨이트 도구들을 대체할 수 없을 것이다. 프리 웨이트 도구들은 이제까지 그래왔고 앞으로도 항상 머신 기구들보다 우월할 것이다. 단 한 가지 우리에게 필요한 머신 기구는 바벨이나 덤벨로 할 수 없는 운동을 제공하는 케이블을 이용한 기구이다.

이 예외적인 케이블 기구로는 새로운 Keiser 머신을 꼽을 수 있는데, 새로 나온 이 기구는 파워 출력을 제공한다. Keiser는 이 도구를 통해 트레이닝에 있어 혁명을 일으킬 수도 있다고 생각한다. 만약 당신이 파워 리프터라면, Kesier Power Rack를 테스트할 수 있는지 알아보고 웨스트사이드 밴드와 체인으로 수행했던 동적인 동작들을 이 에어펌프 시스템으로 수행할 수 있는지 확인해보라.

이러한 기구 말고는 당신의 체육관에 다른 많은 기구들을 구비하고 있을 필요가 없다. 이번 장에서는 프리 웨이트를 위해 필요한 몇 가지 도구들에 대해 소개하고자 한다.

## 슬라이드보드 트레이닝

슬라이드보드를 이용하면 실제로 하는 달리기를 제외하고 비용 대비 가장 효율이 좋은 최고의 컨디셔닝 훈련을 시킬 수 있다. 다른 도구들은 아래와 같은 기능을 제공하지 못한다.

슬라이드보드는

- 스포츠 종류에 상관없이 선수들을 스포츠 특성 포지션(sport-specific position)을 취하게 해준다.
- 내전근과 외전근들에 적절한 부하를 제공한다.
- 한 장비를 3~4그룹으로 나눠 훈련할 수 있게 해준다.
- 600달러 이하의 비용으로 중간 조절 과정 없이 인터벌 형식으로 작업 능력 훈련(work capacity training)을 할 수 있다.

모든 스포츠를 통틀어 하체의 외측 움직임을 동원하지 않는 종목이 무엇인지 살펴보라. 아마 거의 찾기 힘들 것이다. 그럼 이제 트레이닝 장비 중에 이런 하체 외측 움직임을 정밀하게 따라하고 해당 근육에 적절한 부하를 제공하는 장비는 어떤 것들이 있는지 생각해보라. 아마 거의 없을 것이다.

슬라이드보드는 24인치의 너비에 7~9피트 정도의 길이를 가졌으며, 미끄럽고, 편평한 표면을 가진 도구이다. 시중에 판매하고 있는 슬라이드보드들은 선수들이 훈련을 하는 동안 사용하는 특수한 슬리퍼를 포함한다. 이 도구를 관리하는 데는 단지 왁스 성분을 포함하지 않는 가구 광택제를 표면에 발라주기만 하면 된다.

아이스하키, 필드하키, 미식축구, 축구, 그리고 야구의 특수한 외측 동작을 정확하게 묘사하는 장비는 거의 없다.

다양한 스포츠 종목들을 트레이닝하는 스트렝스 & 컨디셔닝 코치들은 특정 스포츠와 스포츠의 특정 동작에 적합한 슬라이드보드 워크아웃을 다루는 데 능숙해야 한다.

예를 들어, 아이스하키선수를 훈련할 때, 우리는 포워드나 디펜스맨 포지션 선수들을 위해 슬라이드보드 길이를 9피트나 선수들 키의 1.5배로 조절한다. 이와 같이 키의 1.5배에 슬라이드보드 길이를 맞추는 법칙은 몇몇 경우를 제외하곤 거의 모든 경우에 유효하다. 아이스하키 골키퍼의 경우에는 이보다 조금 더 짧게 길이를 맞춰 7피트로 설정하는데, 이는 일반적인 아이스하키 링크의 골대의 길이가 6피트이기 때문이다.

이처럼 실제 활동에 가까운 움직임 연습은 프리시즌 워크아웃과 연습 동안에 서혜부 인대에서 부상이 발생할 가능성을 줄여준다. 슬라이드보드 훈련은 내외전근과 고관절 굴곡근에 적절한 부하를 제공하기 때문이다. 이러한 부하는 자전거나 클라이머 기구로는 만들어낼 수 없다. 따라서 슬라이드보드 훈련을 통해 외측성 움직임을 만들어내는 특정 근육 그룹들을 강화하여 실제 경기 시즌 중에 이 근육들에 발생하게 되는 부하와 부상들에 대비할 수 있게 한다.

비용의 관점에서 보더라도, 최상품의 슬라이드보드 기구의 경우 600달러 미만이며, 여러 선수들이 단 하나의 슬라이드보드로 함께 훈련할 수 있기에 경제적이라 할 수 있다.

가장 효율적인 인터벌 훈련의 경우 휴식 시간을 넉넉하게 주기 때문에, 슬라이드보드 하나만 가지고도 3~4그룹의 선수들이 차질 없이 워크아웃을 할 수 있다.

## 테크닉

슬라이드보드에서 하는 기본적인 움직임은 아이스링크에서 스케이트를 탈 때 하는 동작과 유사하게 밀면서 미끄러지는 것이다. 한쪽 다리를 외측으로 밀어내면서 반대쪽 다리를 들어 올린다. 선수는 무릎 굴곡 각도를 120~130도를 유지하고 초당 1번씩 다리를 들도록 한다.

밀어내는 다리의 발목과 무릎, 고관절 신전 동작에 중점을 두도록 한다. 선수가 보드의 끝까지 오면, 밀어내는 다리의 무릎으로, 슬라이드보드 범퍼에 닿는 다리, 즉 반대쪽 다리의 종아리를 터치하도록 한다.

보드 위에서 운동을 하는 동안 고관절의 높이를 유지하도록 한다. 엉덩이 높이를 가지고 그래프를 그린다면 평행선 형태를 유지할 수 있도록 해야 한다고 선수에게 지시한다.

또한 운동 중 몸을 밀어낼 때, 체중을 지지하지 않는 다리를 몸 뒤에 위치시키지 말라고 지도해야 한다.

## 워크아웃 세팅

5회 인터벌로 시작하는데, 선수의 컨디셔닝 요구도에 따라, 매 인터벌당 5~30초 동안 시행하도록 한다. 인터벌 사이의 휴식 시간은 15~90초 정도로 한다. 전체 워크아웃은 10~20분 동안 행한다.

**주의:** 휴식 인터벌은 운동 인터벌보다 길어야 한다. 휴식 인터벌이 더 긴 것은 슬라이드보드 운동의 강도가 강하기 때문이다.

슬라이드보드로 워크아웃을 짤 때 유의해야 할 점은 운동 인터벌을 30초 이상 설정하면 안 된다는 점이다. 30초 이상 운동을 시킨다면 선수는 금방 지치게 되고 그 결과 테크닉의 손실을 초래하기 때문이다. 선수의 컨디셔닝이 좀 더 개선됨을 보인다면 인터벌 시간을 늘이기보다는, 인터벌 수를 늘이거나 휴식 시간을 줄이는 식으로 강도를 높이도록 한다.

스포츠 종목에 관계없이 모든 선수들은 주 4일 워크아웃 중 2일은 슬라이드보드를 이용한 외측성 컨디셔닝(lateral conditioning) 훈련을 하도록 한다.

우리는 컨디셔닝 훈련을 매일 시킨다. 오프시즌 중 4일 훈련에선 2일은 측방 움직임(lateral-movement) 컨디셔닝을, 그리고 나머지 2일은 직선형 움직임(linear) 컨디셔닝 훈련을 시킨다.

3일 훈련 프로그램에서는, 단순히 선형과 측방 움직임 훈련을 번갈아가면서 시킨다. 즉 2주 동안 선형과 측방 훈련을 3일씩 한다는 것이다.

플라이오메트릭과 지면 스프린트 프로그램을 조합할 경우, 어떤 스포츠의 경우에서라도 슬라이드보드는 측방 움직임 개선에서 주요한 파트가 된다. 슬라이드보드 워크아웃을 당신의 오프시즌 혹은 여름 대비 프로그램에 추가해보도록 하라. 당신의 선수들은 본 시즌을 시작하자마자 변화된 점을 보이고 선수들 스스로가 느끼게 될 것이다.

## 오프시즌 트레이닝

슬라이드보드를 강조한 훈련은 오로지 오프시즌에만 하고, 본 시즌 중에는 하지 않는 것이 중요하다. 우리는 본 시즌 중에는 슬라이드보드 훈련을 시키지 않는데, 그 이유는 이 훈련의 강도가 매우 높기 때문에 자칫 과훈련으로 인한 부상이 발생할 수도 있기 때문이다. 본 시즌 동안에는, 일반적인 연습 훈련과 경기 중에 받는 고관절 굴곡근, 내전근 그리고 외전근에 스트레스를 추가하는 상황을 피해야 한다.

전형적인 인터벌 훈련 콘셉트를 이용해 슬라이드보드 훈련 프로그램을 운용할 수 있다. 선수들은 워크아웃 인터벌의 3배 정도로 휴식 인터벌을 설정한 도입 워크아웃을 시작해야 한다.

예를 들어, 선수들로 하여금 슬라이드보드 인터벌 훈련에 익숙하게 하기 위해, 15초간 운동 후 바로 45초 휴식하는 식의 인터벌 훈련을 8~10회 반복시킨다. 이 훈련을 통해 일반적으로 심박률이 분당 160~190회로 뛰게 될 것이다. 이런 프로그램을 통해 휴식 중 심박률이 분당 120회 이상 유지하고 있다면 유산소 능력에 좋은 효과를 보이고 있는 것이다.

그러나 슬라이드보드의 주요한 목적은 탁월한 유산소 지구력 워크아웃을 제공하는 것이다. 인터벌 훈련 세션에서 논의한 바와 같이, 운동과 휴식의 비율을 조절함으로써 워크아웃에서 유산소 능력을 강조할지 무산소 능력을 강조할지를 정할 수 있다.

고강도 운동과 휴식 비율을 1:2로 설정한 운동은 유산소 컨디셔닝 향상을 필요로 하는 선수에게 유용할 것이다. 저강도 운동과 휴식 비율을 1:1로 설정한 운동은 더 많은 유산소 능력과 지구력에 도움이 되며 축구선수처럼 지속적으로 달려야 하는 사람들에게 더 일반적인 슬라이드보드 훈련이라 할 수 있다.

운동과 휴식의 비율을 조절하고 운동 길이와 휴식 정도에 변화를 줘, 코치는 선수 개개인과 스포츠 포지션을 고려한, 특별한 측방 움직임 워크아웃을 만들어낼 수 있다.

하키의 포워드와 야구의 유격수가 하는 슬라이드보드 측방 컨디셔닝 훈련을 비교해보면 선수 역할에 따른 워크아웃 설정에 대해 잘 알 수 있을 것이다. 야구 유격수와 하키 포워드 모두 스피드를 위한 유산소적 컨디셔닝이 필요하기 때문에 우리는 두 포지션 모두에서 고강도 운동과 휴식 비율을 1:3으로 설정하기로 한다.

그러나 하키 포워드가 야구 유격수보다 컨디셔닝 요구 레벨이 더 높기 때문에, 운동 비율은 1:3으로 동일하지만 인터벌의 길이는 달라진다. 유격수는 15초 운동 45초 휴식, 하키 포워드는 30초 운동 90초 휴식으로 워크아웃을 구성하도록 한다.

120페이지에서 인터벌 훈련 프로그램 디자인을 살펴보고 우리 MBSC에서 시행하고 있는 맞춤형 측방 훈련를 살펴보도록 하라.

## 메디신볼 트레이닝

메디신볼은 올림픽 리프팅에 대한 욕구나 자신감이 부족한 사람들에게 파워를 키워주는 데 굉장히 훌륭한 도구가 될 수 있다. 또한 메디신볼은 골프나 테니스와 같은 스트라이킹이 필요한 스포츠의 체간 파워(torso power)를 길러주는 유일한 도구이다.

메디신볼은 당신이 던지기 전까지는 그저 단순히 무거운 물건일 뿐이다. 사실 어느 정도 무게를 가진 물건으로 던지나 스텝업을 해서 같은 효과를 가져올 수는 있다. 그러나 메디신볼만이 가진 장점은 이 도구를 던짐으로써 파워를 키울 수 있다는 것이다. 그리고 더 중요한 것은 이 공을 벽을 향해 던짐으로써 단축성 혹은 신장성 능력 발달에 기여할 수 있다는 것이다.

메디신볼 트레이닝은 파워를 발달시키려는 선수들이라면 누구나 해야 하는 통합적인 부분을 담당하는 훈련이 되었다. 탄력, 비탄력 메디신볼 훈련의 광범위한 발달로 인해 오랜 기간 잊혀졌던 테크닉들이 다시 옛 명성을 되찾고 있다.

회전 파워(rotational power)를 키울 수 있는 것이 메디신볼 트레이닝의 가장 큰 장점이다. 플라이오메트릭과 올림픽 리프팅에서 파워 발달은 체간에 대한 고려 없이 단일 운동면에 집중되어 있다. 메디신볼은 체간의 근육들을 위한 올림픽 리프팅, 플라이오메트릭의 위치에 서게 되었다. 즉 메디신볼은 코어를 위한 올림픽 리프팅이라 할 수 있는 것이다.

메디신볼은 거의 모든 연령과 운동 수준에서 사용될 수 있는 안전한 파워 훈련 도구이다. 사실, 다른 훈련 도구들로는 메디신볼처럼 특수한 스트렝스와 파워 잠재 능력을 키우기 힘들다.

새롭게 개발된 고무 재질의 메디신볼과 벽을 이용한 트레이닝은 공의 탄력성을 이용하여 위에서 말한 응용 훈련을 할 수 있게 한다. 예전 스타일의 탄력성이 떨어지는 메디신볼은 던지기 동작의 단축성 파워를 키우는 데 탁월하다.

수년간 나는 고무공으로 벽을 향해 튕기는 훈련에 매료되었다. 그러나 그 이후 나는 Dynamax와 같은 비탄력성 메디신볼로 바꿔 훈련을 시키자 우리 선수들의 단축성 파워 생성 능력이 놀라울 만큼 향상된 것을 발견했다. 잘 튕기지 않는 공으로 벽 튕기기를 하기 위해선 더 많은 단축성 파워가 요구되었기 때문이다.

투수나 테니스선수 그리고 수영선수와 같은 오버헤드 동작을 많이 하는 선수들에겐, 메디신볼 트레이닝은 훌륭한 회전근개 신장성 훈련인 동시에 코어 근육의 파워를 키우는 좋은 운동이다.

무거운 공을 던지는 것을 통해 모든 종목의 선수들은 전신의 파워(Total-body power)를 키울 수 있다. 전신을 이용해 공 던지기는 넓고 개방된 공간에서 해야 한다. 이 훈련은 훌륭한 올림픽 리프팅 유사 동작이다. 특히 올림픽 리프팅이 친숙하지 않거나, 부상으로 인해 클린이나 스내치와 같은 동작을 하면 안 되는 선수들에게 유용하다.

또한 이 훈련은 올림픽 리프팅 티칭이 익숙하지 않은 코치들이 제한된 환경에서 엉덩이와 다리의 파워를 만들 수 있게 해준다.

Dynamax ball과 D-ball와 같은 공들은 잘 튕기지 않기 때문에 이러한 훈련에 적합하다. Dynamax는 가죽에 가까운 느낌으로 제작되었고 D-ball보다는 조금 더 잘 튕긴다. 그러나 두 가지 공 모두 비탄력성이다.

Dynamax ball은 메디신볼 벤치 프레스와 같은 운동에도 훌륭하게 활용된다. 메디신볼 벤치 프레스는 체격이 큰 운동선수들의 상체 파워를 키우는 데 좋은데, 이 운동은 다른 플라이오메트릭 푸시업 혹은 다른 체중을 이용한 상체 플라이오메트릭 운동들과는 달리, 회전근개나 어깨에 부담을 주지 않기 때문이다. Dynamax ball은 또한 부드럽기 때문에 공을 캐치할 때 손목의 부담이 최소화된다.

전신의 파워를 위한 또다른 던지기 동작은 스쿼트 자세에서 앞으로 던지기, 스쿼트 자세에서 밑에서 위로 던지기(scoop-type throw), 그리고 런지 자세에서 던지기가 있다. 메디신볼을 이용한 훈련은 코치의 상상력에 따라 수많은 방법을 만들어낼 수 있다.

선수들은 파트너가 밀도가 높은(무겁고 딱딱한) 메디신볼을 던질 때 이를 잡으려는 시도를 해서는 안 된다. 무거운 메디신볼은 잡으려는 시도 때문에 자칫 잘못 하면 어깨와 손가락에 부상을 입힐 수도 있다.

메디신볼 던지기는 다른 스트렝스, 파워운동들과 동등하게 대해야 한다. 20~30가지 던지기를 2~3세트 10회씩, 1주일에 2번은 할 수 있도록 한다. 양무릎을 꿇은 자세에서 시작하여 하프 닐링으로, 그리고 최종적으로 선 자세로 운동을 진행시킨다. 고관절과 손 사이의 동작 연결이 빠르게 향상되는 것을 보게 될 것이다.

선수에게 낮은 볼륨에서 중간 정도 볼륨으로 운동을 지도하고, 공을 터뜨릴 정도로 강하게 던지라고 티칭한다.

몸을 돌리면서 메디신볼 던지기는 어떤 종목의 선수에게든지 적용할 수 있는 몸통의 파워를 기르는 핵심 운동이다.

몸 돌리며 던지기를 하는 곳은 벽이 있는 장소가 가장 좋다. 코어와 엉덩이의 파워를 키우기 위해선 4~5킬로그램 정도의 공을 가능한 강하게 벽을 향해 던져야 한다. 일단 기초를 마스터하고 나면 실제 던지기 동작을 제대로 묘사하는 동작을 할 수 있게 될 것이다.

이 회전하면서 돌리기 단계는 하프 닐링 포지션에서부터 시작하도록 한다. 하프 닐링은 한쪽 무릎만 바닥에 꿇고 나머지는 다리는 고관절과 무릎을 90도씩 구부려 발을 바닥에 두는 자세이다. 무릎은 꿇는 자세는 발목과 무릎관절의 움직임을 제거하여 선 자세에선 뚜렷히 보이지 않는 역학상의 약점과 보상작용이 드러나는 패턴을 노출시킨다. 하프 닐링 자세는 또한 선수들에게 엉덩이 근육을 사용하는 법을 가르친다.

### 회전 던지기 프로그레션

- 벽에서 2~3피트(약 60~90cm) 떨어져 벽을 옆으로 두고, 하프 닐링 자세로 몸을 비틀어서 벽으로 던지기
- 선 자세로, 앞쪽과 옆쪽으로 던지기
- 한 걸음 나아가며 던지기
- 싱글 레그로 서서 던지기

추가적으로, 회전 파워(rotary power)를 키우기 위해서는 이와 같은 동작을 오버헤드 포지션으로 수행할 수 있다. 오버헤드 동작에서 쓰이는 메디신볼은 회전근개에 스트레스를 덜기 위해 2~3kg 무게를 사용하도록 한다.

던지는 동작을 수행하는 선수들은 회전 던지기를 최소한 일주일에 2일, 최대 3일 훈련하도록 한다. 메디신볼은 아마도 던지기 선수들에게 회전 파워를 키우는 데 있어, 가장 저평가된 도구일 것이다.

## 선수를 위한 썰매 훈련

스포츠에선 스피드보다 가속 능력이 중요하다. 코치들은 자신들이 가장 중요하게 여겨야 하는 능력에 대해 여전히 잘못된 용어를 사용하고 있다. 코치로서, 우리는 최고 스피드가 아니라 정지 상태에서 순간적으로 최고 속도로 나갈 수 있는 가속능력에 대해 관심을 가져야 한다. 선수가 얼마나 빠른 스피드를 보유하느냐 보다, 얼마나 신속하게 가속할 수 있느냐가 팀스포츠에서의 성공을 결정하는 열쇠이다. 이는 145페이지의 스피드 향상에 대한 내용에서 다루었다.

스피드 발달에 대한 방대한 연구들은 스포츠 현장이 아니라, 달리기 트랙이나 경기장에서 한하여 수행된 것들이다. 트랙에서 가장 짧게 달리는 상황은 55미터인데 반해 실제 스포츠에선 40야드(약 36.57m) 대시가 길게 달리는 상황이다. 물론 예외적으로 야구에선 60야드를 달리긴 하지만. 트랙(육상경기)이라는 조건 역시 빈번하게 가속해야 하는 스포츠 현장의 역학과는 다른 스피드에 집중한 역학에 맞춰져 있다.

육상 경기를 위한 훈련에서는, 달리기 코치들이 당기기나 지면을 긁듯이 하는 동작들에 중점을 둔다. 반면, 일반 스포츠 경기에선 주로 무게중심을 발보다 살짝 앞에 두면서 미는 동작에 중점을 둔다. 이는 마이클 존슨(Michael Johnson)이 보이는 동작과 반대로 하고 있는 것이다. 이를 보건데 현재 우리가 스피드 발달에 대해 가지고 있는 대부분의 관점들에는 아마도 팀 스포츠 선수들에게 적용하는 데 한계가 있을 수도 있다.

수많은 연구들에서 중량썰매(weighted sled)를 스피드 발달을 위한 도구로 사용하는 데 부적합하다고 이야기 하고 있다. 썰매 훈련은 최고 스피드를 내는 데는 제한된 효과를 가졌다고 한다. 이 연구들에서 중량썰매가 최고 스피드 향상시키지 못한다고 이야기하지만, 이는 가속 능력과는 별개의 연구이며, 이런 연구들 때문에 아마도 중요한 훈련 도구 중 하나가 과소평가된 것이 아닌가 싶다. 많은 저자들이 중량썰매 훈련이 스피드를 향상시키지 못한다고 하지만 이 도구가 가속 능력은 향상시킨다고 말한다. 우리의 문제는 연구결과들을 제대로 해석하지 못한다는 것이다.

대부분의 코치들은 스피드를 향상시키기 위해 달리기 자세(running form)와 테크닉을 만드는 데 시간을 들인다. 이들은 또한 스트렝스를 향상시키기 위해 하체 워크아웃을 훈련에 포함시키기도 한다. 비록 이러한 사항들이 모두 중요하긴 하지만, 여기에는 한 가지 놓친 연결고리가 있다. 특정 스트렝스(specific strength)를 발달시키는 것이다.

우리는 자주 완벽한 자세로 달리지만 빠르진 못한

선수들을 목격하곤 한다. 많은 코치들은 선수들의 스피드를 키우기 위한 수단으로 테크닉 연습에 너무 많은 시간을 할애하는 반면, 빨리 달리기 위해 필요한 특정 스트렝스와 파워를 키우는 데는 너무 적은 시간을 투자한다.

중량썰매 훈련은 스프린트에서 사용하는 특정 근육을 타깃으로 하며 달리기 자세 연습과 스쿼트나 올림픽 리프팅 같은 웨이트 운동실에서 하는 운동들 사이의 간극(gap)을 연결해준다.

많은 선수들이 어마어마한 무게의 스쿼트를 하지만 그들 중 매우 소수만이 빨리 달릴 수 있다. 스피드를 추구하는 사람들은 스피드를 발달시키는 많은 스트렝스 운동을 당신에게 추천할 것이다. 이러한 운동들은 고관절 신전에 대한 작업을 하는 운동들이나, 과신전에 대한 작업을 하는 것은 아니다. 달리기 스피드에 있어, 힘 생성은 모두 고관절 과신전에서 비롯된다. 힘을 지면에 적용하고 전방을 향한 움직임을 만들어내는 것은 오로지 발을 무게중심 아래에 놓고 뒤로 밀어내는 데 있다.

비록 스쿼트가 스프린트에 관련된 근육들을 훈련시키긴 하지만, 스프린트 동작 자체에 특성화된 것은 아니다. 이게 바로 스트렝스 훈련이 스피드 향상보다 수직점프를 향상시키는 것으로 여겨지는 이유 중 하나다.

중량썰매 훈련은 강한 선수들이 전방을 향해 나아가는 힘을 어떻게 생성하는지 알려준다. 스포츠 과학자들은 특수한 스트렝스와 특성화된 스트렝스를 구별하는 것을 좋아한다. 간단하게라도 이 두 가지 스트렝스의 차이를 이해하는 것이 중요하다.

특수한 스트렝스는 기술의 관절 역학이 포함된 저항 움직임을 의미한다. sled marching은 특수한 스트렝스를 키우는 카테고리에 속한다. sled marching은 스피드 발달에 있어 가장 유용한 도구일 수 있다. sled marching을 통해 스프린트 동작에서의 힘 생성 능력이 부족한지 아닌지가 분명하게 드러난다.

특성화 스트렝스는 관절 동작을 모방하는 저항 움직임을 의미한다. sled running은 특성화 스트렝스에 속한다.

선수에게 썰매를 이용해 훈련을 시킬 땐, 본인 스피드의 10퍼센트 이하로 운동 속도를 떨어뜨리면 안 되며, 적용하는 무게는 선수 체중의 10퍼센트 이상을 사용하면 안 된다. 이는 운동 학습 연구에 근거한 권고사항인데, 지나친 부하는 스프린트나 던지기 동작과 같은 활동의 운동패턴을 변형시킬 수도 있기 때문이다.

나는 항상 스피드 발달 훈련에 있어 어떤 연결점을 놓치고 있다고 생각했지만, 수년 전부터 이 10퍼센트 법칙은 내 직감대로 실행에 옮기는 것을 막고 있었다. 현재 나는 특수한 스트렝스를 위해 저항 무게를 늘리고 선수의 체중을 초과하는 훈련을 할 수 있다고 생각한다. 다만, 선수가 제대로 운동패턴을 보이는 한도 안에서만 이러한 방식이 가능하다.

sled marching를 특수한 형태의 레그 프레스라고 생각해보자. 선수들은 저항에 대해 고관절을 과신전 시킴으로써 스프린트 동작의 관절 역학을 적용할 것이다. sled marching을 통해 극도로 무거운 움직임을 만들게 되는데, 이때 완벽한 자세로 기술적으로 훌륭한 march 동작을 해야 한다.

sled running을 함으로써 특성화 스트렝스에 접근할 수 있다. sled running에서 부하는 가벼운 무게를 사용해야 하지만, 반드시 꼭 10퍼센트 법칙을 따르진 않을 것이다. 여기서 우리가 집중해야 하는 것은 무게가 아니라 운동패턴이다.

만약 선수가 운동 역학을 변형시키지 않고 가속 자세를 유지하고 달릴 수 있다면, 스프린트를 위한 특성화 스트렝스 운동을 하게 되는 것이다.

왜 우리는 10퍼센트 부하 혹은 스피드에서 10퍼센트 적은 속도라는 임의적인 규칙에 구속되어야 하는가? 20야드 달리기에서, 10퍼센트 속도는 100분의 2초 정도로 매우 짧은 속도일 뿐이다.

핵심은 선수의 자세와 운동패턴을 살펴야 한다는 것이다. 만약 요구되는 동작을 취하기 위해, 올바른 역학을 변형해야 한다면 그 무게는 지나치게 무거운 것이다.

명백하지만 한편으론 간과하기 쉬운 10퍼센트 법칙에 변화를 주는 변수는 바로 달리는 장소의 지면 상태이다. 썰매의 부하는 풀밭 같은 곳에선 가볍지만 인조잔디와 같은 곳에선 무겁게 해야 한다. 이는 마찰계수와 관계가 있다. 천연잔디에선 가벼운 무게만으로도 큰 마찰력이 발생하지만, 인조잔디에서 같은 무게를 적용하면 너무 가볍게 느껴질 것이다.

또 다른 변수는 밑바닥이 평평한 썰매(flat sled)를 사용하는지, 바닥에 날이 있는 썰매(double-runner sled)를 사용하는지 여부다. 바닥이 평평한 썰매는 마찰력이 크게 작용하므로 날이 있는 썰매와 비슷한 효과를 내려면 가벼운 무게를 적용해야 한다.

## 썰매 밀기

만약 선수들을 위한 단 한 가지 운동을 선택하라 한다면, 나는 무거운 썰매 밀기여야 한다고 생각한다. 끄는 것이 아니라, 미는 것이다. 무거운 썰매를.

어떤 사람이 썰매를 미는 것을 볼 때, 이 동작에서 스포츠에 맞춤화된, 편측성 레그 프레스를 찾을 수 있을 것이다. 그리고 또한 달리기를 위한 완벽한 가속화 자세가 보일 것이다. 썰매를 매번 밀 때 마다, 각 동작은 폐쇄성 사슬의, 싱글 레그 고관절 신전작용(엉덩이 근육 뿐만 아니라 신체 후면 사슬 전체에 좋은)을 보이며, 또한 이 동작은 스쿼트와 데드리프트에서 얻을 수 있는 많은 장점들을 가지고 있는 훌륭한 재활운동이다.

썰매 밀기는 편측성 기반의 엄청난 코어 안정성을 이용한다. 나는 코어를 발달시키기 위해 스쿼트와 데드리프트를 이용해야 한다는 아이디어를 싫어한다. 양측성 운동(bilateral exercise)이 코어 발달에 특별히 기여하지 않는다고 생각하기 때문이다. 이것은 우리 근육이 작동하는 방식이 아니다. 단지 두 다리로 서서 무게를 드는 것으론 우리의 코어 근육은 활성화되지 않는다. 코어 근육은 스포츠 활동이나 일상생활에선 이런 방식으로 작용하지 않는다. 그러나 우리가 썰매 밀기를 할 때, 몸을 지지하는 기반이 좌우로 바뀐다.

썰매 밀기는 또한 최고의 상체 안정화 워크아웃이다. 미는 동작은 전체 견갑대가 일하게 만든다.

그리고 이 운동에는 에너지 체계를 사용하는 요소가 있다. GPP(General Physical Preparedness), 작업능력(work capacity) 혹은 컨디셔닝을 향상시키는 운동이다. 어느 모로 살펴봐도, 무거운 썰매를 미는 것은 힘든 작업이다. 그리고 힘든 작업은 당신의 선수에게 좋은 영향을 준다.

우리는 Perform Better사의 Drive Sled를 이용한다. 이 운동은 다양한 기능을 가진 썰매로, 가볍고 두 개의 부분으로 분리할 수 있다. 그러나 튼튼하지 않으니 이 도구를 다룰 땐 조심해야 한다.

만약 밀기 전용 썰매가 없다면, 일반적인 당기기 썰매로 가능한 많은 바벨 플레이트를 쌓고 사용해보도록 한다.

우리는 스프린트를 위한 저항운동에 관한 메시지를 잘못 이해하고 있는지도 모른다. 비록 연구들에서는 썰매를 이용한 트레이닝이 최고 속도를 내는 능력을 향상시키지 않는다고 이야기하곤 있지만, 이 운동은 확실히 선수들을 보다 더 빠르게 만들어준다.

스포츠는 최고 속도를 내는 것이 아니라, 가속화하는 능력을 필요로 한다. 매우 소수의 선수들만이 육상 코치들이 완벽한 스피드 기술이라 부르는 능력을 습득한다. 중량썰매를 이용한 훈련은 스피드 발달을 위한 도구들 중 가장 저평가된 도구일 것이다. 이는 스피드 발달에 관한 연구와 용어에 대한 잘못된 해석과 이해 부족에서 오는 것이다.

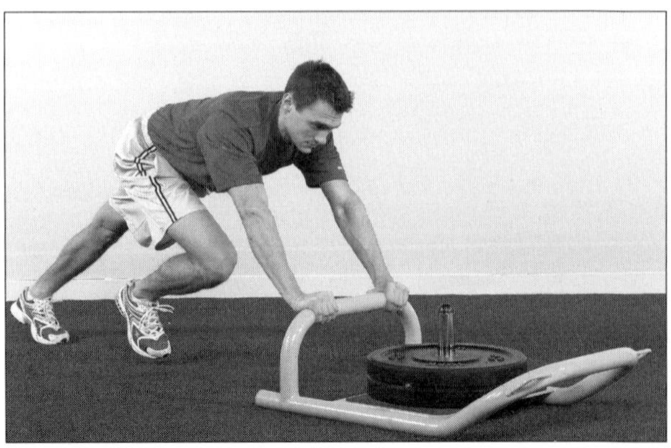

## TRX 서스펜션 훈련

나는 TRX를 별 볼 일 없고, 단순한데다가 지나치게 많이 팔린 도구라고 생각했었다. 하지만 지금은 이 업계에서 팔리고 있는 장비 중에 최고일지도 모른다고 생각한다. 게다가 단 149달러밖에 하지 않는다.

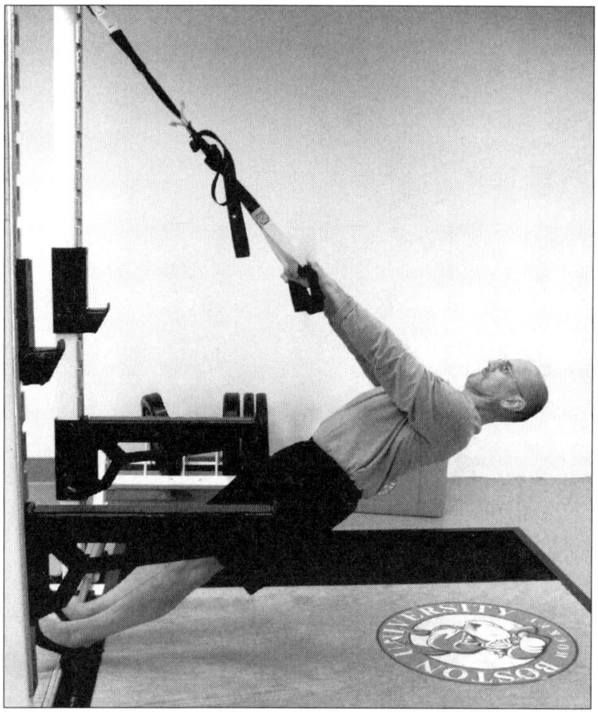

나는 TRX 로 운동을 매우 좋아하고 이 도구를 '시티드 로 머신(seated row machine)'용으로 사용하는 것만으로도 충분히 제 값을 한다고 생각했다. 실제로는 스탠딩 호리즌탈 로(standing horizontal row)이긴 하지만, TRX는 3000달러 정도의 웨이트 스택 케이블 로 기구를 단 149달러로 대체할 수 있도록 해준다. 사실 이것만으로도 충분할 것이다. 만일 당신이 센터를 운영하고 있다면 이 도구로 거의 3000달러에 가까운 돈을 절약할 수 있다.

많은 이들이 인버티드 로 운동을 위해 스미스 머신을 사용하거나 스쿼트 랙에서 바벨 로를 한다. 최근 들어 나는 어깨 관절이 보통의 나선형 대각선 패턴을 따라 움직일 수 있도록 해주는 TRX 기구를 선호한다. 이 도구를 사용하면 한 번에 한 팔로 당기는 로테이셔널 인버티드 로(rotational inverted row) 또한 가능하다.

TRX는 비싸지 않은데다가 다양한 용도로 사용 가능한 완벽한 기구이다. 겉은 번지르르하지만 별 볼 일 없다고 생각했던 거의 대부분의 동작들은 실제로 아주 훌륭한 변형동작 또는 프로그레션이었다. 리어 풋 엘리베이티드 싱글 레그 스쿼트(Rear-foot-elevated single-leg squat), 레그 컬, 롤아웃과 같은 운동들은 TRX에서 하기 아주 좋은 운동들이다.

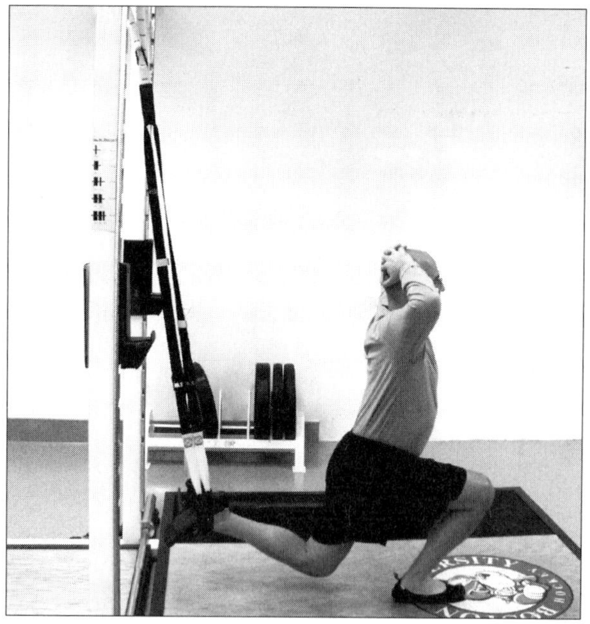

알윈 코스그로브의 추천으로 우리 코치들은 TRX 제조사인 피트니스 애니웨어(Fitness Anywhere)의 크리스 프랭클(Chris Frankel)에게서 두 시간의 트레이닝 교육을 받았다. 모든 코치진들이 TRX로 가능한 많은 운동 동작들에 아주 만족하였다.

이 책에 실려 있는 몇몇의 사진들을 통해 다양한 자세로 TRX를 사용하는 것을 알아차렸을 것이다. 여전히 더 좋은 동작들을 위해서 조금 더 연구할 시간이 필요하긴 하지만, 나는 자신있게 권유한다. TRX를 주문하고 TRX 워크숍에 참여하거나, TRX 전문가를 초청하여 직원들에게 그 사용 방법에 대해 교육하라.

## 케틀벨

나는 케틀벨을 사용하며, 덤벨보다 케틀벨을 사용하는 것이 더 적합한 특정 운동들이 있기 때문에 케틀벨을 좋아한다. 그런 특정 운동들 중에 한 가지 예로 케틀벨 스윙을 꼽을 수 있는데, 나는 이 운동을 사랑한다. 케틀벨 스윙은 초심자나 역도로 인한 손목 통증을 견디기 힘든 나이 많은 선수 고객들에게 아주 훌륭한 파워 운동이라고 생각한다.

하지만 한편으론, 케틀벨로 클린이나 스내치를 하는 것은 좋아하지 않는다. 선수들에게 부상의 위험이 있기 때문이다.

내 견해에 입각해서 이점을 조금 더 이야기해보자.

14살짜리 선수가 우리 센터에서 훈련하고 매일 밤 전완에 멍이 들어서 집으로 돌아간다고 가정해보자. 자식을 훈련시키기 위해 나에게 꽤 많은 비용을 지불하고 있는 그 선수의 부모는 왜 팔에 그렇게 멍이 들었느냐고 물을 것이다. 선수는 이렇게 대답할 것이다. 마이클 보일이 이 포탄같이 생긴 것을 휘두르게 했으며 몇몇 동작을 하다가 그것이 전완에 쾅하고 부딪혔다. 여러 차례나 반복하면서….

그리고는 이렇게 말할 것이다. "마이클 보일 선생님이 몇 번 더 훈련하고 나면 감을 잡게 될 거라고 그랬어요."

이 부모가 이 어린 선수가 익숙해질 때까지 기다려 줄 것이라고 생각하는가? 아니면 당장 마이클 보일에게 전화하여 그의 혁신적인 훈련 기술에 대해 질문을 퍼부을 것이라고 생각하는가?

프로 선수들 또한 마찬가지이다. 연봉 구백만 달러를 받는 선수에게 "결국에는 이 운동을 좋아하게 될 것이다. 전완을 계속 때리지만 않는다면…"이라고 설명해야 하는가? 아니면 멍을 들게 하지 않으면서 똑같은 효과가 있는 다른 운동을 알려주어야 하는가?

케틀벨은 좋은 도구이다. 하지만 모든 케틀벨 동작들이 우리 훈련 환경에 적합한 것은 아니다.

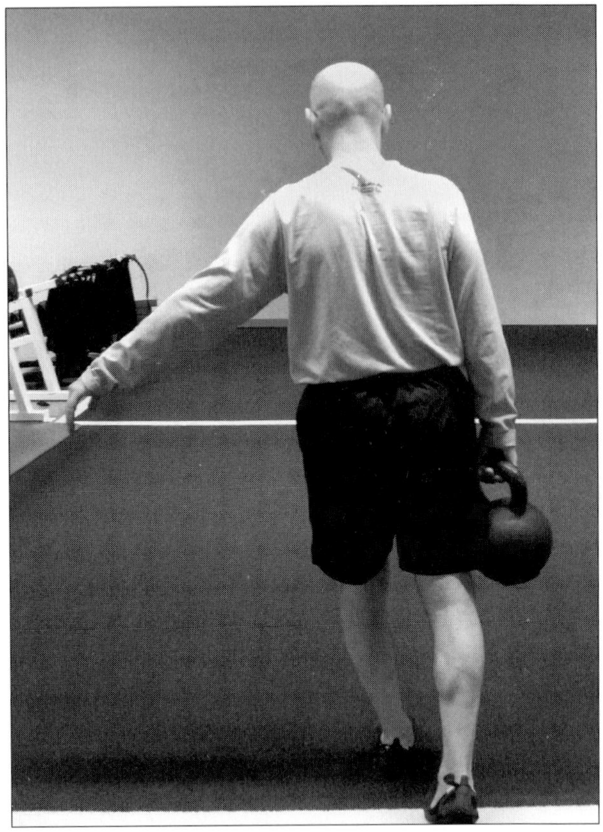

### 수트케이스 캐리

수트케이스 캐리(suitcase carry)는 내가 시간과 에너지 낭비라고 생각했던 케틀벨 운동 중의 하나였다. 하지만 어떤 한 시간짜리 코스를 듣고 난 후 생각이 바뀌게 되었다. 최근의 한 강연에서 스튜어드 맥길은 고관절 안정성을 위한 파머 워크(farmer walks)의 효과에 대해 옹호하였다.

기존에 파머 워크는 운동의 마무리로써 정신적인 강인함을 강조하는 그립 강화 운동으로 생각했었다. 그렇기 때문에 나는 이 운동을 많이 사용하지 않고 있었다. 스튜어드 박사의 견해를 통하여 나는 갑자기 한 운동을, 아니 모든 연쇄적인 운동을 전혀 다른 시각으로 보게 되었다.

파머 워크를 고관절 안정화 운동으로 깨닫게 되면서 댄 존(Dan John)의 수트케이스 캐리는 서서 하는 움직이는 사이드 플랭크라는 것을 깨달았다. 내가 별로 사용하지 않던 운동이 어느새 내 다음 플랭크 프로그레션

운동이 되었다.

## 보텀업 케틀벨 워크

보텀업 케틀벨 워크(Bottoms-up kettlebell walk) 또한 마찬가지다. 스튜어트와 그레이 쿡 모두 그 효과에 대해 옹호하였다. 스튜어트는 이 운동을 코어운동으로, 그레이 쿡은 어깨운동으로 말이다.

둘 중 어떤 효과가 있는지 간에, 그레이 쿡이나 스튜어트 같은 사람들이 이야기할 때 나 같은 흉내쟁이들은 잘 듣는다.

나는 즉시 실험을 해보았고 신속하게 깨달았다. 늘 그렇듯이 그들은 옳았다.

보텀업 케틀벨 워크는 또 하나의 훌륭한 래터럴 코어 프로그레션이다.

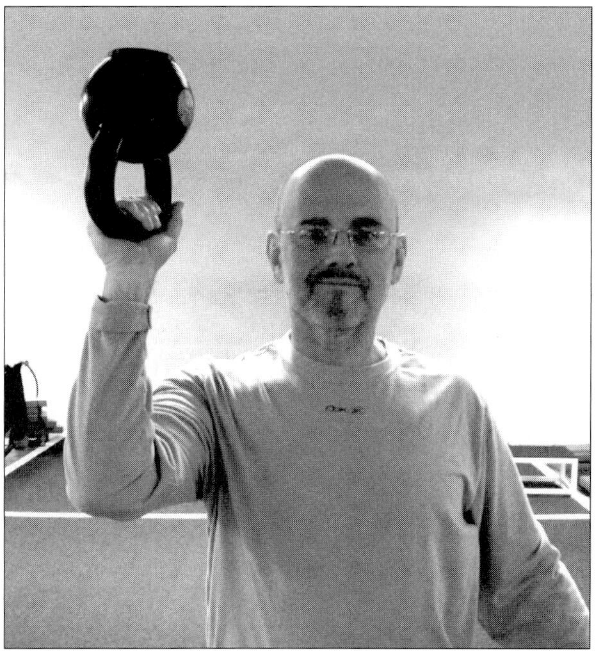

## 코어를 위한 겟업

물론 우리는 케틀벨을 코어운동을 위한 하프 겟업에도 사용한다.

케틀벨 전문가 브렛 존스는 겟업을 당신이 하고 있지 않은 최고의 운동 중 하나라고 말했다. 그레이 쿡은 두 장짜리 DVD 세트 전체를 이 운동에 대해서만 다루었다.

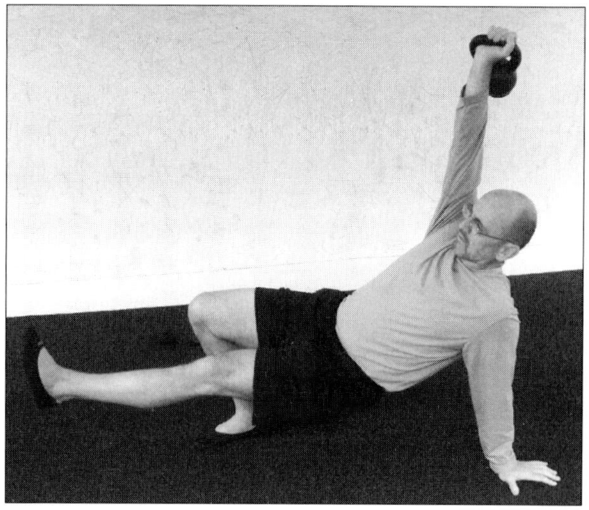

겟업은 매우 흥미로운 운동이다. 겟업의 잠재적인 효과를 발견해감에 따라 수개월 안에 이 운동은 우리 프로그램에서 점점 더 많은 비중을 차지하게 될 것이다.

우리는 하프 겟업을 풀 겟업으로 가기 위한 3번째 단계로 사용한다. 우리는 스트레이트 레그 싯업(straight-leg sit-up)에서 싱글 레그 플랫 풋 싯업(single-leg flat-foot sit-up), 그리고 하프 겟업으로 진행한다.

이 프로그레션으로 큰 그룹을 대상으로 겟업을 가르칠 수 있다.

# 운동 선택
# 기초적 운동과 싱글 레그 트레이닝

**스쿼트**

스쿼트 깊이 측정

**스쿼트에서의 무릎 문제**

**프론트 스쿼트**

**안전한 스쿼팅 스타일 만들기**

스쿼트 중 골반의 자세

**데드리프트**

**트랩-바 데드리프트**

**프레스 운동들**

체인 벤치 프레스

**벤치 프레스 기록을 위한 트레이닝**

**오버헤드 동작을 사용하는 선수들과 오버헤드 리프트**

**스트렝스 비교**

스트렝스 차트

**싱글 레그 스트렝스 키우기**

골반 안정화근

**싱글 레그 운동의 분류**

**동작범위 늘리기**

**가속 및 감속 패턴**

**후면부 사슬 트레이닝**

**싱글 레그 스쿼트 무게 정하기**

**중둔근 활성화시키기**

**싱글 레그 운동들**

**싱글 레그 안정성**

**싱글 레그 스트렝스**

## 스쿼트

스쿼트를 하는 법에 대해 지도하기에 앞서 웨이트 리프팅에 대한 선수의 마음가짐에 대해 먼저 고려해야 한다. 남자다움을 강조하는 사람들의 경우 운동을 지도하기가 어려운 경향이 있다. 이런 경우는 특히 어린 선수들에게서 쉽게 볼 수 있는데, 이런 성향의 사람들은 운동패턴이나 가동성을 만들기 위해 무게 없이 빈 바(bar)로 운동하는 것을 지루하게 생각하기 때문이다.

선수들은 무거운 무게를 다루고 싶어하고 강한 자극을 원한다. 이러한 점이 스쿼트를 가르칠 때 어려움을 겪게 하는 요소이다.

그레이 쿡은 '스트렝스를 더하는 것으로 인해 종종 기능부전을 초래한다'고 이야기했다. 또 다른 그의 간략한 표현은 "만약 스쿼트를 할 수 없다면, 스쿼트를 하지 말아라"는 것이다. 이것은 맨몸 오버헤드 스쿼트 동작이 바르게 나오지 않는 고객이나 선수는 스쿼트를 해서는 안 된다는 뜻이다. 스쿼트 테크닉이 불량한 선수에게 스쿼트를 계속 시키는 것은 이 선수가 기능부전 상태가 되도록 힘을 싣는 것이다. 이러한 상태는 불량한 패턴을 가지고 있는 것을 넘어 외부 저항을 가지고 그 불량한 패턴을 사용하는 것이다.

이러한 실수는 고등학교나 대학 미식축구 팀들의 훈련에서 자주 보이며 아마도 많은 선수들의 허리통증의 원인일 것이다. 선수를 강하게 만들려는 코치의 좋은 의도로 인해 불량한 자세로 스쿼트를 하는 선수들이 더 나쁜 상태에 빠지기도 한다. 그러므로 강함을 강조하기 전에 원활한 가동성과 완벽한 스쿼트 패턴을 만드는 데 초점을 맞춰야 한다. 그러나 불행히도 매우 적은 수의 코치들만이 이러한 점을 강조하고 있고, 강함만을 강조하여 기능부전을 고착화시키고 있다.

현재 우리 팀의 트레이닝 접근법에서는 스쿼트 패턴을 만들고 발전시키기 위해 가동성에 대한 작업을 먼저 한다. 우리는 현재 모빌리티 웜업이라는 방식으로 이러한 작업을 하고 있다. 선수는 웨이트 트레이닝 룸에서 얼마나 무거운 무게를 들지 궁금해 하거나, 또 다른 사람들을 의식해 운동하지 않도록 한다. 우리는 심리학적 측면에서 성공적으로 스쿼트를 배우는 데 방해가 될 만한 요소들을 배제한다.

끊임없이 무게를 추가하려는 욕심은 선수들을 잘못된 움직임 패턴으로 몰아간다. 웜업 중에 스쿼트 동작의 가동성을 만드는 과정을 넣는 것은 잘못된 패턴을 바로잡는다. 우리는 웜업 중 스쿼트 동작의 가동성을 만드는 작업을 하고, 이와 동시에 싱글 레그 스트렝스를 키우는 작업을 진행한다.

많은 사람들이 바닥과 허벅지가 평행하게 스쿼트 한다고 생각하지만 그렇지 못한 경우가 많다. 이건 마치 학교에서 내신 성적이 부풀려진 것과 같다. 수치에만 신경 쓰고 테크닉에 대한 것은 생각하지 못하고 있다. 보조 도구 없이 체중의 2배 이상으로 파워리프팅 깊이로 하는 백 스쿼트(back squat)가 사실상 굉장히 좋은 리프팅이다. 보조도구나 보호대 때문에 부풀려진 수치는 크게 중요하지 않다.

나와 같이 프론트 스쿼트를 선호하는 경우든 백 스쿼트를 선호하는 경우든 상관없이, 스쿼트에서 용인되는 깊이는 단 한 가지 밖에 없다. 바로 파워리프팅 방식의 깊이다. 스쿼트의 깊이가 허벅지가 지면과 평행한 정도나 햄스트링이 지면과 평행한 정도로 내려와야 한다는 것은 잘못되었다. 그리고 마지막으로 당부하는 것은 제발 무릎의 각도가 90도 정도까지만 내려와야 한다는 이야기는 꺼내지도 말아라.

위와 같은 기준은 모두 터무니없는 이야기다. 이러한 이야기는 단지 스쿼트를 잘못하고 있는 사람들이 무게를 좀 더 올리고 싶거나, 유연성이나 가동성 같은 사항을 고려하지 않는 사람들이 하는 이야기이다.

내가 대학 미식축구팀의 스트렝스 코치로 있을 때 미식축구 코치들에게 고등학교 선수들을 데려올 때 그들이 할 수 있는 스쿼트 무게 절반을 이용한 수행능력을 보라고 이야기했었다. 500파운드 스쿼트를 할 수 있다고 이야기한 고등학생은 테스트 당일 그 절반보다 조금 무거운 무게만을 제대로 된 자세로 다룰 수 있곤 했다.

지면과 평행하게, 햄스트링과 평행하게, 혹은 무릎은 90도로와 같은 표현들은 엉망으로 스쿼트를 하는 사람들을 위해 혹은 더 심각하게는 그들의 코치들에 의해 만들어진 이야기이다. 어떤 코치들은 내게 이렇게 이야기 하곤 했다. "제 선수들은 그렇게까지 깊이 내려가지 못합니다." 그것을 고쳐주는 것이 당신이 할 일이다.

바에서 무게를 덜어내고 제대로 된 방식으로 운동하라. 스쿼트는 당신이 어렵게 습득해야만 하는 능력이 아니다. 스쿼트는 본래 당신이 할 수 있었던, 잃어버린 동작이다. 아기가 바닥에서 물건을 들어올리는 방식을 보라. 완벽한 가동성, 완벽한 스쿼트를 볼 수 있을 것이다.

지면과 평행하다는 것은 대퇴골이 지면과 평행하게 한다는 뜻이다. 고객의 대퇴골을 가상으로 생각하고 지면과 평행하게 내려오는지 살펴보아라. 대퇴골이 지면에 평행하는 것과 허벅지 뒤쪽이 지면과 평행하는 것은 내 경험상 100파운드 정도의 차이가 난다. 이 뜻은 햄스트링이 지면과 평행하게 내려오는 스쿼트로 500파운드를 다루는 사람은 풀 스쿼트로는 400파운드 정도 밖에 다루지 못한다는 것이다. 이것은 햄스트링 스쿼트에서 가동성의 감소가 일어나고 척추에 100파운드 정도, 더 압축적인 무게가 실린다는 뜻이다.

## 스쿼트 깊이 측정

이런 자세를 고치기 위해 박스 스쿼트(box squat)와 같은 운동을 통해 스쿼트의 깊이를 측정할 수 있다. 박스 스쿼트를 할 땐, 박스 위에 앉거나 반동을 이용하지 말고 엉덩이로 살짝 터치만 하고 있어야 한다. 이것은 명백히 웨스트사이드 스타일의 스쿼트는 아니다. 단지 일관성 있는 스쿼트 깊이를 측정하기 위한 방법이다. 대부분의 선수들에게 12인치 박스가 적당할 것이다.

키가 큰 선수들을 위해 박스 위에 패드 몇 장을 올릴 수 있다. 그러나 12인치 박스는 놀랍게도 우리 선수들 중 5.8~6피트(약 177~183cm) 신장을 가진 대부분에게 적절했다. 키가 좀더 작거나 큰 선수들을 위해 조금씩 높이 수정을 했지만 거의 대부분의 선수들에게 풀 스쿼트를 만들어주기 위해 12인치 박스가 적용됐다는 것을 알면 놀랄 것이다.

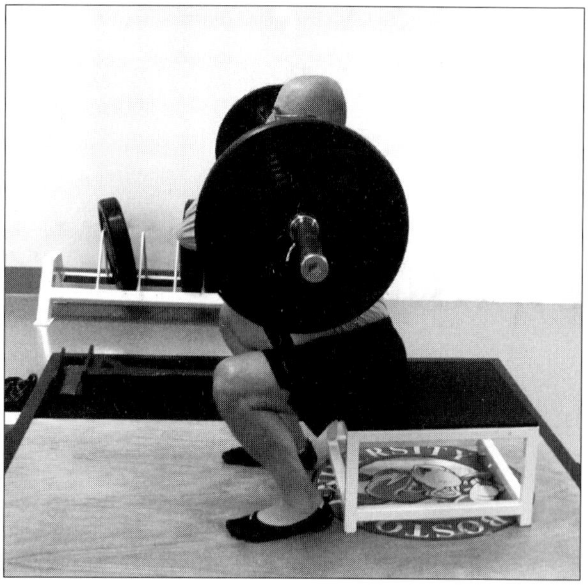

대부분의 선수들에서 대퇴골의 길이는 차이가 많지만 경골의 길이의 비슷하다. 실질적으로 경골의 길이가 스쿼트할 때 내려가야 하는 정도를 결정하고, 실제로 키가 큰 사람과 작은 사람들의 경골 길이의 차이는 2인치 범위 내에 있다고 한다.

박스를 이용하는 또 다른 이점은 스쿼트를 아래와 뒤쪽 방향으로 이끈다는 점이다. Box 테크닉을 이용하고 난 뒤, 놀랍게도 많은 선수들이 운동 중 체중 분산하는 법에 변화를 보였다. 운동을 하여 지칠수록 선수들은 무게를 발 앞쪽으로 가져가 깊은 스쿼트를 하지 않는다.

박스 스쿼트의 정말 큰 한 가지 장점은 논란의 여지가 없다는 것이다. 박스를 터치하든 하지 않든 상관없다.

## 박스 스쿼트의 역사

박스 스쿼트는 1960년대 올림픽 해머 던지기 선수이자 파워리프터인 조지 프랜(George Frenn)에 의해 유명해진 운동법이다. <Powerlifting USA>의 스쿼트 트레이닝 기사에서 당시엔 rocking box squat라고 불린 이 운동법에 대한 글을 읽었다. 이 당시의 rocking box squat는 박스나 벤치에서 살짝 체중을 뒤로 흔들었다 일어나는 방법으로 파워를 만들어내는 생각이었다.

그후 이 운동은 웨스트사이드 바벨의 루이 시몬스(Louie Simmons)에 의해 최근 몇 년 전부터 다시 재조명받았는데 이 덕분에 지금 대부분의 독자들이 이 운동법을 잘 알게 되었다.

1970년대 후반에서 1980년대 초반에 나는 박스 스쿼트에 대한 실험을 했었고, 그 결과 30년이 지난 지금도 나는 여전히 허리통증을 가지고 있다. 이 때문에 나는 내 선수들에게 일반적인 box squat를 시키고 있지 않다.

현재 우리는 선수들에게 스쿼트를 할 때 적절한 가동범위를 알려주는 용도로 박스 스쿼트 테크닉을 사용하고 있다. 우리가 사용하는 방법은 진정한 의미의 박스 스쿼트는 아니다. 우리는 선수들이 박스 위에 앉아 완전 가동범위를 만들게 하거나, 반동을 이용하게 하지 않는다.

단지 선수들이 엉덩이로 박스를 터치하게 하여, 더 내려갈 수 있다는 것을 확인하게 해줄 용도로만 사용할 뿐이다.

## 스쿼트에서의 무릎 문제

자신은 스쿼트를 할 수 없다고 하는 사람들은 십중팔구 무릎에 문제가 있어서 그렇다고 말할 가능성이 높다. 현재 모든 무릎 관련 재활은 스쿼트나 스쿼트와 유사한 동작에 중점을 두고 있다.

그가 진짜 말하고자 하는 것은 "나는 한 번도 좋은 스쿼트를 해온 사람이 아닙니다. 저는 항상 잘못된 스쿼트를 했었고 그 결과 무릎 부상을 입었습니다"일 것이다. 의사들은 "더 이상 스쿼트를 하지 말고 런지를 하세요"라는 이야기를 한다. 도대체 스쿼트와 런지의 차이가 무엇인가? 무릎의 움직임 범위는 두 운동 모두에서 비슷하게 일어난다.

진짜로 스쿼트가 무릎에 좋지 않다는 증거가 있는가? 아니다. 나는 그러한 증거를 본 적이 없다. 오히려 스쿼트를 할 때 보다 레그 익스텐션 운동시 슬개골과 대퇴골 압박력이 더 증가한다는 위험에 대한 증거들이 실제로 더 많다.

스쿼트가 무릎에 좋지 않다는 이야기는 1969년 칼 클라인(Karl Klein)과 프레드 알먼(Fred Allman)이 쓴 『The Knee in Sport』에서 시작되었다. 스쿼트에 대해 비판하는 많은 사람들은 이 책을 바로 스쿼트가 무릎관절에 손상을 준다는 것에 대한 강력한 증거 자료로 제시한다. 왜 이들이 이렇게 생각하는지 알고 있는가? 그것은 바로 그들이 이 책을 읽어보지 못했기 때문이다! 지금 바로 내 옆에 이 책의 원본이 있다. 그리고 이렇게 쓰여 있다.

'만약 스쿼트 타입의 운동을 한다면 무게를 앞쪽에 둬야 한다. 그로 인해 충분히 무거운 중량을 다룰 수 없을지라도 운동에 대한 안전성은 높아질 것이고 허리에 대한 부담은 줄게 될 것이다.'

또 저자들은 계속해서 '스쿼트의 깊이는 통제된 움직임으로 이루어져야 하며, 허벅지가 지면과 평행한 것보다 아주 조금 더 내려오도록 해야 한다'라고 하였다.

설명에 이어 책에는 완벽한 파워리프팅식 깊이의 스쿼트 사진이 첨부되어 있다.

저자들은 결론에서 '이 지점보다 지나치게 내려가게 된다면, 햄스트링과 종아리 근육 사이의 반작용이 작동하여 관절을 벌리는 힘이 발생하고, 주변 인대들을 늘어나게 한다'라고 마무리했다.

다르게 말하자면, 클라인과 알먼은 풀 스쿼트를 권유하고 있긴 하지만, 허벅지가 지면과 평행한 상태보다 많이 내려오는 것에 대해서는 지지하지 않았다. 그들이 계속해서 반대 의견을 내세웠던 것은 딥 스쿼트(deep squat)에 대한 것이었다. 딥 스쿼트는 올림픽 리프팅에서 볼 수 있는 클린 & 저크나 스내치의 캐치 동작에서 볼 수 있는 깊이의 스쿼트이다.

이 점이 엄청난 과민반응을 일으켰다. 이 책을 읽어보지 못한 사람들이나, 딥 스쿼트에 대해 안 좋게 말하는 듯한 그림을 본 사람들은 스쿼트가 위험하고 무릎에 좋지 못하다고 말하고 있는 것이다. 몇몇 운동을 가르치는 체육관에선 실제로 풀 스쿼트를 금지하기도 한다.

비록 몇몇 사람들은 동의하지 않겠지만, 스쿼트의 엉덩이 높이에 대해 파워리프팅 방식의 풀 스쿼트가 무릎에 나쁘다는 증거는 찾을 수 없다. 그러나 엉덩이가 바닥에 가까이 가는 정도의 스쿼트(ATG, ass to grass)가 측부인대나 반달연골 후각에 좋지 못하다는 몇몇 증거들은 있긴 하다.

그렇다면 이러한 점이 큰 문제가 될 것인가? 내 생각엔 매우 적을 것이라고 본다. 대부분의 사람들은 이러한 무릎 위험 구역에 다다를 정도의 깊이로 스쿼트를 하지 못하기 때문이다.

내 선수들 경우에 나는 바벨의 무게로 인해 생기는 무릎에 대한 스트레스보다 허리에 가해지는 스트레스에 대해 더 많은 신경을 쓰고 있다. 이러한 나의 생각 때문에 우리는 싱글 레그 트레이닝 프로그램으로 훈련 프로그램을 바꾼 것이다.

헤비 스쿼트(heavy squat)와 데드리프트는 장기적인 관점에선 좋지 않을 수도 있다. 여기서 핵심은 '장기적인 관점'에서라는 것이다. 오랫동안 헤비 스쿼트와 데드리프트 같은 무거운 중량을 다룰 수 있는 사람은 강한 골격과 결합 조직을 타고났으며 훌륭한 테크닉을 보유한 사람일 것이다.

명심해라. 만약 고객에게 고중량 스쿼트를 시키려 한다면, 벨트 스쿼트나 싱글 레그 스쿼트를 시키도록 하라.

## 프론트 스쿼트

약 10여년 전, 나는 내 선수들에게 더 이상 백 스쿼트를 시키지 않기로 결정했다. 전직 파워리프터였던 내게 이는 이단적인 결정이었으나, 나는 끊임없이 내 선수들에게 등이 아니라, 머리를 들고 다리로 운동을 하도록 요구하고 있다.

백 스쿼트는 오로지 무게를 늘리는 데에 집중하고 있는 운동이다. 불행히도 백 스쿼트의 무게 향상은, 실제로 달리기나 점프에서 필요한 근육의 힘이 증가해서 이루어지기보단, 무게중심의 지렛대를 변화시키는 기술의 향상에 의해 이루어진다.

백 스쿼트를 중단하게 된 것은 불행히도 벌써 행해졌어야 하는 논리적인 이유에서이다. 즉, 프론트 스쿼트(front squats)가 백 스쿼트보다 안전하다는 것이다.

우리 선수들은 허리부상이 지속되고 있을 때마다 우리는 백 스쿼트에 앞서 프론트 스쿼트를 먼저 시작하게 하여 스쿼트 운동을 재개한다. 그러한 이유는 다음과 같다.

- 프론트 스쿼트는 몸통을 바르게 세우고 천장관절(SI joint)에 문제를 일으키는 토크를 감소시킨다.
- 프론트 스쿼트 특성상 백 스쿼트보다 낮은 무게를 다룰 수밖에 없다. 특히 이점은 처음 시작하는 사람들의 경우 두드러진다. 하지만 우리 선수들은 현재 자신의 백 스쿼트 기록만큼의 무게로 프론트 스쿼트를 할 수 있게 되었다.
- 프론트 스쿼트는 무릎 신전근에 큰 스트레스를 주고 고관절 굴곡근에는 보다 작은 스트레스를 준다. 이 점이 부정적인 요소로 보일 수 있으나, 사실은 둔근의 피로를 적게 하여 스쿼트를 하고 난 다음 날에도 엉덩이 지배적 움직임을 할 수 있도록 해 준다.

프론트 스쿼트를 통해 새로 스쿼트를 하는 법에 대해 지도하는 것은 항상 신체적으로 큰 성공을 거둔다. 정신적인 측면에서 살펴보자면, 대부분의 선수들은 항상 백 스쿼트를 하고 싶어 좀 쑤셔 할 것이다. 이러한 시점에서 우리 트레이너들은 결국 선수들이 백 스쿼트를 다시 하도록 허락하게 되고, 다시 허리통증이 발생하게 되면 프론트 스쿼트로 돌아가고, 다시 백 스쿼트, 다시 허리통증…, 이런 악순환이 반복될 것이다.

종종 몇몇 코치들이 부상을 이유로 어떤 형태의 트레이닝 방식이나 리프팅 방식에 대해 폄하하는 것을 듣곤 한다. 내 경험으로부터 나온 해결책이 리프팅에 대한 문제 전체를 없앨 수 있진 않지만, 신체에 큰 스트레스를 부과하는 자세들에 변화를 줄 수는 있을 것이다.

이러한 점이 바로 프론트 스쿼트가 유용한 이유이다. 프론트 스쿼트는 운동 자체의 특성으로 인해 좀 더 나은 자세를 만들어낸다. 어떤 선수가 프론트 스쿼트 자세가 나오지 않아 고생을 하고 있다면, 그 선수는 결국 프론트 스쿼트 자세가 개선되거나, 포기할 것이다. 그 중간은 없다.

반대로, 부적절한 자세로 백 스쿼트를 몇 주간, 몇 달간, 혹은 몇 년간 한다면 결국 부상을 달고 살 뿐이다.

### 무릎 지배적 특징

프론트 스쿼트의 또 다른 장점은 운동 다음날 스트레이트 레그 데드리프트나 다른 고관절 신전 움직임을 이용한 운동을 할 때, 후면부 사슬의 오버트레이닝에 대한 염려를 덜 수 있다는 것이다. 왜냐하면 프론트 스쿼트는 좀 더 무릎 지배적인 운동이기 때문이다.

이러한 점은 선수가 4일 프로그램으로 하체운동을 할 때 매 워크아웃시 효과적으로 운동을 구성할 수 있도록 한다. 하루는 무릎 신전 움직임인 프론트 스쿼트와 같은 운동을, 다음날은 고관절 신전운동인 스트레이트 레그 데드리프트와 같은 운동을 할 수 있다.

### 유연성

프론트 스쿼트로 운동을 바꿀 때 선수들이 가장 불편을 호소하는 것은 상체의 유연성에 대한 문제이다. 리프팅 스트랩을 이용하면 프론트 스쿼트를 할 때 대부분의 선수 가장 불편해 하는 문제들을 완화할 수 있다.

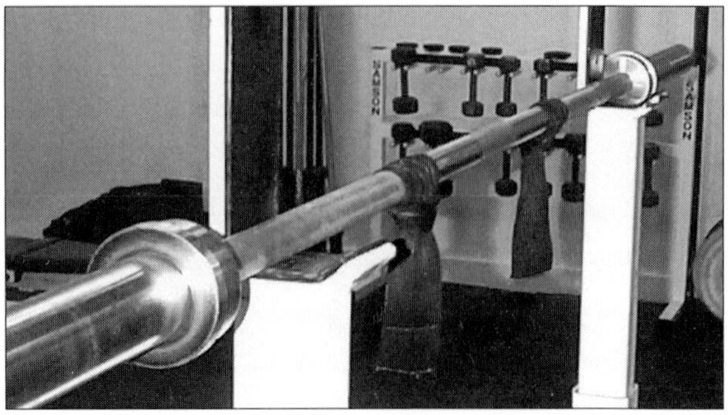

대개 선수들은 상지의 유연성을 핑계로 프론트 스쿼트를 하려 하지 않는데, 이러한 점 때문에 나는 스트랩을 사랑한다. 더 이상 핑계를 댈 수 없기 때문이다.

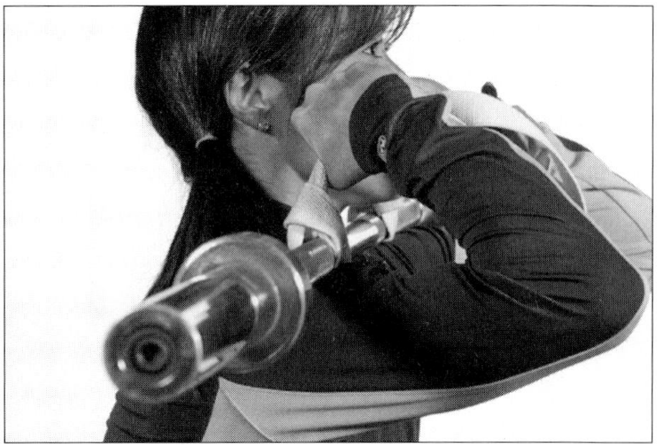

## 안전한 스쿼팅 스타일 만들기

다음은 기술적으로 바르고 안전한 스쿼트 스타일을 만드는 데 필수적인 단계들이다.

### 핸드 프리 바디웨이트 스쿼트

핸드 프리 바디웨이트 스쿼트를 시작할 때 양팔을 어깨 높이에서 앞으로 뻗는 자세로 시작한다.

스쿼트를 배울 때의 핵심은 둔근 동원하는 법을 익히는 것이다. 스쿼트를 지도할 때 20인치 길이 밴드, 혹은 세라튜브나 초록색 미니밴드를 양 무릎 바로 아래에 감는다. 이 방법으로 둔근을 동원하는 법을 익힐 수 있고 valgus squat(무릎이 안으로 향하는 스쿼트)를 교정할 수 있다.

가슴은 바르게 펴고, 등과 허리는 유연한 곡선을 그리고 단단히 조이도록 한다. 양발은 대략 어깨너비만큼 벌리고 10도에서 15도만큼 바깥으로 향하도록 한다. 양발 사이의 간격은 유연성이 부족하다면 조금 더 넓게 할 수 있다.

만약 스쿼트의 내려오는 동작에서 몸이 앞으로 기울거나, 뒤꿈치가 바닥과 떨어지거나, 골반이 뒤쪽으로 회전하려는 모습을 보인다면 one-by-four board나 10파운드 플레이트(약 4.5키로) 혹은 이 정도 높이를 줄 수 있는 물건을 양발 뒤꿈치 아래에 두고 스쿼트를 시킨다.

비록 여러 사람들이 발꿈치 아래에 물건을 두고 스쿼트하는 것에 대해 반대하고 있긴 하나, 현재 우리 트레이닝 시설의 선수들에게는 효과가 좋았고, 무릎통증을 호소하고 있지도 않다.

### 스쿼트 중 골반의 자세

많은 코치들은 골반의 후방 회전은 엉덩이를 아래로 내릴 때 발생한다고 이야기한다. 선수가 골반의 전방경사를 유지하면서 스쿼트를 해 몸을 낮출 때, 실제로 햄스트링은 늘어난 상태에 있다.

외측 햄스트링이 긴장된 선수들은 풀 스쿼트 깊이에 도달하기 전에 햄스트링의 길이가 제한된다. 몸을 계속 낮추려 하고 대퇴골을 바닥으로 내리려 할수록 단축된 햄스트링은 골반을 당겨 뒤쪽으로 회전하게 한다.

엉덩이를 충분히 내리려고 하는 선수들의 경우 충분한 유연성을 확보해서 골반의 후방회전이 일어나지 않을 때까지 무게를 실은 스쿼트를 하지 않아야 한다. 우리 팀에서 선호하는 외측 햄스트링 스트레칭은 106페이지에 나와 있다.

굴곡하고 있는 척추에 무게를 싣는 것은 참사를 불러일으키는 처방이다. 골반이 후방경사된 상태에서 무게를 싣는 것 역시 위험하다.

척추는 골반에서 약간 전방경사되고 허리에 아치를 만든 상태에서 무게를 지탱하기 용이하다.

## 바디 웨이트 스쿼트 코치하기

- 고객이 스쿼트를 하여 몸을 낮추기 전에, 숨을 깊게 들이마시게 해 폐를 최대한 부풀리게 한다. 최대한 확장된 폐는 등과 허리를 조이는 역할을 한다.
- 고객이 스쿼트를 하여 몸을 낮출 때, 뒤쪽으로 앉고 체중을 두 발꿈치에 싣게 하도록 조언한다. 체중을 발가락들이나 발의 중간에 오도록 하면 몸이 앞으로 기울게 되는데 이는 바람직하지 않은 자세이다.
- 들이마신 숨을 뱉지 않게끔 하고, 양손은 어깨 높이를 유지하도록 한다.
- 고객에게 대퇴골이 바닥과 평행할 때까지 몸을 천천히 낮추도록 시킨다. 가벼운 무게를 가지고 적절한 깊이로 스쿼트를 시키면 좀 더 좋은 결과를 가져올 수 있다.
- 몸이 내려간 상태에서, 밴드를 감은 양 무릎을 의식적으로 바깥으로 밀어낸다. 이 동작으로 둔근들이 동원되고 나쁜 스쿼트 자세가 신속히 교정될 것이다. 무릎을 발가락 넘어 바깥으로 밀어내게끔 한다.

이것은 스쿼트를 가르치는 데 있어 핵심적인 요소이다. 무릎을 바깥으로 밀어내는 힘은 대퇴골을 조절하는 근육들을 활성화한다. 스쿼트를 할 때 자주 무릎에 통증을 느끼는 선수들은 이 기법으로 더 이상 통증을 느끼지 않을 것이다.

밴드를 이용해 무릎의 외전을 촉진시켜 대퇴골 조절 기전을 활성화하도록 한다. 많은 선수들이 주로 잘못된 근육들을 이용해 스쿼트를 한다.

둔근의 활성화에 대한 기전은 코어 챕터의 81페이지에 나오는 논의와 일치한다.

- 스쿼트의 일어나는 동작에서 몸을 위쪽으로 올리는 것에 집중하도록 지도한다. 가슴을 바르게 펴고, 고관절을 위와 앞쪽으로 움직인다.
- 양 발꿈치는 바닥을 향해 밀어내고, 밴드에 대해 외전하는 장력을 유지한다.
- 천천히 숨을 내뱉는다. 이때 마치 타이어에서 바람이 빠지는 듯이 쉬익 하는 소리로 폐에서 공기를 조금씩 빼낸다.

스쿼트는 그 동작이 적절하게만 이루어진다면 안전한 운동이다. 맨몸으로 스쿼트를 시작하여 적절한 테크닉을 익히고 기술이 완벽해진 뒤에 점차 무게를 늘려가야 한다. 부상은 오로지 적절한 기술이 습관화되지 않은 상태에서 발생한다.

## 핸즈프리 프론트 스쿼트

다시 양팔을 몸 앞으로 뻗고 바(bar)를 양쪽 전면 삼각근 앞으로 가로지르게 놓는다. 양손은 어깨 쪽에 위치하도록 한다. 이때 바벨은 목 앞과 접촉해야 한다. 이로 인해 불편한 느낌이 들 수는 있지만 호흡이 곤란할 정도가 되지 않도록 한다.

양손으로 바벨을 건드리지 않도록 주의한다. 이러한 방법으로 선수는 손목이 아니라 양 어깨로 바를 드는 법을 익히게 한다. 어깨로 바를 드는 법을 익히게 되면 좀 더 나은 스쿼트가 되고, 좀 더 나은 올림픽 리프터가 되도록 할 것이다. 이 중요한 점을 게을리하지 않도록 하라.

핸즈프리 보디웨이트 스쿼트에서의 몸을 낮추고 올리는 법은 이전 페이지의 내용을 따르도록 한다.

## 클린 그립 프론트 스쿼트

프론트 스쿼트에서 크로스오버 그립을 쓰지 않도록 한다. 선수들은 클린 동작을 할 수 있기 위해 적절한 자세의 프론트 스쿼트를 할 수 있어야만 한다. 프론트 스쿼트의 시작 자세는 클린 캐치, 푸시 저크 그리고 푸시 프레스에서 이용할 수 있다.

백 스쿼트를 당신의 하체운동의 주 운동으로 선택했을지라도, 여전히 프론트 스쿼트는 스쿼트를 가르치기에 훌륭한 방법이다.

- 프론트 스쿼트는 완벽한 자세를 요구한다.
- 프론트 스쿼트는 어깨 유연성을 발달시킨다. 이점은 벤치 프레스 위주의 스트렝스 트레이닝의 세계에서 큰 이점이다. 유연성은 클린 그립을 이용할 때 향상된다.

프론트 스쿼트는 적은 무게를 사용하고 선수로서의 자존심에 대한 압박도 적다. 누구도 프론트 스쿼트를 할 때 더 많은 무게로 해야 한다고 압박하지 않을 것이다.

선수들에게 적절한 스쿼트 테크닉을 만들어주는 데 어려움을 겪고 있다면 너무 이른 시기에 무거운 무게를 다루고 있거나, 선수의 유연성이 부족하거나, 혹은 고관절과 발목의 가동성이 부족한 경우일 수도 있다.

스쿼트를 위한 가장 최적의 스트레칭 법은 풀 스쿼트 자세로 앉아 양 팔꿈치로 각각 양 무릎 안쪽을 발가락 바깥으로 밀어내는 것이다. 이때 허리는 아치를 만든다(전만으로).

만약 선수에게 필요하다면 처음 한달간 테크닉을 만드는데 집중하도록 한다. 그리고 스쿼트 워크아웃 후에 싱글 레그를 이용한 운동들을 강하게 하도록 한다.

## 데드리프트

경쟁적으로 하는 데드리프트는 일반적으로 험악한 운동이다. 경쟁적인 데드리프터들의 목표는 오로지 무게를 A지점에서 B지점으로 드는 것뿐이다. 기술적인 요구 사항이나, 자세의 중요 포인트는 없다. 이런 관점에서는 단지 지체 없이 무게를 바닥에서 손목 높이만큼 들어올리기만 한다면 데드리프트를 한 것으로 생각한다. 무게를 드는 동안 척추를 구부리는 것은 일종의 규칙이며, 예외 사항이 아니다. 불행히도, 경쟁적인 파워리프팅에서의 나의 경험이 거의 30여 년간 잠재적으로 훌륭한 이 운동을 싫어지게 만들었다.

육상 코치인 배리 로스(Barry Ross)의 기사와 건강하지 못한 몇몇 고객들과의 트레이닝을 통해 나의 생각은 바뀌게 되었다. 로스의 핵심은 간단하다. 데드리프트는 무게가 손에 실리기 때문에 스쿼트보다 더 필요한 요소들이 많고 동시에 얻는 점도 많다는 것이다. 등 상부의 근육들이 스쿼트에서는 보일 수 없는 방식으로 동원된다. 이러한 점은 부인하기 힘든 점이며, 이로 인해 나는 이 가치 있는 운동으로 다시금 감명을 받게 되었다.

우리의 웨이트룸에서의 데드리프트에 대한 나의 반대론은 "당신은 무겁게 데드리프트를 할 수 없고 데드리프트를 잘 할 수도 없다"이다. 그러나 나는 데드리프트를 시키고 있다. 즉 우리의 웨이트룸에서의 기술 파괴가 코치로서의 나의 문제점이다. 만약 우리가 스쿼트를 할 수 있다면, 우리는 데드리프트 역시 할 수 있어야 한다. 이 두 동작 모두에서 지도법과 집중에 있어 선수와 지도자 모두에게 세밀한 요구가 많이 필요하다.

깨달음의 순간은 케틀벨 스모 데드리프트를 지도하기가 스쿼트를 잘하도록 지도하는 것에 비해 얼마나 쉬운지 깨닫고 나서 일어났다. 일반적으로 숙련되지 못한 고객이나 성인은 즉시 스쿼트를 잘할 수 없다. 그러나 그들 대부분이 스모 데드리프트를 하는 법에 대해서는 쉽게 개념을 잡는다.

## 트랩바 데드리프트

2007년 여름 우리는 트랩바 데드리프트를 우리의 프로그램에서 하체 스트렝스 움직임의 최우선 운동으로 집어넣었고 그 결과는 환상적이었다. 선수들은 리프팅을 좋아했고 빠르게 습득했으며 무게 증가 속도는 단축되었다. 스쿼트와 마찬가지로, 발목과 고관절의 가동성 뿐만 아니라, 무게를 싣는 기술적 방법들이 데드리프트를 할 때 제한하는 요소가 된다. 그러나 트랩바를 이용한 데드리프트를 하면 이러한 문제들의 대부분이 해결된다. 선수들은 무게를 더 올릴 수 있을 뿐만 아니라, 의도적으로 몸통을 앞으로 더 기울일 수 있다. 이러한 점은 어떤 선수들은 더 좋은 자세를 만들어내기 쉽게 한다.

나는 일반적으로 사용하는 전통적인 스트레이트 바보다 트랩바의 일종인 hex bar를 더 선호한다. 트랩바 데드리프트는 훌륭한 균압장치이다. 사실상 바가 몸을 지나가게 만들어준다. 무게는 손에 쥐어진 채 몸의 중심에서 벗어나지 않고, 그 움직임은 스쿼트와 더 유사하다.

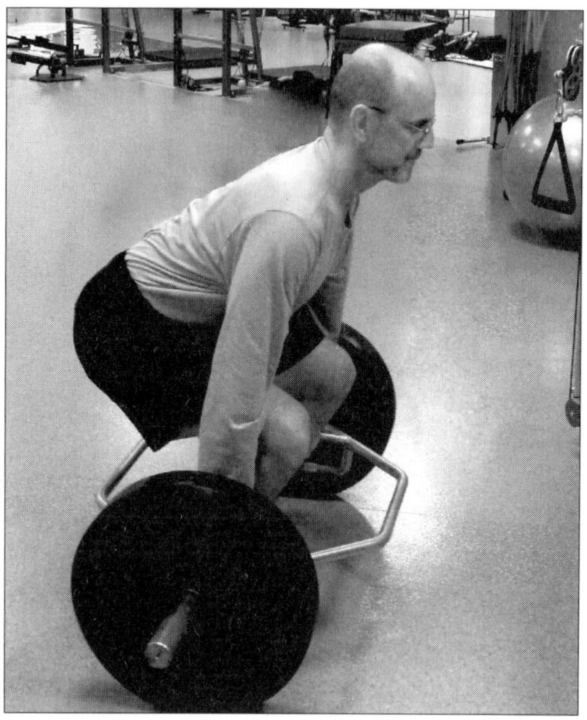

## 데드리프트의 장점들

데드리프트의 또다른 장점은 운동을 제약하는 규칙이 적다는 것이다. 데드리프트에선 스쿼트처럼 내려가는 깊이에 대한 복잡한 걱정을 할 필요가 없다. 모든 사람이 바닥에서 바를 잡고 일어나면 그뿐이다. 등이 바르게 펴 있는 한, 스쿼트와 비교하여 데드리프트에선 부상을 크게 우려할 필요가 없다. 그리고 실제로 운동을 하는 동안 그러한 우려도 줄어든다.

스쿼트를 하는 동안 허리에 관해 두 가지 걱정되는 부분이 있는데, 바로 허리의 굴곡과 신전 상태이다. 자세를 바르게 하지 못하면 등이 굽을 수 있고, 이로 인해 기립근에 부상을 입거나 천장관절에 손상을 입는다.

데드리프트에서는 손으로 바를 잡고 있기 때문에 척추에 굴곡작용이 일어날 수밖에 없다. 따라서 이에 대항하는 신전작용을 만들어내야만 한다. 그리고 스쿼트에서 무게가 경추 근처에 위치하는 것과는 다르게, 데드리프트에서는 몸의 중심에서 무게가 위치한다.

생체역학자의 관점에서 데드리프트와 스쿼트를 보자면, 데드리프트가 사실상 이점이 많다고 본다.

데드리프트는 스프린트(sprinting)에 더 도움을 주며, 그 효과가 좀 더 나은 전신운동이다. 그리고 단축성 수축에 집중한다면 적은 장비로도 빠르게 수행할 수 있다. 매우 훌륭하고 참신한 운동이라고 생각한다.

## 프레스 운동들

우리가 벤치 프레스를 얼마나 할 수 있는지는 전혀 중요하지 않다. 그러나 많은 선수들과 코치들은 벤치 프레스가 오프시즌 운동의 성공과 실패를 좌우하는 기준이라는 어리석은 생각을 가지고 있다. 나는 컨디셔닝이나 하체 스트렝스에 대해 엄청난 양을 투자하는 선수들을 자주 본다. 하지만 또한 벤치 근처에만 머물고 있는 선수들 역시 빈번하게 볼 수 있었다. 이들은 대부분 그들의 코치들이 벤치에서 200회 이상 운동하길 원하기 때문에 그러고 있는 것이다.

벤치 프레스 능력의 향상이 스포츠에 쓰이는 기술의 향상으로 이어질 것이라는 생각은 어리석다. 벤치 프레스는 상체 스트렝스의 지표 중 하나일 뿐이며, 대부분의 스포츠에서 매우 작은 요소로 사용될 뿐이다.

그러나 이 책은 스트렝스 프로그램에 대한 내용을 포함하고 있고, 벤치 프레스에 대한 내용을 기술하지 않으면 비판적인 사람들이 툴툴거릴 것이라 생각한다. 기억해야 할 점은, 스트렝스를 키우는 데는 수많은 운동들과 움직임 패턴들이 있다는 것이다. 벤치 프레스로 선수의 성공과 실패를 재단하지 마라.

코치들은 벤치 프레스가 하기 쉽고, 테스트하기 쉽기 때문에 프론트 스쿼트나 행 클린보다 벤치 프레스를 강조한다. 벤치 프레스 테스트는 신속하게 측정할 수 있고, 가르치는 데 드는 시간도 매우 짧다. 그러나 프론트 스쿼트와 행 클린에 대한 비중을 높이는 것이 퍼포먼스 증진에 더 큰 도움이 된다.

대부분의 선수들은 벤치 프레스하는 것을 좋아하고 하고자 한다. 그러나 그들 대부분은 잘못된 이유로 벤치 프레스에 접근하고 있다. 벤치 프레스는 결과가 금방 보이고, 사실상 크게 쓸모는 없지만 외향적인 목적으로 키우는 가슴 근육 발달이 쉬운 운동이다. 가슴 근육은 몇 주만 지나면 다시 줄어드는 것을 경험해봤을 것이다. 하지만 코치들은 이런 일시적인 성취감을 일으키는 것을 좋아하고 선수들의 외향이 나아지는 것을 좋아한다.

많은 코치들이 여전히 스트렝스와 컨디셔닝에 대해 제한적인 지식을 가지고 있고 선수들이 얼마큼 벤치 프레스를 하는가로 그들의 스트렝스를 측정할 수 있다고 생각하고 있다. 여러 트레이너들 혹은 코치들, 그리고 트레이닝에 대한 아마추어들과 대화를 나눠보면 언제나 벤치 프레스에 대한 질문들이 쏟아질 것이다.

불행히도 스트렝스 훈련에 진짜 도움이 되는 프론트 스쿼트와 행 클린과 같은 운동들은 배우기 쉽지 않고,

시간이 걸리며, 인내와 적절한 지도가 필요하다. 비록 이 운동들로 테스트하는 것은 어려울 뿐더러 위험성도 내포하지만 불가능한 일은 아니다.

코치들은 적어도 10-야드 대시와 수직 점프와 같은 퍼포먼스와 관련된 요소들을 테스트해야 한다. 이러한 검사들은 적절한 하체훈련을 통해 기록이 증가하는 요소들이다. 코치들이 기억해야 하는 것은 선수들이 테스트를 위해 훈련한다는 것이다. 벤치 프레스에 대한 항목을 크게 평가하고 단지 선수들의 상체를 비대하게 하는 것은 선수들이 스포츠에서 필요한 능력의 향상에는 큰 도움이 되지 못한다.

내가 지금 명백히 이야기할 수 있는 것은, 10-야드 대시와 수직 점프 기록의 향상은 퍼포먼스 향상과 강력하게 연관되어 있지만, 벤치 프레스 기록의 향상은 그렇지 못하다는 것이다.

코치들은 스트렝스 프로그램에서 하체와 복부의 스트렝스에 초점을 맞추고 벤치 프레스에 관한 것은 잊어야 한다. 올바른 곳에 집중하고 영향력을 발휘해야 한다.

하지만, 지금까지 나열한 논의에도 불구하고 고객과 코치들은 여전히 상체 스트렝스 강화에 대해 알고 싶어 한다. 특히 벤치 프레스에 관한 것 말이다.

## 고려 사항

벤치 프레스와 이와 비슷한 종류의 운동들 같은 수평선상으로 밀어내는 운동들은 흥미로운 딜레마에 빠져 있다. 처음에 벤치 프레스 프로그램으로부터 빠르게 힘의 증가를 경험한 어린 선수들은 종종 일주일에 3번 정도로 운동한다. 운동에 필요한 근육군이 제한되어 있기 때문에, 운동의 진척 속도는 빠르고, 어느 정도 근성장도 빨리 일어난다.

이러한 점은 기초적인 문제점을 발생시킨다. 선수들이나 고객들이 장시간 제 역할을 하지 않고 있는 근육들을 깨우는 것이 아니라, 운동 빈도나 강도에만 집중하게 되는 것이다. 그 결과 트레이닝을 받는 사람들은 스트렝스는 훈련 빈도를 통해서만 얻어진다는 인과관계에 빠지게 되는 것이다. 이는 결국 그동안 보였던 빠른 성장을 더 이상 할 수 없을 때, 그들을 장기간 좌절과 정체기로 이끌게 한다.

파워리프팅 선수였을 당시, 나는 내 벤치 프레스 기록을 향상시키기 위해 모든 프로그램들을 시도해봤다. 훈련량(volume)과 스트렝스 사이에 큰 연관성이 없다는 것을 깨달은 뒤에야, 내 기록을 향상시킬 수 있었다.

사실, 훈령량과 스트렝스 간에는 단지 부정적인 관계만이 있다고 생각한다. 대부분 평범한 사람들은 훈련량을 줄인 프로그램에서 오히려 더 좋은 결과를 얻을 것이다. 초기에 내가 접한 스트렝스에 관한 자료들은 시중에 판매하는 <머슬 매거진>에 있는 '약물을 이용해 운동하는 사람들이 약물을 이용해 운동하는 사람들을 위해 쓴' 프로그램들이었다.

이 프로그램들이 나에게 맞지 않다는 것을 깨닫고 난 후, 나는 켄 레이스너 박사(Dr. Ken Leistner) 그리고 후에 스튜어트 맥로버트(Stuart McRobert)와 같은 사람들이 쓴 글들을 읽었다. 이 두 저자는 하이브리드 철학을 지지한다. 두 사람은 일련의 고강도 운동, 실패 지점까지 1세트 운동과 같은 간략한 프로그램들에 대한 학설을 내세우고 있다.

그러나 이들은 또한 다관절 프리 웨이트 운동과 같은 기초적인 것에 대해서도 강조한다. 맥로버트는 그가 하드게이너(근육 발달이 잘 안 되는 사람)라고 언급하는 사람들을 위한 스트렝스와 근사이즈 증가에 대해 광범위한 저술을 하였다. 맥로버트와 레이스너와 같은 사람들이 쓴 글들을 읽고, 또 결합하여 우리는 운동에 대한 철학과 인간의 특성에 대한 점들을 이해하였고 다음과 같은 점들을 깨달았다.

## 벤치 프레스의 열쇠

벤치 프레스는 일주일에 한 번만 하도록 계획을 짜라. 벤치 프레스 기록자들의 훈련 프로그램을 보면 대부분 일주일에 한 번 정도만 리프팅하고 있다.

일주일에 단 2가지 상체를 이용한 프레스 운동을 하라. 일주일에 3가지 상체 프레스 운동을 하는 스트렝스 선수들은 많지 않다.

200파운드 이하로 벤치 프레스하는 선수들의 경우 1과 1/4 올림픽 플레이트를 구비하도록 한다. 선수의 훈련 진척상, 5파운드 단위로 무게를 올리는 것은 지나칠 수 있다. 200파운드 이상 드는 선수의 경우에도 5파운드 단위는 과도할 수도 있으니 그 절반 정도 단위로 올리는 것이 더 낫다.

보조적인 운동들을 열심히 하라. 벤치 프레스 기록의 정체기는, 종종 인클라인 벤치 프레스나 클로즈 그립 벤치 프레스의 스트렝스 증가를 통해 극복되곤 한다.

벤치 프레스의 규칙은 간단하다. 터치하고 드는 것이다. 도움 없이 바를 조절된 움직임으로 내려 반드시 가슴을 터치한 후에 랙 위로 올려라. 다른 어떠한 부분의 터치는 무효로 친다. 시간, 의문사항이나 논쟁거리도 없는 부분이다.

1년이 지나도록 벤치 프레스 기록의 변화가 없는 것은 위에 열거한 규칙들을 따르지 않았기 때문이다. 선수나 고객들이 한 번 성공적인 경험을 한 부분에 대해 그만두게 하는 것은 매우 어려운 일이다. 그러나 트레이닝받는 사람들의 훈련 경험이 늘어날수록, 스트렝스 트레이닝의 훈련 빈도를 줄이는 것이 더 많은 결과를 가져올 것이다.

푸시업 운동들은 매우 좋은 운동들이다. 그리고 사실 벤치 프레스보다 더 나은 점이 많다.

손목을 보호하기 위해 푸시업 핸들을 구비하고, 추가 저항을 위해 중량조끼를 갖춰라.

중량조끼를 착용하고 물개처럼 푸시업(엉덩이를 내린 채)하지 않고 제대로 된 자세로 운동할 수 있다면, 발의 높이를 높여라. 코어 근육과 광배근, 전거근 역시 단련할 수 있을 것이다.

고객이 물개처럼 푸시업하고 있다면 자세가 잘못된 것임을 명심하라. 복부를 단단히 조이게 하고 코가 바닥을 향하도록 지도하라.

## 체인 벤치 프레스

나는 1990년대 후반에 처음 체인을 이용한 트레이닝법을 접했다. 이 방법은 루이 시몬스가 웨스트사이드에서 사용하고 있다는 글을 읽고 알게 되었다. 당시 나는 새로운 트레이닝 법들을 시도해보는 것을 좋아했기 때문에 이 트레이닝 법을 내가 보유한 장비들에 접목하기 위해 부단히도 노력했었다. 그러나 지금과 달리, 1998년에 이러한 시도는 쉽지 않았다. 나는 해병에 장비를 납품하는 회사를 통해 무거운 체인을 구할 수 있었지만, 이 체인을 바에 연결하기 위해 또 가벼운 체인을 추가로 구해야 했다.

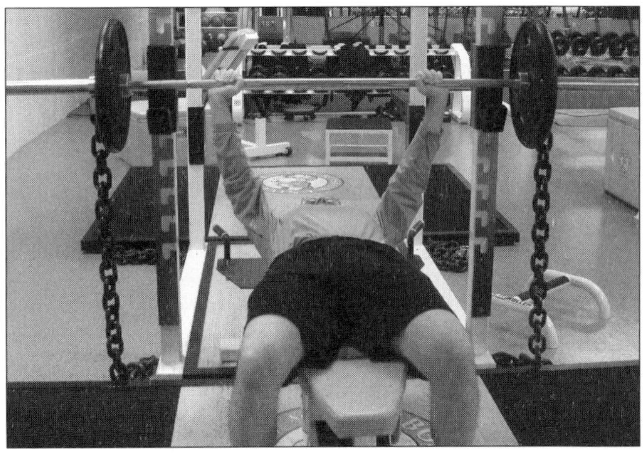

나는 이런 적극적인 시도가 내 선수들의 벤치 프레스 기록을 증가시켜 줄 것으로 기대했다. 그러나 유감스럽게도 두드러질 정도의 변화를 확인할 수 없었고, 곧이어 나는 이 아이디어를 접었다. 이 구식 홈메이드 장비는 아직 보스턴대학교 웨이트룸에 남아 있다.

물론 코치로서 나는 선수들의 스트렝스를 기르는 것에만 초점을 두면 안 된다. 운동경기에선 파워, 특히 인체를 가속하는 능력이 더 중요하다.

2007년으로 거슬러 올라가 나는 체인을 프리 웨이트 운동의 속도를 증가시키는 용도로 이용할 수 있었다. 그리고 이 방법은 가장 안전한 방법이기도 했다. 체인으로 인해 바는 운동의 바닥 지점에서 가속하여 움직일 수 있었고, 바닥에서 떨어지면 체인은 자연스럽게 브레이크 역할을 해주었다.

파워 생성력 vs 1회 최대 스트렝스는 다른 관점에서 체인은 굉장히 훌륭한 도구일 수 있다. 체인을 이용함으로써 고전적인 스트렝스 운동들에 높은 스피드 요소를 접목할 수 있는 것이다.

또한 웨스트사이드식 훈련방법이 유행함에 따라, 체인을 구매하고 사용할 수 있는 방법이 더 쉬워졌다.

## 벤치 프레스 테스트를 위한 트레이닝

225파운드(약 102kg)로 여러 번 벤치 프레스할 수 있는 선수에게 훈련에 대해 한 가지 자신 있게 이야기할 수 있는 것은 "지도 기술에 대해 신경 쓰지 않아도 된다"는 것이다.

복합 테스트를 대비한 대부분의 선수 트레이닝에 대해 이야기하자면, 225-벤치 프레스 테스트는 지구력 테스트이지 스트렝스에 대한 테스트는 아니라는 것이다.

스트렝스와 지구력 간의 관계는 반복 횟수의 증가에 따라 바뀐다. 나는 400파운드를 드는 선수가 225파운드를 20회 기록하는 것도 보았고, 350파운드를 드는 선수 역시 같은 무게를 같은 횟수로 드는 것을 보았다.

내가 말하고자 하는 핵심은, 당신의 선수가 많은 횟수를 들기 원한다면, 많은 횟수를 들도록 연습시키면 된다는 것이다.

또 다른 현실은 어느 정도까지 최대 스트렝스를 키울 필요가 있다는 것이다. 단기적인 관점에서 보면 스트렝스를 키우는 것이 지구력을 키우는 것이다. 만약 245파운드를 드는 사람은, 운이 좋다면 225파운드 벤치를 2번 정도까지는 들 수 있을 것이다. 400파운드를 드는 사람은 300파운드를 드는 사람보다 225파운드를 30번 들 수 있는 확률이 더 높다.

그러나 우리는 스펙트럼의 양 극단을 염두해야 한다. 225파운드 테스트에서 좋은 결과를 만들기 위해서는 지구력과 스트렝스 훈련을 같이 해야 한다.

벤치 프레스 최대 반복 횟수를 통해 어떻게 훈련해야 하는지가 정해진다. 고반복 연습은 스트렝스를 지구력으로 전환시켜 준다. 일반적으로 우리팀에서는 프레스 훈련 첫날에는 최대 스트렝스 훈련을 하고 마지막 한 세트는 지구력 훈련 세트로 한다. 그리고 훈련 두 번째 날에는 온전히 지구력 훈련만 하도록 한다.

단지 무겁게 훈련하기만 한다고 225파운드 테스트 결과가 좋아지지 않는다. 복합 테스트 6~8주 전부터, 우리는 225파운드 최대 반복 세트를 프레스 훈련 첫 날 마지막 세트에 실시한다. 목표는 매주 1회 이상씩 늘려나가도록 하는 것이다.

기술적인 사항들이지만, 당신이 해보지 않았던 사항일 것이다.

- 나는 우리 선수들에게 항상 무게를 신중하게 컨트롤 하도록 이야기한다…. 그러나 225파운드를 이용한 복합 테스트는 예외로 한다. 225파운드 벤치 프레스는 가능한 빠르게 하도록 한다.
- 우리 선수들에게 매 반복마다 팔꿈치를 잠그도록(lock) 요구하지만, 225파운드 벤치 프레스에서는 이 또한 예외 사항이다. 225파운드 반복을 할 땐, 마치 팔꿈치를 잠그는 것처럼 보이도록만 움직이도록 지시한다. 실제론 완벽히 잠구는 것이 아니라 부드럽게 lockout한다.
- 선수에게 신장성과 단축성 수축 변환을 가능한 빠르게 하도록 지시한다. 변환 과정에서 팔꿈치를 완전히 펴서 가능한 빠르게 밀어올리고, 즉시 동작을 반대로 하여 가슴으로 내리도록 한다. 바를 가슴으로 내릴 때 신장성 수축을 최소한으로 하고 떨어뜨리는 듯한 느낌으로 내린다. 바는 신장성 수축 에너지를 최소화하면서 신속하게 떨어뜨려야 하지만, 가슴으로 튕기려고 해서는 안 된다.

여기엔 수많은 모순들이 있지만, 이 사항들은 우리가 하고 있는 스트렝스 훈련과는 별개인 특별한 이벤트를 위한 것들이다. 복합적 방식의 벤치 프레스 테스트에서 우리는 이러한 테크닉으로 가능한 많은 횟수로 가능한 빠르게 반복하는 것이 최선이기 때문이다. 평소 훈련할 때 이러한 방식을 쓰지 않지만, 현실적으론 이 테스트에서 가장 좋은 퍼포먼스를 보이기 위해선 이러한 스타일로 해야 한다.

프로 스카우터들은 크게 튕기는 동작이나, 등에 아치를 만들거나, lockout을 짧게 하는 것을 반복 수로 카운트하지 않을 것이다. 그러나 이 점수를 매기는 것은 어디까지나 주관적인 문제이고 최고의 퍼포먼스를 보여주는 것은 언제나 드러나게 되어 있다. 선수들은 정도로 가는 것을 배울 필요가 있다. 이 뜻은 작은 바운스를 이용하고, 휴식이 필요해 완전히 lockout해야 하지 않는 이상, 거의 완전히 팔을 펴서 팔꿈치를 약간 잠그는 자세를 취해서 반복해야 한다는 것이다.

## 웜업 전략

### 무거운 무게를 이용

어떤 코치들은 신경계 흥분을 위해 225파운드보다 무겁게 하여 1회 1세트 웜업 운동하기를 권한다. 하지만 이러한 방법은 20회 이상 무게를 들 수 있는 선수에게 효과가 있으며, 그 이하로 운동하는 사람에게는 과도한 방법이라고 생각한다.

### 가벼운 무게를 이용

나는 내 파워리프팅 경험에 미루어 135파운드 5회, 185파운드 2회, 2세트로 웜업 세트를 구성할 것을 제안한다.

### 훈련 제안 사항

젖산 내성(Lactic acid tolerance)은 매우 중요한 훈련 요소이다. 코치들은 여러 형태의 지구력 훈련법으로 이 요소를 강화할 수 있을 것이다. 어떤 코치는 185~205파운드의 가벼운 무게를 이용할 것이고, 어떤 코치는 235파운드로 최대 반복 횟수를 채우는 훈련을 하여 테스트 날 225파운드가 비교적 가볍게 느껴지게끔 하는 방법을 쓸 수도 있다. 나는 개인적으로 두 번째 훈련일에 드롭 세트를 이용하는 것을 선호한다.

### 벤치 지구력 워크아웃

어느 정도 선에서는 지구력은 스트렝스에 비례한다. 따라서 가능하면 스트렝스에 초점을 맞춰 훈련시켜라. 동시에 지구력은 어느 정도 기술적(skill)인 측면이 있다. 그러므로 선수의 지구력을 위한 작업을 해야 한다. 스트렝스, 지구력, 그리고 테스트를 위한 특정한 기술을 훈련시켜라.

선수는 당신이 아니라 스카우터에게 잘보이고자 훈련한다는 것을 명심하라. 선수의 기술적 실수는 다른 상황이나 다른 집단에서는 용인되지 않지만, 당신과의 훈련에서는 그런 실수들이 발생해도 고칠 수 있는 여지가 있다. 우리의 과제는 선수들이 안전하게 퍼포먼스를 잘 수행하도록 하고 스카우터들에게 최고의 인상을 줄 수 있게 도와주는 것이다.

다음은 현재 225파운드로 최대 20회 반복하고, 최대 400파운드를 드는 선수의 지구력 프로그램의 예시이다.

**1주일 차**

**Day one -벤치 프레스**

135×5
225×3
275×1
315×1
340×5
300×10
225×max(가능한 최대 반복)

**Day Two – 인클라인 벤치 프레스**

135×5
185×3
225×5

**벤치 드롭 세트**

225×max
185×max
135×max

## 오버헤드 동작을 사용하는 선수들과 오버헤드 리프트

수영선수, 야구선수, 미식축구의 쿼터백, 그리고 테니스선수와 배구 선수들은 언뜻 보면 공통점이 없어 보인다. 하지만 이 선수들처럼 팔을 머리 위로 올리는 동작을 많이 하는 종목의 선수들의 스트렝스 코치로 충분히 경험을 쌓는다면, 이들이 공통적으로 어깨 부상에 시달리는 경향을 보인다는 것을 알 수 있을 것이다. 특히 이들은 회전근개의 건증에 취약하다.

이러한 종류의 스포츠에선 손을 머리 위로 올리는 동작을 반복적으로 할 수밖에 없다. 간단하고 명확한 교정법은 머리 위로 손을 올리는 운동을 하지 않으면 되는 것이다. 그런데 이런 간단한 방법을 그동안 선수들이 할 수 없어서 문제가 되었던 것은 아니다. 즉 문제는 부상을 입은 선수들이 지금까지 팔을 어깨 위로 올려왔던 시간의 양이다. 과사용은 오버헤드 선수들의 적이다.

하지만 모든 오버헤드 운동이 손상을 일으키는 것은 아니다. 우리는 숄더 프레스를 바벨로 하지 않고 덤벨을 이용한다. 또한 스내치와 오버헤드 스쿼트, 그리고 비하인드 넥 자세를 취하는 운동을 시키지 않는다.

이것은 새로울 것이 없는 이야기이지만, 비하인드 넥 자세는 어깨에 과도한 외전, 외회전을 일으키므로 어떤 종류의 스포츠에 종사하는 선수이건 간에 안전하지 못한 운동이다. 이 자세는 서빙, 스파이크, 던지기와 관련 있는 스포츠 선수에게 특히 위험하다.

바벨은 오버헤드 리프팅에서 어깨 건강에 특별히 좋은 도구도 아니다. 바벨은 구부러지거나, 회전시킬 수 없기 때문에 어깨의 역학적 움직임이 자연스럽게 나오지 못한다. 이 유연하지 못한 쇳덩어리를 컨트롤하는 것은 고역이다. 10여 년 전만 해도 우리는 선택의 여지가 없었기 때문에 오버헤드 선수들에게 바벨로 훈련을 시켰다. 오늘날 여러 다른 옵션들이 있음에도 불구하고, 몇몇 선수들이 여전히 습관적으로 바벨을 이용하고 있다.

많은 케이블 머신들에서 풀다운과 로(rows) 동작을 할 수 있는 듀얼 핸들을 이용할 수 있다. 이것은 오버헤드 선수들에게는 스트레이트 바보다 더 나은 옵션이 될 수 있다. 스트레이트 바는 당기는 동작을 할 때는 물론이고 미는 동작에서도 이미 드물게 사용하는 도구이다. 덤벨 벤치 프레스는 플랫 버전이든 인클라인 버전이든 이미 그 역할을 다했다고 생각한다.

파워를 기르는 목적으로 나는 케틀벨 오버헤드 스윙을 선호한다. 이 운동에선 전완에 손상을 줄 수 있는 캐치 단계도 없으며, 등 상부에 신장성 수축이 많이 일어나기 때문이다.

나는 또한 오버헤드 선수들이 행 클린으로 훈련하는 것을 좋아하는데, 그들에게 필요한 테크닉을 익히는데 도움이 된다고 생각하기 때문이다.

또다른 훌륭한 도구는 메디신볼이다. 우리는 모든 선수들에게 다양한 방식과 강도로 이 도구를 이용해 훈련시키는데, 특히 오버헤드 선수들에겐 필수적으로 활용하고 있다. 메디신볼을 이용해 머리 위로부터 던지는 동작은 파워를 기르는 최고의 운동 중 하나이며, 코어의 파워를 길러줄 뿐만 아니라 던지기 동작 강화에도 매우 효과적이다. 추가적으로 이 운동은 회전근개에 엄청난 량의 신장성 수축 능력을 길러준다.

오버헤드 선수들은 대부분 항상 어깨의 유연성에 초점을 둬야 한다. 슬리퍼 스트레칭(sleeper stretch)이라고 불리는 side-lying external-rotation 스트레칭은 어깨 유연성 향상에 좋은 선택이다. 나는 또한 이전에 소개한 월 슬라이드 역시 선호한다. 사실상 모든 종목의 선수들에게 월 슬라이드를 추천한다.

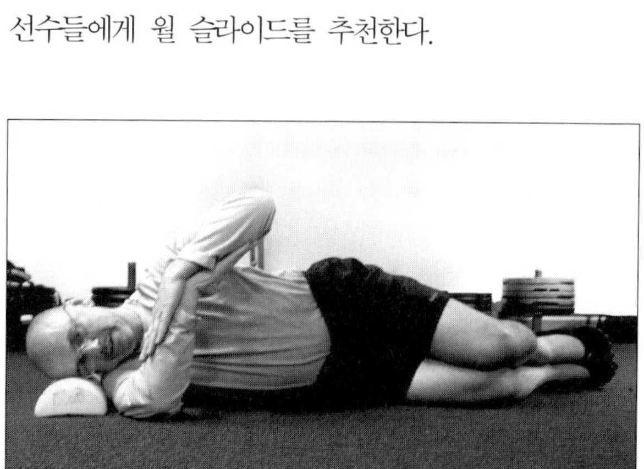

현명하고 경험 있는 트레이너라면 훈련장에서만 사는 선수에게 만능훈련법이란 존재하지 않다는 것을 이해시켜야 한다. 근육을 키우고 몸짱이 되어야 하는 선수에게는 또다른 이야기지만, 스피드, 스트렝스, 파워를 길러야 하는 선수들에게는 훈련량이 많다고 해서 좋은 것은 아니다. 이런 선수들이 정말로 해야 하는 것은 따로 있다.

어떤 선수들을 위한 프로그램이 모든 선수들에게 적용해 좋은 선택이 되지 않을 수 있다는 것이 문제점이다. 이러한 이유 때문에 선수의 유형과 개인에 맞춘 개별적 프로그램이 필요한 것이다.

이러한 의미에서 때로는 불균형 문제와 부상예방을 위한 목적에 맞는 운동들을 처방하기도 한다.

그러나 트레이닝의 특수성 원리(training specificity)는 이러한 특이한 케이스에서 어떤 운동들을 하지 않아야 하는가로 더 자주 정의된다. 즉 피해야 하는 운동들과 움직임 패턴들을 반복하면 문제가 생기거나 상황을 악화시키기도 하기 때문이다. 회전근개를 과사용하는 경향이 있는 선수들에게는 오버헤드 동작을 시키면 안 되는 이유이기도 하다.

## 스트렝스 비교

이상적으로 선수들은 벤치 프레스 반복 횟수와 클린 반복 횟수가 같거나 비슷하게 할 수 있어야 한다. 만약 당신이 관리하는 선수들이 이렇지 못하다면, 아마도 벤치 프레스를 편중되게 훈련하고 있거나, 파워 무브먼트(power movement, 클린과 같은 동작) 훈련을 충분하게 하고 있지 않아서일 것이다.

나는 또한 총 친업 무게(몸무게+중량)는 벤치 프레스 1RM과 같거나 그 이상이어야 한다고 생각한다. 즉 몸무게는 180파운드이고 280파운드로 벤치 프레스를 할 수 있는 선수는 100파운드를 몸에 달고 친업을 할 수 있어야 한다.

이처럼 스트렝스를 측정해볼 수 있는 또 다른 방법은, 관련 있는 운동들을 비교해보는 것이다. 어떤 분야에 뛰어난 리프터들이나 전문가들은 많이 볼 수 있다. 그러나 스트렝스는 어떤 특정 동작을 잘하는 것이 아니라, 다양한 측면에서 발휘하는 힘을 반영하는 능력이다.

이러한 관점에서 우리는 다음과 같은 관계성을 만들어보았다. 이것은 우리 MBSC 선수들과 지난 십여 년간 다양한 방법, 오래된 방식으로 반복과 실수를 거듭하여 만들어낸 결과물이다.

**벤치 프레스 = 100%**
(예: 1RM 300파운드(약 136kg) 벤치 프레스)

**인클라인 벤치 프레스**
1RM은 벤치 프레스의 80%
혹은 240파운드(약109kg)이다.

**덤벨 오버헤드 프레스**
벤치 프레스의 40~50%
혹은 60~75파운드(약27~34kg) 덤벨 한쌍

오버헤드 프레스는 잊혀져가는 운동이다. 이는 오버헤드 프레스 스트렝스와 벤치 프레스 스트렝스의 관련성을 생각하면 놀라운 일이다. 대부분의 사람들은 더 무거운 무게로 오버헤드 프레스를 할 수 있지만, 더 이상 이 운동을 하지 않는다. 이러한 경향은 특히나 선수들 사이에서 뚜렷하게 나타난다.

우리는 덤벨 운동들과 관련해 다음과 같은 공식들을 이용한다.

덤벨 웨이트
바벨의 80% 무게의 절반.

예를 들어, 300파운드(약 136kg)로 벤치 프레스를 할 경우 :

- 바벨의 80% 무게(또는 6RM 또는 7RM)는 240파운드(약 109kg)이다.
- 덤벨 벤치 프레스는 240파운드의 80%의 절반, 혹은 95파운드(약 43kg)를 이용한다.

즉, 300파운드(약 136kg) 벤치 프레스를 할 수 있는 사람은 95파운드(약 43kg) 덤벨 한 쌍으로 6회 덤벨 프레스를 할 수 있어야 한다.

인클라인 벤치 프레스의 경우에도 80% 룰과 같은 방식을 적용해볼 수 있다. 예를 들어, 300파운드 벤치 프레스를 하는 사람의 6RM 인클라인 덤벨 프레스는 1RM의 50%의 절반 혹은 75파운드(약 34kg)이다.

80% 룰을 적용해보면 플랫 덤벨 프레스의 80% 무게이다.

이론적으로 300파운드(약 136kg) 벤치 프레서는 95파운드(약 43kg)의 덤벨로 6회 정도 프레스를 할 수 있어야 한다. 그리고 인클라인 덤벨 프레스는 75파운드(약 34kg)로 6회 정도 할 수 있어야 한다.

오버헤드 프레스의 경우 계속해서 이 방법을 적용한다면, 75파운드(약 34kg)의 80%인 60파운드(약 27kg)로 운동할 수 있어야 한다.

### 오버헤드 프레스

사람들은 오버헤드 프레스를 하지 않고 있다. 이 시대의 선수들은 대부분 오버헤드 동작을 많이 해야 한다. 선수들이 오버헤드 프레스를 하는 것을 보면 모든 종류의 오버헤드 프레스 운동들을 모두 인클라인 프레스로 바꾸려고 안간힘을 쓰는 것 같다. 이렇게 되면 삼각근이 해야 할 일들을 모두 대흉근의 쇄골지가 하게 된다.

이것을 고치기 위해 우리는 초심자에게 앉아서 덤벨 오버헤드 프레스를 시킨다. 이를 통해 고관절의 움직임을 더욱 잘 통제할 수 있게 된다. 우리는 앉은 자세에서 하프 닐링 서기로, 나아가 서 있는 자세로 단계를 옮겨 가슴 대신 어깨로 프레스하는 법을 익히게 지도한다.

만약 선수의 어깨 스트렝스를 키우고 싶다면, 등받이가 있는 벤치에서 운동하게 하면 안 된다. 물론 등받이가 있는 벤치에 앉아서 운동을 할 순 있지만, 등을 대고 운동하는 것은 안 된다. 등받이에 등을 기대게 할수록 선수들은 인클라인 벤치 프레스처럼 대흉근의 쇄골지를 이용한 버전의 프레스를 하려고 할 것이다.

운동선수들은 한 쪽 다리 스탠스에서 쓸 수 있는 스트렝스를 가지고 있어야 하며 단지 벤치 프레스로 보이는 이상의 능력을 발휘해야 한다. 핵심은 다방면에서 활용 가능한 스트렝스를 만드는 것이지 단지 보여주기식의 리프팅 능력이 아니다. 나는 벤치 프레스에 능한 선수들이 우리 시설에 올 때마다, 즉시 포커스를 고관절과 하체 쪽으로 옮기도록 노력한다.

만약 우리 시설의 선수들이 가장 약한 테스트 항목을 꼽으라면, 아마도 그건 벤치 프레스였으면 한다. 그리고 우리 선수들이 가장 강한 항목을 꼽으라면, 그것은 행 클린이었으면 한다. 나는 누워서 나오는 파워보다 고관절(엉덩이)에서 나오는 파워가 일상에서 더 중요하다고 생각한다.

## 스트렝스 차트

다음 차트는 약물을 복용하지 않는 성인 남성을 대상으로 하여, 몇몇 운동 종목에서 강하다고 여겨지는 기준들이다.

**벤치 프레스**
자신의 몸무게×1.25~1.5
몸무게가 200파운드인 선수일 경우 250~300파운드

**클린**
자신의 몸무게×1.25~1.5
위와 동일

**프론트 스쿼트**
자신의 몸무게×1.5~1.75
몸무게가 200파운드인 선수일 경우 300~350파운드

**싱글 레그 스쿼트**
자신의 몸무게×0.5로 5회 반복

**친업**
자신의 몸무게×0.5로 1회 반복

우리는 주로 싱글 레그 운동들로 훈련시키고 있고 비교할 만한 구체적인 통용 기준은 없지만, 나는 이러한 종류의 운동에서 어느 정도가 강한 기준인지 정하고 싶었다. 우리는 싱글 레그 스쿼트의 스트렝스를 측정하고 실제로 우리 선수들을 테스트해보았다. 그리고 여기서 놀랄 만한 결과들이 나왔다.

뉴저지 Devils 하키팀의 부장(assistant captain)인 제이 판돌포(Jay Pandolfo)의 경우 한쪽 다리씩 각각 95파운드(약 43kg) 11회 반복을 하였다. 보스턴대학교 하키팀의 주장 선수는 한쪽 다리씩 각각 110파운드(약 50kg, 55파운드 중량조끼를 입고 30파운드 덤벨 한 쌍을 들고) 5회 반복하였다. 우리 하키팀의 평균은 80파운드(약 36kg) 5회 반복이었다.

싱글 레그 스트렝스에 대한 기준은 80파운드(약 36kg)로 싱글 레그 각각 5회 정도가 강한 정도의 기준이 될 것이다. 그리고 그 이상 수준급(excellent)은 110파운드(약 50kg)로 싱글 레그 각각 5회 할 수 있는 것이다.

이와 같은 기준으로 등 상부 스트렝스와 친업의 기준은 몸무게에 135파운드(약 61kg)를 더해 3회 친업을 할 수 있으면 강한 남성의 기준이 된다고 본다.

여성을 기준으로 하면 45파운드(약 20kg) 3회이다.

어떤 스트렝스 코치에게 200파운드 체중의 남성에게 적절한 벤치 프레스의 기준이 무엇인지 물어본다면 아마 그럴 듯한 이유가 있는 설명을 듣게 될 것이다. 하지만 이 설명에 대해 모든 사람들이 쉽게 동의하진 않을 것이다.

그리고 유명한 스트렝스 코치에게 싱글 레그 스트렝스의 강한 기준이나 수직으로 당기는 스트렝스의 강함의 기준이 무엇인지 한번 물어보아라. 만약 그 코치가 답을 해줄 수 있다고 할지라도 상황은 비슷할 것이다.

그렇다면 싱글 레그와 등 상부 스트렝스의 기준은 무엇일까? 훈련을 하는 사람들에겐 기준과 목표치가 필요하다. 그리고 우리가 스트렝스를 얻기 위해 훈련한다면 실제로 어떤 기준을 충족해야 하는지 알아야 할 필요가 있다.

The four minute mile 경기는 운동경기 기록 갱신의 좋은 예이다. 1957년 로저 바니스터(Roger Bannister)는 1마일을 4분 안에 완주한 최초의 선수였다. 이때 그는 20세였다. 1957년의 끝 무렵, 16명의 달리기선수들이 이 명단에 이름을 올렸다. 누군가 한번 가능하다는 것을 보여주면 다른 사람들이 해낸다는 것은 놀라운 일이다.

내 목표는 스트렝스과 컨디셔닝의 세계에 '강함'에 대한 정확한 기준을 제시하여 싱글 레그와 등 상부의 스트렝스 기준치를 높이는 것이다.

## 싱글 레그 스트렝스 키우기

### 왜 우리는 한 다리로 훈련하는가

달리기는 한쪽 다리에서 일어나는 동작이다. 사실상 튀어오름의 연속과정이다. 이 때문에 수직 점프 능력과 스피드를 내는 능력은 서로 관련성이 높다. 달리기는 수평으로 튀어오름의 연속과정인 것이다. 일상생활에서나 스포츠 활동에서 두 발을 이용하는 경우는 많지 않다. 사실 두 발이 동시에 작동하여 운영되는 것은 조정경기가 유일하다고 볼 수 있다. 하지만 우리의 삶에서 이러한 활동은 극히 드물다.

1990년대 초, 번 감비타와 개리 그레이의 간단한 해부학에 기반한 강의가 인기가 있었을 당시, 내가 할 수 있었던 건 단지 강의를 듣는 것밖에 없었다. 그레이와 감베타의 견해를 따르던 사람들은 우리가 그동안 전통적으로 접근했던 두 다리를 이용한 트레이닝에 잘못이 있다고 생각했는데, 그 이유는 실제로 우리의 삶은 시상면 상으로만 움직이지 않기 때문이라는 것이다.

스트렝스 훈련에서는 계속해서 그리고 여전히 주로 두 다리를 이용하고 시상면 상 움직임을 이용한 동작을 사용하고 있다. 우리는 상지에서는 한쪽으로만 훈련하는 법을 이용해보았고 그 우월성에 대해 극찬하고 있다. 이러한 운동법을 우리는 '덤벨 트레이닝'이라고 한다. 덤벨 벤치 프레스와 인클라인 프레스, 덤벨 로와 관련한 운동들은 널리 사용되는 운동법이다. 그러나 한쪽 다리만으로 운동하는 것에 대해서는 눈살을 찌푸린다. 스텝업? 런지?

이 강의를 들을 때 나는 "무슨 소릴 하는 거야? 싱글 레그 운동? 그럼 스쿼트나 데드리프트는 어떻게 하고?" 하는 반응을 보였었다. 단지 체중만을 이용한 싱글 레그 스쿼트나 런지가 선수들이나 더 많은 근육을 만들려는 사람들에게 도움이 되는지가 당시의 나에겐 의문이었다. 아마 지금 이 글을 읽고 있는 많은 사람들에게도 이것은 납득하기 힘든 부분일 것이다.

훈련은 크게 두 가지 관점으로 나뉜다. 해부학적인 부분과 물리학적(역학적)인 부분. 물리학적인 부분에 대한 지식은 최근 수십 년간 크게 변화한 것이 없다. 그러나 우리가 흔히 기능적 해부학이라고 부르는 분야의 지식은 확실히 발전되고 있다. 기능적 해부학이 제시하고 있는 개념들이 나를 기능적 트레이닝으로 이끌었다.

한쪽 팔 또는 한쪽 다리(single-limb)를 이용한 트레이닝은 이 새로운 지식으로부터 나온 산물이다. 이 트레이닝은 더 많은 근육들을 활성화시켜 더 많은 근성장과 스트렝스 생성을 촉진한다. 몸이 일을 하는 방식을 이해하면, 단지 주동근뿐만 아니라 안정화근과 중립화근을 이용하는 운동법들을 개발하고 이용할 수 있다.

우리 선수들은 일주일에 최소한 2회는 올림픽 리프팅을 한다. 그리고 일반적으로 프런트 스쿼트와 데드리프트는 최소한 일주일에 1회는 하고 있다. 그러나 앞으론 어떤 종류라도 두 다리를 동시에 이용한 스쿼트는 프로그램에서 제외할 것이다.

싱글 레그 운동은 퍼포먼스와 근성장, 두 가지 측면 모두에서 좋은 결과를 가져온다. 싱글 레그 운동의 우월한 효과는 해부학적 증거들에서 찾을 수 있다. 결과적으로, 우리 선수들과 개인 트레이닝을 받는 고객들은 모두 많은 양의 싱글 레그 운동들을 하고 있다.

인체의 전면 사슬에서 외측 하위체계를 볼 수 있는데, 외측 하위체계는 중둔근, 내전근, 요방형근으로 이루어져 있다. 싱글 레그 스쿼트를 할 때처럼 한쪽 다리로 서 있을 때, 우리는 두 다리로 스쿼트를 할 때보다 이 세 근육을 더 많이 동원한다.

외측 하위체계의 핵심적인 기능은 이런 부가적인 근육들이 주동근이 아니라 안정화근으로 작동하게 하는 것이다. 전통적인 방식의 스쿼트에서 이 근육들은 주동근으로 작용하고 안정화근으로는 작용하지 않는다.

아마 당신은 이런 반문을 할지도 모른다. "우리는 전통적인 방식으로 수십 년간 트레이닝해왔고 효과를 봐왔어." 하지만 난 이 말에 동의하지 않는다. 우리는 몇 년 동안 이러한 방식으로 훈련을 해왔지만, 이 방식이 효과가 있다는 것에 동의하지 않는다. 만약 우리가 해왔던 방식들이 그렇게 효과가 좋은 것이라면, 왜 그 많은 ACL 파열과 허리부상들이 일어났을까? 나는 진심으로 싱글 레그 훈련법이 무릎부상의 예방과 허리에 관련한 문제들에 관한 트레이닝에 있어 최고의 방법이라고 생각한다. 두 다리 트레이닝이 두 다리 스트렝스를 만들어낼지 모르지만, 싱글 레그 트레이닝이 가진 부상 예방 효과를 가지고 있진 않다.

또다른 문제는: 두 다리 스트렝스는 싱글 레그 스트렝스와의 연관성이 없다는 것이다. 나는 500파운드 이상 스쿼트할 수 있는 수많은 선수들이 기능적 스트렝스의 부족으로 싱글 레그 스쿼트를 할 수 없었던 모습을 봐왔다.

싱글 레그 스트렝스는 스트렝스 프로그램에서 빈번히 간과되고 있는 요소이나, 이 항목은 스피드 증가와 부상발생률의 감소에 있어서 핵심적인 기능을 한다. 싱글 레그 스트렝스와 안정성은 하체 스트렝스에 있어 필수적이며 퍼포먼스 트레이닝의 질에서 가장 중요한 역할을 한다.

더블 레그 스쿼트를 하지 말라는 이야기가 다소 과한 소리로 들릴 수도 있지만, 사실 나는 지금 스트렝스 프로그램에서 싱글 레그 운동의 중요성에 대해 강조하는 것이다. 불행히도 대부분의 스트렝스 프로그램은 스쿼트나 레그 프레스, 혹은 레그 익스텐션이나 컬과 같은 명백히 기능적이지 않은 전통적 방식의 두 다리 운동에만 초점을 맞추고 있다.

## 골반 안정화근

골반 안정화근의 작용은 싱글 레그 스탠스와 더블 레그 스탠스에서 달라진다. 싱글 레그 운동들은 중둔근, 요방형근, 그리고 내전근 근육군들이 안정화근과 중립화근으로 작용하게 하는데, 이는 스포츠 기술에서 필수적인 요소이다.

대내전근은 고관절 신전에 작용하는 대둔근의 협력근과 안정화근으로 중요한 역할을 하는데, 이와 같은 관점에서 싱글 레그 스트렝스 강화가 필요하다는 것을 알 수 있다. 편측 운동은 내전근들을 강화한다. 이를 통해 대둔근의 외전과 외회전과의 균형을 이룬다.

싱글 레그 트레이닝은 우리가 현재 이해하고 있는 기능적 해부학 지식을 이용하여 트레이닝에 적용하는 간단한 논리적인 과정이다. 아래에 있는 그림은 두 다리 트레이닝에 동원되는 근육들과 다르게 작용하는 싱글 레그 트레이닝에 동원되는 근육들을 보여주고 있다.

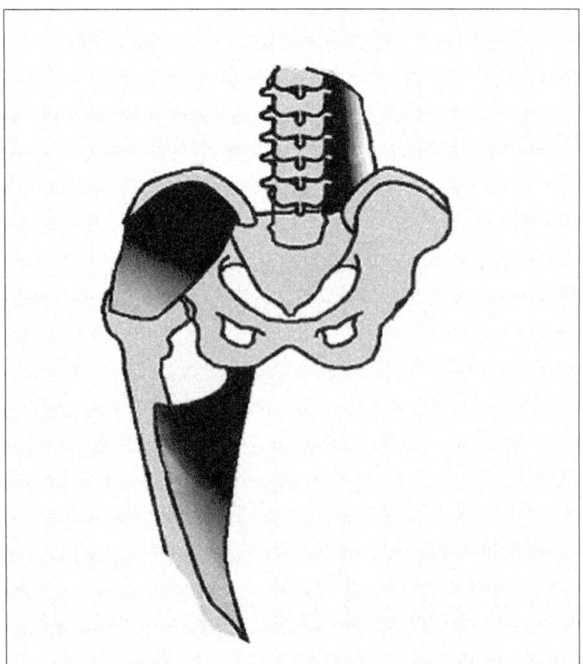

싱글 레그 작용에서 골반을 안정화시키는 근육들

골반의 핵심적인 안정화근들은 러닝과 점핑이 들어가는 그 어떤 활동들에서도 필수적인 역할을 하는데, 전통적 방식의 두 다리 운동들에서는 이 근육들에 주는 자극이 매우 적다.

싱글 레그 스트렝스가 무릎 부상을 줄이는 중요한 요소라는 것이 최근에야 알려지기 시작하고 있으며, 재활 프로그램 대부분의 주된 요소이자 무릎부상 예방 프로그램의 핵심적인 부분으로 도입되고 있다.

싱글 레그를 훈련하는 것은 단순히 기능적 해부학을 훈련에 적용시키는 것이다. 스포츠의 거의 모든 동작들은 스플릿 스탠스나 두 발이 평행한 스탠스에서 한쪽 발을 바닥에서 밀어 떨어뜨리는 움직임에서 이루어진다. 즉 싱글 레그 트레이닝은 몸이 디자인된 이치에 맞게 훈련하는 것이다.

선수에게 싱글 레그 훈련을 적용하면, 선수의 다리에 더 많은 자극을 줄 수 있고, 사용 가능한 더 많은 스트렝스를 만들 수 있으며, 고객의 허리를 피해 더 많은 무게를 부과할 수 있다. 허리는 흔히 스쿼트와 같은 양측성 운동에서 약한 연결고리(약점)로 간주된다.

만약 트레이닝의 목표가 더 크고, 강한 싱글 레그를 만드는 것이라면, 이와 같은 훈련법에 타깃을 맞추는 것은 항상 좋은 선택이 될 수 있다. 이 방법은 척추에 무거운 무게로 부담을 주지 않기 때문이다.

## 싱글 레그 스트렝스 강화

내가 『Functional Training for Sports』를 썼을 때, 나는 우리가 싱글 레그 스쿼트를 할 수 있는 선수들과 함께했다는 것이 굉장한 일이라고 생각했었다. 나는 편측 트레이닝의 초기 지지자였고, 우리 시설의 남녀 선수들 모두에게 이 운동을 하도록 밀어붙였다.

그 결과 나는 우리 선수들 사이에서 일종의 안주감이 돌고 있는 것을 알게 되었다. 그들은 마치 나와 같은 마음을 지닌 것 같았다. 그들은 어느 정도 외부 저항을 가지고도 싱글 레그 스쿼트를 해낼 수 있는 것에 대해 기뻐했다. 그들 중 일부는 실제로 굉장히 강해졌고, 일상적으로 20~25파운드 덤벨들을 들고 운동할 수 있었다.

시간이 지나면서, 더 무거운 덤벨로는 적절한 자세로 동작을 취하기 어려워졌고, 여기서 20파운드 이상을 한번에 싣기 위해 중량조끼를 이용했다. 즉 우리가 편안히 무게를 증가시킬 수 있는 최고 중량이 대략 60파운드 가량이라는 것이다. 무게를 더하는 것에서 생기는 문제들을 해결하기 위해 우리는 X-Vest를 구매했다. X-Vest는 이론적으로 80파운드까지 무게를 늘릴 수 있다. 우리는 40~50파운드로 조끼의 무게를 맞춰 사용했다.

우리는 또 다른 어려움에 처하게 되었는데, 이는 두 다리로 하는 스쿼트를 지도하는 많은 코치들이 처하는 것과 같은 문제이다. 바로 다루는 무게가 늘어날수록, 스쿼트를 내려가는 깊이가 줄어든다는 것이다.

스쿼트의 깊이 문제를 해결하기 위해, 우리는 두 다리 프런트 스쿼트에서 깊이 문제를 해결하는 것과 같은 방법을 이용했다. 선수 뒤에 박스를 두고 스쿼트를 할 때 엉덩이로 터치하게 하는 것이다. 현재 우리는 스쿼트의 깊이를 충분히 만들 수 있고, 무게 증가 역시 원활하게 이루어지고 있다.

처음 피스톨 버전 스쿼트를 할 때 몇몇 선수들은 허리통증을 호소했는데, 특히 긴 대퇴골을 가진 사람들이 주를 이루었다. 우리는 박스 두 개를 이용하여 이 문제를 해결하였는데, 박스 하나 위에 서서 스쿼트를 하고 나머지 하나는 스쿼트의 깊이를 만들기 위해 사용했다. (아래 그림 참고)

박스 위에 서서 싱글 레그 스쿼트를 함으로써, 고관절을 접을 수 있고, 운동하지 않는 다리는 곧게 펼 수 있게 되었다. 이를 통해 운동하지 않는 다리의 햄스트링의 유연성 부족을 해결하고, 흉추의 가동성 문제를 해결하였다. 퍼포먼스를 방해하는 요소들을 제거함으로써 현재 순수하게 한 다리 스트렝스에 집중할 수 있게 되었다.

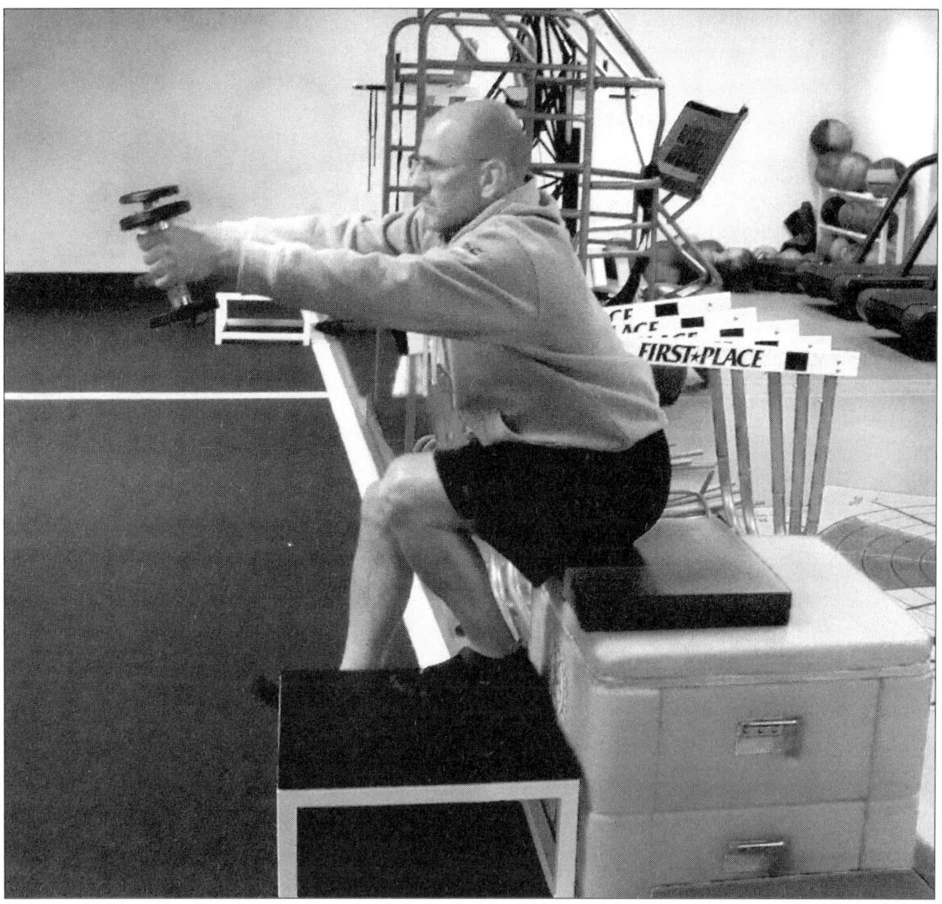

## 싱글 레그 운동의 분류

최근 10년간 스트렝스와 컨디셔닝 그리고 퍼스널 트레이닝 분야에서 일어난 한 가지 큰 변화는 기능성과 움직임의 다면성을 강조하고 있다는 것이다. 이전의 코치들이 스쿼트나 레그 프레스와 같은 양측성 운동에 의존하고 있었다면, 현재 우리는 일반적으로 런지나 싱글 레그 스쿼트와 같은 운동들을 사용하고 있다.

다음 내용에서부터 우리는 싱글 레그 운동들을 상대적인 차이점들과 효과들의 기준으로 나누어볼 것이다. 그리고 우리 운동 프로그램의 어떤 부분에서 각 운동들이 가장 적합한지 논의할 것이다.

우리 선수들에게 싱글 레그 운동들을 적용하는 빈도가 늘어감에 따라, 우리는 이러한 종류의 운동들을 단계별로 분류하였다. 이렇게 적용 가능한 범위가 넓은 운동들의 경우 어떤 사람에게 어떤 운동이 적합한지, 그리고 어떤 시점에 어떤 운동을 적용할지를 선택하는 것이 어려운 점 중 하나이다.

운동을 하고 나서 심한 근육통을 느낄 수 있는 런지와 같은 어려운 운동들이 마치 하체와 관련한 문제에 만병통치약처럼 처방되는 경우들을 종종 볼 수 있다. 최근에 하체에 관련한 운동은 무엇이 있을까? 하면 런지를 하는 것 같다. 그러나 초심자에게 이렇게 난이도가 높은 운동을 처방하는 것은 편측 운동의 세계에 입문하는 것을 어렵게 한다. 처음부터 런지를 시키게 되면 그 다음 며칠간 훈련에 지장을 줄 수도 있다.

싱글 레그 운동들을 살펴보면 무릎이 지배적으로 작용하는 운동들, 스쿼트와 같은 움직임을 보이는 운동들, 그리고 고관절이 지배적으로 자용하는 운동들로 나뉘거나, 혹은 둔근과 햄스트링이 우선 작용하는 운동들과 스트레이트 데드리프트 종류의 운동들, 혹은 브릿지 운동들로 나뉜다.

싱글 레그 운동들의 필요성에 대한 연구가 진행됨에 따라 싱글 레그 무릎 지배적 운동들을 분류할 필요가 생겼는데, 하나는 싱글 레그 스쿼트와 같은 정적 운동들, 다른 하나는 런지나 슬라이드보드 런지와 같은 동적인 운동들이다.

정적 싱글 레그 운동들은 발의 위치에 변화가 없는 운동들이다. 한쪽 발 또는 두 발 모두 바닥에 고정시킨 채 하는 운동들이다. 몸은 시상면상 위, 아래 혹은 래터럴 스쿼트에서처럼 전두면상 좌우로 움직인다.

정적 무릎 지배적 운동은 정적 비 지지성 운동과 정적 지지성 운동으로 나뉠 수 있다.

### 정적 지지성 운동

싱글 레그 지지성 운동들은 운동하지 않는 다리로 운동을 지지하는 자세를 취한다. 운동하지 않는 쪽 다리는 스플릿 스쿼트처럼 바닥에 둘 수도 있고, 벤치에 둘 수도 있다. 이러한 종류의 운동들은 신체의 이동이 일어나지 않기 때문에 동적 운동이 아니다. 무게중심이 몸을 지탱하는 기반 안에 있고, 발의 위치는 변하지 않는다.

스플릿 스쿼트는 우리의 분류를 적용하면 싱글 레그, 정적, 지지성 운동이다. 이 운동은 정적이다. 런지처럼 몸의 이동이 없다. 걷는 동작도 없다. 이 운동은 지지성이다. 뒤에 위치한 발은 바닥이나, 박스, 벤치 또는 다른 어떤 것과 접촉해 있는 상태를 유지한다. 또 다른 예로 싱글 레그 벤치 스쿼트, 레터럴 스쿼트, 그리고 로테이셔널 스쿼트가 있다.

뒤쪽 발을 위로 올린 스플릿 스쿼트는 난이도가 올라가긴 했어도 여전히 정적, 지지성 운동이다. 변한 것은 부하가 앞쪽 다리로 더 옮겨진 것뿐이다. 이 운동은 스플릿 스쿼트보다 좀 더 힘들고, 이 때문에 좀 더 수준 높은 선수들에게 적합할 것이다. 이 운동은 정말 중요한 싱글 레그 스트렝스 운동이지만 여전히 정적인 운동 범주에 속한다.

지지성 운동들과 싱글 레그 스쿼트 또는 다른 비 지지성 운동들이 골반에 끼치는 영향들은 매우 다른 양상을 보인다. 이런 양상들은 운동시 골반이 해야 하는 역할에 따라 달라진다.

싱글 레그 지지성 운동들은 싱글 레그 트레이닝의 입문 운동으로 적절하고 항상 동적 운동들을 시작하기 전에 도입해야 한다.

싱글 레그지지 운동의 또 다른 장점은 유연성 강화에 도움을 준다는 것이다.

### 정적 비 지지성 운동

정적 비 지지성 싱글 레그 운동들은 오직 한쪽 다리로만 움직이는 동작들로 구성되어 있다. 동작을 하는 동안 운동을 하지 않는 다리는 바닥 또는 벤치와 같은 어떠한 사물과도 접촉하면 안 된다. 진정한 의미의 정적 비 지지성 운동은 싱글 레그 스쿼트 종류의 운동들이다. 이러한 종류의 운동들은 책마다 싱글 레그 스쿼트, 밸런스 스쿼트, 또는 스탭 다운스라는 이름으로 불린다.

싱글 레그 스쿼트는 무릎 안정성에 관한 훌륭한 예다. 아마 이보다 더 좋은 예를 찾기 힘들 것이다. 누군가 싱글 레그 스쿼트를 하는 것을 보면 즉시 안정성에 대한 생각을 떠올려야 한다. 무릎 안정성은 비 지지성 환경, 싱글 레그라는 용어가 들어가는 운동들에 필수적인 능력이다.

많은 싱글 레그 비 지지성 운동들은 흔히 동적 웜업 운동으로 사용되고 그 기능상 숙련된 사람들에게 적합한 운동이다.

### 이월효과의 제한점

최근까지도 나는 정적 비 지지성 운동과 정적 지지성 운동의 차이점을 명확히 구분하지 못했었다. 그러나 스트렝스 & 컨디셔닝 코치인 카렌 우드는 이 차이점을 내게 알려주었는데, 싱글 레그 지지성 운동들은 싱글 레그 비 지지성 운동들에 대한 이월효과(carryover)가 제한적이라는 것이다. 즉 스플릿 스쿼트나 뒤쪽 발을 올리고 하는 스플릿 스쿼트를 하여도 그 운동효과가 싱글 레그 스쿼트의 퍼포먼스로 전달되지 못한다는 것이다.

정적 지지성 운동들에서 고관절 회전근군, 내전근군과 중둔근이 대퇴골 안정화에 능동적인 역할을 하지 않는다. 정확히 시행한 정적 비 지지성 운동들에서는 고관절 회전근군, 내전근군과 중둔근들이 대퇴골의 내회전을 막기 위해 능동적으로 활성화되어야 한다.

정적 비 지지성 운동은 근본적으론 움직임 3면에서 일어난다. 즉 움직임은 시상면상에서 일어나지만, 동시에 안정화근들이 동작이 일어나는 동안 전두면과 횡단면상의 움직임을 막아야 하기 때문이다.

방금 설명했다시피, 정적 비 지지성 운동은 자동적으로 움직임 3면에서 동작이 생겨난다. 그리고 이때 안정화근들은 회전을 제한하는 역할을 한다. 우드의 사고과정은 우리가 지금 논의하려 하는 단계별 움직임 범위에 대한 운동들을 만들어내게끔 도움을 주었다.

## 동작 범위 늘리기

이 일을 시작한 초기에는 부분적인 움직임을 이용한다는 생각에 대해 부정적이었다. 슬개골대퇴통증을 가진 선수들의 재활을 하게 되면서, 하체의 움직임 범위에서 대퇴부를 컨트롤하는 것이 중요한 역할을 한다는 것을 깨닫게 되었다. 어떤 선수들은 스플릿 스쿼트나 싱글 레그 벤치 스쿼트와 같은 정적 지지성 운동들에선 완전 가동범위로 동작을 할 수 있으나, 비 지지성 환경에선 동작을 컨트롤할 수 없는 경우가 있기도 하다. 하지의 스트렝스는 대퇴부의 동작을 컨트롤해야 하는데, 이런 경우에는 제 역할을 하지 않고 있는 것이다.

이러한 콘셉트에 입각하여 우리 센터에서는 싱글 레그 스쿼트를 오직 통증이 느껴지지 않는 선의 범위에서만 동작을 시킨다. 이 범위에서 고관절 내전과 내회전에 관련한 대퇴부의 조절능력이 발휘되도록 하는 것이다.

즉, 스쿼트를 깊게 하는 것이 능사가 아니라는 것이다. 엉덩이 근육들을 이용하여 대퇴부를 적절히 조절할 수 있다는 전제 하에서, 스쿼트를 깊게 할 수 있도록 지도해야 한다.

단계별 움직임 범위 훈련에서는 체중만을 이용하며, 대신 동작 범위에 점차적으로 변화를 주도록 한다. 선수나 고객이 한 번 컨트롤된 움직임으로 완전 가동범위 동작을 할 수 있게 된다면, 이제 기본적인 저항운동 콘셉트의 프로그램을 진행할 수 있다.

동일 프로그램이나 혹은 워크아웃에서 싱글 레그 스쿼트를 부분적으로 실행할 때, 우리는 비 지지성 싱글 레그 운동과 단계별 동작 가동범위 콘셉트를 동시에 적용하고 난 뒤 완전 가동범위로 지지성 싱글 레그 운동을 수행한다.

## 프로그레션

런지를 하기 전에 스플릿 스쿼트를 해야 하고, 래터럴 런지를 하기 전에 래터럴 스쿼트를 해야 한다. 마찬가지로, 로테이셔널 런지나 트랜스버스 런지를 하기 전에 로테이셔널 스쿼트를 해야 한다. 이 순서를 지키지 않으면 예기치 못한 근육통이 생기거나, 훈련 프로그램의 실패, 혹은 선수들이나 고객들의 신뢰를 잃을 수도 있는 사태가 벌어지기도 한다.

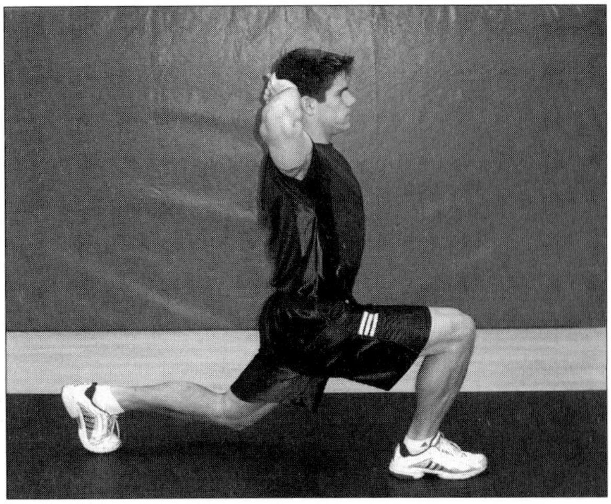

예기치 못한 근육통이 발생하는 이유는, 대부분의 훈련 프로그램들이 시상면상의 움직임을 강조하는 동작들로 구성되어 있기 때문이다. 수많은 움직임 범위들이 꾸준히 한 가지 움직임 면에서 일어나고 있다. 즉, 시상면에서 벗어난 움직임들로 인해 이전에는 사용하지 않던 근육섬유들과 동작들이 일어나게 되어 통증을 경험하게 되는 것이다.

선수들은 종종 내전근과 햄스트링 가운데 부분에서 심각한 수준의 근육통을 호소하곤 하고 어떤 때는 런지를 할 때 더 심해진다고 이야기한다. 롤퍼(Rolfer)와 토마스 마이어스(Thomas Myers)는 대내전근을 네 번째 햄스트링이라 표현했는데, 사실 대내전근은 고관절 신전근 중 세 번째로 강한 근육이다.

대내전근은 가장 강한 고관절 신전근인 대둔근의 외회전력에 대응하여 고관절 신전 동작을 보조한다. 싱글 레그 운동 중에는 무릎과 고관절에서 극단적인 굴곡동작이 일어나는데, 이로 인해 대내전근의 항회전 기능과 신전기능에 익숙하지 않은 스트레스를 발생시킨다. 이것이 심한 근육통을 일으키는 기전이며 이로 인해 부상이 발생하거나, 심지어 실제 서혜부 염좌로 혼동하기도 한다.

깊은 스쿼트, 또는 워킹 런지를 하지 않는다면 대내전근을 고관절 신전근으로 동원할 수 없다. 따라서 먼저 이런 종류의 운동을 하여 대내전근의 기능을 활성화시켜야 한다. 일반적으로 기능 활성화의 반응으로 통증(좋은 의미의)이 생기기도 한다.

내전근, 주로 대내전근은 스프린트에서 핵심적인 역할을 하는 근육이다. 파워풀한 고관절 신전근이면서 대둔근의 외회전력과 균형을 잡는 기능을 한다.

## 동적 비 지지성 싱글 레그 운동

나머지 싱글 레그 운동의 분류 중 동적 운동들이 있다. 동적 싱글 레그 운동들에서는 움직임 면에서 몸의 이동이 일어난다. 움직임 면으로 예를 들자면, 시상면의 경우 런지, 슬라이드보드 런지, 발슬라이드 런지, TRX 런지 또는 워킹 런지, 전두면에선 래터럴 런지, 그리고 횡단면 상으론 로테이셔널 런지가 있다.

동적 싱글 레그 운동들은 코치들이 시키는 운동들 중 가장 근육통을 많이 일으키는 운동 종류이며, 따라서 신중하게 수행되어야 한다.

동적 운동을 하기 전에 3주간 정적 지지성 운동을 먼저 실시해야 한다. 런지를 하기 전에 최소한 3주간 스플릿 스쿼트를 해야 한다.

### 가속 및 감속 패턴

동적 싱글 레그 운동은 가속성과 감속성 패턴으로 나눌 필요가 있다.

가속성 패턴으론 워킹 런지와 슬라이드보드 런지를 예로 들 수 있다. 가속성 운동은 운동선수가 어떤 목적지를 향해 가속해나가는 역학적 모습과 유사한 당김 동작들로 구성되어 있다. 이러한 운동은 달리기 능력 향상에 도움을 준다.

감속성 패턴에는 일반적인 런지와 래터럴 런지, 혹은 트랜스버스나 로테이셔널 버전 런지와 같은 다양한 움직임 면의 런지들이 있다. 감속성 패턴 동작들은 속도를 줄이는 능력이나 방향 전환 기술을 익히는 데 적합하다.

감속성 운동들은 부상예방 목적에 적합한 반면, 가속성 운동들은 움직임 능력을 향상시키는 목적에 잘 맞다. 그러므로 두 운동 모두 필수적이다. 그러나 이 두 패턴의 운동들의 차이가 현격하기 때문에, 서로 간에 연관성이 깊지도 않으며 서로 간에 대체하여 실행할 수는 없다.

한편, 가속성 동적 싱글 레그 운동들은 그 이름이나 분류가 잘못되어 있다. 워킹 런지, 발슬라이드 런지, 슬라이드보드 런지들이 무릎 지배적 운동으로 보이나, 사실상 고관절 지배적 운동이기 때문이다.

비록 워킹 런지나 슬라이드보드 런지의 모습이 일반적인 푸시백(push-back) 런지와 닮아 보이긴 하지만, 근육이 작동하는 방식은 완전히 다르다. 일반적인 스타일의 런지는 무릎 지배적인 동작이고 대퇴사두근에 기인하는 동작이며 심한 근육통을 일으키진 않는다. 그러나 여러 종류의 워킹, 슬라이드보드, 그리고 발슬라이드 런지들은 일반적이지 않은 근육통들을 일으킨다. 특히 위에서 살펴본 바와 같이 장내전근 부위에 이러한 통증들이 발생한다.

싱글 레그 운동 프로그램을 효과적으로 기획하기 위해서는 이와 같은 완전히 새로운 차원의 개념을 고려해야 한다. 나의 경우에는 정적 버전의 운동들에 무게를 두고 동적 버전의 운동들을 많이 수행하진 않는다. 하지만 사실상 가속성 동작들이 가장 두루 사용되는 옵션일 것이다.

## 싱글 레그 프로그레션

### 동적 웜업

정적 지지성 운동들을 웜업에 포함시키고 맨몸 스쿼트와 같은 두 다리 운동들에 집중하라. 그리고 좀 더 수준이 높은 선수들의 경우에는 비 지지성 싱글 레그 운동들을 시킬 수도 있다. 어쩌면 동적 싱글 레그 웜웝이 당신의 고객이 해본 운동 중 가장 강렬한 동작일 수도 있다. 첫 번째 주의 스트렝스 파트에서는 하나 또는 두 가지 기본적인 두 다리 운동을 시키도록 한다.

만약 첫 3주 동안 움직임이 있는 동적 웜업을 한 가지 넣는다면 백 런지 워크(back lunge walk)만을 추가해볼 수 있을 것이다. 이 운동은 포워드 런지 워크(forward lunge walk)와 달리 내전근에 생길 수도 있는 극심한 근육통을 피할 수 있는 운동이다.

### 1~3주

스플릿 스쿼트 1X3-4-5(한 주당 1회씩 반복 횟수를 늘린다.)

래터널 스쿼트 1X3-4-5

로테이셔널 스쿼트 1X3-4-5

### 4~6주

싱글 레그 스트렝스 운동

정적 비 지지성 운동의 동적 버전을 도입할 때, 워크아웃 당 한 가지 운동을 넣도록 한다. 이때 먼저 런지로 시작하여 그 다음은 래터럴 런지, 그리고 최종적으로 로테이셔널 런지나 트랜스버스 런지로 넘어가도록 한다. 이 순서는 물리치료사인 존 팔로프가 처음 제안한 부분인데, 먼저 시상면상의 움직임에서 전두면, 마지막으로 횡단면으로 움직임 면을 이동하는 것이다.

## 후면부 사슬 트레이닝

우리의 훈련 프로그램에서 백 스쿼트를 빼버린 후 생긴 변화는 선수들의 허리통증 호소가 크게 줄었다는 것이다. 우리는 두 다리로 하는 데드리프트도 많아야 일주일에 한 번 정도로 제한했다. 그리고 두 다리로 하는 로마니언 데드리프트나, 스트레이트 레그 데드리프트는 절대로 시키지 않았다.

나는 한 번 스쿼트에서 싱글 레그 운동에 적합한 무게를 잘 계산해냈기에 두 다리로 하는 모든 스쿼트를 중단시킬 수 있었고 이 계산법으로 나온 결과로 싱글 레그 버전의 운동에 적용만 시키면 됐다.

그리하여 나는 이와 같은 방식을 우리의 변형된 스트레이트 레그 데드리프트에 적용시켜보았다. 이 무게 계산은 오로지 한 다리 버전에만 사용했고, 우리가 늘 상 해온 운동인 행 클린의 1RM을 기준 무게로 정했다. 싱글 레그 스트레이트 레그 데드리프트에서 싱글 덤벨로 변형된 싱글 레그 스트레이트 데드리프트, 줄여서 1L SLDL을 진행한다.

만약 운동을 진행해나가면서 한 손으로 들기에 덤벨의 무게가 지나치게 무거워지기 시작하면, 덤벨을 두 손에 하나씩 두 개 들거나, 스트레이트 바로 도구를 변경하도록 한다. 덤벨을 하나만 들고 하는 버전이 더 기능적이긴 하지만, 덤벨의 무게가 대략 80파운드가량 되기 시작하면 한 손으로만 들기에 너무 무겁다. 갑자기 한 손에 80파운드를 들다가 45파운드 덤벨 두 개를 들면, 인체의 후면사슬에 걸리는 부하는 10파운드가 늘지만, 더 가볍게 느껴진다.

일반적인 스트레이트 레그 데드리프트에서 싱글 레그 버전의 데드리프트로 변경했을 때 처음 맞닥뜨리게 된 문제는 기술적인 부분과 무게 선택에 관한 부분이었다. 우리는 두 가지 치명적인 실수를 했다.

- 다리를 지나치게 곧게 펴게 한 문제
- 부하를 지나치게 가볍게 한 문제

첫 번째 실수에 대한 해결책은 폴 첵의 방식으로부터 나왔다. 첵은 무릎을 신전시킨 스트레이트 레그는 햄스트링을 지나치게 동원한다고 주장했다. 많은 선수들은 약한 둔근을 가지고 있고, 햄스트링과 협력적으로 작용하기 때문에 햄스트링의 문제가 야기될 수 있다는 것이다. 나는 첵의 주장대로 변형해보았고, 그러자 둔근의 자극을 느끼게 될 수 있었다. 첵은 무릎을 20도 정도 구부려야 한다고 일관되게 이야기하며, 나 역시 이에 동의한다.

두 번째 문제는 무게 부하와 관계가 있다. 어느 정도가 무거운 무게일까? 왜냐하면 우리 시설에서는 일반적인 데트리프트를 하지 않기 때문에, 공식의 기초가 될 다른 기준점이 필요했다. 우리는 정기적으로 행 클린 무게를 테스트해왔기 때문에, 행 클린의 1RM의 퍼센트 비율을 시작 기준으로 삼았다. 왜냐하면 행 클린은 고관절과 등 신전근들의 스트렝스와 파워에 대한 신뢰할 만한 척도이기 때문이었다.

우리는 선수가 할 수 있는 행 클린 1RM의 20퍼센트를 기준으로 시작했고, 이 무게는 가벼운 것으로 입증되었다. 그리고 나서 우리는 진도를 빠르게 나갔다. 대부분의 선수들은 80~100파운드로 싱글 레그 SLDL을 할 수 있게 되었다.

하지만 운동이 진행될수록 결국 스트레이트 바벨이나, 한 쌍의 덤벨 버전의 운동으로 바꿀 수밖에 없었는데, 한 손으로 그 무게를 들기에는 너무 무거웠기 때문이다. 선수들은 스트레이트 바벨, 한 쌍의 덤벨로 행 클린 1RM의 50퍼센트까지 무게를 다룰 수 있었고, 이론적으로 행 클린 1RM이 275파운드라면, 70파운드 덤벨 두 개를 다룰 수 있다는 뜻이다.

## 싱글 레그 스쿼트 무게 정하기

싱글 레그 운동을 제대로 하기 위해선 선수의 몸무게와 외부 부하(external load)에 대한 고려를 해야만 한다. 몸무게는 싱글 레그 운동 부하의 대부분을 차지한다. 이러한 이유에서 많은 코치들이 싱글 레그 스쿼트를 위한 외부 부하를 선택하는 데서 어려움을 느낀다. 우리는 싱글 레그 스쿼트의 무게를 정하는 것에 점프 스쿼트의 무게를 추정하기 위해 이용한 다양한 비율을 적용한 것과 동일한 과정을 따르는 것이 유용하다는 것을 알아냈다. 선수에게 적용할 무게를 계산하기 위해 total system weight를 계산해야 한다.

Total system weight는 몸무게와 프런트 스쿼트의 최대 무게를 합한 값이다.

예: 몸무게가 200파운드인 선수의 프런트 스쿼트 최대 무게가 400파운드라고 한다면, total system weight는 600파운드이다. 우리는 일반적으로 total system weight의 40퍼센트에서 몸무게를 빼고 난 뒤 2로 나눈 값을 덤벨 무게로 정한다.

즉, 600파운드의 40퍼센트는 240파운드인데, 여기서 몸무게인 200파운드를 빼고 이를 2로 나눈 값은 (240−200)/2=20파운드이다.

이 선수는 20파운드의 덤벨들(한 쌍)로 반복 횟수 5회로 구성된 세트로 운동을 하면 되는 것이다.

그런데 여기서 다시 문제가 발생하는 부분이 생기곤 하는데, 예를 들어 체중이 300파운드이며 프런트 스쿼트를 300파운드하는 사람의 경우, total system weight는 위의 사람과 같지만, 싱글 레그 스쿼트를 하는 데 더 어려움을 겪을 것이라는 사실이다.

사실, 이 공식에서는 negative number라는 요소를 도출해낼 수 있다.

$$BW + FS = 300 + 300 = TSW$$

$$\text{negative number} = (TSW \times 0.4) - BW = 240 - 300 = -60$$

negative number를 가진 선수들은 심지어 외부 부하가 없는 맨몸으로도 싱글 레그 스쿼트를 하는 데 어려움을 겪을 것이다. 그러나 우리는 이러한 경우에도 5파운드짜리 덤벨들을 이용하는데, 이 덤벨들이 효과적인 카운터 밸런스(counterbalance)를 만들어내고 실제로 움직임을 더 쉽게 만든다. 여기서 재밌는 점은 양손에 각각 5파운드짜리 덤벨을 드는 것이 10파운드 덤벨 하나를 드는 것보다 더 쉽게 싱글 레그 스쿼트를 할 수 있는 모순적이 상황이 벌어진다는 것이다.

체중에 비해 큰 스트렝스를 가진 선수들(일반적으로 프론트 스쿼트로 자기 체중의 2배 이상을 드는)을 위한 부하 증가는 중량조끼와 덤벨들을 함께 이용한 조합이 가장 좋은 선택사항이다.

### 프로그레션

1~3주

리칭 원 레그 스트레이트 레그 데드리프트

양손을 뻗는 동작은 뒤쪽으로 보낸 다리를 길게 하려는 작용을 만들어내는 동시에 이렇게 몸을 앞뒤로 뻗는 움직임은 흉추의 신전근들을 동원(recruits)한다.

4~6주

싱글 덤벨 원 레그 스트레이트 레그 데드리프트

부하가 늘어남에 따라, 이 부하는 몸이 회전하는 지점으로 가까워지게 된다. 이 결과 허리에 가해지는 부담이 줄어들고 대략 80파운드까지 다룰 수 있는 무게가 늘어나게 된다.

7~9주

더블 덤벨 원 레그 스트레이트 레그 데드리프트

이제 여기서부터는 80파운드 이상의 무게를 다루기 시작할 것이다.

## 싱글 레그 Exercises

싱글 레그 스트렝스 운동은 레벨1, 2, 3로 나뉜다. 모든 선수들은 훈련 수준과 상관없이 3주간 레벨1 운동으로 시작해야 한다. 진전을 보이는 선수들은 레벨2 운동에 들어가는데, 레벨2의 거의 모든 운동들은 외부 부하를 이용한다. 이때 한 운동을 마스터해야 다음 운동으로 나아갈 수 있다. 레벨1의 운동을 마스터하고 난 뒤 레벨2 운동으로 진행한다.

- Half-foam roller, 둥근 면을 위로 향하게 놓고
- Half-foam roller, 둥근 면을 아래로 향하게 놓고
- Airex pad
- Half-foam roller를 exercise bench 위에 놓고 불안정성 위에 불안정성을 추가

대부분의 싱글 레그 운동들은 자신의 체중을 이용하여 운동 단계를 진행하기에 적합한 운동들이다. 처음 3주간은 외부 부하 없이 오로지 자신의 몸무게만으로 훈련한다. 이때 각 다리에 적용되는 반복 횟수는 주당 8회, 10회, 12회씩으로 늘어난다. 이러한 방식은 우리가 평소에 사용하는 기본적인 저항운동 진행단계이다.

물론 수준 높은 선수들의 경우에 처음부터 바벨이나 덤벨, 혹은 중량조끼를 이용해서 운동할 수도 있겠지만, 그 선수들이 이전에 싱글 레그 트레이닝을 받아본 경험이 없거나, 본인이 크거나 약할 경우 훈련 초기부터 낙담할 수도 있다.

체중이 많이 나가거나, 키가 크거나, 어린 선수들은 흔히 훈련 초기에 싱글 레그 운동을 하기 힘들어 할 수도 있다. 만약 당신의 선수가 역학적으로 불리한 신체 구조나 체중 대비 스트렝스 비율이 나쁜 상태라면 더 어려운 싱글 레그 운동으로 몰아붙이지 마라. 대부분의 어린 선수들은 이러한 범주에 속해 있을 것이다. 선수의 운동능력이 개선됨에 따라, 더 난이도가 있는 운동들을 추가로 수행할 수 있다. 다만 이때 최소한 제대로 된 자세로 반복 횟수를 5회 이상 실행 가능한 상태여야 다른 운동들을 더할 수 있다.

### 후면부 사슬 고관절 지배 싱글 레그 트레이닝

고관절 지배 싱글 레그 운동의 흥미로운 점은 이 운동이 단지 한쪽 다리를 이용하는 것 뿐만 아니라 단일 관절(single-joint) 운동이기도 하다는 것이다. 그동안 우리는 단일 관절운동에 대한 쓸데없는 논쟁을 벌여왔다. 시간이 지남에 따라 이건 얼마나 많은 관절이 운동에 동원되느냐가 아니라, 얼마나 많은 근육들이 동원되느냐가 더 중요하다는 것을 깨달았다. "단일 관절운동을 하지 마라."는 주문은 지나치게 단순한 이야기다. 물론 나는 래터럴 레이즈나 레그 익스텐션과 같이 전혀 기능적인 고려를 하지 않고 단일 근육만을 사용하려는 운동들을 좋아하지 않지만, 싱글 레그 스트레이트 레그 데드리프트는 선호한다.

싱글 레그 스트레이트 레그 데드리프트는 단일 관절 운동이다. 이 동작을 할 때 동원되는 근육의 수는 레그 익스텐션이나 레그 컬에서 사용되는 근육보다 많다. 움

직이는 관절의 수가 아니라, 두 가지 다른 움직임 면에서 안정성을 만드는 동안, 남은 한 움직임 면에서 관절을 움직이는 조합된 동작이 중요하다.

싱글 레그 스트레이트 데드리프트의 움직임은 시상면상 힙 힌지 동작의 일종이다. 그러나 이 움직임이 일어나기 위해서는 척추 기립근, 하부 승모근과 능형근이 척추와 견갑골을 안정화시켜야만 한다. 고관절 회전근들과 골반의 안정화근들은 시상면상의 골반 움직임을 조절한다. 상대적으로 간단하게 보이는 단일 관절운동이라 할지라도 수많은 근육들 사이의 협력 작용 측면에서 살펴본다면, 사실상 극도로 복잡한 기전을 가진 운동인 것이다. 게다가 싱글 레그 스트레이트 레그 데드리프트는 둔근과 햄스트링에 많은 자극을 주면서 동시에 허리에 대한 부담이 두 다리를 이용한 버전보다 50퍼센트나 적다.

위와 같은 설명은 슬라이드보드 레그 컬에서도 동일하게 적용될 수 있는데, 이 운동 역시 단일 관절운동이라고 할 수 있다. 생체역학적으로 어떤 사람들은 이 운동이 머신에 엎드려서 하는 머신 레그 컬과 동일하다고 주장할 수도 있다. 이전에 살펴본 바와 같이 슬라이드 레그 컬은 머신 레그 컬보다 상위의 운동이라 할 수 있는데, 슬라이드 레그 컬에서 햄스트링 단독으로 무릎을 굴곡 시키기 위해서는 대둔근과 햄스트링이 함께 작용해 고관절을 신전 상태로 유지해야 하기 때문이다. 사실 슬라이드 레그 컬에서 햄스트링은 고관절 신전의 협력근과 무릎 굴곡의 주동근으로 작용하는 두 관절기능을 수행하고 있다.

단순히 단일 관절운동이 나쁘고 다중관절운동이 좋다는 식의 관점이 아니다. 만약 선수의 퍼포먼스를 향상시키려 하거나, 부상발생 가능성을 줄이려 하거나, 혹은 보디빌더가 잘 쓰이지 않는 근육들을 자극하는 것 같다면, 싱글 레그 스쿼트나 싱글 레그 스트레이트 레그 데드리프트 그리고 슬라이드보드 레그 컬을 훈련 프로그램에 도입해보라.

이러한 점들을 고려한다면 스트렝스 & 컨디셔닝 코치들이나 퍼스널 트레이너들의 무릎 지배적 싱글 레그 운동에 대한 다양한 옵션들을 확장시키고, 활용 가능한 방법들이 늘어날 것이다.

## 싱글 레그 안정성 훈련

싱글 레그 안정성을 발달시키는 것은 오늘날 여러 선수들이 가지고 있는, 만성적으로 하체에서 발생하는 여러 가지 문제들에 대한 '만병통치약'이 될 수 있다. 수많은 선수들이 슬개골 연화증, 슬개건증, 혹은 다른 슬개대퇴증후군들과 같은 무릎 문제들로 고생하고 있다. 이와 같은 문제들은 종종 무릎관절 자체나 혹은 슬개골과 관련해서 발생한다. 트레이너들과 치료사들은 이 문제들을 슬개골 주행 문제로 여기고 대퇴사두근에 대한 제한된 가동범위에서의 스트렝스 강화를 추천한다. 이런 관점이 예전 개념임에도 불구하고 여전히 많은 트레이너들과 치료사들이 이와 같은 개념들에 매달리고 있다.

만성적으로 무릎통증을 호소하는 대부분의 선수들은 싱글 레그 스쿼트시 하체에서 불안정성을 쉽게 보인다. 이것은 사실 고관절의 기능부전에서 오는 것으로 중둔근이 적절한 시기에 동원되지 못해서 발생하는 문제이다. 신경근 조절에서 문제가 있을 수도 있고 혹은 중둔근의 약화에서 올 수도 있다.

아일랜드(Ireland), 윌슨(Willson), 발란티네(Ballantyne)와 데이비스(Davis)가 2003년에 낸 연구의 66페이지에서 '체간 근위부에서 충분한 스트렝스가 나오지 않으면, 대퇴골은 내전 혹은 내회전되며, 나아가 슬개골 외측에서 접촉성 압박이 증가한다. 이와 같은 부정렬 상태에서 반복적인 활동을 하게 되면 결국 슬개후면의 관절연골에 손상을 일으키는데 이것이 일반적으로 이런 증후군과 관련된다'고 논술했다.

아일랜드 등은 건강한 사람은 정상적인 스트렝스를 가지고 있는 반면, 슬개대퇴통증을 가진 사람은 심각할 정도로 스트렝스의 약화를 보인다고 했다. 비록 아일랜드의 연구 대상은 모두 여성이었지만, 슬개대퇴통증을 가진 남성에게서도 같은 결과가 나올 것이라고 생각한다.

### 신장성 싱글 레그 스쿼트

신장성 싱글 레그 스쿼트는 단일 관절운동과 다중관절운동 사이의 갭을 이어준다. 신장성 싱글 레그 스쿼트는 슬개대퇴통증을 가진 고객이라면 누구에게나 훌륭한 선택이 된다. 슬개대퇴통증을 겪고 있는 사람들은 종종 신장성 수축과 단축성 수축 사이의 전환기에서 어려움을 겪는다. 처음 신장성 싱글 레그 스쿼트를 할 때엔, 제한된 가동범위 내에서 단축성 수축이 일어나지 않도록 주의하며 실시한다. 정해놓은 수만큼 반복해서 앉는데, 일어설 때는 두 다리로 일어나도록 한다.

이 방법은 순수하게 신장성 수축만 일어나게끔 하는 버전이다. 신장성 싱글 레그 스쿼트는 통증이 일어나지 않는 동작 범위 내에서 짧게 시작하여 5~6초간 길게 신장성 수축이 일어나도록 한다.

이 운동은 대퇴부 조절능력을 재설정하기 위해 중둔근과 대둔근을 교육하는 운동이다. 기억해야 할 것은 무릎은 일반적으론 쉽게 나빠지지 않는다는 것이다. 대신 고관절에서 무릎을 적절하고 충분히 조절하는 것을 실패하는 일이 있다는 것이다.

신장성 수축만을 일으키는 싱글 레그 스쿼트를 통해 대퇴골의 조절능력을 다시 만들어낼 수 있다.

## 중둔근 활성화시키기

몇몇 선수들의 경우 고관절을 조절하는 근육들이 너무 약하거나 혹은 신경학적으로 활성화되어 있지 않다. 그 결과 안정성을 만들어내기 위해 중둔근 대신 무릎의 구조물들이 혹사당한다. 이로 인해 장경인대, 슬개골건, 혹은 슬개골 아래에서 통증이 발생하기도 한다.

중둔근은 고관절을 볼 때 흔히 간과하는 근육이다. 이 근육의 주된 역할은 달리기나 점프, 싱글 레그 스쿼트와 같은 싱글 레그로 움직이는 활동에서 하체를 안정화 시키는 것이다. 예전에는 무릎의 문제가 주로 빈약한 대퇴사두근의 스트렝스로 인해 발생했다고 생각했고, 의사나 치료사들은 레그 익스텐션과 같은 비기능적 운동들을 처방했다. 최근에야 치료사들과 선수 트레이너들이 이런 무릎과 관련한 문제들을 해결하기 위해 중둔근의 역할에 주목하고 있다.

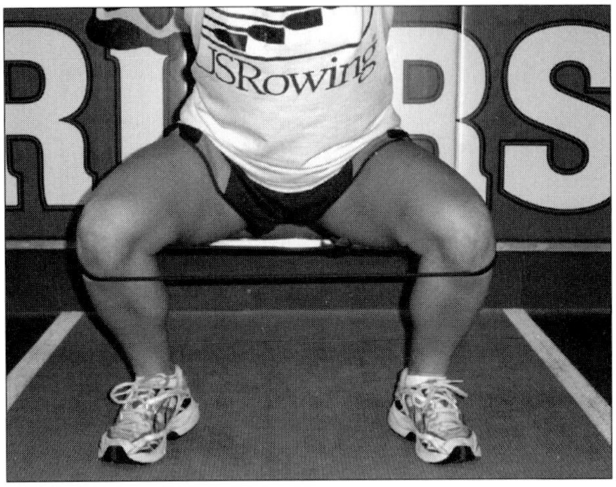


만약 어떤 선수가 다리의 스트렝스가 충분한데도 안정성이 부족하여 싱글 레그 스쿼트를 하기 어려워한다면, 우리는 그레이 쿡이 말한 반사적 근신경조절 훈련을 적용한다. 이 선수는 아마 쉽게 싱글 레그 스쿼트를 시작할 수 있겠지만 스쿼트 도중 무릎을 바깥으로 벌리기는 힘들 것이다. 이러한 유형의 문제에 대해 우리는 무릎이 안쪽으로 쏠린다고 표현하지만 사실상 문제는 고관절에 있고, 특히 중둔근의 문제이다. 많은 케이스에서 중둔근을 활성화시키면 이와 같은 문제들이 해결되었다.

우리는 지금까지 선수들에게 무릎을 안쪽으로 쏠리게 하지 말라고 (혹은 바깥으로 벌리라고) 말로 지시하곤 했다. 하지만 선수들은 지도자의 지시사항을 직접 행동으로 이어가기 어려워하기 때문에 이러한 시도는 시간 낭비로 이어진다. LA에 위치한 Athletes' Performance의 퍼포먼스 전문가인 샤드 포사이드는 우리가 이미 60페이지에서 언급한 다음과 같은 해결책을 제시했다.

20인치 길이의 세라튜브나 이와 비슷한 고무줄을 무릎 바로 아래에서 두 다리를 감는다. 밴드는 가볍고 잘 늘어나는 재질과 강도여야 한다. 두 다리로 스쿼트를 하도록 지시한다. 밴드가 양 무릎을 안쪽으로 당기는 힘은 고관절 외전근들, 특히 중둔근에 작은 신경 자극을 발생시킨다.

우리는 이 테크닉을 싱글 레그, 더블 레그 스쿼트 패턴 모두에 적용하고 있다.

이 테크닉은 그레이 쿡의 반사적 근신경조절 훈련 콘셉트에서의 대표적인 기술이다. 근육에 작은 강도의 자극을 줘서, 이 경우에는 중둔근, 전체적인 근수축을 일으키고 적절한 안정성을 만들어낸다. 이 콘셉트는 내가 굉장히 선호하며 이 분야에서 여러 모로 사용되는 개념이다.

한번 중둔근을 활성화시킨 뒤에는, 중둔근을 사용하는 법을 익히고 스트렝스를 강화시키기 위해 단일 관절 운동을 시킨다.

이러한 목적으로 벤트 레그 힙 앱덕션(bent-leg hip abduction)과 스트레이트 레그 힙 앱덕션(straight-leg hip abduction) 두 가지 운동을 이용한다. 이 운동은 물리치료사인 셜리 셜먼의 책『운동손상증후군의 진단과 치료』에 소개된 운동들이다.

## 벤트 레그 힙 앱덕션

벤트 레그 힙 앱덕션을 하기 위해 고객을 옆으로 눕히고 무릎은 90도 고관절은 45도 굽힌다. 이때 발바닥은 척추의 연장선 위에 위치하도록 만든다. 이 자세는 등을 바닥에 대고 발바닥을 바닥에 붙이고 무릎은 굽히고 있는 훅 라잉 자세와 유사한데, 단지 옆으로 누운 것만 차이가 있다. 위쪽에 있는 어깨와 고관절을 살짝 앞으로 기울이거나, 혹은 아래에 위치한 어깨와 고관절보다 앞에 위치시키도록 한다.

두 발을 서로 붙인 상태에서 고관절을 외전시키는데 이때 요추에서 회전이 일어나지 않도록 주의한다. 어깨와 고관절은 동일 선상에서 벗어나지 않도록 하며 단지 고관절에서만 움직임이 일어나도록 해야 한다. 일반적으로 한 주에 10회를 한 세트로 구성하여 운동하되, 1주일 단위로 반복 횟수를 2회씩 추가시켜 나가도록 한다.

둔근이 약한 사람의 경우 이 운동을 잘못하여 몸통 회전 동작이 일어난다. 고관절의 외전이 일어나야 하지 요추에서 회전이 일어나면 안 된다.

이를 막기 위해 벽에 등을 대고 운동하거나, 트레이너가 고객의 뒤에 서서 정강이 외측을 고객의 엉덩이 쪽에 대고 회전을 막도록 한다. 트레이너의 다리를 이용하든, 벽을 이용하든 간에, 고객이 다리나 벽을 누르지 않도록 지시하며 외전 운동을 시킨다. 개인적으로 다리를 이용하여 자세를 교정하는 것을 선호하는데, 그 이유는 고객이 엉덩이를 뒤쪽으로 누르는 것을 트레이너와 고객 모두 느낄 수 있기 때문이다.

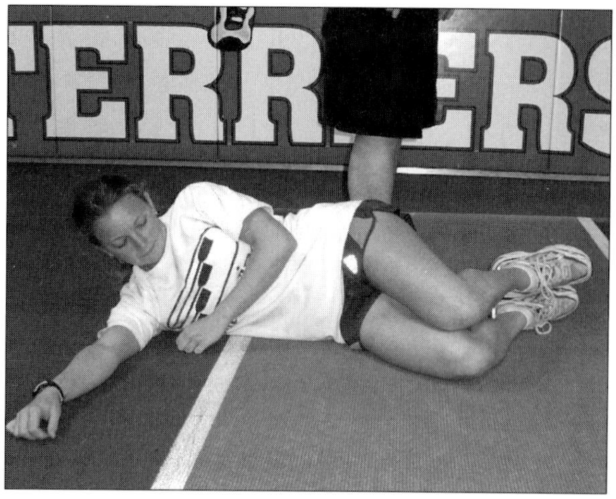


핵심은 요추가 아닌 고관절에서 외전, 외회전이 일어나도록 하는 것이다. 이렇게 하기 위해서는 다리나 벽을 누르지 않도록 하면서 무릎을 최대한 높이 들도록 하는 것이다.

## 스트레이트 레그 힙 앱덕션

스트레이트 레그 힙 앱덕션은 중둔근을 활성화시키고 강화하는 또다른 운동이다. 이 운동은 중둔근을 고립시켜 움직이게 하여 고관절 안정화근으로써 작용하는 역할보다 기능적으로 더욱 활성화시킨다.

마크 벌스티겐은 이와 같은 고립 운동 과정을 신경지배(innervation)라 부른다. 이 생각은 단일 관절운동과 다중관절운동 사이에서 벌어지는 논쟁을 반영하고 있다. 필드에서 기능적 훈련을 적용하는 많은 사람들은 다중관절운동만이 적절한 운동이라고 생각하고 있는데, 나는 고관절이나 어깨관절같이 큰 가동범위가 필요한 관절들이나, 혹은 어깨, 고관절 혹은 척추처럼 안정성에 대한 요구가 높은 관절들에서 이와 같은 고립 운동들이 필요하다고 믿는다.

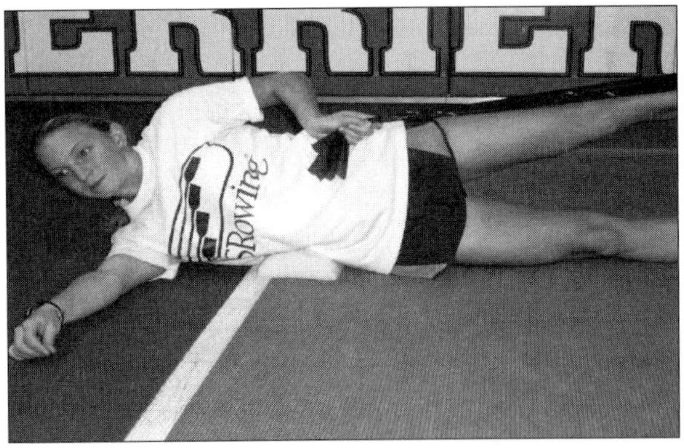

스트레이트 레그 힙 앱덕션의 시작 자세는 옆으로 누워 두 다리를 펴서 몸과 일직선을 이루도록 하는 것이다. 하프 폼 롤러를 몸 아래에, 장골능 바로 위쪽에 위치시킨다. 이렇게 하는 것은 고관절이 아니라, 요방형근을 이용해 몸을 외측으로 굴곡시키는 것을 막는다.

5피트(약 1.5m) 길이의 세라밴드를 발뒤꿈치에 걸쳐서 다리 뒤쪽을 감싸 올라오도록 한다. 이렇게 하면 무릎을 신전하도록 자극하고 고관절 굴곡근을 이용하는 것을 막아준다.

위쪽 다리의 대둔근을 수축하여 고관절을 살짝 신전하도록 하고 대퇴골은 약간 내회전 상태에 위치하도록 한다. 이 자세에서 다리를 외측으로 들도록 한다.

스트레이트 레그 힙 앱덕션의 다른 장점으로는 외복사근의 외측 섬유들을 동원하는 것이다.

이 운동들은 고객이 중둔근을 활성화시키고, 또 고립시켜 사용하는 법을 익히도록 도와주는 장점이 있다. 그러나 운동 지도시 세세한 주의가 필요하다. 사람들은 이처럼 미묘한 테크닉이 필요한 운동들을 할 때, 본능적으로 속임수를 써서 운동하려 하기 때문이다.

## 스트레이트 레그 미니밴드 워크

스트레이트 레그 미니밴드 워크(straight-leg mini-band walks)는 기능적 트레이닝 세계에서 가장 저평가된 운동들 중 하나일 것이다. 이 운동은 클래식한 신경지배 운동이다. 기능성 운동을 추구하는 사람들은, 사람은 결코 다리를 바로 편 채로 걷지 않는다며 이 운동에 대해 비판하고 있지만, 이 운동의 가치를 묵살하기 전에 한 번 해보길 권한다. 가동성이 중요한 관절이나 추가적인 안정성이 필요한 관절들을 위한 고립 운동들은 가치가 있다면 받아들여야 하는데, 고관절이 바로 그러한 관절이다. 이 운동이 제대로 실행된다면 다른 어떤 운동들보다도 중둔근에 직접적인 영향을 주게 될 것이다.

스트레이트 레그 미니밴드 워크를 제대로 하기 위해 염두해야 하는 것은 다음과 같다.

- 시작 자세에서 복근을 드로인 상태로 만든다. 이 때 복부를 길고 얇게 만들라고 지시한다.
- 양 무릎은 약 5도 정도로 살짝 구부린다.
- 보폭은 약 6인치(약 15cm)를 유지한다.

만약 여건이 허락한다면 거울을 이용해 고객이 자신의 모습을 보고 움직이게끔 한다. 이때 고관절의 외전을 제외한 어떠한 움직임도 나와서는 안 된다고 지시한다. 움직이는 모습은 마치 바닥을 미끄러져 지나가는 것과 같아야 한다.

양 어깨는 고관절 위쪽 선상에 위치하도록 하고 시소처럼 흔들리는 모습이어서는 안 된다.

스트레이트 레그 미니밴드 워크는 스트렝스를 키우는 운동처럼 보여야 한다. Perfrom Better사의 gray band를 이용하면 고관절 외전에 대한 기능을 좀 더 활성화시키는 데 도움이 될 것이다.

### 슈퍼밴드 X워크

Perform Better사의 슈퍼밴드(superband)는 고관절 외전근에 엄청난 자극을 준다. 동시에 견갑골을 뒤쪽과 아래쪽으로 당기는 근육들을 활성화시키는 데 도움을 준다.

이 운동은 물리치료사인 알렉스 멕케크니의 콘셉트로부터 차용된 것이다. 멕케크니는 인체의 사선 슬링(diagonal sling)을 활성화시키는 데 세라밴드를 이용했다. 인체 작용의 기능적 관점에서 대각선 연결 관계를 생각한 것이다. 이 연결 관계의 교차점은 허리에 있는데, 서로 반대에 있는 상하지를 연결시키는 흉요추 근막 조직이 바로 이곳이다.

X워크의 시작 자세는 두 발로 슈퍼밴드를 밟고 오른쪽 손으로 왼쪽 발에 위치한 밴드를 잡고 왼쪽 손으로는 오른쪽 발에 위치한 밴드를 잡아 X자를 만들도록 하는 것이다.

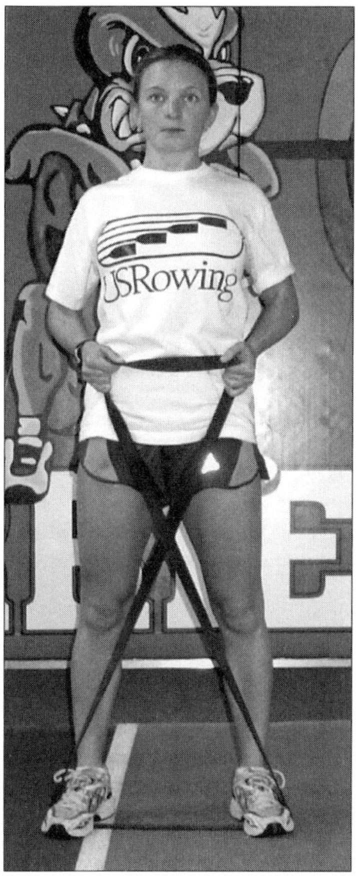


그리고 견갑골을 뒤와 아래쪽으로 내리게끔 하고 미니밴드 워크와 마찬가지로 걷는다. 견갑골을 뒤와 아래로 당기는 근육들이 활성화되어 있는 동안 X자로 된 밴드는 내전 방향의 힘을 발생하여 동작을 하는 동안 저항력을 발생시킨다.

## 싱글 레그 스트렝스

### 1단계: 스플릿 스쿼트

스플릿 스쿼트는 싱글 레그 스트렝스를 기르는 데 굉장히 훌륭한 운동이다. 이 운동은 우리 시설에서 싱글 레그 운동 프로그램의 첫 번째 단계로 이용된다. 운동 경력이 있는 선수의 경우에는 바로 단계를 높여서 레벨2 운동인 체중을 이용한 뒤쪽 다리를 올린 상태의 스플릿 스쿼트(rear-foot-elevated split squat, RFESS)를 시킨다.

프런트 스쿼트나 백 스쿼트 자세에서는 무게를 올리기 위해 덤벨이나 바벨을 이용할 수 있다. 그러나 허리 통증 병력을 가진 사람에게는 프런트 스플릿 스쿼트가 두 운동을 대체할 수 있는 훌륭한 하체 스트렝스 강화 운동이다.

고객이 운동을 할 때 뒤쪽 다리의 둔근을 수축하도록 하여 운동시 안정성을 확보하게끔 한다.

### 2단계: 뒤쪽 다리를 올린 스플릿 스쿼트

싱글 레그 벤치 스쿼트는 여러 이름으로 불린다. 1980년대에 불가리아의 앤젤 스파소브(Angel Spassov)는 이 운동을 스파소브 스쿼트라고 불렀고 이 운동으로 인해 당시 동유럽 선수들의 퍼포먼스에 영향을 미쳤다고 추측되고 있다. 우리는 이 운동을 뒤쪽 다리를 올린 상태의 스필릿 스쿼트라고 부른다. 어떻게 부르는지는 중요하지 않다. 실행하는 것이 핵심이며 이 운동은 우리 프로그램에서 기초적인 운동들 중 하나이다.

RFE 스플릿 스쿼트 자세는 뒤쪽 다리를 벤치 위에 올려놓는 것을 제외하고는 전통적인 스플릿 스쿼트의 자세와 같다.

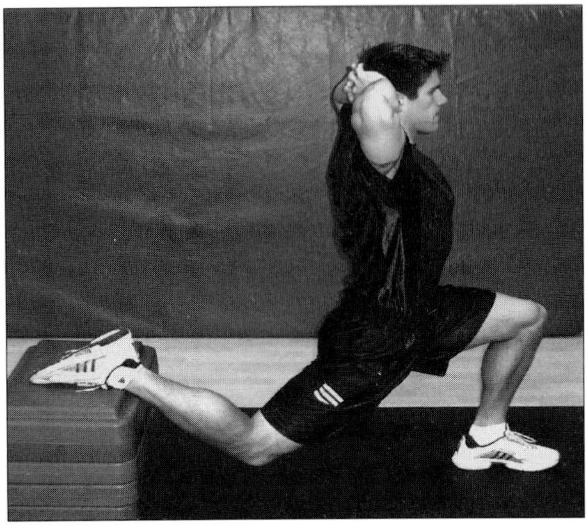

이 자세에서, 바닥에 놓인 발은 안정적인 위치에 있으나 벤치 쪽 발은 비교적 덜 안정적인 위치에 있다. 벤치에 올린 뒤쪽 다리의 보조적인 역할이 일반적인 스플릿 스쿼트에서보다 약하므로, 동작의 안정성은 떨어지고 난이도는 높다.

이 운동은 두 가지 포인트에서 난이도가 높아진다.

- 체중이 앞쪽 다리에 더 많이 실린다.
- 뒤쪽 발의 위치 때문에 안정성이 떨어진다.

앞쪽 다리의 허벅지가 바닥과 평행이 될 때까지, 그리고 뒤쪽 다리의 무릎이 거의 바닥에 닿기 직전까지 내려간다. 일반적인 스플릿 스쿼트와 마찬가지로, 동작을 하는 동안 발의 위치는 변하지 않고 제대로 수행된다면 고관절 굴곡근의 동적 유연성(dynamic flexibility)이 향상될 수 있다.

운동을 하는 동안 둔근을 수축하고 복부를 타이트하게 조여야 한다. 그렇지 않으면 보상적으로 고관절이 아니라 허리에서 불필요한 움직임이 일어나게 된다.

RFESS를 가르치는 또 다른 훌륭한 방법은 스트렝스 & 컨디셔닝 코치인 Brad Kaczmarski가 bottom-up approach라고 부르는 방법이 있다.

만약 선수가 자세를 잡는 것을 어려워한다면 바닥에 내려온 자세를 완벽하게 취하고 (이때 무릎 아래에는 Airex 매트를 깔아 둔다) 이 자세를 시작 자세로 하여 일어나도록 한다. 운동을 반복할 때마다 바닥에서 시작한다. 이 콘셉트는 그레이 쿡의 bottom-up Squat를 싱글 레그 운동 훈련에 적용한 것이다.

이 운동은 맨몸으로 하여 반복 수를 8-10-12씩으로 늘려갈 수 있고, 덤벨이나 바벨을 이용할 때에는 반복 수를 5회에 한정하거나, 한쪽 다리 당 5회씩 3세트의 구성으로 훈련한다.

이 운동을 시작하는 단계의 사람들은 균형감과 유연성은 물론이고 스트렝스와 근육 증가, 그리고 지극히 중요한 능력인 힘든 훈련을 견디게 해주는 지구력을 기를 수 있다. 그러나 이 운동의 더 드라마틱한 효과는 운동 경력이 있는 리프터들이 운동 부하를 늘리려고 할 때 나온다. 척추에 가해지는 압박을 최소화하면서 선수들의 하체에 큰 부하를 줄 수 있는 것이다.

사실 스쿼트를 포함해서 하체 신전근들을 타깃으로 한 운동 중에 RFE 스플릿 스쿼트를 따라올 운동은 거의 없다. 그 강도가 어느 정도인지 예를 들자면, 우리 선수들의 주요 하체운동으로 heavy RFESS를 적용하고 나서, 다리를 바꾸는 사이에 휴식을 취하지 않고 운동을 계속할 수 있는 선수는 없었다.

이와 같은 방법이 앞으로 우리가 추구하는 새로운 스쿼트가 될 것이다. 우리 팀은 앞으로 두 다리로 하는 스쿼트를 멀리할 것이며 하체운동에 관해서는 하루는 RFESS, 다른 날은 정적, 비 지지성, 싱글 레그 스쿼트를 하는 쪽으로 변화할 것이다.

솔직하게 말하자면, 나는 두 다리로 하는 스쿼트를 멀리하는 것에 망설임이 있었다. 그러나 항상 허리에 관한 문제가 계속해서 발생하고 다시 발생하고 다시 발생하고 다시 발생하고 … 또 발생했다. 그리고 한 선수가 싱글 레그, 다리를 올린 상태로, 225파운드 스쿼트를 하는 것을 보고 나서 의문점이 들었다. 225파운드로 충분히 효과를 낼 수 있는데, 굳이 450파운드 무게로 운동해야 하는 걸까?

마크 벌스티겐은 논리적인 훈련법에 대해 강의를 하고 있고 나 역시 여기에 동의한다. 논리적으로 생각해 볼 때 우리가 두 다리로 스쿼트하는 것을 계속해야 하는 단 한 가지 이유는 다음과 같다. "우리가 항상 해오던 방식이니까." 나는 이러한 설명이 충분하다고 생각하지 않는다.

이런 비 지지성 운동들은 정적, 지지성 운동들에서는 찾기 힘든 큰 부하를 이용해 운동할 수 있다. 우리 팀에서는 비 지지성 운동으로 125파운드를 하는 사람이 최대 무게였는데, 이는 RFESS로 할 수 있는 무게의 절반 정도 되는 무게였다. 이 운동들은 정말 훌륭한 스트렝스 운동이며 최근 몇 년간 우리가 시도한 방법 중 가장 좋은 기회를 만들어냈다. 척추에 엄청난 양의 부하를 가하지 않고 충분한 무게를 이용한 싱글 레그 운동을 할 수 있게 된다면 여기서 발생되는 효과는 굉장할 것이다.

두 다리를 이용한 스쿼트를 하지 말자고 하는데, 이에 반대하는 목소리는 엄청난 무게를 다룸으로써 발생하는 동화효과(anabolic effect)를 무시할 수 없다는 논지이다. 그러나 RFE 스플릿 스쿼트 역시 이와 같은 효과를 기대할 수 있거나 혹은, 만약 싱글 레그 스쿼트를 할 수만 있다면 최소한 그 이상의 효과를 발생할 수 있다.

## 테크닉 포인트

- 운동용 벤치를 이용하는 것이 뒤쪽 다리를 올린 자세의 운동들에 가장 적합한 플랫폼이지만, 선수의 뒤쪽 다리 대퇴와 고관절 굴곡근의 긴장이 너무 심해서 운동하는 것을 불편해하고 불안정한 것이 보인다면, 박스와 받침판을 이용해 높이를 낮춰 훈련시킨다. 신장이 짧은 선수의 경우에도 마찬가지다.
- 이 운동의 시작자세는 백 스쿼트와 매우 유사하다. 고객을 스쿼트 랙에 위치시키고 바를 어깨 위에 올리도록 한다. 바를 바벨 지지대에서 들어올리게 하여 한 걸음 뒤로 물러나게 한다. 이 지점에서 한 쪽 다리를 뒤로 보내 벤치 위에 올리도록 한다. 발등을 벤치 위에 놓도록 한다. 만약 평소 이 운동을 할 때 발끝을 놓고 했던 사람의 경우 이 자세가 불편할 수도 있다. 하지만 비교적 가벼운 무게에선 이렇게 발끝을 세운 자세로 운동할 수도 있지만, 무거운 무게에서는 완전 가동범위로 운동을 하지 못할 뿐만 아니라, 선수의 균형감이 나빠질 수도 있다. 발끝을 세우고 운동하는 버릇은 얼른 고쳐주도록 한다.
- 우리는 에어렉스나 매트를 뒤쪽 다리의 무릎 아래에 깔아주고 매 반복마다 무릎으로 살짝 터치하라고 이야기한다. 이를 통해 운동을 하는 동안 지속적으로 적당한 운동 깊이를 만들어주고 무릎에 쿠션감을 준다. 그리고 이 방법은 이 운동에 대한 선수들의 스트렝스를 테스트할 때도 유용한다.
- 백 스쿼트나 바벨 런지를 시킬 때, 반드시 코어를 타이트하게 조이고 가슴을 펴라고 지시한다. RFESS에서는 코어 조절 능력이 특히 중요한데, 코어 조절력이 있어야 뒤쪽에 올린 다리가 뒤쪽으로 아치를 만들 수 있기 때문이다.

## RFESS 테스트

나는 최근에 매우 협조적인 우리 하키선수들과 작은 실험을 해보았다. 대조군이 없기 때문에 이 실험은 연구라고 하기 힘들지만, 놀랄 만한 결과를 보였기에 과학적 검증을 거친 연구로 진행해야 한다고 생각한다.

우리는 시즌 후 훈련 세션 중 대부분은 전통적인 프런트 혹은 백 스쿼트 대신, RFE 스플릿 스쿼트를 시킨다. 내가 처음에 세운 가설은 허리에 가해지는 스트레스와 부상에 대한 것이었는데, 도출과 결과물은 내가 예상했던 것 이상의 결과를 보였다.

대략 6주가 지나고 나서 우리는 최대 반복 수 테스트를 실시했다. 각 선수들은 백 스쿼트 1RM의 50% 무게를 이용하여, RFESS를 각 다리에서 가능한 많은 수를 하도록 시켰다. 우리는 백 스쿼트를 시키지 않았으므로 프런트 스쿼트의 1RM의 50%를 기준으로 무게를 정했다.

선수들의 백 스쿼트(여기선 프런트 스쿼트) 1RM 범위는 290~460파운드(약 131.5~208.7kg)였기 때문에, 우리 실험에선 그 절반인 145~230파운드(약 65.8~104.3kg)를 이용했다. 가장 강한 선수는 230파운드를 이용해서 각 다리로 14번 반복을 기록했다. 가장 스트렝스가 약한 선수는 145파운드로 각 다리당 14번 반복을 기록했다.

실험과 관련한 숫자들을 계산하고 또 다른 흥미로운 점을 발견했다. 다음 워크아웃을 위한 예상 무게들을 도출하기 위해 나는 RFESS를 위한 최대 무게 공식을 만들려고 했다. 나는 반복 1RM 차트를 이용해 이 공식을 만들려고 했는데, 특이한 결과가 나왔다. 거의 모든 선수들의 RFESS 최대 무게 추정치가 (두 다리를 합쳤다고 가정하면) 그들의 프런트 스쿼트 최고 기록의 10퍼센트 안쪽이었다. 그렇다. 당신이 보고 있는 그대로다. 추정되는 최대치가 프런트 스쿼트 1RM과 거의 일치했다.

나는 2가지 결론을 도출하게 되었다.

첫째, 만약 같은 정도의 집중력과 강도를 가지고 백 스쿼트나 프런트 스쿼트를 6주 동안 수행한다고 했을 경우, 그 어떤 선수라도 추측 1RM 무게를 14번이나 수행할 수 없을 것이다.

우리 선수 중 가장 강한 사람의 경우 프런트 스쿼트로 405파운드(약 184.2kg)나 할 수 있었다. 이 기준을 통해 추론해보면 그는 백 스쿼트로 약 460파운드(약 208.7kg)를 들 수 있을 것이라 생각된다. 지금까지 지구상에서 약물 없이 프런트 스쿼트 1RM 혹은 이에 해당하는 백 스쿼트 1RM 무게를 14차례나 들 수 있도록 스트렝스를 키울 수 있는 훈련법이 존재하는가? 그리고 비교하기 위해 이야기하자면 그는 RFESS 운동을 230파운드(104.3kg) 무게로 각 다리당 14회씩 운동한 것이므로, 그는 14회씩 2세트를 반복한 것이다.

만약 이 선수가 백 스쿼트로 460파운드(약 208.7kg)를 14회 반복해 들 수 있다면, 이 선수의 1RM은 대략 675파운드(약 306.2kg)로 추론할 수 있다. 불가능한 일이 아니라, 매우 가능한 시나리오다.

두 번째 결론은 더 중요하다. 이 실험은 선수들의 하체가 허리에 부하를 싣지 않고서, 더 많은 무게를 다룰 수 있다는 것을 보여주었다. 그리 다시 한 번 상기하자면 허리는 스쿼트를 하는 데 있어 약한 연결고리다. 허리 위에 무게를 싣지 않고도, 하체는 훨씬 더 무거운 무게를 다룰 수 있다.

이 실험의 결과가 이야기하는 것은 단순하다. 스쿼트를 할 때 가장 자주 다치는 부위는 어디인가? 바로 허리다. 우리는 이제 허리에 부하를 주지 않고 스트렝스 강화와 사이즈 증가를 위해 더 무거운 무게를 가지고 하체를 훈련할 수 있다.

그렇다면 이러한 결과에도 불구하고, 이 운동이 명백하고 논란의 여지가 없는 좋은 운동이라고 알려지지 않은 이유는 무엇일까? 첫째로, 올드 스쿨 짐 컬쳐(전통적인 스타일의 트레이닝 문화)에서는 백 스쿼트를 최고의 운동으로 여기기 때문이다. 전통주의자들에게 하체의 스트렝스와 사이즈를 키우는 더 효과적인 방법이 있다는 것을 납득시킬 수 없을 것이다.

두 번째로, 전통적인 트레이닝 프로그램에서 RFESS는 그저 특정 부분에서만 다뤄졌기 때문이다. 단지 체지방 감량, 혹은 근육 컨디셔닝 프로그램에만 덤벨을 쥐고 가끔씩 사용되었다. 나는 그 어떤 유명한 책이나 잡지에서도 RFESS를 바벨로, 무거운 무게를 적용하여, 낮은 반복 수로 운동하라고 하는 내용을 본적이 없다.

세 번째로, 이 운동은 선수들이 더 나은 퍼포먼스를 만들기 위해 스스로 노력하기 꺼려지는 운동이기 때문이다. 백 스쿼트를 마스터하기 위해 수년간 노력하고, 프런트 스쿼트를 마스터하기 위해 몇 개월, 혹은 몇 년을 노력하는 선수들이라도 이 다리를 뒤로 올리고 스플릿 스쿼트를 편하게 하기 위해 단지 몇 주간 노력하는 것은 꺼려 한다.

마지막으로 스쿼트에서 양측성 스트렝스를 기르기 위해 미친 사람들에게 그가 할 수 있는 최대 무게의 절반만으로 싱글 레그 운동을 하라고 시키는 것은 어려운 일이다. 이점에 대해서 이해는 한다. 나 역시 내가 파워리프팅을 하던 시기에는 이 운동을 해야 한다고 생각해본 적이 없다. 그러나 현재 내 유일한 목표는 내 선수들이 뛰고 있는 스포츠 경기에 도움이 되기 위해 더 커지고, 더 강하게 되도록 돕는 것이다. 이 목표를 위해 더 나은 방법이 있다면, 그것에 오픈 마인드를 취하는 것은 당연하다.

## 2단계 운동
## 슬라이드보드 백 런지

슬라이드보드 백 런지는 내가 가장 좋아하는 싱글 레그 운동이기도 한데, 이 운동은 스트렝스를 키우는 동시에 동적 유연성과 중간정도의 불안정성이 복합적으로 적용되는 싱글 레그 운동이기 때문이다. 사실 이 운동를 좋아하기 때문에 울트라슬라이드(Ultraslide)라는 기구가 개발된 것과 파이브 풋(Five-foot) 버전이 판매된 것이 환영할 만한 일이라고 생각한다. 그러나 이 운동은 컨디셔닝보다 슬라이드보드 런지와 레그 컬에 더 부합하다고 생각한다.

슬라이드보드 백 런지의 특별한 장점은 이 운동이 무릎 지배적인 것으로 보이지만, 사실은 고관절 지배적 운동이라는 것이다. 나는 말과 얼룩말에 빗대어 이러한 점을 비유하곤 한다. 비록 두 동물이 상당히 닮아 있긴 하지만, 같은 종은 아니다.

크레이그 프라이드먼의 선수 퍼포먼스(Craig Freidman of Athletes' Performance)에서 발이 미끌어져 나아갈 때, 앞쪽 다리의 움직임 패턴에 당김 작용이 더 크게 나타난다고 이야기한다. 이 당김 작용으로 인해 무릎 신전근보다 훨씬 더 많은 부하가 고관절 신전근에 가해진다고 한다.

추가적으로 스트레칭과 불안정성을 만들어내기 위해 처음엔 맨몸으로 운동 단계를 진행시키도록 한다.

운동하는 다리 반대쪽에 케틀벨 하나를 들고 하면 둔근 운동을 더 강하게 시킬 수 있다. 한쪽에 든 케틀벨이 내회전 힘을 만들게 되어 더 강한 둔근 운동이 되는 것이다.

싱글 레그 스트레이트 레그 데드리프 때와 마찬가지로, 더 이상 손으로 들 수 없을 때까지 이러한 비대칭 운동에 무게를 추가해나가도록 한다. 그 이후엔 케틀벨이나 덤벨을 양손에 쥐게 해서 부하를 늘리도록 한다. 우리 선수들은 32kg 케틀벨과 80파운드(약 36.3kg) 덤벨까지 한 손으로 운동할 수 있었다.

만약 하체 스트렝스 움직임 운동을 꼭 한 가지만 고르라고 한다면 슬라이드보드 런지가 내가 가장 좋아하는 운동이라고 말할 수 있을 것이다.

## 3단계 운동
## 싱글 레그 박스 스쿼트 혹은 밸런스 스쿼트

싱글 레그 박스 스쿼트는 싱글 레그 운동의 제왕이다. 몇몇 코치들은 이 운동을 밸런스 스쿼트라고도 부르는데 이 운동에선 균형을 잡아주는 다리(RFESS에서처럼) 없이 운동하기 때문이다. 이 운동은 가장 어렵기도 하지만 동시에 모든 싱글 레그 운동들 중에서 가장 가치 있는 운동이다.

싱글 레그 박스 스쿼트는 운동하지 않는 쪽 다리로 어떠한 균형이나 안정성에 대한 도움을 받지 않고 한쪽 다리로만 운동을 해야 한다. 골반 근육군은 운동하지 않는 다리가 바닥이나 벤치를 디뎌서 발생하는 도움 없이 안정화근으로 작용해야만 한다. 지지하고 있는 다리(운동하는 쪽)는 스윙하는(바닥에 닿지 않은) 다리에서 어떠한 도움도 받지 않아야 한다.

모든 스프린팅 동작에서는 골반 근육군의 안정화 기능이 필요하기 때문에, 이 훈련법의 중요성은 아무리 강조해도 지나치지 않는다.

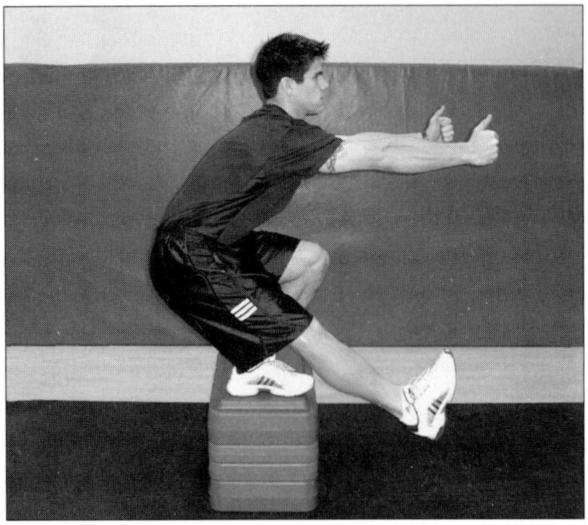

당신이 지도하는 선수가 처음에 이 운동을 제대로 수행할 수 없다는 것에 실망하지 마라. 대부분의 선수들이 처음 몇 번 동안에는 어설프거나, 불안정한 동작을 보인다. 싱글 레그 스쿼트의 주요한 이점 중 하나는 균형 감각과 고유수용성 감각을 기르는 것이다.

이 운동은 웨이트 저항이 있는 것이 없는 것보다 더 쉬운 거의 유일한 케이스일 것이다. 무게 저항으로 인한 카운터 밸런스는 체중이 발꿈치를 향해 뒤쪽으로 실릴 수 있게 돕는다. 이상하게도 한 손에 5파운드씩 들고 운동하는 것은 이 운동을 하는 데 도움을 주지만 10파운드 하나의 무게로 운동하는 것은 더 어렵다.

강한 선수들을 위해 운동 저항을 증가시키는 다른 방법은 중량조끼와 덤벨을 함께 이용하는 것이다. 강한 선수들이 운동을 할 때, 중량이 올라가는 만큼 덤벨을 어깨 높이만큼 올리는 것을 어려워할 것이다. 이러한 경우, 우리는 덤벨의 무게를 올리는 대신 중량조끼를 이용하여 해당 무게를 증가시킨다.

예를 들어 70파운드를 이용할 경우, 20파운드 중량조끼와 25파운드 덤벨 한 쌍을 가지고 운동할 수 있을 것이다. 강한 선수들은 외부 저항으로 100파운드 이상의 무게를 이용할 수 있지만, 이를 충족시켜주기 위해선 20파운드 이상의 중량조끼를 구비해놓아야 할 것이다.

## 3단계 운동
## 워킹 런지

워킹 런지는 또 다른 훌륭한 싱글 레그 운동이지만, 대부분의 사람들에게 단지 쉽게 스쿼트의 대용 운동으로 잘못 여겨지는 운동이기도 하다. 사실 런지는 프로그램에 추가하면 굉장한 효과를 내는 운동이다.

런지가 가져다주는 이점의 핵심과 그 이유는 이 운동이 보다 수준 높은 운동이라는 점이다. 몸이 앞으로 나아갈 때, 다리 근육들은 반드시 감속하는 작용을 보여야 한다. 우리는 이 운동을 3단계에 해당하는 운동이라 생각하는데 왜냐하면 우리 몸은 이와 같은 감속 능력을 보유해야 하며 런지가 이러한 요소를 만들어주는 운동이기 때문이다.

런지는 고관절 부위에서 굉장히 훌륭한 동적 스트레칭 움직임을 보이는 동작이며, 단지 이러한 이유 때문이라도 스트렝스 훈련과 웜업 과정에 포함되어야 한다. 런지는 서혜부와 고관절 굴곡근에 문제를 가지고 있는 선수에게 매우 훌륭한 도움을 주는 방법이다.

많은 코치들은 런지가 좋지 않다고 생각하기보다, 공간적 제한 때문에 이 운동을 시키지 않고 있다. 바벨을 들고 워킹 런지를 할 공간을 마련한다는 것은 현실적으로 어려울 수도 있다. 휴대용 미니 슬라이드보드를 이용하여 슬라이드보드 런지를 한다면 코치나 선수들이 제한된 공간에서 워킹 런지의 장점을 취할 수 있게 될 것이다.

우리 프로그램에서는 주로 유명한 트레이너인 발레리 워터스(Valerie Waters)가 만든 발슬라이드를 이용해서 슬라이드 런지를 하고 있다. 발슬라이드는 거의 대부분의 바닥에서 안전하고 효과적으로 슬라이드 런지를 할 수 있게 해준다. 만약 워킹 런지를 할 공간이 없다면 슬라이드보드나 발슬라이드 런지로 대체해서 훈련시키길 권한다.

## 1단계에서 3단계까지 싱글 레그 정지 스쿼트

싱글 레그 정지 스쿼트는 슬개 건병증나 다른 어떤 슬개 대퇴 관련 증후군을 가진 선수들에게 놀라운 효과를 주는 운동이다. 이 운동은 너무나도 많은 응용법이 있으므로 1단계에서 3단계까지 활용할 수 있는 운동이다.

이 운동은 대퇴부 조절에 강력한 효과를 가졌기 때문에 1단계 운동의 분류에 속할 수도 있다. 싱글 레그 정지 스쿼트는 박스나 벤치 위에서 멈추는 동작을 통해 싱글 레그 스쿼트의 변형운동 또는 신장성 단독 작용 운동으로 이용할 수도 있다. 어느 경우든 간에, 싱글 레그 정지 스쿼트는 대퇴부 조절력을 키우는 데 훌륭한 방법이라고 할 수 있다.

신장성 버전은 슬개 건병증을 가진 선수에게 페인프리(pain-free) 훈련을 시작하기에 좋은 방법이다. 신장성 버전에서 움직임 가동범위는 통증이 없고 움직임을 조절 가능한 정도 내에서 이루어져야 한다. 슬개 대퇴부 문제를 가진 선수들은 처음에는 단지 1/4 혹은 그보다 적은 범위 내에서 조절이 가능할 것이다.

만약 선수가 설정한 높이의 벤치나 박스 아래로 자유롭게 내려가게 될 수 있다면 높이를 높이도록 한다. 박스의 높이를 높이기 위해선 에어렉스 패드나 쌓아올릴 수 있는 스텝 박스를 이용할 수 있다.

중둔근을 이용한 대퇴부 조절력을 키우기 위해선 앞에서 설명한 바와 같이 미니밴드나 세라튜브를 무릎 주위에 감도록 한다. 스쿼트를 하지 않고 있는 다리는 앵커로서 그리고 스쿼트를 하는 다리의 중둔근이 외전력을 발휘할 수 있도록 하는 역할을 한다.

# 프로그램 디자인

## 프로그램 디자인의 기초

프로그램을 디자인하고 운동을 선택하는 것은 심플한 과정이지만, 우리는 필요 이상으로 복잡하게 만들고 있다. 운동을 선택할 때, 유행을 따르거나 잔머리를 굴릴 필요가 없다. 지난 30년간, 나의 기본적인 원칙들은 거의 변하지 않았다. 바뀐 것은 이제 왜 어떤 운동들이 오랜 기간 동안 살아남아 있을 수 있는지에 대한 이해가 높아진 것뿐이다. 닫힌 사슬 운동과 기능적 훈련과 같은 개념을 다시 언급하는 것은 빌 스타(Bill Starr), 프레드 하트필드(Fred Hatfield), 그리고 켄 레이스너와 같은 스트렝스와 컨디셔닝 분야의 천재들이 이룩한 작업을 재확인시켜주는 것에 지나지 않는다.

예전에 저술한 『스포츠를 위한 기능적 훈련』의 성공 때문인지, 많은 사람들은 우리가 지도하는 선수들이 뭔가 특별한 운동을 하고 있을 것이라 기대한다. 그러나 우리 센터를 방문하는 대부분의 코치들은 우리 선수들이 그저 프런트 스쿼트, 행 클린, 그리고 여러 종류의 프레스를 하는 것을 보고 놀란다. 우리 선수들은 기본적인 것에서 동떨어진 훈련을 하지 않는다. 그리고 이러한 데에는 합당한 이유가 있다.

트레이너들과 프로그램 구성에 대해 대화를 나눌 때, 그들은 종종 다음과 같이 이야기하곤 한다. "저는 당신이 하는 프로그램 조금, 그리고 마크 벌스티겐의 프로그램을 조금 섞고, 그리고…."

이러한 방식이 제대로 먹히는지 혹은 잘 안 먹히는지에 대해 설명하자면 요리를 가지고 비유하는 것이 좋을 것 같다. 요리를 할 때, 어떤 사람은 스스로 할 수 있지만 어떤 사람들의 경우에는 요리책과 레시피가 필요한 경우가 있다. 즉 어떤 사람은 직접 요리책을 쓸 수 있지만, 어떤 사람들은 요리책을 읽고 요리한다. 요리계에선, 요리사(Cooks)와 주방장(chefs)이 있다. 요리사는 레시피를 따르지만, 주방장은 레시피를 창조해 낸다. 여기서 핵심은 당신이 요리사인지 주방장인지 따져보라는 것이다.

### 기본적인 가이드라인

만약 당신이 프로그램을 처음 만들어본다면, 아마도 당신은 요리사일 가능성이 높다. 당신은 레시피를 찾고 그것을 정확히 따라야 한다. 다음과 같이 한 번 생각해보자. 만약 당신이 처음 음식을 만들고자 한다면, 당신은 다른 두 요리책의 다른 두 레시피를 합쳐서 요리를 시도할 것인가? 한 레시피의 재료들을 뽑아서 다른 레시피의 재료들과 합쳐 요리할 것인가? 모두들 부엌에서 이런 짓을 하는 것이 어리석은 일이라고 생각할 것이다.

불행히도, 많은 코치들과 트레이너들이 바로 이처럼 프로그램을 디자인하곤 한다. 나는 종종 선수들로부터 내가 예전에 지도하던 사람들이 코치가 되었다는 이야기들을 듣곤 한다. 그런데 그들은 자신들이 트레이닝 받을 때 성공적인 결과를 보였던 프로그램을 사용하지 않고 바꿔서 사용한다고 했다. 그리고 나서 그들은 프로그램에 대해 문의하고 검토해주길 바라는 메일을 보낸다. 변함없이 이 프로그램의 일부는 내게서, 일부는 다른 사람에게서 또 조금은 제삼자의 것을 모아서 구성한다. 물론 이런 프로그램들은 한결같이 형편없다. 이런 짓은 숙련된 주방장이 하는 일이 아니라, 그저 자신들의 입맛에 맞게 레시피를 지지고 볶는 것일 뿐이다. 훌륭한 주방장에 의해 고안된 레시피를 선택하고 이에 따라 훌륭히 음식을 요리하는 것이 훨씬 더 훌륭한 선택이다.

좋은 프로그램이나 잘 따르라는 말이다.

만약 당신이 몇 년간 프로그램을 작성해왔다면, 아마도 당신은 부주방장일 것이다. 부주방장은 부엌에서 두 번째로 지휘하는 위치에 있는 사람이다. 3~4년간 경험을 쌓은 많은 코치들은 이 부주방장 정도의 위치에 있다. 그들은 음식을 망치지 않고 레시피에 변화를 줄 수 있는 능력을 가진 사람들이다. 그들은 바꿔도 되는 식재료들을 이해하고 있으나, 계획에 따라 요리하는 능력을 지녔다. 부주방장은 또한 식재료간의 비율을 이해하고 있으나, 아직 그만의 온전한 창작물을 만들기에는 멀었다는 것을 이해하고 있다.

프로그램 디자인을 5년 이상 하고 나서야, 당신은 실력을 갖춘 주방장이 될 가능성이 생긴 것이다. 이 시점에서부터, 광범위한 요리 경험을 바탕으로 레시피에 과감한 수정을 가할 수 있을 것이다. 번 감베타(Vern Gambetta)는 "룰을 부수는 것은 괜찮다. 우선 당신이 그것을 제대로 숙지하고 있다면 말이다"라고 말하곤 했다.

5년 이상 경력을 쌓게 되면 더 이상 새로 유행하는 DVD를 따르려 하지 말고, 당신의 모든 프로그램을 버리기만 하면 된다. 그렇지 못하면 '헬스 키친(Hell's Kitchen)' TV프로그램의 에피소드를 보면서 자신이 정한 요리 스타일을 버리지 못하는 주방장처럼, 당신은 시스템이 추구해야 하는 단지 작은 변화만을 줄 뿐이다.

당신이 주방장인지, 요리사인지를 따져보라. 만약 당신이 초심자라면 다른 사람의 것을 따라하기를 주저하지 말아라. 사실 나는 섞는 것보단 따라하는 것을 추천한다. 물론 계획 없이 프로그램을 따라하는 것은 좋지 못하다. 나쁜 프로그램을 따라하는 것은 큰 실수이다. 그러나 훌륭한 프로그램을 따라하는 것은 유익하다. 만약 새로운 프로그램을 창조해낼 자신이 없다면, 따라하는 것에 주저함이 없어야 한다.

이러한 생각은 결국 우리를 주방장으로 만들어주게 하지만, 우선 우리 모두 시작은 요리사로 출발해야 한다.

프로그램 디자인의 실제적인 핵심은 다른 사람의 철학을 취하는 것이 아니라, 자신만의 철학을 쌓아가는 것이다. 코치들은 유행하는 것을 따라가는 것이 아니라, 최선의 사항을 실행하고, 다른 사람의 시스템을 단순히 복제하지 말아야 한다. 이러한 관점에서 성공하기 위해선 다음에 나오는 굉장히 중요한 세 가지 포인트를 염두해야 한다.

**생각하라**(Think): 내 선수에게 가장 최고의 효과를 주는 것은 무엇인가?

**질문하라**(Question): 이 운동이 왜 프로그램에 추가되어야 하는지 스스로에게 질문하라.

**분석하라**(Analyze): 당신이 바라는 결과를 가져다주는 프로그램을 추구하라.

훌륭한 프로그램을 만들기 위해 근본적인 목표 혹은 목적을 가지는 것이 중요하다. 당신의 목표는 당신이 가진 기본적인 믿음을 반영해야 한다.

## 첫 번째 목표: 훈련에서의 부상 방지

부상을 줄여야 한다는 것은 너무나 기본적인 문제이기 때문에 언급할 필요가 없다. 하지만, 안전사항에 대한 기준을 넘나드는 프로그램들이 만연하고 있기에 이러한 점을 명확하게 하기 위해서 분명히 이야기할 필요가 있다.

실제 훈련 과정에서 발생하는 부상들을 예방하기 위해 우리는 위험성을 최소화해야 한다. 하지만 이러한 위험 요소를 완전히 제거해야 한다는 것은 아니다, 단지 최소화해야 한다는 것이다. 당신이 프로그램에 넣고 싶어하는 모든 요소들은 위험과 이득의 비율 측면에서 따져봐야 한다. 과연 이 운동이 주는 이득이 내재하는 위험보다 가치가 있는 것인가? 이 위험과 이득 비율은 나이와 운동 경험의 수준에 따라 바뀐다. 스쿼트, 데드리프트, 그리고 올림픽 리프트 종목들은 너무나 훌륭한 운동들이긴 하지만, 모든 사람에게 적용되지는 않는다.

더 나은 선택을 하기 위해 다음 두 가지 사항을 고려하라.

- 훈련 중에 발생한 부상은 우리의 책임이다.
- 어느 누구도 훈련중에는 부상을 입어서는 안 된다.

약 15년 전에 있었던 한 세미나에서 번 감베타는 코치들에게 자신들이 디자인한 프로그램에서 발생한 부상들에 대해 책임의식을 가지라고 말했다. 그의 말은 나에게 터닝포인트가 되었다. 이때까지만 하더라도 나는 어깨통증과 등허리의 통증이 훈련을 열심히 한 부산물이라고 생각했던 또 다른 멍청한 코치 중의 한 명이었다. 그 세미나를 참가한 이후, 나는 진정한 코치로서의 첫걸음을 내딛었다. 나는 될 수 있는 한 내 선수들이 필드에서 더 나은 기량을 펼치고, 훈련 중에는 건강을 유지할 수 있게 하는 지각 있는 판단을 하려 하고 있다.

그런데 이것이 머신으로 운동하고 어떠한 위험 요소를 허용치 말라는 뜻일까? 단연코 아니다. 이는 끊임없이 위험과 이득 비율의 균형을 따져보라는 뜻이다. 20살짜리 어리고 건강한 선수와 35살짜리 NHL 선수에게 시키는 훈련은 다르다. 35살짜리 NHL 선수와 55세의 개인 트레이닝 고객의 훈련 역시 다르다. 한 가지 운동, 혹은 프로그램을 가지고 모든 사람에게 적용할 수 없다.

우리가 백 스쿼트가 아니라 프런트 스쿼트를 시키는 것은 위험 요소에 대한 비율의 측면에서 고려한 것이며, 또한 우리가 절대로 박스 스쿼트를 시키지 않는 이유이기도 하다. 올림픽 리프팅을 할 때, 바닥에서부터가 아니라 무릎 위에서부터 행 클린 포지션을 취하는 것도 같은 이유이다.

코치이자 퍼스널 트레이너로서, 우리는 끊임없이 위험과 이득 비율의 균형을 생각해야 한다.

### 두 번째 목표: 퍼포먼스 부상감소

스트렝스 프로그램의 질에 관한 두 번째 목표는 퍼포먼스 부상발생의 감소이다. 내가 예방이 아니라, 감소라는 단어를 사용했다는 점에 주목하라. 부상을 예방할 수 있는 코치는 없다. 부상은 발생할 수밖에 없는 것이다. 그러나 최우선 목표를 퍼포먼스 향상에 맞추는 것이 아니라, 부상을 줄이는 것에 둬야 한다.

NFL와 NHL 모두에서, 스트렝스와 컨디셔닝 프로그램 성공의 척도는 선수들이 계속해서 경기에 참여하도록 만드는 것이다. 스포츠의 세계에서, 코치들은 부상을 굉장히 심각하게 여기고 스트렝스와 컨디셔닝 코치들은 그들의 선수들을 밀어붙여 결국 선수들이 실직자의 길을 걷도록 하기도 한다.

퍼포먼스를 향상시키려는 것이 최우선의 과제가 아니다. 먼저, 가능한 안전하게 훈련시켜야 한다. 그리고 경기 도중 발생할 수 있는 부상 가능성을 줄이는 작업을 해야 한다.

### 세 번째 목표: 퍼포먼스 향상

마지막으로 우리는 퍼포먼스를 향상시켜야 한다. 물론 여기에도 균형 있는 시각이 필요하다. 위험 요소에 대한 염려가 전혀 없는 평범한 머신 기반 프로그램이라도 퍼포먼스 관련한 부상발생 위험을 줄일 수 없으며, 또한 퍼포먼스를 향상시킬 수도 없다. 핵심은 위험과 이득 비율의 균형을 맞추는 능력이다.

이상적인 프로그램은 이 세 가지 목표를 염두하고 디자인한 프로그램이다. 이러한 프로그램은 트레이닝의 모든 면들을 다루고 있으며, 과도한 스트레스에 대한 노출을 최소화한다. 프로그램 디자인에서 가장 중요한 점은 결코 건강을 훼손시키지 않으면서 퍼포먼스를 향상시켜야 한다는 것이다.

## 프로그램 디자인 요소

### 일관성

워크아웃을 빼 먹는 것보다 차라리 나쁜 워크아웃이 낫다. 훈련을 하지 않는 것보다 하는 시늉이라도 하는 게 낫다.

### 구조

코치들은 할당된 훈련 시간을 어떻게 나눠야 할지에 대해 알고 있어야 한다. 할당된 시간이 얼마나 되고 그 안에서 최대한의 효과를 어떻게 뽑아낼지 생각하라.

## 밀도

밀도(density)는 단위 시간당 수행한 일에 대한 용어이다. 할당된 시간에 맞춰 어느 정도의 작업을 수행할 수 있는가? 훌륭한 프로그램은 밀도 있는 프로그램이다.

밀도 있는 프로그램을 디자인할 수 있는 가장 좋은 방법은 여러 운동들을 묶어서 수행하는 것이다. 이는 모든 사람들이 꼭 사용해야 하는 개념이다. 한 운동을 여러 세트로 하고 사이 사이에 2~5분간 휴식을 취하는 것은 오직 리프팅 경기 선수들에게 해당하는 방법이다. 다른 스포츠 종목이나 경기를 치르지 않는 고객들은 여러 운동들을 묶어야 한다.

프로그램의 밀도를 높이는 또 다른 방법은 휴식을 취하는 시간에 단순히 쉬지 않고 다른 것을 하는 방법이다. 우리가 수행하는 프로그램에서, 선수들은 코어운동과 스트레칭의 절반 정도는 세트와 세트 사이 한 운동에서 다른 운동으로 넘어가 휴식하는 동안 실행한다.

## 프로그램 구조

구조는 필수적이다. 프리 워크아웃 과정은 다음 사항을 반드시 포함해야 한다.

- 연부조직 밀도: 폼 롤러 작업
- 연부조직 길이: 스트레칭
- 연부조직 준비: 활성화하기

이제 생각해보자. 위의 작업을 하는데 몇 분 정도를 할애하고 있는가? 어리고 건강한 선수들의 경우 훈련 시간의 10~20퍼센트 정도, 한 시간 훈련할 경우 6~12분 정도를 할애해야 한다.

좀 더 나이가 있는 고객의 경우, 나이에 따라 연부조직의 밀도, 길이, 그리고 준비에 좀 더 많은 시간이 필요하다.

워크아웃을 시작함에 있어 먼저 근육들을 준비시켜야 한다. 다음 단계에 선수들을 준비시킨다. 훌륭한 동적 웜업은 5~6분 정도 소요되며 일단 인체조직이 준비가 완료되면 훌륭하다 할 수 있다.

## 파워와 스피드 키우기

일단 근육들의 준비가 완료되고 나면, 다음 단계는 파워와 스피드를 키우는 것이다. 웜업을 충실하게 마치고 난 뒤, 맨몸 파워운동 또는 메디신볼 던지기와 같은 가벼운 무게를 적용한 운동을 통해 플라이오메트릭 운동들을 실행한다.

이 시기는 또한 숏 스프린트(short sprints)와 스프린트 드릴(sprint drills)을 추가하는 시기이기도 하다. 많은 스프린트 드릴들이 동적 웜업의 일부로 행해지고 있지만, 사실상 스프린트는 그보다 뒤에 일어난다. 훈련의 밀도의 관점에서 보자면, 나는 점프 동작들과 던지기 동작들을 짝지어 수행하는 것을 좋아한다. 한 세트의 플라이오메트릭 드릴 이후에 한 세트의 던지기 운동을 하는 것이다. 3세트를 번갈아가면서 수행하도록 한다.

이를 통해 플라이오메트릭 세트 사이 사이를 낭비하지 않고 충분한 휴식을 취할 수 있게 된다.

플라이오메트릭 운동과 메디신볼 운동의 멋진 점은 이 운동들이 신경계의 준비 상태를 향상시키는 효과 역시 가지고 있다는 것이다.

웨이트장에 들어가기 전에 해야 하는 마지막 항목은 스프린트이다. 우리는 스트렝스 운동을 하기 전에는 낮은 볼륨으로 스프린트를 하는데, 일반적으로 5~20야드(약 4.57~18.28m)를 5~6번 스프린트시킨다.

어리고 건강한 선수들의 경우, 웨이트장에서 주로 올림픽 리프팅을 위주로 파워를 키운다. 좀 더 나이가 있는 선수들의 경우에는 점프 스쿼트나 Shuttle run MVP 점프 운동과 같은 부가적인 플라이오메트릭 운동을 한다. 나이와 훈련자의 건강 정도에 따라, 하체의 파워를 키우기 위해 저항운동들을 선택해서 훈련시킨다.

우리는 전신의 파워를 키우기 위해, 행 클린, 클로즈 그립 행 스내치, 덤벨 스내치, 또한 어리거나 나이가 많은 선수의 경우, 케틀벨 스윙을 시킨다.

이 운동들은 코어운동과 능동적인 스트레칭 혹은 모빌리티 운동과 합쳐서 트라이 세트(3세트를 복합적으로)로 수행한다. 휴식을 취하는 대신에, 휴식 시간에 코어운동과 모빌리티를 만드는 작업을 시키도록 한다.

다음은 폭발적인 리프팅을 할 때 트라이 세트의 예이다.

- 폭발적인 리프팅 운동
- 코어운동
- 모빌리티 작업

트라이 세트는 파워운동들에 적용하여 초점을 파워운동에 두도록 한다. 그리하여 신경계가 과도한 스트레스를 받지 않도록 한다.

## 스트렝스 프로그램

스트렝스를 키우는 프로그램은 파워 프로그램과 유사해 보인다. 차이점은 트라이 세트가 아니라 쿼드 세트(4세트의 운동을 복합적으로)로 한다는 점이다. 스트렝스를 만들 때에는 다른 경쟁적인 스트렝스 운동들을 함께 하고, 역시 휴식 시간에는 코어와 모빌리티를 만드는 작업을 한다.

프로그램 디자인에서 숙지하고 있어야 하는 가장 중요한 점은 다음과 같다. 절대로 시간을 낭비해서는 안 된다는 것이다. 훌륭한 프로그램을 만들기 위해서는 먼저 훌륭한 준비 과정을 만들어야 한다. 그 다음 당신의 고객에게 맞는 운동들을 선택해야 한다. 마지막으로 시간을 황금처럼 여겨 낭비해서는 안 된다고 여겨야 한다.

간단하게 말하자면, 리프팅(무게를 드는 것)을 당신의 선수에게 원하는 바를 가르치고 강조하게 하는 수단으로 이용하라는 것이다. 고객이 보이는 흔한 잘못들이 무엇인지 보고, 그러한 잘못을 교정할 수 있는 운동들을 프로그램에 포함하도록 한다.

예를 들어, 다음에 나오는 항목들을 생각해보자.

- 맨몸 하체운동
- 프런트 스쿼트
- 박스 프런트 스쿼트: 박스 위에 주저앉지 않는 종류로
- 정지 혹은 천천히: 신장성 벤치 프레스

이러한 운동들은 결정적인 결함을 교정하는 운동들을 대표하기 때문에 중요하다.

맨몸 하체운동들은 일상에서도 그러하는 것처럼 자신의 발을 이용하는 법을 가르쳐준다.

프런트 스쿼트는 허리에 가는 스트레스와 스쿼트를 할 때 발생하는 기술적 결함들을 제거한다.

박스 스쿼트를 통해 스쿼트의 깊이를 만들 수 있고, 고관절의 모빌리티와 압박과 토크의 측면에서 척추에 실리는 부하를 실제로 줄여준다.

중간에 정지하거나 신장성 작용을 강조하는 벤치 프레스는 튕기는 동작과 몸을 휘어서 프레스하는 동작을 없애는데 도움을 준다.

훌륭한 운동 선택이란, 목적의식이 있어야 하며 실수와 잘못된 점들을 제거하고 교정할 수 있어야 하는 것이다.

명백히 말하자면, 운동을 선택하는 데는 다른 기준들도 존재한다. 나는 코치 마이크 버그너(Mike Burgener)의 Yes to the Fourth Power의 개념을 좋아한다.

그 운동은 서서 하는 운동인가?
다관절(multi-joint)이 이용되는 운동인가?
프리 웨이트(free weights)로 하는 운동인가?
폭발적인 스포츠의 특성을 가진 운동인가?

항상 버그너 코치의 철학을 충실히 지키기는 어려울 수도 있다. 그러나 프로그램 디자인을 시작하는 데 있어서 이러한 생각은 훌륭한 기준점이 될 수 있다.

종종 코치들과 트레이너들은 프로그램 디자인의 가장 기초적인 법칙들을 어기곤 한다. 다음에 제시하는 사항들은 성공하는 스트렝스 코치들 대부분이 동의하는 내용이다. 프로그램 디자인을 할 때 틀림없는 법칙들은 반드시 따르고 성공을 성취하라.

## 폭발적인 움직임이 먼저다

만약 올림픽 리프팅을 시킨다면, 항상 프로그램 처음에 도입하도록 하라. 높은 테크닉과 신경계 요구가 필요한 운동은 반드시 스트렝스 훈련 세션의 시작부에서 하도록 한다. 나는 프로그램을 평가할 때 이러한 점을 고려했는지 먼저 본다. 만약 어떤 선수가 내게 자신의 프로그램을 검토해달라고 했는데 벤치 프레스나 스쿼트를 한 뒤에 올림픽 리프팅을 하도록 되어 있다면, 나는 그 프로그램의 나머지는 보지도 않고 버릴 것이다. 내가 좀 과도하게 반응했을 수도 있지만, 이건 기본을 지키지 않은 것이기 때문이다.

신경계에 스트레스를 주는 운동들(올림픽 리프팅처럼)은 근육과 신경 시스템에 활력이 있을 때만 해야 한다. 이것은 단지 운동의 효율성 측면만을 따지는 것이 아니라 안정의 측면에서도 확실히 해야 하는 것이다. 올림픽 리프팅은 높은 수준의 기술과 협응력이 필요하고 선수들은 이러한 종류의 운동을 할 때 가능한 활력 있는 상태에서만 해야 한다.

## 다관절운동은 그 다음이다

이 개념에 대해서는 수도 없이 반복했으나, 강조하기 위해 한 번 더 언급한다. 대부분의 코치들은 이 내용을 충실히 이행하고 있다. 굉장히 드문 경우에만 다관절보다 단일 관절운동을 중요시 여기는 프로그램을 볼 수 있을 것이다.

## 단일 관절운동을 잊어라

일반적인 단일 관절운동은 그저 시간낭비일 뿐이다. 여기에는 몇 가지 예외 사항이 있는데, 운동 초기 세션에서 시행하는 고관절 내전, 외전 운동과 견갑 및 흉부에 관련한 작업을 할 때다. 그러나 레그 익스텐션, 레그 컬, 그리고 트라이셉스 프레스 다운과 같은 운동들은 선수들에게 큰 이점을 주지 않는다. 이런 운동들을 하는 데 시간을 낭비하지 말고 같은 목적에 더 큰 이득을 가져다주는 운동들을 하도록 한다.

무릎과 팔꿈치 같은 경첩 관절에 대한 단일 관절운동을 하는 것은 헛된 시간을 쓸 뿐이다. 부상방지를 위한 이런 각도 만들기 위주의 운동을 하지 마라. 제대로 단계를 밟아 시행하는 한 다리 운동과 몇몇 연결기술들은 단일 관절 머신들보다 훨씬 더 부상을 예방하거나 줄일 것이다.

머신 기구가 하고 있는 가장 멍청한 트렌드는 전통적인 프리 웨이트 운동을 흉내 내려는 것이다. 훌륭한 프로그램을 위해 가장 중요한 점은 공간이 필요하다는 것인데, 이런 머신 기구들은 당신이 운동할 공간을 강탈할 뿐이다.

## 반복 횟수를 낮게 유지하라

어떤 사람이라도 반복 수를 높이는 방법으론 강해질 수 없다. 나는 내 선수들에게 8회 이상 운동시키는 경우가 거의 없다. 하지만, 만약 신체 사이즈를 키우는 것이 목표라면 이야기는 달라진다. 그러나 당신의 선수가 강해지길 원한다면, 트레이닝하는 기간의 대부분은 8회 아래의 횟수로 운동시켜야 할 것이다. 그리고 우리는 심지어 입문자라 할지라도 결코 한 운동당 3세트 이상 운동을 시킨 적이 없다.

확실히 하기 위해 한 가지 덧붙이자면, 대부분의 훈련자들은 트레이닝을 길게 하는 것보다 강하게 시키는 것이 낫다. 내가 처음 이 일을 시작할 적에는 잡지들에서 알려주는 것처럼 폭발적이고 빠른 기간 안에 더 큰 근육을 만들어주는 시도를 했었다. 그리고 비참한 실패를 경험했다.

나중에, 켄 레이스너의 트레이닝 철학을 접하고 합리적인 판단을 할 수 있었고 일반적인 리프팅 선수들보다 좀 더 나은 선수가 될 수 있었다. 종종 나는 체육관에 와서 웜업을 하고, 무거운 세트의 스쿼트를 한 뒤 체육관을 나갔다. 이러한 과정을 통해 나는 굉장히 강해졌다. 이건 굉장히 간단한 방법이다. 하루의 목표를 세우고 목표를 달성한 뒤, 집에 가는 것이다.

내 경력에서 한 가지 실수를 꼽으라고 한다면, 그동안 기본적인 근비대 타입의 운동을 시키는 데 너무 오랜 시간을 허비했다는 것이다. 선수들은 무거운 무게를 리프팅할 필요가 있고 프로그램에서 다양한 변화를 가져야 한다. 만약 스트렝스가 목적이라면 무겁게 들어야 한다. 내가 제안하고자 하는 해결책은 근비대 운동 형식이긴 하지만, 5-10-20회의 반복 형식으로 하되 낮은 반복 수 세트에 비중을 두라는 것이다. 이는 찰스 폴리퀸의 6-12-24 프로그램의 변형 버전이다. 이 프로그램의 의미는 비록 많은 반복 횟수 구간이 있긴 하지만, 선수들은 여전히 무거운 무게로 5회 반복을 해야 한다는 것이다.

우리는 일반적으로 다음과 같이 한다.

82퍼센트의 부하로 5회 반복
70퍼센트의 부하로 10회 반복
58퍼센트의 부하로 20회 반복

이 세트들은 디센딩 순서(descending order)로 진행된다. 즉 무거운 무게로 하는 세트를 먼저 실행한다는 것이다. 당신은 아마 이 단계에서 내가 주장하는 법칙을 어긴 것을 볼 수 있을 것이다. 20회 반복하는 세트는 지구력을 위한 세트이며 다른 타입의 근섬유를 타깃으로 한 것이다. 이 시퀀스의 중요한 부분은 이 프로그램이 운동 스펙트럼의 모든 목적을 다루려 한다는 것이다. 스트렝스는 5회 반복 세트에서, 지구력 부분과 근비대 부분은 10회, 20회 세트에서 다룬다. 이 프로그램은 하루에 한 가지 다관절운동에서 실행해야 하며, 그렇지 않으면 오버트레이닝을 시키게 될 것이다.

무게 선택을 할 때 10회 반복 수의 무게는 5회 반복 수 무게의 20퍼센트를 빼서, 20회 반복 수 무게는 여기서 다시 20퍼센트의 무게를 낮춰 수행한다.

벤치 프레스의 예

200lbs×5회(10회 반복시 200lbs에서 대략 24lbs 뺀다)
=175lbs×10회(5회 반복시 175lbs에서 대략 21lbs 뺀다)
=155lbs×20회

## 무거운 무게를 이용하라

몸집을 키우고 싶지 않는 선수를 위해 가벼운 무게를 많은 반복 횟수로 운동시킨다는 것은 트레이닝과 코칭의 세계에서 떠들고 있는 가장 큰 거짓말이다. 가벼운 무게와 많은 반복 수를 이용하고 커지고 싶어하지 않는다고? 보디빌더들은 바로 그런 오류의 반대로 수년간 운동을 해서 성공을 거둔다. 볼륨은 근비대를 만든다.

기억하라. 높은 볼륨과 가벼운 무게로 운동하면 사이즈가 커질 것이다.

## 워크아웃 기간을 생각하라

현실적으로 생각하라. 나는 수많은 프로그램들을 봐왔는데, 절대 합치지 마라. 각 세트를 하는 데 걸리는 시간을 보고 휴식에 할당된 시간을 고려하라. 그리고 이 시간들을 계산하도록 한다. 나는 프로그램대로 따랐을 때 3시간이나 걸리는 프로그램들도 봤다.

한 시간 워크아웃을 완수하는 데 20세트를 수행할 수 있도록 하는 것을 가이드라인으로 삼아라. 프로그램을 디자인할 때 최종적으로 걸리는 시간을 계산해보고 실제로 시험해본 뒤에 예상 시간이 정확하게 소요되는지 확인해라. 각 세트를 수행하는 데 1분, 그리고 세트와 세트 사이에는 최소한 1분을 할애하도록 하라. 이

조차도 빠른 속도이다. 이러한 페이스에서 20세트를 하는데 40분이 걸릴 것이다.

### 운동 템포를 이해하고 이용하라

템포는 한 동작을 한 번 반복하는 시간을 측정하는 단위이다. 템포는 일반적으로 3가지로 표현된다.

- 첫 번째는 동작의 신장성 단계(eccentric portion)이다.
- 두 번째는 중간 지점에서 멈춘 단계이다. 만약 이 단계에서 0(zero)라는 것은 터치 앤 고 렙(touch-and go rep, 한 번 닿았다가 멈춤 없이 바로 올리는 것)이란 뜻이다.
- 마지막은 단축성 단계(concentric phase)이다.

만약 내가 일반적으로 하는 운동 반복을 한다고 하면, 1-0-1 템포로 운동하고 있는 것이다. 템포에 관해서 다음과 같은 몇 가지 의견이 있다.

- 일반적으로 하는 1-0-1 템포. 나는 수많은 선수들 봐왔고 그들의 템포를 관찰했다. 그들은 명백히 1-0-1 템포로 운동하고 있었다.
- 대부분의 선수들은 멈춤 단계 동안 타이트한 자세를 취하는 것을 어려워했다.
- 나는 천천히 단축성 동작을 하는 것을 선호하지 않는다.

어느 순간 내가 템포를 이용하는 개념을 점점 덜 사용하고 있다는 것을 깨달았는데, 그 대신 우리가 사용하는 것은 근수축 형태를 다양하게 하는 것이다. 우리가 실질적으로 템포 개념을 사용하는 경우는 오직 신장성 강조 단계나 등척성 단계뿐이다. 우리는 종종 신장성, 혹은 등척성을 강조하는 것을 주된 목표로 한 종류의 운동을 할 때, 이 두 단계를 하나로 묶어 사용한다.

#### 예시

- 신장성 벤치 프레스: 5초 동안 내린다.
- 신장성 친업: 5초 동안 내린다.
- 5-5-5- RFESS: 톱 포지션에서 5초, 내려오는 중간 동작 동안 5초, 그리고 보텀(마지막) 포지션에서 5초.
- 신장성, 혹은 네거티브 동작 강조 둔근, 햄스트링 운동.

제이 슈로더(Jay Schroeder)는 등척성 운동에서 홀드(hold) 자세를 사용한 것으로 다시 재조명받았고, 캐나다인 스트렝스 코치인 크리스티앙 띠베도우(Christian Thibedeau) 덕분에 등척성 운동은 좀 더 쉽게 접근할 수 있게 되었다. 이 두 시스템은 모두 템포의 역할을 중요하게 다루고 있다.

나는 예전에 등척성 훈련을 시도해본 적이 있는데 성공적인 결과는 거의 얻지 못했다. 그 주된 이유는 내가 읽은 연구결과를 믿었기 때문이다. 연구에 따르면 선수들은 신장성 수축이 단축성 수축보다 강하다고 말한다. 몇몇 측정 결과에 따르면 최대 신장성 수축력은 단축성 수축력보다 120퍼센트 정도 강하다고 한다. 만약 당신이 이러한 결과를 믿는다면, 당신은 실패할 운명일 것이다.

대부분의 선수들은 실제로 컨트롤된 신장성 수축을 본인의 단축성 수축력의 100퍼센트에도 못 미치게 할 것이다. 만약 당신이 지도하는 선수가 벤치 프레스를 300파운드한다면, 그에게 컨트롤하여 360파운드 무게를 신장성으로 내려보라고 하라. 선수들이 무게를 내려보려고 컨트롤할 때 등척성 운동 정도만 나올 것이다.

한 선수는 결국 자신이 들어올릴 수 있는 무게보다 더 무거운 무게를 내리는 것을 성공했지만, 내가 지도한 선수들은 그 비슷한 무게도 하지 못했다. 나는 그 연구들이 어디서 진행됐는지 모르지만 그 연구에 따르면 선수들이 자신이 들어올릴 수 있는 무게보다 더 무거운 무게를 내릴 수 있다는 것인데, 진짜 그렇게 되는 것 같진 않다.

대부분의 선수들은 컨트롤을 유지하면서 무게를 내리는 것에 익숙하지 않고 대신 탄성력을 이용해 리프팅 한다. 그 결과 그들은 바를 컨트롤하면서 내리지 못한다.

띠베도우는 신장성 훈련에 대한 몇 가지 훌륭한 가이드라인을 제시했다. 신장성 스트렝스는 단축성 스트렝스를 강화시키는데, 이 신장성 스트렝스를 발달시키기 위해 다음과 같은 방법을 제안했다.

75%로 8초 동안 내리는 동작 세트당 2회 반복
80%로 6초 동안 내리는 동작 세트당 1회 반복
85%로 4초 동안 내리는 동작 세트당 1회 반복

신장성 훈련에 대해 가늠할 수 있는 기준은, 단축성 반복 수(reps)와 컨트롤된 신장성 수축의 시간(초)과 대략적으로 일치하는 것이다. 즉, 한 선수가 225파운드를 5회 반복해서 들어올릴 수 있다면, 그는 225파운드 무게로 5초간 내리는 동작을 할 수 있어야 하는 것이다.

찰스 폴리퀸은 근비대를 위해선 30~70초 가량의 텐션 상태에 놓여야 한다고 했다. 템포에 관련한 개념은 텐션 상태에 놓여야 하는 시간에 대한 개념과 밀접하게 관련되어 있다.

### 텐션 아래 놓이는 시간

텐션(tension) 아래 놓이는 시간은 한 세트의 시작에서부터 마무리에 이르기까지 걸리는 총 시간의 양을 의미한다. 1-0-1 템포로 10회 반복을 하는 경우 20초가 텐션 아래 놓이는 시간이다.

텐션 아래 놓이는 시간은 아마도 지난 10여 년간 가장 과대평가된 개념 중 하나일 것이다. 나는 신장성 운동의 효과를 알아보기 위해 가장 효율적인 텐션 아래 놓이는 시간을 찾아왔는데, 여러 가지를 적용해보아도 사실상 매우 적은 변화만이 관찰되었다.

이 이론은 대부분 근비대 프로그램에서는 진짜로 근비대를 자극할 만큼 충분한 시간으로 텐션을 주지 않다고 이야기한다. 이 개념에선 근비대를 위해선 운동 세트들은 최소한 30초의 부하 시간이 필요하며, 따라서 10회 반복할 때에는 2-0-1 템포로 운동을 해야 최소한의 효과를 본다는 것이다. 8회 반복을 할 경우에는 3-0-1의 템포로 운동을 해야 이 이론에 부합한다.

그러나 근비대에 대한 내 생각은 좀 바뀌었으며 나는 더 이상 텐션의 시간이 크게 중요한 요소라고 여기지 않는다. 나는 근비대에는 트레이닝 자극에 유전적인 요소와 식단이 더 많은 역할을 한다고 본다.

## 훌륭한 프로그램의 핵심

훌륭한 스트렝스 프로그램은 반드시 다음에 나오는 모든 요소들을 포함해야 한다. 어느 한 요소라도 빠지게 되면 불균형이 발생하게 되고, 부상을 입거나 혹은 부상이 발생할 확률이 높아지게 된다.

오스트레일리아인 트레이너인 이안 킹(Ian King)은 1990년대 후반에 이러한 개념들을 발달시켰는데, 이 개념은 현대 훈련 프로그램에 있어, 세계적으로 퍼지게 되었다.

### 코어 스트렝스

- 코어 스트렝스(core strength)를 인체의 기둥이나 혹은 다른 뭐라고 이름 붙여 불러도 된다. 그러나 중요한 것은 그 기능을 이해하고 만들어낼 줄 알아야 한다.

### 파워 트레이닝

- 만약 당신이 올림픽 리프팅을 지도하는 것이 편하다면 파워운동으로 이용하면 되지만, 그렇지 못하다면, Vertimax와 같은 운동기구나, 점프 스쿼트

혹은 메디신볼 던지기와 같은 운동들도 전신의 파워를 키우는 운동으로 사용할 수 있다.

## 무릎 지배적 운동

- 무릎 지배적 운동은 기본적으로 싱글 레그, 더블 레그 스쿼트와 같은 운동들을 의미한다. 이러한 운동들은 또한 하체 밀어내기 운동으로 분류하기도 한다.

## 고관절 지배적 운동

- 고관절 지배적 운동은 스트레이트 레그 데드리프트와 싱글 레그 데드리프트 변형운동들이다. 고관절 지배적 운동은 또한 연결적 움직임(bridging movement)을 망라한다.
- 고관절 지배 운동과 무릎 지배 운동의 차이점은 프런트 스쿼트와 스트레이트 데드리프트의 차이를 보면 명백하게 드러난다. 이러한 운동들은 하체 당김(lower-body pulling) 운동으로 부를 수도 있다.

## 수평 당기기 운동

- 수평 당기기 움직임: 로잉 움직임과 같다.

## 수직 당기기 운동

- 수직 당기기 움직임: 친업 동작과 같다.

## 운동 비율

프로그램의 핵심적인 요소들을 무시하는 것은 현대 스트렝스와 컨디셔닝 코치들이 가지곤 하는 가장 큰 실수 중 하나이다.

당신의 현재 프로그램이 이 모든 기준들을 충족시키고 있는지 평가하고, 훈련의 첫 단계를 실행하고 각 운동들을 분류하라. 만약 당신이 모든 요소들을 일주일에 최소한 한 번 혹은 가급적이면 두 번을 다루는지 평가하라.

수평 당기기 운동과 수직 당기기 운동의 비율을 살펴보고, 무릎 지배적 운동과 고관절 지배적 운동의 비율을 보아라. 만약 이들 운동들이 1대 1로 실행되고 있지 않다면, 당신은 불균형한 프로그램을 사용하고 이로 인해 잠재적으로 당신의 선수는 부상에 노출될 것이다.

수평 밀기 운동과 수평, 수직 당기기 운동들 사이의 불균형은 거의 항상 회전근개 문제를 야기한다. 무릎 지배적 운동과 고관절 지배적 운동 사이의 불균형은 햄스트링 문제를 야기할 것이다. 이러한 관점에서 평가를 하고 당신의 부상 통계와 비교해보라.

매 시즌을 마무리할 시점에 나는 수많은, 그리고 여러 형태의 부상들을 살펴보고 내가 이러한 부상들을 줄이는 것에 모든 가능성을 검토했었는지 내 스스로에게 묻는다. 이 과정을 통해 위에서 소개한 많은 내용들을 만들어낼 수 있었다.

나는 1990년대 초 몇몇 단계의 회전근개 건증을 가진 미식축구선수 20명과 함께했던 한 해를 여전히 기억하고 있다. 그들의 프로그램을 살펴보았을 때, 전형적인 스트렝스 프로그램임을 알 수 있었다. 즉 대부분 미는 동작들이었고 당기는 동작은 매우 적었다. 대부분의 라인맨들은 자신의 몸무게에 해당하는 벤치 프레스는 쉽게 밀어냈지만, 단지 몇몇만이 심지어 친업을 1번 정도만 할 수 있었다. 프로그램의 문제점을 쉽게 찾아낼 수 있었다.

우리 선수들에게 친업, 그리고 도움 친업을 시키고 등 상부의 스트렝스를 키우자 그들의 회전 근개 문제들이 사라졌다.

당신이 이러한 법칙들을 지키기만 한다면 프로그램을 디자인하는 일은 쉬울 것이다. 코치들은 자기 스스로에게 갇힌 방식이나 편견에 사로잡히게 되면 곧 문제 상황에 처하게 될 것이다. 프로그램의 목적은 부상을 줄이고 퍼포먼스를 향상시키는 것임을 기억하라. 우리는 파워리프터, 올림픽 리프터, 보디빌더, 혹은 스트롱

맨과 같은 사람들을 만들려고 몰두해서는 안 된다. 스트렝스 훈련은 우리가 달성하려는 목적을 위한 수단임을 잊어서는 안 된다.

## 훈련과 중추 신경계

훌륭한 스트렝스 코치라면 트레이닝 경험이 많은 선수일수록 성과를 계속해서 유지하는 것이 어려움을 잘 알고 있을 것이다. 한 선수의 스트렝스 획득 비율은 그가 웨이트 훈련장에서 얼마나 오랜 기간 동안 시간을 보냈는지를 보면 알 수 있다. 그러나 이와 같이 느려진 습득 과정이 피할 수 없는 현실이라고 여기는 것은 실수이다. 우리 모두는 초심자들이 훈련에 능숙한 사람들보다 훨씬 빠른 성장을 보이는 것을 알고 있다. 문제는 왜 그러냐는 것이다.

선수가 벤치 프레스 기록을 단지 5파운드 높이기 위해 1년 내내 훈련해야 할 수도 있다. 우리 모두는 이러한 경험이 있을 것이다. 만약 그러한 경험이 없다면, 당신은 제대로 훈련시켜본 경험이 아직 없는 것이다. 400파운드에서 405파운드를 들게 하기까지, 겨우 1퍼센트의 성장을 위해 1년간의 훈련과정이 필요한 것이다.

훈련 경험이 많아질수록, 선수가 무거운 무게를 경신할 수 있는 빈도는 줄어들게 된다. 훈련 경험은 단순히 심각하게 훈련한 기간의 숫자일 뿐이게 된다.

스트렝스 훈련의 한 가지 문제점이라면 초기 단계에 선수들이 일주일에 3번 벤치 프레스를 할 수 있고 또 강해진다는 것이다. 이와 같은 이유에서 고등학교 선수들에게 적게 훈련하는 것이 더 많은 결과를 가져다줄 수 있다는 개념을 납득시키는 게 어려운 것이다.

각 선수들은 프리 스트렝스(free-strength) 발달 시기를 가지게 된다. 초심자들은 적은 노력으로도 선형의 발달 곡선을 기르게 된다. 모든 대학 스트렝스 코치들은 이와 같은 프리 스트렝스 발달 시기인 1학년 때 가장 큰 성과를 거둘 거라고 말할 것이다. 과거에 이와 같은 빠른 성장을 했던 경험은 항상 말썽을 부릴 것이다.

이와 같은 잠재적인 스트렝스 획득 기간은 속근 섬유 타입의 선수들에게서 높게 나타난다. 속근 타입의 초보자들은 종종 다른 동료들보다도 덜 노력하더라도 그 이상의 성과를 보이곤 한다. 두 선수가 같은 프로그램을 따르더라도, 속근 섬유 타입의 선수가 더 큰 결과를 얻는다.

훈련받지 않은, 속근 타입의 선수는 이러한 시기에 엄청난 성과를 거두는 반면, 지근 타입의 선수는 더 평범한 결과를 거둘 것이다. 유전적으로 선택받은 선수들에게서 보이는 성과가 다른 이들에게도 나타날 것이라고 여기지 마라.

### 초심자들에게서 보이는 독특한 특징들

잘 짜인 프로그램을 따르는 초심자들은 드물다. 대부분의 초심자들은 비록 그들이 훈련을 받았더라도, 벤치 프레스나 하고 다른 것들은 하지 않는 무계획적인 프로그램을 따른다. 종종 이들은 벤치 프레스를 일주일에 3회까지도 한다.

초심자들은 일반적으로 잘 짜여진 in-season 프로그램을 참여해본 적이 없다. 단지 in-season 트레이닝을 참여하는 것만으로도 스트렝스 손실로 치달을 수 있는 롤러코스터를 막을 수 있을 것이다.

대부분의 초심자들은 프리(pre-) 혹은 포스트(post-) 워크아웃 영양관리와 같은 간단한 영양관리로부터 나오는 이점을 경험해본 적이 없다. 우리가 괜찮은 영양적 요소를 가미하게 된다면 마법과 같은 일이 벌어질 것이다.

대학생 정도의 나이에서 프리 스트렝스(free strength) 시기는 대략 2년 정도이다. 프리 스트렝스는 훌륭한 프로그램 디자인과 영양관리로 엄청난 성장을 보일 수 있는 시기다. 우리는 프로그램을 잘 구성하고 훈련자들이 무계획적으로 운동하지 않도록, 스케줄을 잘 따르게 만들어야 한다. 일반적인 조직적 요소들을 최대한 실제

프로그램에 잘 반영할수록 발달 과정은 좋아질 것이다.

선수의 속근 섬유의 능력치 한계에 다다른 뒤에는 침체기가 찾아온다. 선수가 침체기에 빠지게 되면, 우리는 영양적 관리를 하고 재설정을 시키고 더 성장을 짜내기 위해 보강 작업을 시도한다.

문제는 3년 째 접어들 때쯤 짜낼 수 있을 만큼 짜내 성장이 멈추거나 거의 기어갈 정도로 그 기세가 둔화될 때다. 모든 테스트에서 매번 이전보다 향상하는 모습을 보였던 선수가 이제 어떤 종목에서는 정체기를 경험하게 되는데, 일반적으론 훈련 경험이 많을수록 벤치 프레스에서 정체기를 겪게 된다.

여기서 우리는 세 가지 문제점을 볼 수 있다.

- 첫째, 2년 이상 운동하고 있는 선수들과 비교하여 상대적으로 초심자인 선수들은 벤치 프레스에만 집중하는 경향이 있다. 그러므로 이러한 정체기를 처음 겪어봤을 가능성이 높다.
- 둘째, 벤치 프레스는 스쿼트보다 타깃 근육이 적다.
- 셋째, 인체는 Bodyfat set-point(인체 스스로 체지방의 한계 수위를 조절하려 한다는 기전)처럼 리프팅 종목에 따라 유전적 한계를 가진다. 즉 대부분의 사람들은 자기 체중의 두 배에 해당하는 벤치 프레스를 들 수 없다.

스포츠 퍼포먼스 트레이닝은 어쩔 수 없이 내재된 문제가 있다. 경기 시즌을 준비할 때 우리는 모든 인체 능력을 동시에 향상시켜야 할 필요가 있다. 우리가 스트렝스를 우선적으로 둘 때, 컨디셔닝은 떨어질 수밖에 없다. 즉, 선수들의 체중이 늘어나게 된다. 컨디셔닝 훈련을 중점으로 둘 때는 스트렝스를 기르기가 어렵다. 선수들은 부상을 입고 체력 소모가 심해진다. 그야 말로 진퇴양난의 상황에 빠지게 된다.

다음은 스트렝스 & 컨디셔닝 코치인 제이슨 페루지아(Jason Ferrugia)의 의견이다.

- 리프팅 프로그램을 일주일에 4일보다는 3일로 운영하도록 한다. 처음 나는 이 생각을 절대 수용할 수 없다고 생각했었다. 그러나 나의 보스턴대학 선수들과 3번의 여름을 함께 보내면서 이와 같이 팀을 운영해보았다. 나는 이러한 관점을 일년내내 훈련하는 높은 수준으로 트레이닝된 선수들에게만 적용해야 한다고 생각한다. 나는 여전히 내 사업장에서, 그리고 나의 전문적인 고객들에게 주 4일 프로그램을 제공하고 있다.
- 중추신경계에 더욱 집중하는 날을 2일로 나누어라. 내 경우 예전에는 4일에 걸쳐 이러한 작업을 했었다. 제이슨이 제안하는 바는 좀 더 클래식한, 올드 스쿨 방식의 상체와 하체 분리 워크아웃이다. 나는 내가 생각하기에 더 효과적이라 여겨지는 방식으로 변화를 준다. 최종적으로 2, 4일째 날은 간략하게 프레스와 관련 있는 훈련을 하고 나머지들은 1, 3일차 날에 수행한다.
- 일주일에 하루만 하체운동하는 날로 정하라. 우리 시스템에선, 하체에 관한 워크아웃을 일주일에 4번이나 했었다. 1, 3일차에는 무릎 지배적 운동, 2, 4일차에는 고관절 지배적 운동을 했다. 하지만 요즘 새로 적용하는 프로그램에서는 하루에 모든 하체 훈련을 하도록 지도하고 있다.

이것이 우리 전체 프로그램 디자인 구조에서 가장 크게 변화한 점이며, 거의 모든 것이기도 하다. 그리고 현재 진행형이다. 우리의 경우에 변화한 점은 각 패턴을 2회씩 자극했던 것이 1회 자극하도록 만든 것이다.

여기에 프로그램 디자인에 관련한 배경 정보가 실려 있다. 그러나 그 전에 우리 중심 프로그램을 다음과 같이 나눠놓은 것을 살펴보자.

### 월요일과 수요일

폭발적 리프팅: 스내치

수직 당기기

무릎 지배적 운동: 더블 레그 운동

수평 당기기
고관절 지배적 운동: 싱글 레그 운동

### 화요일과 목요일

폭발적 리프팅: 클린
수평 밀기
고관절 지배적 운동: 스트레이트 레그 운동
수평 밀기
고관절 지배적 운동: 벤트 레그 운동

이 시스템에선 각 주요 패턴들을 일주일에 2번씩 건드리게 된다. 페루지아의 권고사항들을 접하고 난 뒤에, 나는 각 하체 움직임 패턴을 일주일에 2번 하는 대신에 일주일에 한 번 하는 것이 더 나을 수도 있다고 깨달았다. 이전에 나는 하체는 더 많은 볼륨을 다룰 수 있다고 생각했다. 그러나 제이슨의 생각은 나와 대치되었다. 그는 각 상체 패턴은 일주일에 2번 다루어야 하지만, 하체의 볼륨은 줄여야 한다는 것이었다. 나는 그 생각에 동의하여 따랐다.

나는 선수들의 퍼포먼스에서 중추신경계에 부담을 주는 하체 트레이닝에 대한 고려를 하지 못했다.

- 올림픽 리프팅
- 스쿼트
- 싱글 레그 스쿼트
- 여러 종류의 데드리프트

이와 같은 운동들은 어느 정도 중추신경계에 부담을 준다. 이와 같은 측면에서 중추신경계에 부담을 주는 다른 운동들을 살펴보자.

- 스프린트
- 플라이오메트릭 연습
- 슬레드(sled, 썰매) 밀기, 당기기
- 인터벌 컨디셔닝

상체운동들은 하체운동들만큼 중추신경계에 스트레스를 주지 않는다. 내가 리프팅 경기에 나가던 20여 년 전에는 스쿼트, 데드리프트, 그리고 컨디셔닝을 위한 달리기와 같이 오로지 중추신경계에 부담을 주는 운동들만을 했었다.

자, 이제 다시 위 목록들을 살펴보자. 올림픽 리프팅, 플라이오메트릭 운동, 썰매를 이용한 운동, 싱글 레그 운동. 우리는 중추신경계에 부담을 주는 운동들을 쌓아서 운동하고 있다. 동시에 우리가 항상 하는 전통적인 상체운동을 하고 있다.

주 4일 프로그램으로 돌아와서, 이 워크아웃이 어떻게 구성되어 있는지 살펴보자.

### 월요일과 수요일

폭발적 리프팅: 월요일은 점프 스쿼트
수요일은 행 클린
수직 당기기
무릎 지배적 운동: 월요일은 더블 레그 운동
수요일은 한다리 운동
수평 당기기
고관절 지배적 운동: 월요일은 스트레이트 레그 운동
수요일은 벤트 레그 운동

### 화요일과 목요일

폭발적 리프팅: 하지 않음
수평 밀기
코어 안정화 운동
수직 밀기
회전 안정화 운동
삼두근 운동
어깨 prehab 운동

우리는 여름에 4일 연속으로 훈련을 진행했다. 모든 하체운동은 월요일과 수요일에 하고 척추에 실질적인 압박이 가해지는 운동은 오직 월요일에만 하도록 했다.

수요일은 헤비 행 클린을 하는 날로, 바로 한 다리 무릎 지배적 운동을 실시했다.

우리는 과소평가하거나 호들갑 떠는 우리(트레이닝) 세계에서 다시 원점으로 돌아왔다. 우리가 하는 워크아웃은 감히 말하자면 전통적인 다리와 등 그리고 가슴-어깨-팔로 분리시킨 운동 프로그램 방식이었다. 이와 같은 결론에 이르자 나는 전율했다.

## 써킷 프로그램

많은 코치들은 써킷 트레이닝의 장점으로 운동량(work capacity)을 발달시킬 수 있다는 점을 들지만, 특히 초심자들의 경우, 운동량 증진을 위해 테크닉을 희생시키는 것은 꺼려한다. 많은 선수들이 지도자의 관리 감독을 바라지만 써킷 트레이닝에선 충분한 관리, 감독을 하기가 힘들다. 우리는 써킷 트레이닝 1라운드당 최소 10명, 그리고 종종 25명 이상의 선수들을 훈련 시키곤 한다.

이는 코치에게 매우 힘든 점이다. 사실상 써킷을 하는 그룹에 대해 충분히 합리적이고 충분한 양의 지도를 하는 것은 거의 불가능하다. 코치들은 시간 관리, 운동 흐름 체크, 훈련 격려하기, 그리고 부상 관리 등을 해야 한다. 여기에 기술적 지도를 할 수 있는 시간은 매우 부족하다.

추가적으로, 써킷 트레이닝에는 두 가지 내재된 결점이 있다.

- 파워운동을 할 수 없다.
- 올림픽 리프팅을 포함시키기 힘들다.

써킷 트레이닝을 하는 동안에는 피로도가 높기 때문에 올림픽 리프팅을 넣는 것은 좋지 못한 선택이다. 써킷 트레이닝의 10번째 세트에 파워 클린과 같은 운동을 넣는 것을 꺼려 한다. 그 결과, 올림픽 리프팅을 넣지 못하는 것이다.

### 운동 순서

써킷 트레이닝에는 특별한 운동 순서가 있진 않다. 운동 시퀀스가 있을 뿐이다. 어떤 선수들은 벤치 프레스를 하기 전에 오버헤드 프레스를 한다. 어떤 선수는 첫 운동으로 프런트 스쿼트를 하기도 하지만, 다른 선수는 마지막에 한다. 만약 당신이 운동 순서가 퍼포먼스에 중요한 영향을 미친다고 생각한다면, 이는 써킷 트레이닝을 하지 않는 또 다른 중대한 이유가 될 것이다.

우리가 써킷 트레이닝을 하는 이유는 단순하지만, 몇몇 다른 이유도 있다. 나는 2년 전, 주로 팀 빌딩을 위한 목적으로 우리 선수들에게 써킷 트레이닝을 시켰다.

예전에 예상보다 일찍 시즌을 탈락한 적이 있었다. 당시 가장 큰 문제점은 우리가 충분히 강하지 못하거나, 빠르지 못했던 것이 아니었다. 문제는 우리는 한 팀으로서 결속력이 부족했었다. 여러모로 우리 팀의 개개인들에게 하나의 공통된 목표의식이 부족했던 것이다. 나는 팀워크와 팀 빌딩을 만들어야겠다는 생각이 들었고 우리가 좀 더 강하게 훈련하고 하나되어 훈련해야 할 필요가 있다고 생각했다.

1980년대 네브라스카대학(University of Nebraska)의 마이크 아더(Mike Arthur)에 의해 만들어진 아이디어에 기초한 오래된 개념이 있다. 네브라스카대학은 써킷 프로토콜을 실험했는데 그들은 이를 Survivor Circuit 이라 이름 붙였다. 1990년대 초반, 나는 Survivor Circuit의 기초적인 개념에 대해 실험을 해보았다. 이 써킷은 하체 시퀀스, 상체 당기기, 상체 밀기, 코어 그리고 다시 하체로 돌아가는 순서로 10가지 기초적인 스트렝스 운동들로 구성했다.

이 당시 아더의 프로그램에 따르면, 주요 근육군 운동을 세트당 10회 반복을 하는 구성으로 많은 양의 성장 호르몬 생산이 나타나는 것을 보였다. 그러나 내 기억으론 이 써킷 프로그램은 너무나도 힘들었고 선수들은 구토하기까지 했다. 나는 우리 선수들이 정해진 시간 안에 하나가 되고, 서로를 격려하는 모습을 보이기 원했다. 나는 열심히 노력하지만 목표를 성취하지 못한 선수들을 짝지었고, 그들은 원하는 결과를 얻었다.

우리의 첫 써킷은 다음과 같다.

**변형된 Survivor Circuit**
**10회 반복 써킷**

대략 1RM의 60퍼센트에 해당하는 무게를 이용한다.

**Station 1**
트랩바 데드리프트, 10회

**Station 2**
TRX Inverted Row, 10회

**Station 3**
Alternate Dumbbell Press, 10회

**Station 4**
Ab Wheel Rollout, 20회

**Station 5**
프론트 스쿼트, 10회

**Station 6**
Chin-up, 10회

**Station 7**
Close-grip Bench Press, 10회

**Station 8**
Single-leg Straight-leg 데드리프트, 10회

**Station 9**
벤치 프레스, 10회

**Station 10**
Front Plank, 30초

## 써킷 트레이닝 결과

비록 이 시퀀스가 완벽하진 않지만, 우리 몸의 모든 주요 부위들을 커버할 수 있도록 구성했다. 나는 세트와 반복 수가 완벽하게 균형잡힌 완전한 프로그램을 만드는 것에 사로잡혀 있다. 우리 선수들은 동료들에 의한 압박 효과(peer pressure)를 점점 느끼지 않았다. 선수들은 써킷을 하는 동안 서로를 독려함을 통해 노력 수준을 높였다.

자질구레한 것들에 휩쓸리기는 쉽다. 중추신경계에 부담을 주는 훈련, 세트 사이의 휴식 시간은 어떻게 할 것인가? 운동의 시퀀스는? 스쿼트를 먼저 하는 사람과 나중에 하는 사람의 차이가 있을까?

우리가 지나치게 분석적인 태도를 취할 때, 우리는 인간적인 요소를 놓치기 쉬워진다. 내가 알고 있는 많은 코치들을 살펴보았을 때, 그들 중 스트렝스 향상을 성공적으로 하는 사람들의 한 가지 공통점을 꼽으라 한다면, 그들이 노력과 환경을 강조한다는 것이다.

몇 주간 써킷 프로그램을 진행하면서 몇몇 예상치 못한 일들이 나타났다. 이론적으론 스트렝스 증가에 목표를 둔 프로그램이 아니었음에도 불구하고, 우리는 선수들의 스트렝스 향상을 목격했다. 나는 이러한 결과에 깜짝 놀랐다. 우리는 스트렝스가 향상될 리 없는 프로그램을 실행했지만, 선수들은 더 강해졌다.

나는 알윈 코스그로브에게 이 일을 이야기했다. 그는 언제나 그러하듯 간략하게 요약해 말해주었다. "정신(psychology)은 항상 육체(physiology)를 이깁니다." 과학적인 부분에 휘말리기는 너무나 쉽다. 그리고 어린 선수들은 압박에 잘 대응한다.

그리고 한 가지 더 이상한 점이 나타났다. 선수들이 써킷 운동을 하는 것을 좋아한다는 것이다. 그들은 팀으로써 하나가 되는 느낌을 좋아한다. 모든 선수들은 똑같이 운동했고, 그 누구도 운동을 빼먹거나 도망가지 않았다.

내 계획은 이러한 써킷을 몇 주간만 하고 다시 우리

의 전통적인 프로그램으로 돌아가는 것이었다. 그러나 감독이 나타나 써킷 스타일로 그룹 지어 계속 훈련하도록 요청했다.

이때 처음에 든 생각은, 그건 불가능하다는 것이었다.

그리고 두 번째 든 생각은 이걸 어떻게 하지? 하는 것이었다.

나는 우리가 하는 메디신볼과 플라이오메트릭 운동을 하기 위해 파워 써킷 프로그램을 만들었다. 그리고 지구력 훈련을 위해 근지구력 써킷을 개발했다. 전형적인 보일(Boyle)식 프로그램에서 많이 다른 형태의 프로그램으로 변형되었다.

시간이 흐른 뒤에, 우리는 써킷 훈련과 변형된 HIT 훈련을 조합하고 더 많은 주위 사람 압력(peer pressure, 주위 사람들이 무언가 같이 함으로써 생기는 심리적 압박 또는 의무감)을 줘서 실험을 해봤다. 프런트 스쿼트, 벤치 프레스, 그리고 행 클린 스트렝스를 더 강조하기 위해 거의 매일 써킷 프로그램을 하기 전에 테스트를 했다.

만약 우리가 웨스트사이드 선수들이었다면, 이건 우리의 최대 노력 훈련이었을 것이다.

우리는 거의 여름 내내 매일같이 최대 노력 훈련을 했다. 테스트는 리프트 종목당 1RM 또는 5RM, 혹은 10RM을 했다. 모든 테스트들은 공통되게 모든 동료들이 지켜보는 가운데 가능한 완벽한 자세로 반복하도록 치렀다.

## 말초 심장 활성

지난 몇 차례의 여름 동안 써킷 프로그램을 사용한 뒤, 나는 써킷 프로그램에 숨겨진 과학적 원리와 어떠한 생리학적 시각에서 효과가 나는지 연구하게 되었다. 한 가지 원리는 말초 심장 활성(PHA, Peripheral Heart Action) 훈련이다. PHA 훈련은 1940년대에 아더 슈타인하우스 박사(Dr. Arthur Steinhaus)가 만들어낸 개념이다. 슈타인하우스는 그가 살던 시대보다 앞서갔던 사람이었다. 그의 생각은 50년 전이 아니라, 현 시대에 와서야 쉽게 이해될 개념이다.

슈타인하우스의 개념을 처음 도입한 사람은 전(前) 미스터 아메리카로 유명한 밥 가드자(Bob Gadja)였다. 1960년대에 가드자는 당시에 유행하던 펌핑 위주의 트레이닝 대신에 말초 심장 활성 훈련을 도입하여 세계적인 수준의 신체를 만들었다.

PHA는 써킷 훈련을 이용해서 혈액순환이 상체에서 하체로 끊임없이 일어나게 한다는 개념이다. 가드자는 특정 근육군에 초점을 맞춘 펌핑 스타일의 훈련을 지양하고 말초 심장 활성 써킷을 이용해, 의도적으로 혈액을 하체에서 상체로 보내는 전신적인 접근에 집중했다. 그는 이를 안티펌핑(anti-pump)이라고 불렀다. 가드자는 기존의 체제나 관습에 순응하는 사람이 아니였지만, 그의 몸은 그 시대를 대표했다.

프레드 하트필드는 1981년, 『파워리프팅: 과학적 접근(Powerlifting: A Scientific Approach)』에서 말초 심장 활성에 대해 논의하였고, 앞서 이야기 했듯이, 마이크 아더는 1980년대에 네브라스카대학에서 써킷 트레이닝의 형태를 부활시켰다. 그러나 스트렝스 커뮤니티에선 여전히 써킷 트레이닝에 대해 회의적인 시각을 보이고 있다.

HIT의 세계: Nautilus, Hammer 기구들을 이용하기도 하는, 1세트를 실패 지점까지 운동하기에서 선수들은 종종 이 써킷 훈련을 닮은 1세트 프로그램에서 훌륭한 결과물을 얻곤 한다. 이 써킷 프로그램은 큰 다관절 운동에서부터 시작하여 인체의 작은 부위로 흐름을 진행한다. HIT 프로그램의 훌륭한 점은 이 운동을 통해 강도(intensity)라는 단어의 또 다른 정의를 볼 수 있다는 것이다.

스트렝스 선수들에게 있어 강도란 바벨의 무게를 의미한다. 한 세트의 강도란 그 세트에서 1RM이 몇 퍼센트로 마치느냐는 뜻이다.

그러나 HIT에서 강도란 전혀 다른 의미를 내포하고 있다. 강도란 운동의 힘든 정도를 의미한다. 한 세트에 20회 반복해서 운동하는 것은 전통적 스트렝스의 세계에선 낮은 강도를 의미하지만, HIT에선 고강도로 여긴다.

우리는 매우 보일(Boyle)스럽지 못한 방식으로 미국 챔피언십 트레이닝에서 우승했고, 여기에 강도 설정이 주요한 역할을 했다. 여기서 명백히 해야 할 점은 나는 이러한 훈련을 오직 내 보스턴대학 하키팀 하고만 했다는 사실이다. 나는 내 NFL 고객과, 스포츠 퍼포먼스를 위한 고객들에게는 이 훈련을 하지 않는다. 만약 당신이 나와 같은 그룹을 가지고 있지 않다면, 나는 이러한 타입의 훈련을 하기보단, 이 책에서 소개하는 스트렝스 프로그램을 따르길 바란다.

만약 당신이 혹시라도 굉장히 훌륭한 테크닉을 가지고 있는 선수 그룹을 보유하고 있고 그들의 훈련에 대한 강도를 바꾸고 싶다면, 써킷 프로그램을 시도해볼 수는 있을 것이다.

## 선수를 위한 근비대 훈련

나는 수많은 어린 선수들을 훈련시키고 있다. 이 고등학교 혹은 대학교 선수들은 높은 수준의 경기에서 이기기 위해 항상 체중을 늘리길 원한다. 스포츠의 세계에선 자신이 원하는만큼 체중을 불리기가 어렵다.

그러나 나는 근육의 크기를 키우는 것을 목표로 하여 훈련시킨 적이 없다. 이 말은, 나는 결코 선수들을 크게 만들기 위해 보디빌딩 방식을 사용하지 않는다는 뜻이다. 우리는 추진력 있는 근육을 원한다. 이 근육은 더 폭발적인 움직임을 가능케 하는 보다 높은 목적을 가지고 있다. 우리는 보다 큰 다리, 보다 큰 등, 보다 두꺼운 척추 기립근을 만들어내는 것을 추구한다.

즉 나는 선수들이 커지길 원하지만, 이는 새롭게 커진 근육이 기능적이어야 하고, 체지방은 최소화해야 함을 전제로 한다.

그렇다면 나는 왜 보디빌딩 방식의 기술들이 우리 선수들을 크게 만들어줄 수도 있는데 지양하는 것일까? 보디빌더들이야말로 순수근육을 키우고 체지방을 최소화하는 능력에 관해선 최고의 기술을 가지고 있는 집단이 아닌가? 이에 대한 대답은 흥미롭고 놀랍게도 그러한 일반적인 인식과 다른 점이 있다는 것이다. 나는 1980년대 초, 매사추세츠주 시콩크(Seekonk)에서 열린 시니어 내셔널 웨이트리프팅 챔피언십을 결코 잊지 못할 것이다. 그 당시 나는 스트렝스 코치이자 파워리프터였지만 또한 트레이닝에 대해선 완전 멍청이였다. 그 이전에도 나는 생각보다 훨씬 많은 보디빌딩 쇼와 파워리프팅 대회를 가봤었는데, 그러나 이때에서야 비로소 처음 올림픽 웨이트 리프팅을 가장 가까이서 접할 수 있었고 이에 나는 완전히 매료되었다.

내 머릿속에 깊이 박힌 것은 그들의 육체였다. 그들은 바로 내가 내 선수들이 가졌으면 하는 바로 그 방식으로 몸을 만들었다. 거대한 등, 허리, 그리고 다리. 그리고 엄청나게 무거운 무게는 둘째 치더라도, 그들은 이 거대한 몸을 너무도 낮은 체지방으로 이루고 있었다.

내 눈에는 이것이 바로 형태가 기능을 따르는 증거로 보였다.

### 체형

시간이 지남에 따라 나는 훨씬 소중한 가르침을 배우게 되었다. 기능적으로 선수를 크게 만들고 강하게 만드는 것은 선수에게 달려 있다는 것이다. 우리는 그들을 완전히 같은 방식으로 훈련시킬 수 없으며 같은 결과를 예상할 수 없다. 중배엽 체형을 가진 사람을 보자. 이 체형은 근육 성장이 가장 쉬운 경우이다. 중배엽 사람들은 단지 무게를 보는 것만으로도 커지고 강해질 수 있는 것 같다. 이러한 사람을 보디빌딩 프로그램에 넣으면 커진다. 웨스트사이드 프로그램에 넣으면 커진다. 올림픽 리프팅을 꾸준히 시키면 커진다.

다양한 방식에서 보이는 그의 훈련 반응은 위양성(false positive) 반응이다. 중배엽인 사람을 훈련시켜 근육을 키운 트레이너들은 그의 지도방법이 특별하다고 생각할 수도 있지만, 사실 그건 그 선수의 유전적 특성 때문이다. 이 때문에 이 코치가 다른 선수들에게 중배엽 선수와 같은 방식으로 트레이닝을 시키면 같은 결과가 나오지 않기 때문에 문제가 발생하게 된다.

또 다른 위양성 반응은 초보자들이 처음 트레이닝을 시작할 때 보인다. 우리는 이러한 현상을 트레이닝의 허니문 기간이라고도 부르는데, 평소에 잘 쓰지 않는 흉근, 광배근, 이두근, 대퇴사두근, 그리고 둔근과 같은 근육들이 갑자기 활성화되어, 티셔츠가 빵빵해지고 리바이스501 청바지를 입기 힘들어질 수도 있게 된다.

이전에 트레이닝을 받아본 적이 없었다면, 이러한 근육들은 그 어떠한 프로그램을 시작하더라도 반응하게 될 것이다…. 그러나 신체가 그 프로그램에 적응하기 시작한다면 그 성장은 멈추게 된다. 이때가 바로 코치들이 자극과 반응에 대한 문제를 주의깊게 살펴야 하는 시기다.

만약 선수들이 당신의 프로그램을 통해 의도한 반응이 나오지 않을 때는 바로 다음과 같은 점들이 문제일 수도 있다.

- 자극이 너무 적음
- 자극이 너무 지나침
- 회복이 너무 적음

만약 어떤 코치가 중배엽인 사람을 트레이닝했던 기준으로 일을 한다면, 그는 다른 마르거나 건장한 체형의 사람들을 훈련시킬 때 어떤 점이 잘못 되었는지 알기 힘들 것이다.

특히 당혹스럽게 만드는 체형은 외배엽이다. 마르고 뼈밖에 없는, 진짜로 체중을 불리기 힘든 체형. 외배엽들은 모든 것을 올바르게 하고 있는 것처럼 보인다. 이 체형의 사람들은 그들보다 유전적으로 선택받은 사람들에게는 제대로 작용하는 것들을 하지만, 몸을 키우거나 스트렝스를 얻지 못한다. 그들은 동료나 친구들이 볼륨에 근거한 프로그램으로 성장하는 것을 보고 이 방식이 자신들에게 필요하다 여겨, 이를 따라하거나 더 노력한다. 그러나 수년간 노력을 기울였음에도 불구하고 이 외배엽들은 중배엽처럼 자극을 견뎌내거나 반응하지 못하기에 결국 좌절하게 된다.

나는 확실히 이와 비슷한 경우이다. 나 역시 스스로 체중을 불리기 힘든 체형이었으나, 내게 켄 라이스트너와 스튜어트 맥로버트와 같은 사람들의 HIT 형태의 프로그램이 잘 맞다는 것을 발견했다. 내가 키가 크고 마른 야구선수를 트레이닝했을 때, 우리는 고강도, 저볼륨 워크아웃 프로그램을 고칼로리 식단과 함께 적용하여 근비대를 이루어냈다.

이 반대쪽 극단에 있는 체형은 내배엽이다. 체지방이 30%대인 대학 미식축구팀의 라인맨 같은 체형이다. 이러한 체형은 어떤 방식으로 훈련을 시키든 간에 근육이 생기면 동시에 지방 역시 함께 생긴다. 이 지방들은 전혀 기능적인 역할이 없으나, 러닝 백, 유격수, 혹은 포인트 가드를 하는 데 지장을 주진 않는다. 우리는 이와 같은 사람들에게 중간 정도의 볼륨으로 트레이닝을 하고, 고단백, 탄수화물 제한 식단을 통해 체지방 수준을 낮추려 할 것이다.

## 고볼륨 트레이닝

고볼륨 전략(HVT, high volume training)에 근거한 전통적인 근비대 트레이닝이 각 근육 군에 무지막지한 반응을 보이는 것이 약물에 의한 극적인 효과 때문인가? 아니면 실제로 볼륨에 반응을 하는 것인가?

오늘날 우리가 선수들에게 제공하는 훈련법은, 내가 리프팅을 시작하면 1970년대에 보디빌더들이 훈련하던 방식과 크게 다르지 않다. 그 당시에도 신체 훈련 가이드라인은 스쿼트나 데드리프트와 같은 기본적인 운동들을 마스터하도록 되어 있었다. 심지어 스테로이드의 시대가 도래할 쯤에도 보디빌더들은 주요 리프팅 대회에서 엄청난 강함을 보여주었다.

이 시기에는 슈퍼 하이 볼륨(super-high-volume) 트레이닝이 주류를 이뤘다. (비록 이러한 트레이닝을 한 사람들이 약물을 복용했는지 여부는 불분명하지만) 트레이닝 잡지에서 자신의 모습을 뽐내던 보디빌더들은 모두 스테로이드를 사용했다. 만약 드러그 프리(drug-free) 보디빌더가 이 고볼륨 트레이닝으로 성공했다면, 그는 아마도 수많은 다양한 프로그램을 이용한 중배엽 체형의 사람이었을 것이다.

나와 같은 하드게이너(hardgainer)들은 개별 근육들을 몰아붙이는 트레이닝을 하면 더 작아지고 약해질 뿐이다. 스튜어트 맥로버트 이 문제를 간결하게 설명했다. 만약 당신이 커지거나 강해지지 못하고 있다면, 당신의 프로그램은 제대로 작용하지 않는 것이다. 근비대가 목적인든 혹은 선수 퍼포먼스가 목적이든 간에, 점진적으로 강도를 높여야 하며 약물에 의존하지 않아야 한다.

National Strength and Conditioning Association의 교과서인 『NSCA 체력관리의 정수(Essentials of Strength Training and Conditioning)』에서는, 전통적인 선형 주기화 이론에는 고볼륨, 저강도의 워크아웃을 통한 근비대화 단계가 있는데, 이는 '주기화 후반에서의 더 강도 높은 훈련을 위한 지구력(근지구력와 대사지구력)의 근간과 지방제외체중을 키우기 위해서'라고 제시하고 있다.

내가 우리 선수들에게 더 높은 볼륨 워크아웃을 할 때라도, 그 초점은 근비대가 목적이 아니다. 근육의 사이즈와 퍼포먼스 사이에는 상관관계가 없다. 그러나 스트렝스와 수직 점프와 단거리 스프린트와 같은 기초적인 스킬은 직접적인 연관성이 있다. 만약 내 프로그램이 더 높이 점프하고 더 빠르게 달리게 한다면 나는 내가 해야 할 일을 완수한 것이고 그에 합당한 대가를 받을 뿐이다.

우리 선수들의 체구를 키우는 것은 계속 고민해야 할 사항이긴 하지만, 우리는 기초적인 운동들(스쿼트, 데드리프트, 프레스, 로, 친업)과 선수 각각에게 적합한 식단에 집중한다.

만약 우리가 고립된 어깨 훈련과 같은 특정 근육들을 위한 훈련을 할 때는 신체 균형과 부상방지를 위해서다. 이러한 경우 외에는 우리가 전통적인 보디빌딩 방식으로 훈련시키는 모습을 볼 수 없을 것이다.

내가 보디빌딩 스타일의 트레이닝을 지양하는 다른 이유가 또 있다. 내 경험상, 보디빌딩 방식은 우리의 훈련 목적, 즉 퍼포먼스에 집중하지 못하게 만들기 때문이다. 만약 내가 훈련시키는 선수들이 웨이트장에서 훈련할 여분의 시간이 생긴다면, 나는 외향적인 모습을 위해 이두근에 펌핑하고 있는 게 아니라, 그들이 취약한 부분을 훈련하길 바란다.

퍼포먼스보단 외형에 더 신경을 쓰는 남녀 선수들은 선택의 기로에 있는 것이다. 이들은 선택을 해야 한다. 만약 그들이 피트니스 모델에 관심이 있다면 그 방향을 추구해야 한다. 그러나 스포츠에서 활약하고 싶다면, 그들은 선수처럼 훈련해야 한다.

우리가 훈련시키는 많은 선수들이 근육질의 몸매를 만들어가고 있다. 그러나 이것은 그들이 외형을 추구해서 만들어진 것이 아니다. 그들은 중배엽 체형을 타고 났으며 그들이 하는 트레이닝이 좀 더 빠른 결과물을 가져다준 것이다. 몇몇 사람들은 엉터리로 훈련하고 올바른 식사를 하지 않고, 여전히 그들이 모든 것들을 제대로 한다고 여기는 것 같다. 이들은 우리와 다른 그룹에 있는 사람들로 자신이 하는 것과 우리가 하는 것을 끊임없이 혼동하고 있다.

반면에, 우리 선수들 중 가장 열심히 훈련하는 사람들은 오히려 만족하지 못하고 있는 것 같다. 그들의 퍼포먼스가 그들이 투자한 시간과 노력을 반영하고 있는 모습을 보면 나는 행복을 느낀다.

결론은 다음과 같다. 나는 우리 선수들이 더 나은 외모를 위해 훈련하는 것을 바라지 않는다. 나는 그들이 훈련을 하기 때문에 그 결과 외형이 멋지게 되길 바란다.

## 근비대에 관한 미신

퍼스널 트레이닝을 할 때 우리는 두 타입의 고객들을 맞이하게 된다. 한 타입은 일반적으로 남성이 많은데 근비대를 원하는 고객들이고, 또 다른 타입은 일반적으로 여성이 많은데 근비대를 일종의 재앙으로 여기는 고객들이다. 이 두 타입의 고객들에게 효과적이고 정직한 트레이닝 프로그램을 제공하기 위해 우리는 근비대의 발전에 대해 재정립해야 한다.

신장성 활성화를 강조하는 스트렝스 훈련을 해왔었기 때문에, 나는 내가 항상 당연하게 여겨왔던 근비대란 과연 무엇인가에 대해 의문을 던지기 시작했다. 나는 일반적으로 알려진 몇 가지 납득할 만한 트레이닝 이론들과 실제 스트렝스와 컨디셔닝 그리고 퍼스널 트레이닝에서 활약하는 많은 이들에게서 사실로 받아들여지는 특수한 근비대 이론에 대해 살펴보기 시작했다.

그럼 이제 근비대에 대한 몇 가지 미신들에 대해 살펴보자.

### 미신: 훌륭하게 잘 컨트롤된 반복 수를 완료하는 데는 4초 정도가 소요된다

이것은 근비대 트레이닝의 미신에서 최우선으로 꼽히는 문제이다. 만약 제대로 된 반복 횟수를 마치는 데 4초가 걸린다면, 훈련자들은 근비대를 위해 8~12회를 반복해야 한다. 맞는가? 오늘날 많은 선두적인 스트렝스와 컨디셔닝 코치들은 프로그램 디자인에서 템포를 강조하는 것을 옹호하고 있다. 그럼 이 개념에 대해 조금 검증을 해보도록 하자.

최근 한 기사를 보면 8~12회 반복 운동은 32~48초 정도 소요되므로, 근비대를 위해선 30~70초 정도 텐션 아래에 있어야 한다는 시간 범주에 딱 맞아 떨어진다고 서술했다. 그러나 내 경험에 따르면, 이것은 근비대를 위한 트레이닝에 대해 가장 잘못된 기본적인 개념 중 하나라고 생각한다.

우리는 우리 시설에서 메트로놈을 이용한 비공식적인 연구를 실행했다. 우리는 1초에 한 번씩 삐 소리를 내는 메트로놈 CD를 만들어 우리 선수들이 훈련을 할 때 이 CD를 틀었다. 우리는 선수들이 의식적으로 5초 동안 바를 내리는 신장성 활성화를 위해 이 CD를 만들었다. 이 실험의 부산물은 우리 선수들이 시끄럽게 삐삐 거리는 체육관에서 운동하는 모습을 보는 것이었다.

이 실험의 결과를 보고 나는 놀라움을 금치 못했다. 우리 체육관에서 실시한, 훌륭하게 잘 컨트롤된 반복 템포는 기껏해야 1-0-1이었다. 나는 이 결과를 반복하고 반복해보았다. 우리가 기존에 알고 있던 8~12회 반복 수로 운동하는데는 16~24초 정도가 걸리는 것이었다. 근비대를 위한 30초라는 벽을 깨기 위해선 의식적으로 천천히 내려야만 했다.

이 사실을 스스로 테스트해보아라. 당신의 고객에게 일반적인 방식으로 무게를 들라 하고 세트에 걸리는 시간을 재보라. 일반적이고 자연스러운 템포는 2-0-2보다는 1-0-1이다. 이는 트레이닝에 대한 전체적인 개념에 혼란을 주거나 근비대를 위한 트레이닝이 아니라는 뜻이다. 운동 반복 수에 대한, 운동 세트에 어느 정도의 시간을 소모해야 하는가에 대해 내가 오랜 기간 동안 잘못된 믿음을 가졌었고, 아마도 이 때문에 내 몇몇 선수들이 사이즈를 키우는 데 힘들어했었을 것이다. 내가 그저 글로 읽었던 내용을 검증 없이 믿은 결과 내 선수들과 고객들의 성장 속도가 더뎠던 것이다.

그럼 근비대를 트레이닝의 타깃으로 삼은 경우 어떻게 훈련시켜야 하는 것일까? 나는 의도적으로 천천히 단축성 동작을 하는 것을 좋아하지 않는다. 이 말은 근비대를 위해 우리는 10회 반복 중 신장성 동작을 할 때 2초에 걸쳐 천천히 무게를 내려야 한다는 뜻이다.

이 템포를 이용하면 근비대를 위한 시간 범주에 겨우 들어갈 수 있게 된다. 또한 이런 타입의 접근법(느린 신장성 수축, 빠른 단축성 수축)은 의식적으로 단축성 수축을 느리게 하는 것보다 더 기능적인 근비대를 가져올 수 있다. 그리고 이 방식으로 좀 더 무거운 무게를 다룰 수도 있을 것이다.

## 미신: 근비대를 위해선 프리 웨이트* 운동을 하라

근육 스스로 저항의 타입을 인식할 수 있는가? 근육이 바벨, 덤벨, 밴드 기구, 혹은 탄성 기구의 차이를 인식할 수 있는가? 나는 그렇다고 생각하지 않는다. "이 방법은 당신을 댄서처럼 길고, 체지방 없는 몸으로 만들어 줄 거예요"라는 말은 잘못된 정보를 주는 예로 내가 가장 즐겨 쓰는 말 중 하나이다. 이 말은 당신 눈앞에서 사과를 오렌지로 바꿔보겠다는 뜻과 같다. 당신은 짧고 다부진 체형의 고객의 신장을 늘리지 않는 이상, 그를 길고 날씬한 사람으로 만들 수 없다.

운동을 통해 피하지방과 근육 사이에 저장되어 있는 지방들을 줄일 수는 있지만, 저항운동에서 저항의 종류를 바꿔 근육을 다른 모양으로 바꿀 수는 없다. 근육은 체중, 쇳덩어리, 혹은 고무 등에서 발생하는 저항의 차이를 구분하지 못한다.

근비대를 위해 30초 지점 혹은 그보다 더 긴 시간에 피로를 유발하는 저항을 필요로 할 수도 있다.

근비대를 위해 외부 저항을 이용해야 한다고 하지만, 등 상부를 키우기 위한 운동으로 랫 풀다운과 친업을 비교해보라. 수많은 보디빌딩 관련 글들을 보면 친업이 랫 풀다운 못지 않은 근비대 효과를 보인다고 말하고 있다. 정작 친업에서 부하를 가하는 요소는 오로지 '체중'뿐이다.

만약 당신이 근육을 크게 만들고 싶다면, 가벼운 무게로 반복 횟수를 늘리면 된다. 일반적으로 여성 훈련자들에게 처방되는 (가벼운 무게로, 많은 반복 횟수) 그녀들이 바라는 바와는 정반대로, 사실 근 매스를 키우는 보디빌딩 방식에 의존하고 있는 것이다.

근육을 크게 만들고 싶지 않다면, 텐션 아래에 있는 시간을 줄이기 위해 5~6회 반복 범위에서 더 큰 무게를 다루고 더 적은 세트로 운동해야 한다. 이렇게 한다면 텐션 아래 놓이는 시간과 볼륨이 줄고, 근비대를 적게 할 것이다.

트레이닝은 텐션 아래 놓이는 시간과 피로 지점을 조절하는 것이다. 외부 저항(덤벨, 바벨 등)을 이용하든지 그렇지 않든지 간에 근비대를 만들어낼 수 있다.

## 미신: 가벼운 무게로 더 많은 반복 수로 운동하기

가벼운 무게를 이용한다는 것은 모순적인 모습이 있다. 누가 가벼운 무게로 운동을 하려 할까? 나는 종종 훈련자들과 이야기를 나누는데, 특히 여성과 이야기 할 때 "나는 8파운드(약 3.6kg) 덤벨을 가지고 있고, 같은 루틴으로 일주일에 세 번 운동합니다"와 같은 말을 듣곤 한다. 그래서 왜 그렇게 가벼운 무게로 운동을 하냐고 물으면 그들은 "덩치가 커지고 싶지 않아요"라고 답한다.

이는 큰 오해에서부터 비롯된 생각이다. 내추럴 보디빌더들에게 10파운드(약 4.5kg)의 질 좋은 근육을 얻기 위해 어느 정도의 시간을 들여 노력해야 하는지 물어보라. 대부분의 남자 내추럴 보디빌더들조차 1년 정도가 걸릴 것이라 말한다. 여성의 경우 2년여가 걸릴 수도 있다. 8파운드의 무게로 휘청거리는 우리 고객들은 과도한 근비대가 일어날까봐 걱정할 필요가 없다는 것이다.

또한 근비대는 무엇보다 식단과 유전적인 면에서 더 큰 영향을 받는다.

## 근비대에 관한 진실

어떤 이들은 근비대가 트레이닝의 목표이기도 하지만, 트레이닝으로 인하여 근비대가 일어나지 않길 원하는 이들도 있다. 그러나 어느 경우든지 크게 신경쓰지 않아도 된다. 아나볼릭 스테로이드를 사용하지 않고서는 대부분의 사람들이 엄청난 근비대를 이루는 것은 매우 힘들다. 그리고 한 가지 안타까운 것은 우리가 흔히 사용하는 근비대 프로그램들은 스테로이드를 사용하는

* 번역자 주: 여기서 프리 웨이트란 외부 저항을 이용한다는 개념이다.

이들이 사용하는 프로그램에 크게 의존하고 있다는 점이다.

사실 근비대는 식단과 신체 타입에 따라 크게 좌우되며, 트레이닝 스타일은 매우 적은 영향을 미친다. 그러나 그렇다고 해서 우리가 이전에 논의한 이야기들이 의미 없다는 것이 아니다. 우리는 최소한, 템포와 세트를 어느 정도의 시간 동안 지속해야 하는지에 대해서 이해해야 한다.

어느 경우라도, 나는 보디빌더들이 선호하는 신체 부위당 3~4가지 운동을 하는 전통적인 방식을 좋아하진 않는다. 그 대신에, 각 움직임 패턴당 1~2개의 운동을 프로그램하고, 만약 근비대가 목적이라면 느린 신장성 수축을 강조한다.

일반적으로 오해하고 있는 또다른 개념은 단일 관절 운동이 근비대에 더 유리하다는 것이다. 그러나 근비대에 관심이 있는 고객에게는 벤치 프레스나, 프런트 스쿼트, 그리고 친업과 같은 다관절운동이 더 효과적이다. 싱글 오버헤드 프레스도 하지 못하는 사람이 레터럴 레이즈나 다른 단일 관절운동을 하고 있는 것을 보면 신기할 따름이다.

결론은 가장 효과 있는 운동들은 가장 하기 어렵다는 것이다. 우리 몸이 힘들게 일한 결과에 따르는 좋은 효과를 항상 좋아하는 것은 아니다. 때로는, 최소한 처음에는, 고통스럽다.

대중은 트레이닝에 대해 잘 알지 못한다. 그리고 종종 트레이너들은 이를 묵인하고 있다. 우리는 고객에게 몸을 탄탄하게 만들거나, 근육의 구조를 날씬한 댄서와 같이 바꿀 수 있다고 말한다. 이 분야에 종사하는 사람들은 이와 같은 태도가 과학이 아니라 판매기술이다. 왜 고객들에게 진실을 이야기하지 않는가?

## 병행 혹은 복합 주기화

웨스트사이드 바벨의 철학으로부터 나온 수많은 매력적인 이론들에 의해 주기화의 개념에 대한 혼란이 적지 않다. 웨스트사이드는 병행 주기화 이론을 지지하는데, 많은 트레이너들이 이 용어에 대해 잘 이해하고 있지 못하다.

기억해야 할 점은 파워리프터를 훈련시키듯이 선수를 훈련시키면 안 된다는 것이다. 이는 기초적인 문제이다. 파워리프터는 운동선수에 속하지만, 운동선수들은 파워리프터가 아니다. 엘리트 파워리프터들을 위한 프로그램 개념이 일반 선수들을 훈련시키는 데 통합되긴 어렵다.

물리치료사인 빌 하트만(Bill Hartman)은 다음과 같이 명확하게 이야기했다. "병행(concurrent)은 다양한 요소들을 동시에 훈련하는 것이다. 복합(conjugated)은 연결시키는 것이다. 복합 주기화는 병행 프로그램을 변형시킨 것이나, 마찬가지로 신체 능력의 다양한 요소들을 훈련시키는 목적을 가졌다. 두 주기화의 차이점은 복합 주기화에서는 각 트레이닝 구역에서 다른 요소들의 볼륨을 제한하여 유지하면서 목표로 한 한가지 측면에 집중한다는 것이다.

"많은 트레이너들이 놓치고 있는 점은 복합 혹은 연결 주기화에서 각 트레이닝 구역은 다음에 따라오는 트레이닝 구역을 강화하는 것을 중점으로 디자인되어 있다는 것이다."

"예를 들어, 만약 높은 수준의 선수가 좀 더 파워 출력량을 크게 만들고 싶어한다면, 트레이닝의 한 구역에서는 파워를 유지하면서 최대 스트렝스를 키우는 훈련량을 늘리고, 뒤따르는 구역에서는 최대 스트렝스 훈련량은 줄이고 파워 훈련량을 늘려 스트렝스와 파워를 동시에 훈련하도록 트레이닝 구역을 설정하는 것보다 더 많은 파워 향상이 이루어지게 만드는 것이다."

하트만의 정의를 보면 당신은 혼란에 빠지게 될 것이다. 스포츠 트레이닝 세팅에서 우리는 항상 병행 훈련을 하고 가끔 복합 훈련을 했다. 필요상 우리는 연속적으로 다양한 신체 능력 요소들을 다뤘지만 파워리프터들과는 다르게 우리는 스트렝스 요소 외의 것들을 더 훈련시킨다.

파워리프터들의 목표는 언제나 스트렝스이다. 물론 어떤 날은 폭발적인 요소를 강조하기 위해 동적인 훈련을 하는 날도 있겠지만, 그러한 훈련일에도 파워리프터들의 최종적인 목적은 더 무거운 것을 드는 것이다.

이러한 개념에 대한 이해도가 높아짐에 따라 선수를 훈련시킬 때 항상 병행적인 방법을 쓰고 때로는 복합적인 주기화를 해야 한다는 것을 깨닫게 될 것이다. 우리가 지난 20여 년 동안 제시한 프로그램들은 복합, 혹은 병행 주기화 방법이었다. 단지 깨닫지 못했을 뿐이다.

오프시즌에 우리는 최소한 3가지 다른 방식으로 파워를 훈련한다. 파워를 위해 무거운 무게로 올림픽 리프팅하면서, 체중을 이용해 플라이오메트릭 훈련을 한다. 메디신볼 트레이닝에서는 올림픽 리프팅의 무거운 무게보다 훨씬 가벼운 무게를 이용한다.

나는 파워를 기르는 훈련을 진행하는 동시에 스트렝스를 키우려고 한다. 어떤 때는 특히 프리시즌의 경우에, 스트렝스의 비중을 낮추고 파워를 강조하고 에너지 시스템을 더 강화하는 데 초점을 두기도 한다.

이와 마찬가지로, 어느 날 나는 출근하는 길에 '스트렝스 코치' 팟캐스트에서 알 버밀(Al Vermeil)이 한 말을 들었다. 알은 똑똑한 코치인데 나는 그가 "당신의 프로그램에서 모든 신체 능력 항목의 수준을 유지하도록 하세요"라고 하는 말을 듣자마자 차를 세우고 항상 지니고 다니는 노트북에 그의 말을 기록했다.

자, 이제 병행 주기화 혹은 복합 주기화 어떤 것이든 선택하라. 요컨대 스포츠 트레이닝에서 우리는 단지 스트렝스만을, 단지 파워 혹은 스피드만을 다뤄서는 안된다는 말이다. 우리는 오프시즌에 위에서 언급한 모든 부분들을 동시에 진행해야 하며, 1년 전체 프로그램에서 그 전 훈련에서 향상시킨 모든 신체 능력 요소들을 최소한 유지라도 하게 만들어야 한다.

## 훈련 시스템 고르기

대부분의 코치들은 훈련 시스템을 선택하지 않는다. 훈련 시스템이 그들을 선택한다. 코치들은 대중들이 원하는 바에 수동적으로 따르거나 스스로 선호하는 타입의 훈련 방식을 선택하는 경향이 있다. 우리는 이제 훈련 시스템의 진화 과정을 살펴보고 각 시스템의 장단점을 검토할 것이다. 이를 통해 각 고객의 요구에 적합한 요소들을 취할 수 있게 되는 것이 이번 논의의 핵심이다.

### 세트와 반복 수 계획

초심자들의 경우, 세트와 반복 수에 지나치게 집착하는 경향이 있다. 프로그램을 짜는 것보다 직접 실행하고 운용하는 것이 더 중요하다. 많은 고등학교와 대학교 코치들은 세트와 반복 수는 훌륭하게 계획해 놓고 정작 운동 테크닉에는 집중하고 있지 않다. 이것은 큰 실수이다. KISS(Keep It Simple, Stupid): 좀 작작해라 바보들아.

우리는 스트렝스와 컨디셔닝 코치들이지 컴퓨터 중독자가 아니다. 나는 엑셀 스프레드 시트를 이용하는 것을 그 누구보다 좋아하지만, 프로그램은 잘 짜놓고 엉망으로 수행하는 것은 일을 망치는 것이다.

당신은 그저 당신의 선수를 기술적으로 능숙하게 만들기만 하면 된다.

### 점진적인 저항운동

초심자들에게 운동 단계를 진행시킬 때 가장 쉬운 방법은 1주일당 5파운드(약 2.27kg)씩 무게를 늘려나가는 것이다. 단 이때 선수가 완벽한 테크닉을 보이는 것을 전제로 한다. 좀 더 경험이 많은 선수들의 경우 가장 무거운 세트에 2.5파운드(약 1.13kg)씩 1주일 단위로 늘리도록 한다.

이 하드게이너들을 위해 스튜어트 맥로버트가 만든 이 시스템을 점진적 저항운동(PRE, Progressive Resistance Exercise)이라고 부른다. 많은 일류 스트렝스 코치들은 이 시스템이 너무 단순해서 이용하길 꺼려 하지만, PRE 프로그램은 우리 대학 신입생 선수들이 하는 거의 모든 프로그램의 근간이 된다. 우리는 주기화는 단순하게 만들고 PRE를 거의 전적으로 이용한다.

점진적 저항운동의 장점은 명확하다.

- 이 시스템은 초심자들에게 매우 적합하며, 아마도 선수들에게 필요한 전부일지도 모른다.
- PRE는 간단한 주기화 프로그램을 위해 다른 방법들과 복합적으로 사용할 수 있다.

고객에게 웜업 세트를 하고 난 뒤 운동당 2~3세트 운동을 시켜보라. 순서는 다음과 같다. 먼저 웜업 세트를 하고, 무거운 세트를 두 번째로 시킨다. 세 번째에선 5~10파운드를 빼거나 더해서 시킨다. 세 번째 세트에서, 선수 스스로에게 무게를 더 올릴지, 내릴지, 아니면 그대로 둘지 결정하게 한다.

점진적 저항운동 프로그램을 시키면, 이러한 방식으로 당신의 선수는 1년에 260파운드(약 113kg) 가량 향상시킬 수 있을 것이다. 어떠한 선수라도 1년 전체에 걸쳐 5파운드 향상시키는 것을 좋아하진 않겠지만, 대부분의 선수들은 어떠한 종목에서라도 조그마한 성취를 느끼는 것을 좋아할 것이다. 이론상, 45파운드 짜리 빈 바로 10회 프런트 스쿼트를 할 수 있던 선수는 10주가 지나면 95파운드를 10회 할 수 있고, 20주가 지나면 145파운드로 10회 스쿼트할 수 있게 된다. 내가 코칭하고 있는 몇몇 여성 선수들은 이 방식으로 엄청나게 강해졌다.

처음 트레이닝한 1년 째의 마지막에 이 시스템은 주기화 시스템으로 바뀌어야 하지만 첫 1년 간은 스트렝스 성장이 빨랐기 때문에 우리는 시작하는 선수들이 그동안 미루고 있던 좀더 구조적인 퍼센티지 기반의 시스템을 만들었다.

## 20회 반복 테스트

훈련을 하고 우리가 적절한 무게로 운동을 시키고 있었는지 알아보기 위해 첫 3주가 지나고 우리가 실시하는 한 가지 방법이 있다. 우리는 이것을 20회 반복 테스트라고 부른다. 우리는 프로그램의 세 번째 주에 선수에게 두 번째 세트, 즉 가장 무거운 무게를 드는 세트(20회를 한 세트 안에 할 수 없는 무게임)에 해당하는 무게를 가지고 가능한 적은 세트로 20회를 채우라고 시킨다.

이 무게는 10RM 기반 대응표와 일치한다. 그러나 우리는 더 실질적인 숫자를 원한다. 이상적으로 선수들은 기술적 실패 지점까지 반복해야만 한다. 즉 적절한 기술을 발휘하지 못할 때까지의 반복 횟수이다.

그 다음주에 다뤄야 할 무게는 가능했던 반복 수에 근거하여 정한다. 다음 표는 이에 대한 예시이다.

200파운드(맨 왼쪽 열) 무게로 운동할 때의 예를 들어보겠다. 만약 당신이 지도하는 선수가 200파운드의 무게로 당신이 예상한 10회보다 많은 14회로 반복할 수 있었다면, 이 선수가 그 다음주에 다뤄야 할 무게는 205파운드 10회가 아니라 225파운드 10회다.

실질적인 최대 스트렝스를 측정할 준비가 되어 있지 않을 때, 이 시스템을 통해 선수의 능력을 최대한 실제에 가깝게 측정할 수 있다. 우리가 실질적인 최대 스트렝스를 측정할 준비가 되어 있지 않을 때. 이것은 무게 계산을 통한 반복 수와 최대 스트렝스 테스트이다.

## 20회 반복 테스트 적용표 - 퍼센티지 기반

무게(파운드)는 가장 왼쪽열 - 반복 수는 가장 위쪽 행

| Wt | 10 | 11 | 12 | 13 | 14 | 15 | 16 | 17 | 18 |
|---|---|---|---|---|---|---|---|---|---|
| 10 | 10 | 11 | 11 | 11 | 11 | 12 | 12 | 12 | 12 |
| 20 | 21 | 21 | 22 | 22 | 23 | 22 | 24 | 24 | 25 |
| 30 | 31 | 32 | 32 | 33 | 34 | 33 | 35 | 36 | 37 |
| 40 | 41 | 42 | 43 | 44 | 45 | 45 | 47 | 48 | 49 |
| 50 | 51 | 53 | 54 | 55 | 56 | 56 | 59 | 60 | 61 |
| 60 | 62 | 63 | 65 | 66 | 68 | 68 | 71 | 72 | 74 |
| 70 | 72 | 74 | 75 | 77 | 79 | 79 | 82 | 84 | 86 |
| 80 | 82 | 84 | 86 | 88 | 90 | 91 | 94 | 96 | 98 |
| 90 | 92 | 95 | 97 | 99 | 101 | 102 | 106 | 108 | 110 |
| 100 | 103 | 105 | 108 | 110 | 113 | 114 | 118 | 120 | 123 |
| 105 | 108 | 110 | 113 | 116 | 118 | 119 | 123 | 126 | 129 |
| 110 | 113 | 116 | 118 | 121 | 124 | 125 | 129 | 132 | 135 |
| 115 | 118 | 121 | 124 | 127 | 129 | 131 | 135 | 138 | 141 |
| 120 | 123 | 126 | 129 | 132 | 135 | 137 | 141 | 144 | 147 |
| 125 | 128 | 131 | 134 | 138 | 141 | 142 | 147 | 150 | 153 |
| 130 | 133 | 137 | 140 | 143 | 146 | 148 | 153 | 156 | 159 |
| 135 | 138 | 142 | 145 | 149 | 152 | 154 | 159 | 162 | 165 |
| 140 | 144 | 147 | 151 | 154 | 158 | 160 | 165 | 168 | 172 |
| 145 | 149 | 152 | 156 | 160 | 163 | 165 | 170 | 174 | 178 |
| 150 | 154 | 158 | 161 | 165 | 169 | 171 | 176 | 180 | 184 |
| 155 | 159 | 163 | 167 | 171 | 174 | 177 | 182 | 186 | 190 |
| 160 | 164 | 168 | 172 | 176 | 180 | 183 | 188 | 192 | 196 |
| 165 | 169 | 173 | 177 | 182 | 186 | 188 | 194 | 198 | 202 |
| 170 | 174 | 179 | 183 | 187 | 191 | 194 | 200 | 204 | 208 |
| 175 | 179 | 184 | 188 | 193 | 197 | 200 | 206 | 210 | 214 |
| 180 | 185 | 189 | 194 | 198 | 203 | 206 | 212 | 216 | 221 |
| 185 | 190 | 194 | 199 | 204 | 208 | 211 | 217 | 222 | 227 |
| 190 | 195 | 200 | 204 | 209 | 214 | 217 | 223 | 228 | 233 |
| 195 | 200 | 205 | 210 | 215 | 219 | 223 | 229 | 234 | 239 |
| 200 | 205 | 210 | 215 | 220 | 225 | 229 | 235 | 240 | 245 |
| 205 | 210 | 215 | 220 | 226 | 231 | 234 | 241 | 246 | 251 |
| 210 | 215 | 221 | 226 | 231 | 236 | 240 | 247 | 252 | 257 |
| 215 | 220 | 226 | 231 | 237 | 242 | 246 | 253 | 258 | 263 |
| 220 | 226 | 231 | 237 | 242 | 248 | 252 | 259 | 264 | 270 |
| 225 | 231 | 236 | 242 | 248 | 253 | 257 | 264 | 270 | 276 |
| 230 | 236 | 242 | 247 | 253 | 259 | 263 | 270 | 276 | 282 |
| 235 | 241 | 247 | 253 | 259 | 264 | 269 | 276 | 282 | 288 |
| 240 | 246 | 252 | 258 | 264 | 270 | 275 | 282 | 288 | 294 |
| 245 | 251 | 257 | 263 | 270 | 276 | 280 | 288 | 294 | 300 |
| 250 | 256 | 263 | 269 | 275 | 281 | 286 | 294 | 300 | 306 |
| 255 | 261 | 268 | 274 | 281 | 287 | 292 | 300 | 306 | 312 |
| 260 | 267 | 273 | 280 | 286 | 293 | 298 | 306 | 312 | 319 |
| 265 | 272 | 278 | 285 | 292 | 298 | 303 | 311 | 318 | 325 |
| 270 | 277 | 284 | 290 | 297 | 304 | 309 | 317 | 324 | 331 |
| 275 | 282 | 289 | 296 | 303 | 309 | 315 | 323 | 330 | 337 |
| 280 | 287 | 294 | 301 | 308 | 315 | 321 | 329 | 336 | 343 |
| 285 | 292 | 299 | 306 | 314 | 321 | 326 | 335 | 342 | 349 |
| 290 | 297 | 305 | 312 | 319 | 326 | 332 | 341 | 348 | 355 |
| 300 | 308 | 315 | 323 | 330 | 338 | 343 | 353 | 360 | 368 |

## 선형 주기화

주기화는 1980년대, 1990년대에 미국에서 가장 많이 사용된 유럽에서 온 개념이다. 그리고 이 개념이 소개 되었을 때, 이전에 사용된 방법들을 뛰어넘는 중요한 향상을 보였다.

선형 주기화는 여러 주 전체에 걸쳐 PRE(점진적 저항 운동) 개념과 선형적 반복 수 변형법을 활용한 방법이다. 일반적으로 주요 리프팅 종목의 총 반복 횟수를 측정하여 점진적으로 볼륨을 줄이는 시스템을 구성한다. 그리고 트레이닝 사이클의 길이 전체에 걸쳐 사용되는 바의 무게에 근거하여 강도를 늘린다.

선형 주기화는 마이크 스톤(Mike Stone)의 <NSCA 저널>에 실린 '스트렝스 트레이닝의 이론적 모델(The Theoretical Model of Strength Training)' 아티클을 통해 스트렝스와 컨디셔닝 커뮤니티에서 유행하게 되었다. 마이크 스톤과 존 가르해머(John Garhammer)는 NSCA와 함께한 작업으로 1980년대에 스트렝스와 컨디셔닝에 대한 선진적인 개념을 가져온 중요한 역할을 했다. 이 시스템은 당시에는 선진적이었으나, 선수들이 체감하기에는 너무 단순했을 수도 있다. 선형 주기화에서의 단계들은 일단 4주 단위이며, 3주간 무거운 무게를 다루고 남은 1주는 무게 없이 운동한다. 기본적인 주기화 표는 아래에 나와 있다.

어떤 주기화 프로그램이라도 초심자에게 적용할 때 마주치게 되는 한 가지 문제점은 이용하는 무게를 정할 때 기본적으로 추측에 의존해야 한다는 것이다. 선수들은 일반적으로 테스트를 시행하지 않았거나, 혹시 테스트를 받았다 할지라도, 초반의 몇 주간은 운동의 진행 속도를 너무 급속하게 진행하여 적절한 운동 강도 비율이 급속하게 부정확해진다.

우리는 이와 같은 이유 때문에 모든 초심자 프로그램에서 PRE 원리를 적용하고, 3주째 마지막 부분에서 20회 반복 테스트를 실행한다. 우리는 그제서야 처방한 무게가 너무 가벼웠는지 아닌지를 확인할 수 있고 조정에 들어갈 수 있는 것이다.

## 보디빌딩식 방법

스트렝스와 컨디셔닝 현장에서 보디빌딩식 훈련법의 인기가 급속도로 추락하고 있다. 일반적으로 보디빌딩식 방법을 사용하고 있는 코치들은 본인이 보디빌더였기에 단순히 자신들이 배웠던 훈련법을 적용하고 있는 경우가 대부분이다. 그러나 이러한 방식은 파워리프팅과 올림픽 리프팅이 보디빌딩보다 더 스포츠에 가까운 훈련법이기 때문에 매우 비효율적인 훈련법이라고 할 수 있다.

보디빌딩은 고볼륨 워크아웃, 신체를 부분별로 나누어 트레이닝하는 것을 특징으로 하는 운동이다. 그렇기 때문에 선수 활동적인 적용(다른 종목과의)이 매우 제한되어 있으며 다각적인 접근 때문에 시간 소모가 큰 특징을 가지고 있다. 보디빌딩 경기는 퍼포먼스 보다는 외형적인 모습의 향상에 중점을 두기 때문에, 보디빌딩 스타일의 트레이닝은 흔히 중요한 점을 놓치게 만들기도 한다.

보디빌딩은 또한 체중을 빼려는 사람들에게 극단적인 역효과를 낳을 수도 있다. 왜냐하면 고볼륨 워크아웃은 근비대를 일으킬 수 있기 때문이다. 그러나 고볼륨 트레이닝은 몸을 키우려는 선수들에게는 도움이 될 수 있다.

| | Phase 1 | Intensity | Volume | Phase 2 | Intensity | Volume | Phase 3 | Intensity | Volume |
|---|---|---|---|---|---|---|---|---|---|
| Reps | 3×10 | 60~77% | 30 | 3~5×5 | 80~87% | 15~25 | 4~6×3 | 90~97% | 12~18 |
| Tempo | 특별히 지시하지 않는다. | | | | | | | | |

## 파동 주기화

파동 주기화(undulating periodization)는 1980년대 캐나다인 스트렝스 코치인 찰스 폴리퀸에 의해 유행했다. 폴리퀸은 <NSCA 저널>에 '풋볼 스트렝스 프로그램을 향상시키는 5단계'라는 글을 썼는데, 이로 인해 그는 주기화 트레이닝 분야의 전문가로 자리매김했다.

폴리퀸은 다음 단계로 진척시키기 위해 스톤 모델(Stone model)을 설명했다. 선형 주기화에서 스톤 모델은, 볼륨은 점점 줄이면서 동시에 강도는 증가시켜야 한다. 찰스가 주장하는 방식에선, 볼륨과 강도는 트레이닝 사이클을 따라 파동 형태로 넘실거려야 한다. 그 단계들은 축적 단계(볼륨이나 텐션 아래에 놓이는 시간의 축적) 혹은 강화 단계, 부하가 증가하는 단계가 있다.

- 강화 단계는 일반적으로 1~3회 사이의 반복 수에 많은 세트와 적은 종류의 운동으로 실행한다.
- 축적 단계는 다양성과 템포에 더 중점을 둔다.
- 경험적으로, 선수들은 하루에 6가지 이상의 운동을 하지 않고, 두 운동을 하나로 묶어 3쌍으로 실시한다.
- 워크아웃은 코티졸 생산을 제한하기 위해 1시간 이상 하지 않도록 설계한다.
- 이 파동 주기화는 비부하 주간(unload weeks) 없이, 3주간 실행하는 것을 특징으로 한다.

폴리퀸은 미국에서 운동 템포라는 개념을 처음으로 유행시킨 스트렝스 코치이다. 그는 호주의 이안 킹(Ian King)에게서 이 개념을 가져왔는데, 그는 템포와 텐션 아래에 대한 총괄적인 개념을 서술했으며, 특히 이러한 개념은 축적 단계와 관련이 있었다. 찰스는 10회 반복이 1초간 신장성 수축, 1초간 단축성 수축을 하여 총 20초간 수행해야 한다고 이야기했다. 이 말은 근육에 20초간 텐션을 가해야 한다는 것이며, 운동 세트를 어느 정도 시간까지 지속해야 하는지는 텐션 아래에 놓이는 시간으로 정한다.

이 말은 또한 1-0-1 템포로 10회 반복한다고 바꿔 말할 수 있다. 1초 동안 내리고, 멈춤 없이 1초 동안 올린다. 폴리퀸는 이와 같다면 어떠한 방식의 세트라도 근비대 반응을 이끌어낼 수 있다고 상정했다. 즉, 5회 반복으로 2-0-2 템포도 10회 반복 1-0-1 템포와 같은 결과를 낼 수 있다는 것이다.

이는 파동 주기와, 템포, 그리고 텐션 아래 놓이는 시간에 대한 개념을 미국 스트렝스와 컨디셔닝 코치들에게 처음 알린 글이었다.

비록 텐션 아래 놓이는 시간이 핵심적이지는 않지만, 수축 타입을 다양화하고 등척성과 신장성을 포함하는 것이 여기서 놓친 숨겨진 메시지일 것이다.

## 4단계 파동 주기화

운동을 짝지어 한다는 개념에 대해 생각할 때, 결론은 명확하다. 운동을 짝짓는 시퀀스는 시간을 더 잘 사용하는 법이다.

폴리퀸의 방법을 적용할 때, 운동기구를 이용하는 데 생기는 실제적인 문제가 발생한다(여러 운동 기구를 사용해야 하므로). 선수들이 제대로 된 운동끼리 짝지어 하고 있는지 관심을 기울여야 한다. (아래 표 참조)

| | Phase 1 | Intensity | Volume | Phase 2 | Intensity | Volume |
|---|---|---|---|---|---|---|
| Reps | 3×8 | 60~77% | 24 | 4~6×3 | 90~97% | 12~18 |
| Tempo | 템포는 다양하게, 신장성 수축, 멈춤, 단축성 수축. 예시: 3/1/1 | | | | | |
| | Phase 3 | Intensity | Volume | Phase 4 | Intensity | Volume |
| Reps | 3~×5 | 80~87% | 15~25 | 4~6×3 | 90~97% | 12~18 |
| Tempo | 템포는 다양하게, 신장성 수축, 멈춤, 단축성 수축. 예시: 3/1/1 | | | | | |

## 웨스트사이드 시스템

현 스트렝스와 컨디셔닝의 세계에서, 대중들이 가장 선호하는 것은 파워리프팅 방식을 중심으로 하는 루이 시몬스의 웨스트사이드 바벨식 접근법이다. 비록 시몬스는 이 분야에 엄청난 공헌을 했지만, 나는 이 방식의 대부분을 지지하진 않는다.

- 비록 시몬스가 자신의 트레이닝 법이 증거 중심, 그리고 결과 기반적이라고 제시하였지만, 사실 그 어느 것도 아니다. 나는 웨스트사이드에서 말하는 트레이닝 개념의 타당성을 지지하는 그 어떤 독립적인 연구도 확인하지 못했다.
- 대부분의 결과물들은 퍼포먼스를 증진시키는 약물들에 의해 오염된 것들이다.
- 웨스트사이드 시스템(The Westside System)은 선수들이 아니라, 파워리프터들을 양성하기 위해 설계되었다. 파워리프팅은 세 가지 리프팅으로 구성된 스포츠이다. 스쿼트, 벤치 프레스, 데드리프트.

웨스트사이드 시스템의 본질은 이 세 가지 리프팅을 향상시키는 것을 중심으로 돌아간다. 이 세 가지 파워리프팅 종목을 향상시키면 스포츠 퍼포먼스가 향상된다는 것은 그다지 논리적이지 못한 결론이다. 비록 단순히 생각해보면 힘의 생산력을 향상시키면 무언가 변화가 일어날 것 같지만, 기능적 해부학 지식에 따르면, 스포츠를 위한 트레이닝은 반드시 스포츠의 특수성에 입각해야 하며, 대부분의 스포츠에서 그러하듯이 한다리 움직임 특유의 스트렝스 질을 향상시켜야 한다.

하지만 시몬스는 폴리퀸과 스톤과 마찬가지로 파워리프팅 스포츠의 한계를 넘고 재정의 한 점에 대해선 인정해야 한다. 움직임의 스피드와 다양한 저항에 대한 시몬스의 생각은 지난 긴 세월의 스트렝스 트레이닝 역사에서 진보적인 첫 발걸음이었다.

내가 다양한 저항 사용법에 대해 반대하는 것은 우리가 그룹 운동을 할 때 세팅함에 있어 부딪히는 실제적인 문제 때문이다. 시몬스는 밴드와 체인을 이용하여 다양한 저항을 만들어냈다.

무거운 체인을 바벨에 연결하여 바를 아래로 내리면 체인들이 바닥에 쌓이게 된다. 체인이 바닥에 쌓이는 만큼 무게가 줄어든다. 바벨을 들어올리면 체인들이 바닥으로부터 떨어지게 되어 저항이 늘어난다. 이러한 방법은 프리 웨이트에서 다양한 저항을 적용할 수 있는 기발한 생각이다. 부하량은 역량 곡선(strength curve)에 더 가깝게 되고 선수들이 바벨을 세차게 밀어내게 만들어준다. 그러나 180페이지에서 언급한 것처럼, 그룹 트레이닝에서 이러한 방법을 사용하기에는 비용이 들고 이러한 전용 리프팅 체인이 구비되기 전까지 사용하기에 번거로운 단점이 있다.

시몬스는 체인을 이용한 방법과 유사한 형식으로, 고탄력 밴드를 이용하여 또 다른 혁신적인 저항 발생법을 개발했다. 밴드를 파워랙에 고정시키고 바벨의 양 끝에 감는다. 바벨을 내릴 때는 탄력 에너지와 저항이 줄어들고, 바벨을 들 때는 밴드에 가해지는 장력이 커짐에 따라 저항이 늘어나게 된다. 이로써 프리 웨이트에 있어 다양한 저항을 발생할 수 있게 되는 것이다. 이는 천재적인 아이디어이나, 코치들은 밴드를 구입하고 밴드의 상태를 주시해야 한다. 운동 중에 밴드가 끊어지는 일이 발생한다면 큰 사고가 일어날 수도 있다.

시몬스의 방법들은 훌륭하지만, 현실적인 측면에서 보자면 비용이 들고 시간 소모가 크며, 밴드를 사용하는 경우에서는 위험성을 내포하고 있다. 이러한 요소들이 시몬스의 독창성을 깎아내릴 수는 없다. 하지만 우리 센터에서 하는 것처럼 그룹 트레이닝 세팅에서는 이러한 방법을 사용함에 있어 실용적인 측면의 의문점들이 다소 발생한다.

다른 스포츠를 위해 파워리프팅이나 올림픽 리프팅을 훈련 수단으로 삼는 것은 좋은 의도지만, 바람직한 콘셉트는 아니다.

코치들은 선수들의 벤치 프레스를 개선시키기 위해 웨스트사이드 바벨 스쿨에서 나온 개념들을 사용할 수도 있다. 그리고 행 클린을 개선시키기 위해 올림픽 리프터들이 이용하는 훈련법을 사용할 수도 있다. 그러나 선수들의 성공을 위해선 결국 싱글 레그로 힘을 발생시키거나 줄이는 법을 훈련해야 한다.

## 올림픽 리프팅

웨스트사이드 시스템과 마찬가지로, 몇몇 코치들은 올림픽 웨이트 리프팅 경기의 훈련 철학을 차용하여 사용한다. 선수들은 다시 다른 종목을 훈련하여 이를 통해 자신들의 종목에서 경기력이 향상되길 희망한다. 올림픽 리프팅은 또 다른 스포츠다. 그리고 올림픽 리프팅 선수들처럼 훈련하는 것은 종종 원형의 구멍에 네모난 물건을 밀어넣는 것과 같은 행동이 된다. 인체역학의 지렛대 원리를 이용하는 것은 올림픽 웨이트 리프터들에겐 유용할지 모르겠지만, 훌륭한 라인맨 혹은 파워 포워드를 만드는 방법은 아닐 수도 있다.

올림픽 웨이트 리프팅 혹은 파워리프팅 프로그램은 스포츠 퍼포먼스의 진정한 향상을 위해 필요한 적절한 근-골격계 스트레스를 제공하지 못할 수도 있다. 선수들은 가장 효율적이고 효과적으로 스포츠 퍼포먼스를 향상시키기 위해 한 다리에 대한 훈련 작업을 해야 한다. 스쿼트, 벤치 프레스, 그리고 행 클린과 같은 리프팅은 해결책의 일부분을 제공하며, 한 다리의 고관절, 무릎의 신전 패턴을 발달시키는 특수한 운동들을 수행해야만 한다.

## 고강도 트레이닝

고강도 트레이닝은 HIT(high intensity training)라고도 불리는데, 노틸러스(Nautilus) 사의 창립자인 아서 존스(Arthur Jones)가 만들어낸 개념이다. 그리고 HIT는 스트렝스와 컨디셔닝 세계에 매우 흥미로운 현상을 이끌어냈다. 비록 이 시스템이 매우 제한된 운동생리학에 근거하고 있지만, 고강도 트레이닝은 긴 역사와 매우 충성스러운 추종자들을 거느리고 있다.

HIT에는 몇몇 종류가 있다. HIT의 지지자들은 1세트 동안 머신 써킷으로 순간 근실패 지점(MMF, momentary muscular failure)까지 운동한다는 오리지널 노틸러스 철학을 굳게 믿고 있는 스트렝스와 컨디셔닝 전문 코치들에서부터, 켄 리스트너와 스튜어트 맥로버트와 같이 프리 웨이트를 기본으로 하는 이와 유사한 철학을 지지하는 사람들까지 폭 넓게 분포하고 있다. HIT를 옹호하는 사람들의 공통된 생각은 적게 하는 것이 더 많은 결과를 가져다준다는 것이다. HIT 지지자들은 매우 하드하게, 그리고 매우 짧게 운동하는 것을 신봉한다.

이러한 타입의 시스템의 가장 큰 문제점은 그 열정이 넘쳐 광신도가 될 수도 있다는 것이다. HIT는 스트렝스의 세계에서 작지만 흥미로운 분파이다. 그러므로 이들에 대해 비판하기 전에 잘 알아둬야 한다.

선수들에게 실패 지점까지 훈련하도록 하는 것은 분명히 정신적인 부분에서 이점을 발생시킨다. 본질적인 동기부여가 문제가 되는 팀 스포츠에선 HIT 시스템이 제대로 작동할 것이다. 내가 HIT에 대해 동의하지 않는 가장 큰 이유는 HIT에서 파워를 보는 관점 때문이다. HIT에선 파워를 만드는 작업을 하지 않는다. 대부분의 HIT 지지자들은 부하에 스피드를 더한 훈련은 위험성을 내재하고 있다고 믿는다. 그 결과 그들은 플라이오메트릭, 혹은 올림픽 리프팅을 이용하지 않는다.

운동 생리학자들이 밝혀낸, 스트레치 쇼트닝 사이클(SSC, stretch-shortening cycle)과 힘과 속도 곡선(force velocity curve)에 의하면 HIT 지지자들의 생각은 지켜지기 어렵다. HIT 지지자들은 우리는 스트렝스를 위해 훈련을 하고 따로 스포츠 스킬을 연습하면 되며, 여기에는 신경학적에 이야기는 존재하지 않는다. 몇몇 HIT 옹호자들은 SSC를 발달시키기 위해 플라이오메트릭 훈련을 이용하기도 하지만, 초기 지지자들은 여전히 그러한 운동은 필요없다고 생각한다.

## 통합적인 접근

현실적으로 모든 문제를 해결해줄 수 있는 유일한

시스템이란 존재할 수 없다. 훌륭한 프로그램은 파워리프팅으로부터 스트렝스에 관한 아이디어를 가져오고, 올림픽 리프팅으로부터는 파워, 육상 경기에선 스피드, 물리치료의 영역에선 부상예방에 대한 개념을 빌려오는 것이다. 이 모든 가르침들을 통합시킨다면 궁극의 프로그램을 만들어낼 수 있을 것이다.

프로그램 설계에 있어 어떤 경우라든지 가장 중요한 점은 당신이 이해하고 있는 시스템을 선택하고, 당신이 지도하기 용이한 운동들을 선택하라는 것이다.

### 효율적이고 효과적인 워크아웃

트레이닝 지식을 쌓는 것은 일부분이다. 지식을 쌓을 줄 알아야 하며 이를 이용해 프로그램을 설계하는 것은 완전히 다른 일이다. 훌륭한 프로그램을 설계하는 데 있어 핵심은 정보를 걸러내는 것이다. 우리는 책상 위에 쌓이는 새로운 아이디어들을 매번 바꿔 적용할 수 없다. 우리는 새로운 정보를 탐색하고 또 쓸데없는 정보에 파묻혀 있는 지식들을 걸러내야 한다.

당신의 선수들과 더 많은 시간을 보낼수록 더 나은 결과를 가져다줄 것이다. 이러한 이유에서 나는 일주일-4일 트레이닝 프로그램을 좋아한다. 몇몇 코치들은 일주일-3세션을 선호하지만, 4일 프로그램에서 프로그램 설계가 더 쉽고 가장 효율적이다.

## 데일리 하체 훈련 트레이닝

3년 전까지만 해도, 다리 훈련을 매일같이 했다. 그리고 3일 훈련 프로그램에서도 우리는 매번 하체 훈련을 실시했다. 중요한 변화는 1일과 3일차 무릎 중심 운동에서 2일과 4일차 고관절 중심 운동으로 강조점을 옮긴 것이다. 우리는 이러한 변화에 대해 지켜보고 있는데, 어떠한 문제점도 발견하지 못했다. 핵심은 강조하는 관절 부위를 날마다 바꿔주는 것이다.

비록 1일차와 3일차의 스쿼트 운동시 둔근과 햄스트링이 사용되는 게 명백하지만, 그 효과가 2일과 4일차 운동에 방해되지 않는 것으로 보인다. 우리는 이 방식을 10년 가까이 사용해왔고 실제로 어떠한 문제도 발생하지 않았다. 우리가 여름에 하는 훈련 프로그램에서 우리는 월요일부터 목요일까지 운영하는데, 4일간의 연이은 훈련에도 오버트레이닝이나 부상이 문제되지 않았다.

221페이지 CNS 인텐시브 트레이닝에서 언급했듯이, 제이슨 페루지아는 4일 스케줄에 대한 개념과 실험을 제시해주었다. 그 결과 우리는 몇 가지 큰 변화를 이루어냈다.

1일과 3일차에 실행하는 스쿼트와 데드리프트 종류의 운동들은 수직으로 당기는 패턴의 움직임과 함께 구성한다. 세트 사이에 엉덩이 근육들을 스트레칭하도록 하고 다양한 당기는 동작들을 조합하도록 한다.

2일과 4일차에는 벤치 프레스, 인클라인 벤치 프레스 혹은 이러한 종류(싱글 레그 스트레이트 레그 데드리프트와 같은 스트레이트 레그 힙 익스텐션 운동들과 함께 짝지어 구성)의 운동을 한다. 이 운동들은 코어운동과 등 상부 스트레칭 운동과 함께 트라이 세트로 운동을 조합하도록 한다.

스트렝스와 파워 워크아웃의 세 번째 부분은 트라이 세트, 혹은 쿼드 세트로 운동하는 것이다. 3~4가지 운동으로 구성하고 때로는 스트레칭을 함께 섞기도 한다. 트라이 세트, 쿼드 세트를 이용해야 프로그램에서 요구하는 모든 사항들을 충족할 수 있을 것이다.

이러한 사항들을 전제로 하지만, 워크아웃은 대략 1시간 안에 마칠 수 있도록 해야 한다. 연구에 따르면 스트렝스 워크아웃을 1시간 이상 하게 되면 코티졸 분비가 크게 일어날 수 있다고 한다. 3쌍의 운동을 추가하게 되면 운동시간이 10~15분가량 늘어나게 되지만, 트라이 세트, 쿼드 세트로 1쌍을 추가하게 되면 그보다 훨씬 시간을 절약할 수 있다.

이 프로그램의 세 번째 부분은 프로그램의 특정 단계에 따라 바뀌게 되는데, 일반적으로 오버헤드 혹은 버티컬 프레스와 회전운동, 그리고 고관절과 어깨에 대한 재활적, 혹은 특수한 작업을 포함시킨다.

1일과 3일차에는 허리에 대한 회전 스트레칭들을 포함한다. 2일과 4일차에는 햄스트링에 대한 스트레칭들을 포함한다. 이러한 스트레칭들은 항상 능동적 고립 스트레칭(active-isolated stretch)으로 구성한다.

다음은 당신의 프로그램 설계에 응용할 수 있는 프로그램 변형들에 대한 워크시트들이다.

## 4일 워크아웃 프로그램

일주일에 4일 운동을 하도록 프로그램을 구성하는 것이 가장 훌륭한 기준이다. 다음에 나오는 차트는 우리가 이전에 이야기한 구성 요소들을 모두 가지고 있으며 이러한 요소들이 4일 워크아웃에 얼마나 잘 표현되는지 보여줄 것이다.

이 표는 프로그램 설계의 핵심이다. 당신이 이 콘셉트에 대해 한 번 이해하게 된다면, 이 표에서와 같은 빈칸들을 채워나가면서 워크아웃을 짤 수 있을 것이다.

표를 보면 알겠지만, 몸통 혹은 코어에 대한 작업은 매일 하도록 한다. 그리고 메디신볼 트레이닝은 일주일에 2회를 하도록 한다. 이틀은 코어 스트렝스 챕터에 있는 코어 스트렝스와 안정화에 집중하고, 다른 이틀은 메디신볼을 이용한 파워운동을 하도록 한다.

워크아웃에 대한 다음 요소는 올림픽 리프팅을 이용한 파워 향상에 집중하는 것이다.

올림픽 리프팅은 CNS에 대한 부하에 집중하기 위해 하체운동을 하는 날에 하도록 한다. 스내치는 하체운동을 좀 더 강하게 하는 월요일에 결합하여 하도록 한다. 행 클린은 하체운동을 하는 다른 날(우리의 경우에는 수요일, 만약 월, 화, 목, 금으로 운동하는 경우에는 목요일)에 한다리 하체운동들과 함께하도록 한다.

2일과 4일차에는 상체 스트렝스 훈련을 한다.

이 프로그램은 건강한 선수를 대상으로 설계한 기본적인 템플릿이며, 모든 선수들을 위한 것은 아니다. 만약 어떤 선수가 부상 때문에 올림픽 리프팅을 하지 못한다면, 우리는 점프 스쿼트, Vertimax 기구를 이용한 점프, 혹은 Shuttle run MVP 위에서 점프하는 것으로 운동을 대체할 것이다. 중요한 것은 폭발적인 움직임을 만들어내고, 고관절 신전 동작에 저항을 부여하는 것이지 모든 사람들이 올림픽 리프팅만을 해야 한다는 것은 아니다.

올림픽 리프팅 동작들은 다른 운동들과 함께 구성하면 안 된다. 높은 신경계 동원과 테크닉이 필요한 운동들은 짝지어서는 안 된다. 전신을 이용하고, 폭발적인 성격을 가진 운동들은 다른 운동들과 복합적으로 할 수 없다.

## 4일 트레이닝 프로그램

| 1일 | 2일 | 3일 | 4일 |
|---|---|---|---|
| 1시간 동안: 움직임 기술과 컨디셔닝 훈련 | | | |
| Warm-up Linear | Warm-up Multi-directional | Warm-up Linear | Warm-up Multi-directional |
| Linear Speed Plyometric | Lateral Speed Plyometric | Linear Speed Plyometric | Lateral Speed Plyometric |
| Linear Conditioning | Lateral Conditioning | Linear Conditioning | Lateral Conditioning |
| Torso Power — Med Ball | Torso Strength/Stability | Torso Power — Med Ball | Torso Strength/Stability |
| 1시간 동안: 파워와 스트렝스 발달 훈련 | | | |
| Explosive — Olympic | Upper Body | Explosive — Olympic | Upper Body |
| Stretch — Quad and Psoas | | | |
| Pair One | Pair One | Pair One | Pair One |
| Knee-dominant, Double-leg | Horizontal Press, Supine | Knee-dominant, Double-leg | Horizontal Press, Incline |
| *Stretch — Lat* | *Stretch — Chest* | *Stretch — Lat* | *Stretch — Chest* |
| Vertical Pull | Hip-dominant Straight-leg | Vertical Pull | Hip-dominant Straight-leg |
| Tri-set One | Tri-set One | Tri-set One | Tri-set One |
| Knee-dominant, Single-leg | Vertical Press<br>or Rehab/Specialty | Knee-dominant, Single-leg | Vertical Press<br>or Rehab/Specialty |
| Horizontal Pull | Hip-dominant Bent-leg | Horizontal Pull | Hip-dominant Bent-leg |
| *Stretch — Rotational* | *Stretch — Hamstrings* | *Stretch — Rotational* | *Stretch — Hamstrings* |
| Rotary<br>or Rehab/Specialty | Rotary<br>or Rehab/Specialty | Rotary<br>or Rehab/Specialty | Rotary<br>or Rehab/Specialty |

# 4일 프로그램 디자인 워크시트

적절한 카테고리에서 운동을 선택하여 빈칸을 채우도록 한다.
4일 운동 프로그램을 설계하도록 한다.

| 1일 | Exercise | 2일 | Exercise |
|---|---|---|---|
| Explosive/ Olympic | | Upper Body | |
| *Stretch — Quad/Psoas* | | | |
| Pair One | | Pair One | |
| Knee dominant, Double-leg | | Horizontal Press, Supine | |
| *Stretch — Lat* | | *Stretch — Chest* | |
| Vertical Pull | | Hip-dominant Straight-leg | |
| Tri-set One | | Tri-set One | |
| Knee-dominant, Single-leg | | Vertical Press or Rehab/ Specialty | |
| Horizontal Pull | | Hip-dominant Bent-leg | |
| *Stretch — Rotational* | | *Stretch — Hamstrings* | |
| Rotary or Rehab/ Specialty | | Rotary or Rehab/ Specialty | |

## 3일 워크아웃 프로그램

3일 워크아웃은 상황에 따라 몇 가지 패턴으로 구성된다. 만약 워크아웃이 월요일, 수요일 그리고 금요일 패턴이라면, 매 워크아웃은 전신운동으로 구성한다. 이러한 계획은 다음 페이지에서 샘플 프로그램으로 볼 수 있다.

학교 훈련으로 세팅을 한다면, 웨이트룸을 이용하는 시간 확보를 위해 3일 프로그램은 월, 화 그리고 목요일, 또는 화, 목 그리고 금요일로 되는 경우도 있을 것이다. 위 프로그램과의 차이점은 이틀은 연속적으로 하루는 비연속적으로 이어진다는 것이다.

이틀을 연속으로 하는 날에는 4일 워크아웃(4일 워크아웃 예시를 참고하라)을 응용할 수 있고, 남은 비연속적인 하루는 전신운동을 하게 될 것이다.

즉 월, 화, 목 프로그램에서 첫째 날과 둘째 날은 4일 프로그램에 맞춰 진행하고 목요일은 전신 워크아웃으로 구성한다.

3일 프로그램은 수많은 절충안들을 포함한다. 이 프로그램에선 모든 특정 부위를 2차례 이상 훈련할 수 없다. 즉 수직으로 프레스하고 고관절 지배적 운동은 한 주에 오로지 한 번만 할 수 있을 때, 더블 레그 무릎 지배적 운동과 수평으로 프레스하는 운동은 일주일에 두 차례 할 수도 있다.

만약 3일 프로그램을 위해 운동 선택 칸을 채워넣는다면, 4일 프로그램에 비해 25퍼센트나 적게 넣을 수밖에 없을 것이다. 그 결과 여러 타협안들을 모색해야 하며, 전체적인 효과도 4일 프로그램에 비해 25퍼센트 정도 적을 것이다.

3일 프로그램이 본질적으로 나쁘다기보다는, 3일에 맞춰 프로그램을 짜는 것이 더 어렵다는 것을 알아야 할 것이다.

## 3일 워크아웃 프로그램

| 1일 | 2일 | 3일 |
|---|---|---|
| 1시간 동안: 움직임 기술과 컨디셔닝 훈련<br>웜업, 스피드 발달, 플라이오메트릭 컨디셔닝과 코어를 발달시킨다.<br>첫째 주는 직선-측방-직선으로 번갈아가면서, 둘째 주는 측방-선형-측방으로 번갈아가면서 시행한다.<br>이렇게 하여 매 2주간 3번의 선형 워크아웃과 3번의 다양한 방향의 워크아웃을 진행한다. | | |
| Explosive/Olympi | Explosive/Olympic | xplosive/Olympic |
| *Stretch — Quad/Psoas* | | |
| **Pair One** | **Pair One** | **Pair One** |
| Knee-dominant, Double-leg | Horizontal Press, Supine | Knee-dominant, Double-leg |
| *Stretch — Lat* | *Stretch — Chest* | *Stretch — Lat* |
| Vertical Pull | Knee-dominant, Single-leg | Vertical Pull |
| **Tri-set One** | **Tri-set One** | **Tri-set One** |
| Knee-dominant, Single-leg | Vertical Press | Horizontal Press |
| Horizontal Press, Incline | Horizontal Pull | Horizontal Pull |
| *Stretch — Hamstrings* | *Stretch — Rotational* | *Stretch — Hamstrings* |
| Hip-dominant Straight-leg | Hip-dominant Bent-leg | Rotary or Rehab |

# 3일 프로그램 디자인 워크시트

| | | | | | |
|---|---|---|---|---|---|
| Explosive/ Olympic | | Explosive/ Olympic | | Explosive/ Olympic | |
| *Stretch — Quad/Psoas* | | | | | |
| **Pair One** | | **Pair One** | | **Pair One** | |
| Knee-dominant, Double-leg | | Horizontal Press, Supine | | Knee-dominant, Double-leg | |
| *Stretch Lat* | | *Stretch Chest* | | *Stretch Lat* | |
| Vertical Pull | | Knee-dominant, Single-leg | | Vertical Pull | |
| **Tri-set One** | | **Tri-set One** | | **Tri-set One** | |
| Knee-dominant, Single-leg | | Vertical Press | | Horizontal Press | |
| Horizontal Press, Incline | | Horizontal Pull | | Horizontal Pull | |
| *Stretch Hamstrings* | | *Stretch Rotational* | | *Stretch Hamstrings* | |
| Hip-dominant Straight-leg | | Hip-dominant Bent-leg | | Rotary or Rehab | |

## 2일 워크아웃 프로그램

2일 워크아웃 안에서 우리가 제시하는 사항들을 충족시키는 것은 정말 까다롭다. 2일 운동 프로그램 안에 필요한 운동 카테고리 사항들을 모두 집어넣는 것은 명백히 어려운 작업이다.

현실적으로 각 카테고리는 일주일에 1회만 수행할 수 있다. 운동하는 각각의 날에 무릎관절 지배적 운동, 고관절 지배적 운동, 당기는 운동, 미는 운동이 실행되어야 한다.

2일 운동 프로그램을 설계하는 좋은 해결책은 클린, 프런트 스쿼트, 푸시 프레스 혹은 스내치, 백 스쿼트, 그리고 푸시 프레스 같은 폭발적인 운동들끼리 함께하는 것이다.

하이(high) 인클라인 프레스(수직 프레스와 수평 프레스의 조합), 덤벨 컬과 프레스(수직 프레스와 팔꿈치 굴곡 움직임의 조합), 딥스, 코가 바에 닿을 때까지 V핸들 풀업(친업과 로 동작의 조합), 혹은 흉골까지 친업, 친업과 로의 조합과 같은 운동들을 사용할 수도 있다. 이러한 운동들은 카테고리 사이에 위치한 운동들이기 때문에, 2일 운동 프로그램에 적합하다고 할 수 있다.

2일 프로그램들은 스트렝스 훈련을 일주일에 3~4일 할 신체적 에너지와 회복을 위한 시간이 부족한 시즌 중의 리프팅 선수 혹은 지구력 선수들에게 사용돼야 한다.

## 2일 워크아웃 프로그램

| 웜업<br>*직선과 측방 훈련 콘셉트를 조합해서* | |
|---|---|
| Linear Plyometrics | Lateral Plyometrics |
| 코어<br>*전통적인 코어 훈련과 메디신볼 훈련을 조합해서* | |
| **1일** | **2일** |
| Explosive/ Olympic / Combo | Explosive/ Olympic/ Combo |
| *Stretch Psoas* | |
| **Pair One** | **Pair One** |
| Knee-dominant Double-leg | Knee-dominant Single-leg |
| Stretch Chest or Quad | Stretch Chest or Quad |
| Horizontal Supine Press | Incline Press |
| **Tri-set One** | **Tri-set One** |
| Vertical Pull | Horizontal Pull |
| *Stretch — Lat or Hamstring* | |
| Hip-dominant Bent-leg | Hip-dominant Straight-leg |
| Rotational or Rehab | Rotational or Rehab |

## 저예산 프로그램 구성

최근에 나는 내가 이전에 지도했고, 올림픽에 2차례 출전한 경험이 있으며, 그리고 현재 고등학교 여자 하키팀의 코치를 하고 있는 사람을 만났다. 그는 올림픽을 2회나 출전한 경험이 있었을 뿐만 아니라, 코치로서 훈련의 필요성에 대해 잘 알고 있었지만, 동시에 많은 고등학교 코치들이 직면하는 문제에 부딪혔다. 별다른 장비와 시설 없이 어떻게 이 어린 여자선수들을 훈련시킬 수 있을까?

여기에는 세 가지 주요 쟁점이 있다.

- 프로그램의 효과를 보려면 연습 후에 즉시 아이스링크에서 실시해야 한다. 그렇지 못하면, 참여자들은 효과를 보지 못할 것이다.
- 20여 명의 여성(선수들의 어머니들)이 동시에 지켜보고 있는 관중석 앞의 좁은 공간에서 프로그램을 진행해야 한다.
- 예산 없이 프로그램을 진행해야 한다.

<NSCA 저널>을 탐독하던 예전에 읽었던 훌륭한 글이 기억났다. 이 글은 이쉬트반 자브렉(Istvan Javorek)이 켄사스의 지방 대학에서 코치로 있을 때 했던 혁신적인 훈련법에 관한 내용이었다. 그리고 나는 댄존의 놀라운 작업들에 대해 생각했다. 그러자 해결책이 명확히 떠올랐다. 맨몸과 덤벨을 복합적으로 이용하는 것이다.

제한된 덤벨 선택, 그리고 지켜보고 있는 관중들이 있다는 부담감 속에서도 점진적인 프로그램의 형태가 갖추어지기 시작했다.

처음에 프로그램은 주로 맨몸을 이용해서 수행했다. 덤벨들은 단지 덤벨 로와 하프 스쿼트, 해머컬 & 오버헤드 프레스 연속 동작, 두 가지 운동에서만 사용했다.

이 워크아웃은 다음과 같은 원리로 이루어졌다.

- 심플해야 함
- 시간을 효율적으로 이용해야 함
- 근육에 효과적으로 적용돼야 함

우리는 각 부분에서 한 가지 운동을 선택했다.

**파워**
스쿼트 점프, 3×5

**밀기 운동(상체)**
푸시업, 2×가능한 최대 반복 수(최대 10회까지)

**무릎관절 지배적 운동**
맨몸 스플릿 스쿼트, 2×10
고관절 지배적 운동
(몸을 앞쪽으로 뻗는) 싱글 레그 스트레이트 레그 데드리프트

**당기기 운동(상체)**
덤벨 로

우리는 추가적으로 하프 스쿼트-햄머컬-오버헤드 프레스 연속 운동을 실시했다. 이를 통해 복합적인 전신운동을 시키고, 나아가 나중에 시도할 폭발적인 동작의 기초를 형성하기 위해서다.

진행 단계는 간단하다. 스플릿 스쿼트의 경우 우리는 2주째에 덤벨을 추가로 들게 했고, 4주째에는 뒤쪽 다리를 올린 채 스플릿 스쿼트를 시키는 식으로 단계를 올렸다. 푸시업의 경우에는, 두 발을 높은 곳에 놓고 운동을 시키는 식으로 단계를 올렸다.

덤벨 로의 경우, 선수들의 스트렝스가 강해짐에 따라 어렵게 더 크고 무거운 덤벨들을 구해서 훈련해야 했다. 상체 당기기 운동이 도구 없이 운동을 시키기 가장 어려운 움직임이다.

(팔을 앞쪽으로 뻗는) 리칭 싱글 레그 스트레이트 레그 데드리프트는 선수가 준비되었다고 생각될 때(기술적인

부분이 가장 큰 문제이다)쯤, 싱글-덤벨 싱글 레그 스트레이트 데드리프트로 진행했다. 그리고 더 강해지면 덤벨 두 개로 운동을 시켰다.

만약 이 선수들이 기술적으로 계속해서 능숙해진다면, 스쿼트-체스트 컬-푸시 프레스 연속동작으로 단계를 높이도록 한다.

다시 이야기하자면, 우리는 두 가지 목표가 있다.

- 일주일에 3일을 꾸준히 훈련하도록 한다.
- 기술적으로 능숙해져야 한다.

만약 꾸준히 훈련하고 기술적으로 능숙함을 보이게 된다면, 점진적 부하 법칙은 마법과도 같은 놀라운 결과를 보일 것이다. 스플릿 스쿼트는 뒤쪽 다리 올려서 스플릿 스쿼트하기로 발전하고, 처음엔 맨몸으로밖에 운동하지 못했지만, 결국 덤벨을 이용해서 운동하는 방향으로 진행한다. 최종적으로, 싱글 레그 스쿼트를 하는 것을 목표로 한다.

첫 워크아웃을 마치는 데 걸리는 시간은 대략 20분 정도이다. 우리는 이 워크아웃을 선수들에게 소개하고 시켜보았다.

스쿼트 점프를 처음에 하고 푸시업과 스플릿 스쿼트를 묶어서 한다. (몸을 앞쪽으로 뻗는) 싱글 레그 스트레이트 레그 데드리프트는 덤벨 로와 묶고, 스쿼트 컬 프레스는 마지막에 한다.

워크아웃 1은 20살짜리 완전 초보자 17명을 처음으로 가르쳐야 하기 때문에 약간 어지럽게 진행될 수도 있다. 워크아웃 2는 프로세스를 이해했기 때문에 좀 더 부드럽게 수행될 수 있을 것이다. 워크아웃 3쯤되면 비로소 제대로 된 팀처럼 보일 것이다.

처음엔 우리 훈련 모습을 부모님과 친인척들 그리고 링크에서 운동하고 있는 다른 피겨 스케이터들이 이상하게 쳐다봤지만, 결국엔 우리가 팀워크를 발휘하는 것을 보고 존경의 눈빛으로 바뀌었다.

덤벨 로와 오버헤드 프레스는 계속 진행한다. 그러나 전체 훈련 진행 과정에서 특별 취급할 점은 아니다. 몇 주간의 훈련기간을 지나고, 한 번도 웨이트를 들어본 적이 없던 어린 여성 그룹이 점진적 저항운동의 기초적인 개념을 알아가기 시작했다.

이 프로그램의 핵심은 밸런스가 잘 잡혀 있고, 단순하며 비용이 들지 않는다는 것이다. 이는 바로 고등학교 코치들이 원하는 바다. 당신에게 주어진 장비들이 제한되어 있다는 변명은 접어둬라. 주어진 일을 어떻게 해결해야 하는지 스스로 되물어 답을 찾아라.

오래된 덤벨들을 모아서 당신의 프로그램을 시작해 보라.

## 정적 스트레칭과 모빌리티 써킷

내가 지도하던 보스턴대학 하키팀은 매번 워크아웃을 시작하기 전에, 폼 롤러로 모빌리티 프로그램을 시작하여, 10가지 정적 스트레칭 써킷과 10가지 모빌리티 써킷을 수행했다. 우리는 또한 50~10초로 반복되는 워크아웃용 소리 테이프를 사용했다. 이 테이프는 피트니스 부트캠프용으로 제작했지만, 이 써킷에도 잘 이용했다. 이 음악들을 통해 훈련에 집중할 수 있었다. 실제로 하는 운동 목록은 다음과 같다.

| Stretch | 매 분마다 동작을 바꾼다 |
|---|---|
| 1 | Right Hamstring, Left Hamstring |
| 2 | Right Hip Flexor, Left Hip Flexor |
| 3 | Table Hip Rotator Right, Table Hip Rotator Left |
| 4 | Table Groin Right, Table Groin Left |
| 5 | Box Hip Flexor Right, Box Hip Flexor Left |
| 6 | Stretchmate Lat (Side to side, switch at 30 seconds) |
| 7 | TrueStretch Pec |
| 8 | Wall Hip Rotator Right, Wall Hip Rotator Left |
| 9 | Wall Rectus Right, Wall Rectus Left |
| 10 | Tennis Ball T-Spine |
| Mobility | |
| 1 | Lateral Squat |
| 2 | Split Squat |
| 3 | Rotational Squat |
| 4 | Single-Leg Straight-leg Deadlift |
| 5 | Valslide Hip Flexion |
| 6 | Stability Ball Internal Rotational |
| 7 | Half-kneeling Ankle Mobility |
| 8 | Seated T-Spine |
| 9 | Wall Slides |
| 10 | Push-up |

## 플레이트 써킷

플레이트 써킷은 파트너와 함께 30초씩 번갈아가며 진행한다. 성인 남성의 경우, 35파운드 플레이트를 사용한다. 어리거나 여성의 경우는 적절하게 조절하도록 한다. 한 명이 완벽한 자세로 목록에 나오는 동작을 하고 파트너에게 차례를 넘긴다. 이 써킷을 위해 30초-5초-30초 트랙으로 구성된 소리 테이프를 이용했다. 운동들은 말초 심장 활성 시퀀스에 따라 하체, 상체 밀기, 상체 당기기, 코어운동을 시킨다. 이 써킷 운동의 목표는 30초 동안 좋은 테크닉을 보이는 것을 전제로 가능한 많은 반복 수를 채우도록 하는 것이다.

| 35-Pound Plate Circuit |
|---|
| Low Plate Squat |
| Weighted Push-up |
| One-Arm Row |
| Plate Crunch |
| Wheelbarrow |
| Overhead Lunge Walk |
| Staggered Push-up |
| One-Arm Row |
| Plank Circuit, R-F-L, ten-second holds |
| Single-leg Straight-leg Deadlift |
| Neider Press |
| Lateral Squat |
| Snatch |
| Car |
| Diagonal Plate Raise |

## 10회 반복 써킷

10회 반복 써킷은 마이크 아더의 네브라스카 미식축구팀의 서바이벌 써킷에 기초한 육체적인 수준을 요구하는 워크아웃이다. 이 운동은 파트너와 함께 'you go, I go' 형식으로 진행한다. 우리는 능력이 차이가 나는, 즉 강한 선수와 이에는 좀 못 미치는 선수와 짝을 짓도록 했다. 우리는 50~10초로 구성된 워크아웃용 테이프를 이용해서 1분의 시간 내에 운동을 하도록 한다. 운동들은 말초 심장 활성 시퀀스에 따라 하체, 상체 밀기, 상체 당기기, 코어로 스트레스를 주도록, 하지만 지나친 스트레스는 주지 않게끔 시킨다. 개별 근육군들은 3~4분이면 다시 회복이 되겠지만, 전체적으론 스트레스가 쌓이게 되므로 우리 몸은 강해질 것이다. 무거운 무게로 10회 반복하는 데 집중하도록 한다. 이 워크아웃은 근지구력을 타깃으로 삼은 것은 아니다.

| Ten-Rep Circuit |
| --- |
| Dumbbell Bench |
| Plank Row |
| Trap Bar Deadlift |
| Dumbbell Row |
| Dumbbell Press |
| Single-leg Straight-leg Deadlift |
| Dumbbell Incline |
| Bar Rollout |
| Rear-foot-elevated Split Squat |
| Chin-up |

# 3일 워크아웃 변형들

여기 3일 워크아웃 프로그램의 3가지 변형 모델이 있다. 첫 번째는 올림픽 리프팅 이후 일련의 덤벨 복합 운동을 진행하는 프로그램으로, 이쉬트반 자브렉의 프로그램을 어느 정도 기반으로 삼은 것이다. 덤벨 복합 운동은 수행하는 데 1분이 걸리고 기초적인 양측성 운동으로 구성되어 있다. 덤벨 복합 운동을 할 때 로 운동을 두 번째로 하는데, 적절한 테크닉을 구사하기 가장 어려운 운동이기 때문이다. 선수들은 운동 사이 사이 휴식하기 위해 셋 혹은 넷으로 그룹을 만들도록 한다. 덤벨의 무게는 행 클린 최대 무게의 30퍼센트의 절반으로 설정한다. 즉 행 클린을 300파운드 하는 선수는 45파운드짜리 덤벨을 사용한다.

## 변형 1

| Day 3 | Tempo | Rest | Week 1 | Reps | Week 2 | Reps | Week 3 | Reps |
|---|---|---|---|---|---|---|---|---|
| Clean | Exp | 3 min | 192 | ×3 | 192 | ×3 | 192 | ×3 |
| | | | 204 | ×3 | 204 | ×3 | 204 | ×3 |
| | | | 204 | ×3 | 210 | ×3 | 216 | ×3 |
| | | | 204 | ×3 | 204 | ×3 | 210 | ×3 |
| *Dumbbell Complex 1 =* | Exp | 4 min | 42 | | 42 | | 42 | |
| Two-DB Snatch ×5 + | | | 42 | | 42 | | 42 | |
| Double DB Row ×10 | | | 42 | | 42 | | 42 | |
| DB Front Squat ×10 + | | | 42 | | 42 | | 42 | |
| DB SLDL ×10 + | | | | | | | | |
| DB Curl/ Push Press ×10 | | | | | | | | |

## 변형 2

이 두 번째 옵션은 행 클린과 그 이후 따르는 맨몸을 이용한 써킷으로 구성되어 있다. 맨몸 써킷은 크레이그 발란티네의 터뷸런스 트레이닝에 기초하고 있다.

| *Day 3* | *Tempo* | *Rest* | *Week 1* | *Reps* | *Week 2* | *Reps* | *Week 3* | *Reps* |
|---|---|---|---|---|---|---|---|---|
| Clean | Exp | 3 min | 188 | ×3 | 188 | ×3 | 188 | ×3 |
| | | | 211.5 | ×3 | 217.375 | ×3 | 223.25 | ×3 |
| | | | 205.625 | ×3 | 211.5 | ×3 | 217.375 | ×3 |
| Bodyweight Circuit | | | | | | | | |
| Squat Jump | ×10 | | ×2 | | ×3 | | ×3 | |
| Alt Lunge | ×10 ea | | | | | | | |
| Inverted Row | ×15 | | | | | | | |
| Lunge Walk | ×10 ea | | | | | | | |
| Chin-up | ×10 | | | | | | | |
| Push-up | ×20 | | | | | | | |

## 변형 3

변형 3는 펑셔널 써킷이라고 부른다. 펑셔널 써킷은 Keiser 운동기구를 이용한 우리가 가르치는 모든 사선 패턴 운동들을 포함한다. 이 써킷은 10회 반복 써킷과 같은 방식으로 운용한다. 각 10회 반복 운동은 파트너와 함께 50초 운동-10초 파트너 체인지로 진행하도록 한다.

| | |
|---|---|
| Station 1 | Half-kneel Chop |
| Station 2 | Half-kneel Lift |
| Station 3 | Anterior Reach with Cable |
| Station 4 | Keiser Squat |
| Station 5 | Extreme Core Trainer |
| Station 6 | Cross-arm Keiser Pull-down |
| Station 7 | Kneeling Push-Pull |
| Station 8 | Vibraflex Squat Hold |
| Station 9 | Powerplate Push-up |
| Station 10 | Powerplate Split Squat |

## 2007 MBSC 여름 프로그램

| Phase One | |
|---|---|
| Foam Roll<br>5 Minutes | Glutes and Hip Rotators, Lower and Upper Back, Posterior Shoulder, Adductors |
| Stretch<br>5~10 Minutes | Lateral Ham 3D, Hip Rotator 3D, Table Adductor, Table Quad, Table Hip Flexor |
| Mobility Warm-up<br>15~20 Minutes | Seated T- Spine, Half-Kneeling Ankle Mobility, Leg Swings Band Pull-apart Series<br>X-Band, Split Squat ×5, Lateral Squat ×5, Rotational Squat ×5 |
| Active Warm-up<br>20~25 Minutes | Single-leg SLDL w/reach, ×10 each, Lateral Skip, Cross-behind Skip,<br>Cross in-front Skip, Shuffle, Carioca, Lateral Crawl |
| Ladder<br>25~30 Minutes | Shuffle Wide + Stick F/B, Cross in Front, F/B, Cross Behind F/B<br>In-In-Out-Out, F/R/L, Scissors R/L |
| Plyos<br>Medicine Ball<br>30~35 Minutes | Day 2:<br>Single-leg Box Hop, 3× 3 R/L<br>Day 4:<br>Lateral Bound + Stick, 3×5 each<br><br>Med Ball:<br>Standing Overhead, 2×10<br>Half-kneel Side Twist, 2×10 |
| Drills<br>35~40 Minutes | Superband Shuffle, 1×5 yards each<br>1-2 Stick (2 hoops), 3×3 each<br>Hand to Knee Drill, ×5 each<br>Crossover + Stick, 2×3 each side |
| Conditioning | Slideboard, Intervals ×30 seconds<br>Week 1 = 6×, Week 2 = 7×, Week 3 = 8× |

## 2008 MBSC 여름 프로그램

| Phase One | |
|---|---|
| Foam Roll<br>5 Minutes | Glutes and Hip Rotators, Lower and Upper Back, Posterior Shoulder, Adductors |
| Stretch<br>5~10 Minutes | Roller Groin, Roller Split, Roller Hip Flexor,<br>Roller Heel to Butt, Spiderman, Hip Rotator |
| Activation<br>10~15 Minutes | Hip Left Psoas Combo, 3~5×10 seconds<br>Exterior Rotation, 3~5×10 seconds<br>AD/ABductor Isos, 3~5×10 seconds<br>Elbow Push-ups, 3×8, 10, 12 |
| Active Warm-up<br>15~25 Minutes | Knee to Chest, Leg Cradle, Heel to Butt, Heel to Butt with Lean,<br>Single-leg SLDL with Reach, Overhead Back Lunge to Hamstring,<br>Spiderman, High-knee Skip, High-knee Run,<br>Heel-ups, SL Walk, SL Skip, Back Pedal, Backward Run |
| Power<br>25~30 Minutes | Plyo<br>*Day One*: Box Jump, 3×5<br>Day Three: Single-leg Box Jump, 3×5<br>Med Ball, Kneeling Chest (on turf with partner), 2×10 |
| Speed<br>30~35 Minutes | Lean/Fall/Run, ×3 Right and Left<br>*Resisted:*<br>Sled March: Week One ×5, Week Two ×6, Week Three ×7<br>Sled Crossover: Week One ×4, Week Two ×5, Week Three ×6 |
| Conditioning | *Days One and Three*: Tempo<br>Week One ×10, Week Two ×12, Week Three ×14 |

# 4일 프로그램, 1일차

| Day 1 | Tempo | Rest | Week 1 | Reps | Week 2 | Reps | Week 3 | Reps |
|---|---|---|---|---|---|---|---|---|
| Kettlebell Swing | Exp | 4 min | | ×10 | | ×10 | | ×10 |
| | | | | ×10 | | ×10 | | ×10 |
| Stretch- Yoga Table ×10 w/ 2 sec hold | | | | ×10 | | ×10 | | ×10 |
| Landmine | | | 2 | ×12 | 2 | ×14 | 2 | ×16 |
| Chin-up | | 1:00 | BW | ×8 | BW | ×8 | BW | ×5 |
| | | | BW | ×8 | 15 | ×8 | 19 | × Max |
| | | | | | 11 | ×8 | | |
| Front Box Squat 12″box | | 1:00 | 95 | ×8 | | ×8 | 201 | ×8 |
| *or RFE Single-leg Squat* | | | 95 | ×8 | | ×8 | 260 | × Max |
| | | | | | | ×8 | | |
| Stretch —Stability Ball IR ×8 | | | | | | | | |
| Side Plank Circuit | | | 2× | 30 sec | 2× | 40 sec | 2× | 50 sec |
| One arm Single-leg Row | | 1:00 | | ×8 | | ×8 | | ×8 |
| | | | | ×8 | | ×8 | | ×8 |
| Single-leg SLDL | | 1:00 | 41 | ×8 | 46 | ×8 | 51 | ×8 |
| | | | | ×8 | | ×8 | | ×8 |
| Face Pull | | | | ×8 | | ×8 | | ×8 |
| | | | | ×8 | | ×8 | | ×8 |
| Half-kneeling Stability Ball Lift | | | | ×8 | | ×8 | | ×8 |
| | | | | ×8 | | ×8 | | ×8 |

## 4일 프로그램, 2일차

| Day 2 | Tempo | Rest | Week 1 | Reps | Week 2 | Reps | Week 3 | Reps |
|---|---|---|---|---|---|---|---|---|
| Bench Press | 2/0/Exp | 1:00 | 165 | ×8 | 165 | ×8 | 176 | × Max |
| | | | 165 | ×8 | 170 | ×8 | | |
| | | | | | 165 | ×8 | | |
| Stretch — Band or TRX Lat, ×8 | | | | | | | | |
| Core: Ball Rollout | | | 2 | ×20 | 2 | ×30 | 2 | ×40 |
| Kneeling Alt Curl and Press | 2/0/Exp | 1:00 | 41 | ×8 | 47 | ×8 | 53 | ×8 |
| | | | | ×8 | | ×8 | | ×8 |
| Stretch — Wall Slides (forward if necessary) ×10, ×12, ×14 | | | | | | | | |
| Core: Straight-leg Sit-up Progression | | | | | | | | |
| Supine Hip Flexion with Lumbar Roll | | | | 2×10 | | 2×12 | | × Max |
| Shoulder Circuit | 2/0/Exp | 1:00 | BW | ×8 | BW | ×10 | BW | ×12 |
| | | | | ×8 | | ×10 | | ×12 |
| Tri-set with Pilates Ring Adduction | | | | ×10+10 | | ×12+12 | | ×14+14 |
| | | | | ×10+10 | | ×12+12 | | ×14+14 |
| Tall Kneeling Alt Push/Pull | | | | ×10 | | ×10 | | ×12 |
| | | | | ×10 | | ×10 | | ×12 |

## 4일 프로그램, 3일차

| Day 3 | Tempo | Rest | Week 1 | Reps | Week 2 | Reps | Week 3 | Reps |
|---|---|---|---|---|---|---|---|---|
| Clean or KB Swing | Exp | 4:00 | 154 | ×5 | 154 | ×5 | 154 | ×5 |
| | | | 159 | ×5 | 164 | ×5 | 174 | ×5 |
| *3주 때, 두 번째 세트가 쉬우면 세 번째 세트의 무게를 늘린다.* | | | 159 | ×5 | 164 | ×5 | ? | ×5 |
| Stretch — Yoga Table, ×10 with 2-second holds | | | | | | | | |
| Landmine | | | | ×12 | | ×14 | | ×16 |
| Singleleg Squat | 2/0/Exp | 1:00 | 67 | ×8 | 67 | ×8 | 67 | ×8 |
| *(To touch on box)* | | | 67 | ×8 | 75 | ×8 | 84 | ×8 |
| | | | | | 67 | ×8 | | |
| Rotational Inverted Row | | 1:00 | | ×15 | | ×15 | | ×15 |
| | | | | ×15 | | ×15 | | ×15 |
| | | | | | | ×15 | | ×15 |
| Stretch — Stability Ball IR ×8 | | | | | | | | |
| Side Plank Circuit | | | | 2×30 seconds | | 2×40 seconds | | 2×50 seconds |
| X Pulldown | 2/0/2 | 1:00 | | ×15 | | ×15 | | ×15 |
| | | | | ×15 | | ×15 | | ×15 |
| | | | | ×8 | | ×12 | | ×15 |
| Slideboard Lunge | 2/0/Exp | 1:00 | | ×8 | | ×12 | | ×15 |
| Slideboard Leg Curl | | | | ×8 | | ×10 | | ×12 |
| | | | | ×8 | | ×10 | | ×12 |
| Half-Kneeling Stability Chop | | | | ×8 | | ×8 | | ×8 |
| | | | | ×8 | | ×8 | | ×8 |

## 4일 프로그램, 4일차

| Day 4 | Tempo | Rest | Week 1 | Reps | Week 2 | Reps | Week 3 | Reps |
|---|---|---|---|---|---|---|---|---|
| Alt DB Incline | 3/0Exp | 1:00 | 56 | AMRAP | 59 | AMRAP | 59 | AMRAP |
| | | | 56 | AMRAP | 59 | AMRAP | 62 | AMRAP |
| Stretch — Band or TRX Lax ×8 | | | | | | | | |
| Core: Ball Rollout | | | | 2×20 | | 2×30 | | 2×40 |
| Push-up | 2/0/Exp | 1:00 | | × Max | | × Max | | × Max |
| | | | | × Max | | × Max | | × Max |
| Stretch — Wall Slides ×10, ×12, ×14 (forward if necessary) | | | | | | | | |
| Core: Straight-leg Sit-up Progression | | | | | | | | |
| Supine Hip Flexion with Lumbar Roll | | | | ×10 | | ×12 | | ×14 |
| Shoulder Circuit | 2/0/Exp | 1:00 | BW | ×8 | | ×10 | | ×12 |
| | | | BW | ×8 | | ×10 | | ×12 |
| *Tri-set with* | | | | ×8 | | ×12 | | ×15 |
| Pilates Ring Adductor | | | | ×10+10 | | ×12+12 | | ×14 |
| Kneeling Anti-Rotation Press | | | | ×8 | | ×8 | | ×8 |
| | | | | ×8 | | ×8 | | ×8 |

# 2009 MBSC 프로그램 목표

이 자료를 편집해준 Sam Leahey에게 감사를 표한다.

- 활동 중 일어날 수 있는 부상 가능성을 줄인다.
- 폭발적인 파워와 스트렝스를 증가시킨다.
- 직선, 그리고 측방 스피드(linear, lateral speed), 민첩성(agility)과 반응속도(quickness)를 향상시킨다.
- 개인과 선수로서의 향상뿐만 아니라 자신감을 높일 수 있는 환경을 구성해준다.

## 프로그램 설계 원칙들

스쿼트, 푸시업, 그리고 친업과 같은 기본적인 맨몸운동을 먼저 배우도록 한다.

맨몸운동 프로그레션을 시작한다.

1주차: 3세트 8회 반복
2주차: 3세트 10회 반복
3주차: 3세트 12회 반복
4주차: 외부 저항을 이용하기 시작한다. 1주당 5파운드씩 증가시키도록 한다. 만약 무게를 추가할 수 없다면, 머신이나 탄력밴드를 이용한다.

프로그램은 단순함에서 복잡함으로 진행하도록 한다.
level 1~4 혹은 5

- 폭발적인 움직임을 먼저 한다.
- 다관절운동은 두 번째로 한다.
- 볼륨과 강도를 늘려나간다.
- 맨몸운동: 8회, 10회, 12회, 그리고 나서 외부 저항 또는/혹은 불안정성 추가, 반복 수는 5회 이상
- 외부 저항 추가: 초심자의 경우 선형 PRE 기반 주기화, 경험 있는 선수의 경우는 파동형 프로그램

## 스트렝스 프로그램 구성 요소

두 다리 무릎 지배적 운동

한 다리 무릎 지배적 운동

스트레이트 레그 고관절 지배적 신전 운동
(한다리, 두다리)

벤트-레그 고관절 지배적 신전 운동
(한다리, 두다리)

중간 부위 스트렝스 코어운동

수평적 프레스 운동

수직적 프레스 운동

수평적 당기기 운동

수직적 당기기 운동

폭발적 파워 발달 운동

## 컨디셔닝 프로그램

주로 저항운동을 하고 난 뒤에 시행하지만, 때로는 그 전에 하기도 한다.

### 직선형 스피드 훈련

템포 런(Tempo Runs)
야외, 혹은 트레드밀에서, 부상이 있다면 자전거로
혹은
25, 혹은 50야드 인터벌

### 측방 스피드 훈련

슬라이드보드로 인터벌, 일주일에 2회

| Weekly Format | | | |
|---|---|---|---|
| Day 1 | Day 2 | Day 3 | Day 4 |
| *Movement Skills — one hour* | | | |
| Warm-up<br>Linear | Warm-up<br>Multi-Directional | Warm-up<br>Linear | Warm-up<br>Multi-Directional |
| Pair | Pair | Pair | Pair |
| Linear Plyometric<br>Med Ball<br>Chest Throw | Lateral Plyometric<br>Med Ball Overhead<br>and Rotation Throw | Lateral Plyometric<br>Med Ball Overhead<br>and Rotation Throw | Lateral Plyometric<br>Med Ball Overhead<br>and Rotation Throw |
| Linear Speed<br>Development | Lateral Speed<br>Development | Linear Speed<br>Development | Lateral Speed<br>Development |
| *Power and Strength Development — approximately one hour* | | | |
| Tri-Set | Tri-Set | Tri-Set | Tri-Set |
| Explosive Lift<br>Jump Squat/Snatch<br>Core Anti-Rotation<br>Mobility Exercise | Horizontal Press<br>Active Isolated Stretch<br>Upper Back<br>Core Anti-Extension | Explosive Lift<br>Hang Clean<br>Core Anti-Rotation<br>Mobility Exercise | Horizontal Press<br>Active Isolated Stretch<br>Upper Back<br>Core Anti-Extension |
| Quad-Set | Tri-Set | Quad-Set | Tri-Set |
| Vertical Pull<br>Active Isolated Stretch<br>Knee-Dominant<br>Double-Leg<br>Straight-Leg Sit-up | Vertical Press<br>Active Isolated Stretch<br>Side Plank | Vertical Pull<br>Active Isolated Stretch<br>Knee-Dominant<br>Single-Leg<br>Straight-Leg Sit-up | Vertical Press<br>Active Isolated Stretch<br>Side Plank |
| Tri-Set | Pair | Tri-Set | Pair |
| Horizontal Pull<br>Hip-Dominant<br>Straight-Leg<br>Active Isolated Stretch<br>Hamstrings | Core — Chop<br>Shoulder<br>Prehab Exercise | Horizontal Pull<br>Hip-Dominant<br>Bent-Leg<br>Active Isolated Stretch<br>Hamstrings | Core — Lift<br>Shoulder<br>Prehab Exercise |
| | Hip<br>Prehab Exercise | | Hip<br>Prehab Exercise |
| *Possibly Conditioning — one hour* | | | |

## 트레이닝 프로그램 흐름

**프리 워크아웃 자가 근막 이완**

**정적 스트레칭**
**테이블 위에서 혹은 폼 롤러를 이용하여**
고관절 굴곡근, 외측 햄스트링, 고관절 회전근들 등등

**활성화**
대둔근, 중둔근, 장요근, 견갑골 후인근(Scapula Retractors), 견갑골 하강근(Scapula Depressors)

**웜업(15분)**
모든 세션에서(선형, 다방향, 측면으로)

**플라이오메트릭 2-4 × 1주당**
선형와 측면 훈련날 사이의 균형을 고려해서

**메디신볼 던지기**
훈련의 비율을 고려하여 휴식을 위해
플라이오메트릭과 짝지어서

**스피드 발달 훈련**

**폭발적 움직임 훈련 세트 사이에 3~4분 휴식**
올림픽 리프팅 혹은 점프 스쿼트
행 클린 프로그레션 지도
한 팔 덤벨 스내치, 클로즈 그립 행 스내치
1쌍 또는 2쌍의 운동들로 구성,
그리고 나서 세 가지 다른 운동들로 1트라이 세트,
세트 사이에는 60~90초간 휴식

**코어 트레이닝, 모든 세션에서, 번갈아 가며,**
코어 스트렝스, 안티익스텐션(anti-extension), 안티로테이션(anti-rotation), 고관절 안정성, 외측 안정성 훈련

**관절 모빌리제이션 훈련, 외측성 훈련일에**
테니스볼을 땅콩 모양으로 묶어서 흉추 모빌리제이션 만들기, 흉추를 굴곡시키고 앉아서 트위스트 동작, 벽을 이용해 발목 모빌리티 만들기, 드릴, 레그 스윙, 스플릿 스쿼트, 래터럴 스쿼트, 로테이셔널 스쿼트, 월 슬라이드(wall slides)

**하체 스트렝스 프로그램 2 × 주당**
양다리 무릎 지배적 운동, 한 다리 무릎 지배적 운동과 고관절 지배적 운동, 스트레이트 레그와 벤트 레그로

**상체 스트렝스, 밸런스 프로그램**
밀기, 당기기 운동

**썰매 밀기 혹은 당기기 운동**

**포스트 워크아웃 정적 스트레칭, 자가 근막 이완법**

싱글 레그 스트렝스, 동적 유연성 발달시키기, 고유수용성 감각 키우기

### 직선형 스피드 훈련 웜업 15분간

무릎 높이 올려 걷기
무릎 높이 올려 스킵
무릎 높이 올려 달리기
힐업(Heel-up)
스트레이트 레그 스킵
뒤쪽으로 달리기
백 페달
뒤쪽으로 런지 워킹(2주차에 시작)
앞쪽으로 런지 워킹(4주차에 시작)

### 직선형 스피드 훈련 웜업, 유연성 강조, 15분간

힐업(내회전으로)
워킹 힐업
워킹 힐업(스트레이트 레그 데드리프트와 함께)
오버헤드 런지 워킹
뒤쪽으로 런지 워킹(트위스트 동작과 함께)
스트레이트 레그 데드리프트 워킹(전방으로)
스트레이트 레그 데드리프트 워킹(후방으로)
스트레이트 레그 크로스오버

### 외측 방향 스피드 훈련 웜업 민첩성 래더 훈련(agility ladder) 8분, 외측 동적 유연성 훈련 5분

래터럴 스쿼트
스테이셔너리 스파이더맨

## 단계별 훈련 진행

### 플라이오메트릭 훈련

직선 훈련(3~5세트 5회 점프)

측방 훈련(3세트 5회 착지, 각 다리당)

메디신볼 던지기와 짝지어 한다.

**단계1**

단일 반응 훈련(Single Response), 안정화 훈련

박스 점프, 박스 홉, 래터럴 박스 홉

식스 랜딩, 각 다리당 3회씩

**단계2**

다중 반응 훈련(Multiple Response), 안정화 훈련

허들 점프 & 정지, 허들 홉 & 정지

하이든 & 정지, 지그재그 바운드 & 정지

**단계3**

다중 점프, 훈련 탄력 요소 소개(Introdunction of Elastic Component)

바운스 동작과 함께하는 허들 점프(Hurdle Jump with Bounce), 바운스 동작과 함께하는 허들 홉(Hurdle Hop with Bounce), 바운스 동작과 함께하는 지그재그 바운드(Zigzag Bound With Bounce)

**단계4**

다중 점프, 탄력 반응 훈련(Elastic Response)

허들 점프 & 호프(직선 방향, 측면 방향), 파워 스킵, 래터럴 바운드,

크로스 오버 바운드, 크로스 비하인드 바운드

### 메디신볼 프로그레이션

위의 플라이오메트릭 훈련과 짝지어 3세트를 한다.

무릎을 꿇고, 마주보고 서서, 스플릿 스탠드로, 또는 한 걸음씩 나아가면서, 메디신볼 훈련을 한다.

한 걸음 나아가면서 오버헤드 스로우

싱글 레그 프런트 트위스트 스로우

스태거드 오버헤드 스로우

스탠딩 오버헤드 스로우

스탠딩 사이드 트위스트 스로우

한 걸음 나아가면서 스탠딩 사이드 트위스트 스로우

## 선형 스피드 발달 훈련

**단계1**

1~3주차

달리기 편한 속도로

Lean, Fall, Run Drill 또는 90도 Lean, Fall, Run Drll, 10야드씩 6회

**단계2**

4~6주차

단거리 스피드 훈련

Ball-Drop Drill, 5~7야드, 공은 어깨 높이에서 떨어뜨린다.

**단계3**

7~9주차

장거리 스피드 훈련, 강도 또는 볼륨을 높이되 두 요소 중 한가지만 증가시킨다.

파트너와 경쟁하면서 10~20야드 tag zone 선 자세, 혹은 누운 자세에서 시작하는 Chase sprint(파트너 따라가기 스프린트) 또는 Break away belt sprints(서로 벨트를 묶고 따라가기 스프린트)

## 측방 스피드 발달 훈련

**점진적 민첩성 발달 훈련 진행**

**레벨1**

(첫 3주간)

One-Two Stick(정지)

**레벨2**

One-Tow Cut

**레벨3**

Assisted One-Two Cut

**레벨4**

45-Degree One-Two Cut

## 스피드 발달 훈련 진행

**레벨1**

(첫 3주간)

Lateral Hoop Run and Stick, Three Hoops

**레벨2**

Lateral Hoop Run and Stick, Five Hoops

**레벨3**

Lateral Hoop Run and Stick, Seven Hoops

**레벨4**

Lateral Hoop Run with Return, Two Hoops

## 하체 스트렝스 및 균형성 훈련 진행

### 무릎 지배적 운동

**양쪽 다리 스트렝스**

점진적으로 난이도를 높이거나, 평편한 면에서 시작하여 불안정한 면으로 옮겨가며 훈련하도록 한다.

프론트 스쿼트, 케틀벨 스모 데드리프트, Trap-Bar 데드리프트

허리통증이 있는 경우에는 프론트 스플릿 스쿼트를 하도록 한다.

**싱글 레그 스트렝스**

점진적으로 난이도를 높이거나, 평편한 면에서 시작하여 불안정한 면으로 옮겨가며 훈련하도록 한다.

**정적지지 운동**

레벨1: 스플릿 스쿼트

레벨2: 싱글 레그 벤치 스쿼트, 레터럴 스쿼트, 로테이셔널 스쿼트

**정적 비지지 운동**

레벨3: 싱글 레그 박스 스쿼트 종류 운동

운동 동작의 가동범위를 점진적으로 늘려나가도록 한다.

슬개 대퇴부 기능을 위해 싱글 레그-중간 정지-스쿼트를 한다.

**동적 운동**

감속성

일반적인 런지, 레터럴 런지

다중 운동면 운동: 횡적 혹은 회전적

가속성, 고관절: 지배적 운동

레벨1: 발슬라이드 런지, 슬라이드보드 런지

레벨2: 발을 올린 채 슬라이드보드 런지

## 고관절 지배적 운동

레벨1

첫 3주간

쿡 힙 리프트, 슬라이드보드 레그 컬(신장성으로만), 하이퍼 익스텐션, 하이퍼 익스텐션 후 정지

레벨2

발을 들어올리고 힙 리프트, 스트레이트 레그 데드리프트 변형동작들,
슬라이드보드 스태빌리티볼 고관절 신전 운동들

레벨3

슬라이드보드 레그 컬(신장성 그리고 단축성 강조), 스태빌리티 볼 레그 컬

레벨4

싱글 레그 스태빌리티 볼 레그 컬

## 가속성 동적 한 다리 운동

레벨1

워킹 런지, 발슬라이드 런지, 슬라이드보드 런지

레벨2

발 올리고 슬라이드보드 런지

## 무릎과 고관절을 위한 하이브리드 운동

레벨3

싱글 레그 스쿼트 & 터치

## 코어 훈련

### 코어 스트렝스

Sahrman's 스트레이트 레그 싯업 운동들,
팔을 쭉 펴고 나서, 앞으로 몸을 접는다.
터키시 겟업 운동

### Anti-Extension

프론트 플랭크
(1단계) 스트레이트 볼 롤아웃
(2단계) Abby Dolly 롤아웃: 전완을 아래로
(3단계) Wheel 또는 Abby Dolly 롤아웃: 전완을 위로
오로지 손으로만
(4단계) Valslide/슬라이드보드 롤아웃
(5단계) 바벨 롤아웃

### Anti- Lateral Flexion

사이드 플랭크 숏 레버(Short Lever)
사이드 플랭크 롱 레버(Long Lever)
발을 올리고 사이드 플랭크
사이드 플렉션(Flexion)

### Anti-Rotary

레벨1
Half-Kneeling Stability Chop, Half-Kneeling Stability Lift(천천히 절제된 동작으로)

레벨2
Half-Kneeling Sequential Chop, Half-Kneeling Sequential Lift(속도를 조금 더 낸다.)

레벨3
Standing Dynamic Chop and Lift (squat, rotate, press/pull): 난이도를 높여서 한 다리로 할 수 있도록 한다.

### Rotary

Anti-Rotation Holds
Landmine
Kieser를 이용한 Push/Pull
Convertaball Twists

### Hip Stability

Bodyweight Squat with Theratube, Single-Leg Squat with Theratube, Bent-Leg Hip Abduction, Straight-Leg Hip Abduction, Straight-Leg Mini-Band Walks, Superband X Walks

**다음 운동들은 직접적인 코어운동들은 아니지만, anti-rotator로써 복부의 심부 근육을 사용한다.**
One-Leg Squat, One-Leg Straight-Leg Deadlift, Kettlebell Slideboard Lunge, One-Arm Dumbbell Snatch, Feet-Elevated BOSU Push-ups, TRX Inverted Rows

### 코어 스태빌리티

Quadruped, Supine Bridging,
Lateral Bridge Exercises

### 쿼드럽(Quadruped: 네발기기 자세) 프로그레션

Quadruped Hip Extension Over Bench
(5초씩 정지, 5회 반복)

### 쿼드럽 힙 익스텐션

Bent-Leg, Dowel-Parallel Progression
무릎은 Airex Pad 위에 놓고,

레벨1
Bent-Leg, Dowel-Parallel
(5초씩 정지, 5회, 8회, 10회 반복)

레벨2
발목에 2.5파운드 모래주머니를 부착하고

### 쿼드럽 힙 익스텐션

Bent-Leg, Dowel-Perpendicular Progression
무릎은 Airex Pad 위에 놓고

레벨2
Bent-Leg, Dowel-Perpendicular Progression
(5초씩 정지, 5회, 8회, 10회 반복)

레벨3
발목에 2.5파운드 모래주머니를 부착하고

레벨4
Alternating Arm and Leg
(5초씩 정지, 5회, 8회, 10회 반복)

### 등을 대고 누운 자세

레벨1
Cook Hip Lift (각 다리당 10회, 12회, 14회 3세트)

레벨2
Hands-Free Cook Hip Lift

### Isometric Supine Bridge Progression

레벨1
Isometric Supine Bridge
(3회×30초 정지)

레벨2
Isometric Single-Leg Supine Bridge
(각 다리당, 3×15초 정지)

레벨3
Bridge with Alternate March
(각 다리당 5회, 8회, 10회×5초 정지)

수직 당기기 & 밀기,
수평 당기기 & 밀기 운동,
견갑 및 흉곽 관절 훈련

### 수직 당기기 움직임

Chin-up, Neutral-Grip Pull-up, Pull-up,
Alternate-Grip Pull-up, Sternum Chin-up

### 수평 당기기 움직임

inverted, rotational row를 제외한 모든 동작들은 싱글 레그를 바닥에 접촉시킨 채 수행하도록 한다.

레벨1
Dumbbell Row, Inverted Row,
One-Arm One-Leg Row (static hip),
One-Leg Squat and Pull

Inverted row progression: 만약 필요하다면 무릎을 굽히고 발은 바닥에 놓거나, 무릎은 바르게 펴고 두 발은 땅에 붙이고, 무릎은 바르게 펴고 발은 벤치 위에 두거나, 중량조끼를 입고 하거나, 무릎을 바르게 펴고 두 발을 스태빌리티볼 위에 두고 한다.

레벨2
One Arm One-Leg Dumbbell Row(손과 발의 같은 쪽, 혹은 서로 반대쪽으로), One-Arm One-Leg Row (Dynamic Cable를 이용하여), One-Arm Two-Leg Rotational Row, Squat and Pull

### 밀기 운동들

Progression:
한쪽 발을 들고 하기, 중량조끼 이용하기, 불안정한 표면 위에서 하기(발 혹은 손), 한쪽 발을 들고 불안정한 표면 위에서 하기, 중량조끼를 입고 한쪽 발을 들고 불안정한 표면 위에서 하기

Barbell Bench Press, Dumbbell Bench Press,
Alternate Dumbbell Bench Press,
Incline Dumbbell Bench Press,
Alternate Incline Dumbbell Bench Press,
Push-up, Feet-Elevated Push-up,
Core Board Rotational Push-up, Dumbbell Rotational Push-up, Stability-Ball Push-up

### 엎드려서 하는 어깨운동 써킷

Y, T, W, L 자세 운동

Progression: 중간 중간에 휴식 시간과 중량 없이, 각 자세별로 8회씩 2세트

그리고 나서 그리고 각 자세별로 16회를 하도록 매주 반복 수를 늘려나간다. 그 다음에 매우 가벼운 무게를 가지고 다시 8회씩 반복하도록 한다.

# 마무리

## 마지막 생각들

스트렝스 코치 포럼과 컨퍼런스들에서 나는 코치들이 겪고 있는 특정 훈련 문제에 대해 내가 어떻게 하고 있는지에 대한 질문을 받는다. 나는 젊은 코치들과 트레이너들에게 관심을 가지고 우리가 일하고 있는 이 트레이닝 비즈니스에 대해 약간의 조언을 주려 한다.

지난 십 년간 우리는 우리가 훈련시키고 있는 선수들과 고객들에게 막대한 영향을 미치는 변화들에 대해 배웠고, 우리의 산업이 바뀌고 성장하고 있음을 목격하고 있다. 내가 이 책 전반에 걸쳐 이야기하고 있듯이, 우리는 스스로의 트레이닝 철학에 대한 맹신에 빠지지 말고, 새로운 사상을 받아들일 준비를 하고 있어야 한다.

당신이 사랑하는 작가와 코치들의 이야기는 언제든 틀릴 수 있다. 물론 나를 포함해서 말이다. 나는 새로운 관념들을 받아들이는 것으로 유명한데, 요즘 들어 이것이 나의 장점이라는 생각이 든다. 사실, 이 책에서 다루는 내용들은 새로운 것들로 대체될 수 있으며, 아마 곧 그렇게 되지 않을까 한다.

꾸준히 읽고 DVD를 보며, 세미나에 직접 참가하라. 사실 공부를 하는데 최고의 순서는 이와 반대되는데, 세미나에 가서 직접 참여하게 되면 강연자의 최신 지견을 배울 수 있기 때문이다. 이를 DVD로 제작되어 나오려면 일반적으로 2~3개월이 걸린다. 책의 경우에는 물론 내용적으로 훌륭하고 근거 자료들도 풍부하지만, 대부분 책을 쓰기까지 1년 혹은 그 이상이 걸리며, 출간되기까지는 그 이상이 걸리기도 한다. 우리처럼 변화무쌍한 분야에서 이는 너무 긴 시간이다.

계속 지식을 쌓는 또다른 좋은 방법은 팟캐스트와 웨비나(webinar)를 통해 얻는 것인데, 지금 이 시대에는 생생한 정보를 멀리 떨어진 곳에서도 접할 수 있게 되었다. 컨퍼런스에 참여하는 것은 여러 가지 다양한 이유에서 더 좋은 방법이긴 하다. 나는 매년 열리는 컨퍼런스에 참여하는 것을 가장 추천하지만, strengthcoachpodcast.com과 scwebinars.com과 같이 인터넷을 이용해서 정보를 얻는다면 예산이나 시간상 문제로 생기는 간극을 줄이는 데 도움을 줄 것이다.

이 모든 도구들을 이용하여 공부하는 것을 멈추지 마라. 그리고 배움을 추구하는 것을 놓지 마라. 이게 바로 핵심이다.

트레이닝 비즈니스를 구축하고 성공을 거두는 일은 시간과 에너지가 드는 과정이다. 당신이 성공하기 위한 최선의 방법은 일찍 일어나는 것이다. 성공적인 사람은 알람시계의 스누즈(snooze) 버튼을 누르지 않는다. 나는 아침에 기상하는 법에 대한 훌륭한 팁을 들었는데, "아침 알람이 울리면 곧바로 양발을 바닥에 두어라(즉각 일어나라)"이다.

나는 이 조언을 최소 20년간 지켜왔고, 지금은 거의 알람이 필요하지 않게 되었다.

몇 년 전 나는 아침에 깨면 침대에서 뒹굴지 말고 곧바로 일어나라는 글을 읽었다. 이 생각은 수면의 질과 관련한 것이며 나는 이 말이 맞다는 것을 알았다. 일어나 15분 뒤척이며 자는 것은 나를 더 피곤하게 만들었기 때문이다. 만약 내가 일어나기로 예정한 시간보다 30분 안쪽으로 일찍 깨어난다면, 나는 뒤척이지 않고 곧바로 일어난다.

내게 메일을 받는 사람들은 새벽 4시 45분에 받게 되는데 이는 내가 일어나자마자 컴퓨터로 가서 내 이메일을 체크하기 때문이다. 나는 일찍 일어나 완전히 낮이 되기 전에 해야 할 일들을 끝내는 것을 선호한다. 이를 통해 나는 더 생산적임을 느끼고, 그날의 시작을 끝내주게 하기 때문이다.

나는 또 다른 효율적인 힌트를 읽은 적이 있는데 만약 당신이 어떤 이메일에 대해 1분 안쪽으로 대답해 줄 수 있다면 즉시 하라는 것이다. 나는 이 힌트를 받아들여 제대로 실천할 수 있게 되었고 정말 큰 도움이 되었다. 나는 하루에도 100여 명의 사람들과 연락을 주고받는데, 대부분의 이 작업을 우리 가족들이 잠자리에 들기 전에 끝낼 수 있게 되었다. 또한 이를 통해 하는, 내 아내를 도와 세탁하고 아이들이 일어나면 함께 시간을 보낼 수 있게 되었다.

나는 또한 모든 사항에 대해 메모를 한다. 나는 기사에 대한 아이디어, 프로그램 아이디어, 해야할 일들의 목록을 적기 위해 항상 노트를 몸에 지니고 있다. 무엇인가를 잊기는 매우 쉽다. 나는 세부적인 사항들에 대해서 내 기억력만을 믿지 않는다.

내가 이 사업을 하는 데 도움을 받을 또 다른 팁은 직장에서 서류작업을 하지 않는다는 것이다. 이는 뭔가 어리석은 이야기처럼 들릴 수 있는데, (직장에서 서류작업을 하지 않는다니) 나는 직장에선 함께 일하는 코치들과 고객들을 코칭하고 관찰하고 상호작용하는 데 힘쓴다. 서류작업들은 집에서 아침에 한다.

시간을 절약하고 일의 생산성을 높이기 위해선, 밖에서 점심 먹는 것을 피해야 한다. 시간을 낭비한다는 것은 즉, 자신이 하는 일을 지겨워해서 '일반적인' 사람들에게 점심시간이란 지겨운 일로부터 벗어날 수 있는 1시간의 자유를 의미한다. 그러나 성공을 갈망하는 사람들은 그저 앉아서 먹는 데 30분이라는 시간도 낭비하고 싶지 않을 것이다. 나는 점심 먹는 데 그저 5분 정도밖에 할애하지 않는다.

밖에서 점심을 먹지 않을 때 또다른 좋은 점은 체중관리가 용이하다는 것이다. 밖에서 식사를 하게 되면 충동적으로 불필요한 식사를 많이 하게 된다. 나는 밖에서 밥을 먹는 대신에, 간단하게 프로틴 쉐이크를 마신다. 그리고 내가 일을 하는 동안 매 3시간마다 간단히 챙겨 먹는다.

하지만 저녁은 이야기가 다르다. 저녁은 가족들과 보내는 시간이다. 나는 점심에 허비되는 시간을 아껴 가족들과 보내는 데 사용한다.

학습 방법과 시간관리법에 대해, 나는 지그 지글러(Zig Ziglar)에게서 한 가지 팁을 배웠다. 그는 이 방법을 '자동차 세계에 접목하기'라고 불렀는데, 이동하는 시간을 활용하여 학습하고 더 생산적으로 시간을 사용하는 것이다. 나는 하루에 2시간 정도를 자동차 안에서 보내는데, 이 시간 동안 나는 모든 전화 업무들과 내 팟캐스트 인터뷰를 녹음한다. 오디오북, 팟캐스트, 그리고 녹음 파일들을 이용해서 훌륭하게 당신의 사업과 트레이닝에 대한 지식을 확장할 수 있을 것이다. 일단 퇴근을 하고 나면, 이제부터 자동차 안의 세계가 펼쳐지는 것이다.

코치 겸 전문 트레이너로서, 체육관에서만 보내는 시간이 전부가 아니게 될 날이 오게 될 것이다. 간략하게 워크아웃하는 법을 배워라. 만약 당신이 바쁜 트레이너라면, 2시간이나 운동을 할 시간이 없을 것이다. 일주일에 4~5회 고강도 심혈관 강화 워크아웃을 하도록 하라. 나의 경우에는 20~40분간 threshold ride를 하거나, 정해진 시간 동안 5마일 Airdyne ride, 혹은 정해진 시간 동안 일련의 거리에 따른 훈련을 한다. 내가 가장 좋아하는 훈련은 심박 회복률을 계획하여 시간 제한 훈련을 하는 것이다. 이러한 워크아웃에 걸리는 시간은 최대 20분 정도이다.

추가적으로 나는 크레이그 발렌타인의 Bodyweight 100 프로그램을 사랑한다. 이 프로그램을 통해 나는 4분 안에 전신운동을 할 수 있게 되었다. 나는 일주일에 2회 정도 운동하지만, 평균적으로 보면 5일에 1번 꼴로 운동하고 있다.

계속 반복해서 말하듯, 특별한 비결이 없다. 시간을 절약하는 법과 더 생산적인 삶을 사는 법에 대해 읽어보라. 『The One Minute Manager』를 읽어봐라. 시간관리법을 배우는 훌륭한 시작점이 될 것이다.

작은 요령들을 사용해보라. 성공이란 실행하고 조직하는 것이다. 나는 일주일에 10~15시간 정도를 개인 트레이닝하는 데 시간을 내야 하고, 대학 스트렝스 코치로 일을 하면서, 프로선수들을 위해 일주일에 8시간을 내야 하는데 이 모든 작업들을 하는 동시에 여러 저작 계획을 진행하고, 이메일에 답변해야하며, the strengthcoach.com 웹사이트와 strengthcoachblog.com에 포스팅도 해야 한다.

나는 준비-발사-조준 접근법(the ready-fire-aim approach, 원래 준비-조준-발사의 순서지만, 일단 행동을 먼저하라는 의미로 순서를 바꾼 것이다. 역자 주)을 좋아한다. 나는 한 가지 1을 먼저 완수하고 그 다음에 3을 생각하려 한다.

여기 또 다른 훌륭한 팁이 있다. 그리고 나는 이 방법의 공헌자로 기억되길 바란다. 이 팁은 90퍼센트의 사람이 되라는 것이다. 성공지향적인 사람이 100퍼센트 만족함에 목말라한다면, 그는 거의 그 기준을 충족시키기 어려울 것이다. 그 10퍼센트가 당신을 죽일 것이다. 그리고 이 10퍼센트 때문에 당신은 멈추게 될 것이다. 나는 모든 글들과 DVD가 100퍼센트 완벽해져야 한다고 걱정하지 않는다. 나는 항상 좋은 품질의 제품을 만들어내길 원하지만, 이에 대한 강박관념을 가지진 않는다. 지나친 계획을 잡거나, 강박관념을 가지지 마라. 단지 좀 더 성과를 내는 것만을 갈망하라. 목록을 만들고 필요없는 것들은 지워버려라.

나는 당신이 이 책을 통해 훌륭한 90퍼센트 노력을 하게 되길 희망한다. 기억하라. 진정한 100퍼센트짜리 사람이나 90퍼센트짜리 사람이나 여전히 A등급을 받을 것임을.

## 용어 설명

**복와위**(prone) vs **앙와위**(supine)
복와위는 얼굴을 아래로, 앙와위는 얼굴을 위로 누운 자세이다.

**위의**(superior) vs **아래의**(inferior)
위란 머리에 가까운 쪽을 의미하고, 아래란 발에 가까운 쪽을 의미한다.

**내측**(medial) vs **외측**(lateral)
내측은 중심에 가까운 쪽, 외측은 중심에서 멀어지는 것을 의미한다.

**후방**(posterior) vs **전방**(anterior)
후방은 뒤쪽, 전방은 앞쪽을 의미한다.

**원위**(distal) vs **근위**(proximal)
원위는 체간에서 먼 곳을, 근위는 체간에 가까운 곳을 의미한다.

**신전**(extension) vs **굴곡**(flexion)
신전은 관절을 곧게 펴는 것을, 굴곡은 관절을 구부리는 것을 의미한다.

**회외**(supination) vs **회내**(pronation)
회외와 회내는 발과 전완의 동작을 설명할 때 쓰이는 용어다. 회외는 발을 바깥으로 과도하게 움직인 것을 의미하고, 회내는 발목을 안쪽으로 돌리는 동작을 의미한다. 전완에서, 회외는 손바닥이 위를 향하게끔 움직이는 것이며, 회내는 손바닥을 아래로 돌리는 것을 의미한다.

**내회전**(medial rotation) vs **외회전**(lateral rotation)
내회전은 안쪽으로 회전하는 것과 같이 몸의 중심을 향해 돌리는 것이며, 외회전은 바깥으로 돌려 몸 중심으로부터 멀어지게 돌리는 것이다.

**내번**(Inversion) vs **외번**(eversion)
내번은 발 혹은 손을 안쪽으로 돌리는 것이고, 외전은 바깥으로 돌리는 것이다.

**상승**(elevation) vs **하강**(depression)
상승은 위쪽으로라는 뜻이고, 하강은 아래쪽으로라는 뜻이다. 이 용어는 견갑골의 위치가 잘못되었을 때, 너무 높이 있거나, 아래에 있을 때, 가장 많이 사용된다.

**전인**(protraction) vs **후인**(retraction)
전인은 관절을 앞쪽으로 움직이는 것이고, 후인은 뒤쪽으로 움직이는 것이다.

**내전**(adduction) vs **외전**(abduction)
내전은 팔이나 다리를 몸 쪽으로 모으는 것이고, 외전

은 몸 바깥쪽으로 떨어뜨리는 것이다.

**배측굴곡**(dorsiflexion) vs **저측굴곡**(plantar flexion)
배측굴곡은 발목에서 발끝을 정강이를 향해 가져오는 동작이고, 저측굴곡은 발끝을 멀리 보내는 동작이다.

**관절 가동성**(joint mobility) vs **유연성**(flexibility)
관절 가동성은 관절의 완전 가동범위로 움직이는 능력을 뜻하고, 유연성은 관절이 아니라 근육에 대한 것으로, 길이가 늘어나는 것을 의미한다.

**안정성**(stability) vs **가동성**(mobility)
안정성은 한 관절이 제 위치에 있기 위해 필요한 근육, 건, 그리고 인대의 작용이다. 가동성은 관절 가동범위의 완전한 움직임을 일으키기 위해 관절 한쪽 면에서는 근육의 적절한 작용이, 다른 쪽 면에서는 근육 유연성이 필요하다.

**활성**(activation) vs **휴면**(dormant)
활성은 근육의 발화가 제대로 일어난 것을 의미한다. 휴면은 근육의 그룹이 비활성되어 있는 것으로, 완전 비활성에서부터 완전 가동까지 다양한 정도가 존재한다.

**건**(tendons), **인대**(ligaments), **인체막**(fascia), **근막**(myofascia)
건은 근육과 뼈를 연결한다. 인대는 뼈와 뼈를 연결한다. 인체막은 머리에서 발가락, 표면부에서 심층부의 연부조직을 덮는 결합 조직이다. 근막은 근육을 감싼다.

**전만**(lordotic) vs **후만**(kyphtic) vs **전만증**(lordosis) **후만증**(kyphosis)
전만은 앞쪽으로 구부러진 척추의 굴곡이다. 후만은 뒤쪽으로 향하는 굴곡이다. 전만증은 허리의 굴곡이 과도한 상태이다. 후만증은 흉추의 굴곡이 뒤쪽으로 과도한 상태이다.

**양측의**(bilateral) vs **단측의**(unilateral)
양측은 몸의 좌우가 함께 작용하는 것을 의미하고, 단측은 한쪽만 작용하는 것을 의미한다.

**단축성**(concentric) vs **신장성**(eccentric)
단축성 활성화는 근육을 짧게 하는 것이고, 신장성은 길게 하는 작용이다. 예를 들어 바이셉스 컬의 단축성은 손목을 어깨 쪽으로 가져오는 것이고, 신장성은 손목을 다시 원위치로 놓는 것이다.

**등척성**(isometric) vs **등장성**(isotonic)
등척성 활성화는 근육의 길이 변화 없이 근육의 긴장도에 변화를 주는 것이며, 등장성은 근육의 길이 변화를 동반하여 근긴장도에 변화를 주는 것이다.

**기시부**(origin) vs **정지부**(insertion)
근육의 기시부는 근육이 뼈에 부착하고 있는 움직이지 않는 부착부이며, 정지부는 반대쪽의 움직이는 부착부이다.

**주동근**(primer mover), **협력근**(synergist), **길항근**(antagonist)
주동근은 동작을 수행하는 주된 기능을 하는 근육이고, 협력근은 주동근을 돕는 근육이다. 길항근은 주동근의 반대 작용을 하는 근육이다.

## 움직임면 시상면, 전두면, 횡단면

시상면은 앞으로 혹은 뒤로 움직이는 면이다. 전두면(관상면) 좌우로 움직이는 면이다. 횡단면은 회전 움직임 면이다.

시상면의 움직임은 싯업, 백 익스텐션, 혹은 바이셉스 컬과 같은 앞뒤 방향의 움직임을 포함한다. 시상면은 몸을 중심으로 가로지르기 때문에 직선으로 달리기와 같이 움직임이 앞에서 뒤 혹은 뒤에서 앞으로 발생하게 되는 것이다. 스쿼트는 굴곡(앞쪽 움직임)과 신전(일어날 때의 뒤쪽 움직임)을 포함하고 있으므로 동작의 대부분이 시상면에서 일어난다고 할 수 있다.

전두면은 사이드밴드와 레터럴 레이즈와 같이 좌우로 움직이는 동작들을 포함한다. 점핑잭 같은 동작은 전두면에서 일어나는 움직임을 설명하는 좋은 예시다.

횡단면은 이해하기 가장 어려운 움직임 면이다. 왜냐하면 이 움직임 면은 위에서부터 바닥까지 수평으로 나뉘기 때문이다. 우리의 머리를 이 움직임 면 안에서 회전하는 것은 어렵다. 횡단면을 이해하기 위해 기억해야 하는 것은 회전 동작이다.

횡단면에 대한 운동의 예시는 메디신볼을 바닥에서 머리 위로 사선으로 움직이는 것과 골프 스윙을 들 수 있다.

# 역자 소개

## 이재현

- 디애니 TMS 연구소장
- 스포츠 물리치료사(physio-therapist)
- 피지오 트레이너(physio-trainer)
- 연세대학교 경영학과 졸업
- 연세대학교 물리치료학과 졸업
- 경희대학교 한의과대학원 한방재활의학 석사 과정

## 차민기

- 한의사
- SFG Kettebell Instructor Level 2
- GroundForce Method Instructor Level 1
- NASM CES
  미국 스포츠의학 아카데미 교정운동 전문가
- NASM PES
  미국 스포츠의학 아카데미 선수트레이닝 전문가

## 황현지

- SFG Kettlebell Instructor Level 2
- American College of Sports Medicine Certified Personal Trainer (ACSM-CPT)
  미국 스포츠의학회 공인 퍼스널트레이너
- National Strength and Conditioning Association (NSCA-CSCS)
  미국 체력관리학회 근력/컨디셔닝 전문가
- Functional Movement Screen Level 1 Certification (FMS Level 1)
- GroundForce Method Instructor Level 1
- Registered Yoga Teacher 200

Michael Boyle
Introduction: Mark Verstegen
Foreword: Alwyn Cosgrove
Cover photo: Scott Cronk
Cover athlete: Ingrid Marcum


ISBN: 978-1-931046-01-5



## 어드밴시스 인 펑셔널 트레이닝

1판 1쇄 펴냄 · 2015년 6월 5일

엮은이 · 마이클 보일
옮긴이 · 차민기, 황현지, 이재현
펴낸이 · 권오현
펴낸곳 · 대성의학사

출판등록 2009년 6월 22일(제301-2013-095호)
서울특별시 중구 을지로 126-1 (을지로3가, 3층)
전화 02)2279-3444 / 팩스 02)2285-0108
Homepage www.medibook.co.kr



값 32,000원

ISBN 978-89-97436-31-6(93690)